2022

心理健康全程管理
药师手册

国际药学联合会（FIP） **著**

广东省药学会 **组织翻译**

李亦蕾 郑 萍 **主译**

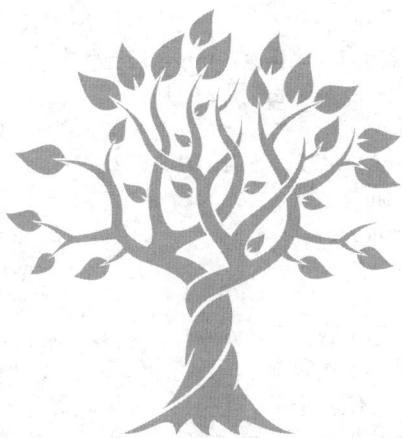

中国健康传媒集团

中国医药科技出版社 ·北京

图书在版编目（CIP）数据

国际药学联合会慢病药师管理手册 . 1, 2022 心理健康全程管理药师手册 / 国际药学联合会（FIP）著；李亦蕾等译 . -- 北京：中国医药科技出版社，2025.3.

ISBN 978-7-5214-5106-1

Ⅰ. R192.8-62

中国国家版本馆 CIP 数据核字第 2025GA7201 号

北京市版权局著作权合同登记 图字 01-2025-0613 号

版权归 2022 国际药学联合会（FIP）所有

国际药学联合会（FIP）　　Andries Bickerweg 5　　2517 JP The Hague
The Netherlands　　www.fip.org

美术编辑　陈君杞
版式设计　友全图文

出版　**中国健康传媒集团** | 中国医药科技出版社
地址　北京市海淀区文慧园北路甲 22 号
邮编　100082
电话　发行：010-62227427　　邮购：010-62236938
网址　www.cmstp.com
规格　880×1230 mm $\frac{1}{32}$
印张　24 $\frac{3}{8}$
字数　629 千字
版次　2025 年 6 月第 1 版
印次　2025 年 6 月第 1 次印刷
印刷　北京印刷集团有限责任公司
经销　全国各地新华书店
书号　ISBN 978-7-5214-5106-1
定价　**99.00 元**（全 5 册）

获取新书信息、投稿、为图书纠错，请扫码联系我们。

译者委员会

广东省药学会　组织翻译

主　译　李亦蕾　郑　萍

副主译　蔡　晶

译　者　（以姓氏笔画为序）

李亦蕾（南方医科大学南方医院）

林桃燕（南方医科大学南方医院）

罗　昕（南方医科大学南方医院）

郑　萍（南方医科大学南方医院）

蔡　晶（南方医科大学南方医院）

摘要

心理疾病是重大的全球健康问题，全球范围内有近10亿人受到不同程度的心理健康问题的影响[1]。尽管心理健康状况的合理应对对心理疾病的发病率和死亡率有很大的影响，但大部分人没有得到足够的医疗服务保障。在低收入和中等收入国家中，超过75%的精神、神经或药物使用障碍患者没有得到适当的治疗[1]，且COVID-19大流行进一步提高了心理疾病发病率，以及减少了心理健康全程管理服务的可及性[2, 3]。这些问题大多归咎于全球心理健康工作者的短缺和专业知识的匮乏[4]。药师可凭其专业知识和技能，为患者提供一系列的心理健康全程管理服务，为改善全球心理健康问题贡献微薄力量。

药师可以改善患者心理健康状况，并阻止更多潜在患者发展为真正的心理疾病患者。凭借工作的优势及扎实的专业知识和技能，药师可识别出正在经历心理疾病折磨的患者，辨别心理疾病的症状，对患者进行筛查，确定患者是否需要转诊以获取进一步的评估或治疗。

药师在工作中经常与患者接触，可以为心理疾病患者提供及时的管理服务。此外，药师在处理心理健康危机中发挥重要作用，可确保患者出现危机时得到紧急治疗，如通过药物干预等措施预防自杀的发生。

此外，越来越多的药师参与治疗方案优化的工作。作为药学专家，药师善于发现和解决药物相关的问题，并在制订合理的治疗和监护计划、处方审核、提供全面宣教、提高依从性等方面发挥重要作用。另外，药师应该在信任、公开沟通、合作、相互尊重和共同决策的基础上，努力与患者建立良好的关系[5]。在与心理疾病患者合作时，伦理也是一个重要考量因素。

在从事心理健康全程管理的工作时，我们鼓励药师与医疗团队合作，确保患者得到最佳的治疗效果。为此，药师应该努力为社区内需要额外医疗干预的患者建立转诊途径，还应该考虑如何为心理健康全程管理提供延续性支持。当然，心理健康全程管理工作不是一个人的"孤岛"，而是跨专业沟通协作的团队模式。

除了参与心理健康管理服务，药师还有机会参与临床实践相关的研究，如评估环境对新型心理健康服务模式的影响。

药师有很多机会参与心理健康管理并为患者提供服务，包括预防、筛查、管理等。集知识、技能和经验、专长于一身的药师能担当起减轻全球心理疾病负担的重任，并在社区中提升患者心理健康水平。

鸣谢

FFIP感谢对本出版物做出贡献的欧洲临床药学学会专家！

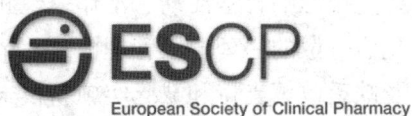

ESCP
European Society of Clinical Pharmacy

前言

世界卫生组织（WHO）将心理健康定义为"一种健康状态，在这种状态下，每个人都能够应对正常水平的生活压力，能够卓有成效地工作，能够为其社区做出贡献，能发挥自己的潜力"[6]。不管是工作压力、财务问题，还是紧张的社会关系等，都会对我们的心理健康造成影响。

在过去的十年里，心理健康状况所带来的相关的身体残疾和生活质量下降持续增加，保持良好的心理健康是非常重要的。WHO最新发布的《世界心理健康报告》显示：在2019年，全球上约有9.7亿人存在精神障碍，其中82%的患者生活在低收入或中等收入国家。其中，焦虑症患者占31%，抑郁症患者占28.9%，这是两种最常见的疾病类型[7]。

此外，据估计，以残疾调整生命年(DALYs)衡量的7%的全球疾病负担和19%的残疾生活年数可归因于精神和成瘾障碍[8]。这些直接影响日常活动、工作表现和个人生活的幸福感。社会污名化、分散的心理健康管理模式、精神卫生专业人员的能力不足以及缺乏政策支持和缺乏实施新模式的研究证据等因素扩大了心理健康治疗和管理的差距[9]。

15～29岁的年轻人是自杀的主要人口群体[10]。抑郁症和焦虑症是最常见的心理疾病，困扰了全球3亿多患者。自杀、抑郁和焦虑与社会经济等相关因素有关，如贫困、失业、身体疾病或情绪困扰等[11]。

《2019—2023年世界卫生组织精神卫生特别倡议》中提及：心理健康的普及着重于扩大心理健康的管理，所谓"健康普及"，指的是全面覆盖所有人群。WHO的战略行动是为了推动心理健康政策、宣传和人权，并在社区、初级诊所和医疗机构中扩大干预范围[12]。

　　COVID-19大流行对医护人员和整个社会以及健康、社会、经济、精神产生诸多不利影响。在疫情期间，精神创伤主要表现为恐惧、愤怒、否定、失眠和压力，而所有表现都直接影响患者的生活质量[13]。患者的家人及朋友也因受COVID-19影响被隔离抑或是发生情绪变化，很可能造成更大的心理健康压力[14]。

　　此外，COVID-19大流行可能增加了世界多地心理疾病的流行率，减少了患者获得健康管理的机会，特别是那些处于医疗资源匮乏地区的人[15, 16]。在这种情况下，我们的工作重点是要扩大筛查发现心理健康问题的范围、提供心理健康急救、将心理疾病患者转诊给专家并提供后续管理服务。

　　我们的药师可以而且有必要参与到心理健康管理工作中。

　　药师本身是一线医务人员，他们受COVID-19大流行的影响，面临更高的传染风险，承受更多的紧张和压力；而作为预防和管理大流行病的一员，药师通过循证手段纠正错误信息、利用新的证据和专业知识、采用新的角色和专业服务来管理药品短缺以及帮助管理患者的心理健康状况[17]。

　　FIP在心理健康领域做了大量的工作，包括2015年FIP出版《关注心理健康：药师的贡献》以及2021两个活动：关于"自杀预防、职业倦怠和大流行病：支持药师的心理健康和福祉"（2021年9月10日）和"药师在COVID-19大流行期间及后期的心理健康保障"（2021年10月5日）。

　　尽管如此，心理疾病成为全球性流行疾病并造成极大的负担，我们的工作重点是扩大和巩固药师在心理健康领域的工作和作用，鼓励FIP在内的专业组织支持药师提供心理健康管理的药学服务。

　　非传染性疾病（non-communicable diseases，NCDs）的工作框架属于2021年FIP启动的NCDs实践转型计划的一部分。FIP与国际专家组合作，编写了这本实践支持手册及其知识和技能指南，列出了在心理健康领域提供有效干预措施和所需的知识和技能。药师在以下工作领域可发挥的重要作用：筛查出有心理健康问题的个人、促进大众心理健康、识别异常心理健康症状、识别心理疾病复发情况、筛选出需要转诊以获得进一步治疗的可能病例、确保有心理疾病患者人身安全和有效地使用药物。特别是在管理药物方面，可能需要与医疗专业人员紧密合作[18]。

此外，心理健康是所有其他NCDs管理中的一个伴随状况，通常慢性躯体疾病可能导致患者产生焦虑或抑郁的情绪，这需要用NCDs全程管理的方法来加以解决。

总之，药师可以通过不同角色的切换为心理疾病患者提供支持，帮助他们预防、治疗和解决心理健康问题及相关的症状，包括[19]：

- 促进健康和宣教；
- 药物成瘾、药物使用障碍、预防药物过量；
- 早期发现；
- 分诊和转诊；
- 心理健康急救；
- 治疗方案的优化；
- 帮助制定公共心理健康政策；
- 跨专业的合作实践；
- 临床研究。

《2022年世界卫生组织世界全球卫生报告》的副标题是"让所有人享受精神卫生服务"，这也是FIP关于NCDs实践转型计划的愿景。药师是医疗团队的重要成员，他们可以在心理健康疾病的预防、治疗、管理以及提供循证证据的建议等方面发挥重要作用[20]。FIP期待在世界各地成员和药师的共同努力下，改进药学实践的内容，为患者和医疗机构提供服务，促进大众的心理健康与福祉。

Dominique Jordan
FIP 主席

Paul Sinclair
前任 FIP 医药实践委员会主席

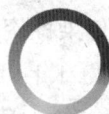

心理健康
FIP 药师在非传染性疾病
实践中的实践手册

目录

1 简介

1.1 心理疾病的定义

根据世界卫生组织（WHO）的定义，心理健康是一种"幸福的状态，在这种状态下，个人能够意识到自己的能力，能够应对正常的生活压力，能够卓有成效地工作，并且能够为他或她的社区做出贡献"[6]。

《精神障碍诊断与统计手册》第5版（DSM-5）将精神障碍定义为"对个体认知、情绪调节或行为等精神活动不同程度障碍的总称，反映了心理、生理或发育过程中的精神功能障碍"。精神障碍通常与社会、职业或其他重要活动中遭受严重痛苦或残疾有关。对于预期或文化上认可的对常见的压力或变故（如亲人的死亡）的反应不属于精神障碍。社会上的越轨行为（如政治、宗教或性行为）和主要存在于个人与社会之间的冲突也不属于精神障碍，除非如上所述，越轨或冲突是由个人功能障碍造成的[21]。

DSM-5提供了一系列心理疾病的诊断标准，包括神经发育障碍、精神分裂症、双相情感障碍、抑郁症、焦虑症、强迫症、创伤和压力相关障碍、分离性障碍、进食障碍，以及许多其他疾病。除了DSM-5之外，ICD-11（国际疾病分类，第11修订版）作为另外一种公共资源，由WHO指导可用于定义和分类心理健康诊断。与DSM-5相似，ICD-11也有广泛的心理健康疾病的诊断标准[22]。

这本手册不会深入探讨每一种心理疾病的细节，主要是介绍药师在促进心理健康和福祉及其为心理疾病患者提供帮助等方面发挥的诸多作用。

1.2 心理健康是一个公共卫生问题

心理疾病是世界范围内的一个极其重大的公共卫生难题，其发病率和致残率居高不下，全球有近10亿人受到不同程度的心理健康问题影响[1]。据估计，全球每年约14.3%的死亡（约800万）归因于精神障碍[23]。尽管如此，大多数人无法获得足够的心理健康服务，这种状况加剧了精神障碍带来的负面影响。在低收入和中等收入国家，超过75%的精神、神经或药物使用障碍患者没有得到有效的处理[1]。

心理疾病患者缺乏有效处理，主要是由于全球缺乏心理健康工作者。根据《2020年世界精神卫生报告》，全球范围内的心理健康工作者短缺的问题令人担忧。

这种短缺的现象在非洲和东南亚地区最为明显。非洲和东南亚地区的每10万人口中分别有1.6和2.8名心理健康工作者，欧洲地区每10万人中有44.8名心理健康工作者，后者分别比前者高40和20倍，这两者已形成鲜明对比。在东地中海地区，每10万人口中有8.8名心理健康工作者，而在美洲地区和西太平洋地区，每10万人口中分别有14.9和15.4名精神卫生工作者[4]。

在比较世界银行不同收入层次的心理健康工作人员时，我们可以更清楚地看到心理健康工作者数量上的差距。

在低收入国家，每10万人口中只有1.4名心理健康工作者，而高收入国家则有62.2名。在中低收入国家，每10万人口有3.8名，中高收入国家则有14.7名心理健康工作者。因此，心理健康工作者在世界不同地区的分布存在明显的差异，在低收入国家的民众获得心理健康服务的可能性要小很多[4]。

在全球范围内，心理疾病已严重影响身体健康和生活质量，一些国际组织已声明：心理疾病是不容忽视、迫在眉睫的公共卫生问题。

为了凸显心理疾病管理的重要性，联合国所有会员国通过了17个促国际发展的可持续目标(sustainable development goals, SDG)。首先,可持续发展目标3.4指出:到2030年,世界应致力于"通过预防和治疗将非传染性疾病的过早死亡率降低三分之一,以促进大众心理健康福祉"。其次,可持续发展目标3.5指出:世界应致力于"加强对药物滥用的预防和治疗,特别是麻醉药品和酒精的滥用"[24]。

为了攻克心理健康这一公共卫生问题,WHO已经整合资源并制订数个计划。首先,WHO提出了一个心理健康特别倡议(2019—2023年),确保全球范围内"人人得享心理健康福祉"。该倡议将在12个重点国家试行,能让1亿多人获得优质和可负担的心理健康管理服务[12]。WHO还制订2019—2023年的《第13个工作总规划》,呼吁全球关注心理健康这一公共卫生问题。

WHO还提出:该工作另一目标是将严重心理疾病的干预治疗(包括药物、社会心理和康复及随访)的服务覆盖率提高到50%,并将自杀死亡率降低15%[25]。《世界卫生组织全面心理健康行动计划(2013—2030年)》促进心理健康福祉的量化目标囊括以下四点:①对心理健康进行更有效的管理;②在社区环境中提供全面、综合的心理健康和社会保健服务;③实施促进和预防战略;④加强信息系统的建设、循证证据收集和临床研究开展[26]。

COVID-19大流行期间的心理疾病

受COVID-19大流行的影响,心理健康已日益成为人们关注的焦点。WHO 2022年3月的一份报告数据显示,在COVID-19大流行的第一年,全球焦虑症和抑郁症的流行率增加25%以上[2]。据估计,COVID-19大流行使全球增加了5320万例严重抑郁症和7620万例焦虑症确诊病例[3]。

心理疾病的发病率因国家而异, 些国家的心理疾病发病率比其他国家的高。具体来说,在COVID-19大流行期间,中低收入国家的心理疾病流行率高于中高收入或高收入国家。此外，不同的心理疾病在各国的流行率大相径庭。例如，抑郁症的发病率从南非的14.5%到巴西的63.3%不等，焦虑症的发病率从越南的7.7%到墨西哥的49.9%不等，而创伤后应激障碍的发病率从英国的10.5%到埃及的52%不等[27]。此外，每个国家的某些人群，如青年、女性或已经存在健康问题的人等，在COVID-19大流行期间可能更容易患心理疾病[2]。

有研究表明，感染COVID-19后患心理疾病的风险增加，包括焦虑、抑郁、压力和适应障碍、阿片类药物滥用、成瘾物质滥用以及神经认知决策困难和睡眠障碍。虽然这项研究纳入的人群是感染COVID-19而未入院的人[28]，但那些在感染COVID-19前有精神障碍的人患严重疾病和死于病毒感染的风险更大[2]。

COVID-19不仅导致心理疾病的发病率增加，而且导致心理健康服务的可及性下降。根据WHO的数据显示，约1/3的WHO成员国报告了2021年11～12月期间精神、神经或药物相关的服务受到干扰。受影响最大的项目是学校心理健康辅导和酒精滥用预防管理计划。由于心理健康医疗服务的中断，许多国家开始扩大电子心理健康医疗服务系统。虽然电子或远程精神医疗服务有助于减轻COVID-19对医疗的负面影响，但在实行过程中也遇到了一些困难，包括"基础设施不足、地区发展不平衡和技术知识水平低"，以及与成本、隐私和缺乏经验的供应商相关的问题[2]。

1.3 心理疾病的经济和健康负担

心理疾病对健康和经济的危害令人震惊、影响深远。在全球范围内，1/5心理疾病患者可致残[2]，且与没有心理疾病的人相比，心理疾病患者的死亡率也更高，更有可能导致过早死亡。与没有心理疾病的人相比，严重心理疾病患者的预期寿命减少10～25年[29]。对于那些患有重度抑郁症和精神分裂症的人来说，过早死亡的概率比没有这些疾病的人高40%~60%[26]。双相情感障碍患者的死亡率比普通人群高35%~50%[29]。这种死亡率的增加往往是由于自杀或与被忽视和未被治疗的其他身体疾病相关，如癌症、心血管疾病、糖尿病和艾滋病病毒感染[26]。患有严重心理疾病的人往往得到较低质量的医疗保健服务，而且可能因其病情而面临歧视和羞辱[29]。

心理疾病会使个人的健康状况处于更大风险中，健康行为得不到保障，从而影响了身体其他部位的健康状况。同理，与健康人群相比，有其他健康状况的人患上心理疾病的概率更大。例如，那些患有精神分裂症的人患糖尿病的可能性是普通人的2~3倍[29]。此外，研究发现有糖尿病和肥胖可能增加患抑郁症的风险，而抑郁症患者也可能会反过来增加糖尿病或肥胖的风险[30-32]。一项荟萃分析显示，与没有糖尿病的人相比，有2型糖尿病的人患抑郁症的风险增加24%[33]。

心理疾病还会导致慢性病患者的预后恶化。一项研究显示，那些同时患有心理疾病的2型糖尿病者比那些没有心理疾病的患者有更高的死亡和住院风险[34]。另一项研究也显示，同时患有抑郁症的糖尿病者死亡风险增加约1.5倍[35]，这些恶化的结局可能是由各种因素造成的。研究表明，患有抑郁症的2型糖尿病者不参加体育活动的时间增加了1倍，并且不规律饮食的概率增加以及药物依从性也下降[36, 37]。因此，心理疾病和糖尿病之间存在一种相互影响的关系，这种关系对其他慢性疾病也适用。因此，我们必须意识到慢性病对心理疾病的影响，反之亦然。

心理疾病患者可能有更高感染传染病的风险，如HIV和肝炎[29]。心理健康状况会使患者感染HIV的风险增加4~10倍。罹患心理疾病的患者通常也会拒绝HIV的预防工作，包括HIV检测和暴露前预防[38]。心理疾病也与结核病有关[29]。研究表明，心理疾病患者（包括抑郁症和精神分裂症）比健康人更容易得结核病[39]，而且心理疾病患者的恶性结局比没有心理疾病的风险高，有更大可能死于结核病[40]。心理疾病患者往往社会经济地位较低，更有可能参与危险的行为，如静脉注射毒品或无保护的性行为。因此，心理疾病患者患上传染病的风险也会增加[29]。

全球范围内，心理疾病高发病率也增加自杀率。在2019年，约有70万例心理疾病患者死于自杀，即每100例死亡中就有1例死于自杀，这意味着因自杀而死亡的人数比艾滋病、疟疾、乳腺癌或凶杀案导致的死亡人数还要多[41]。在15～29岁年轻人中，自杀是全球继交通事故、结核病和暴力之后的第四大死因。男性自杀死亡率是女性的2倍以上，且在高收入国家最高；反之，女性的自杀率在中低收入国家最高。自杀率最低的是地中海东部地区（每10万人中有6.4人死亡），最高的是非洲地区（每10万人中有11.2人）、欧洲地区（每10万人中有10.5人）以及东南亚地区（每10万人中有10.2人）。虽然这些数值很高，但除了美洲以外，各地区的自杀率均有所下降。2000—2019年，全球自杀率下降了36%，但是，美洲地区自杀率反而增加了17%[41]。

心理疾病给世界各国带来了巨大的经济负担，但是各国仅将其卫生预算的2%左右用于心理健康领域。同样，用于心理健康的国际发展援助费用也从未超过总费用的1%[1]。2020年，各国政府在心理健康方面的人均支出的中位数从2017年的2.50美元增加到7.49美元。然而，高收入国家人均支出为52.73美元，而低收入国家为0.08美元，中低收入国家为0.37美元，中高收入国家为3.29美元，只有高收入国家才能体会到高支出降低心理疾病发病率带来的益处。此外，超过80%的国家报告提到，他们将政府精神卫生总支出不到20%费用分配给初级保健、心理健康预防和促进计划中，而大部分资金被分配给心理疾病专科医院[4]。考虑到心理疾病对全球经济和卫生系统造成的损失，对全面、整体的精神保健服务缺乏投资的现状着实令人担忧。目前，抑郁症和焦虑症的诊疗每年给全球经济带来1万亿美元的损失。总体来说，由于患者健康状况不佳和生产力下降，心理健康疾病估计每年会给全球经济带来约2.5万亿美元的负担。据估计，到2030年，这一成本可能增加至约6万亿美元。因此，政府必须增加对心理健康管理服务的投入。这也是一项具有成本效益的投资，因为对抑郁症和焦虑症的治疗投入每增加1美元，就可以在改善健康和生产力方面获得4美元的回报[42]。

1.4 药师在当前和未来心理健康管理中的作用

目前，全球精神卫生领域"人才荒"的问题日渐凸显。根据WHO《2022年世界精神卫生报告》，心理健康工作者的中位数为每10万人中有13人，因此，药师在心理健康管理服务中必不可少[4]。在此背景下，心理疾病造成全球的负担日益加重，亟需有效的心理健康管理服务来削弱这些消极影响。

药师是最容易接触患者的医疗服务专业人士[43]。在大多数国家，药师是最容易接触到的医疗服务专业人员，通常，社区药房是与患者接触的第一站。药师为患者调配药品是医务人员与患者接触的最后环节。因此，与患者接触的这些场景优势能让药师参与到初级保健服务中去，包括提供心理健康服务，分配和转介患者到其他医疗机构等[44]。

通常不参与心理健康服务的医务人员可以通过参与医疗资源的分配和患者转介（重新分配）等任务，以获得更多参与管理的机会。随着心理健康从业人员的短缺现象越来越严重，以及医疗资源分配和转介患者的工作变得越来越普遍，药师将有更多的机会利用他们的优势为患者提供心理健康管理服务[45]。

自20世纪下半叶以来，越来越多的心理疾病患者从医疗机构转到社区门诊接受治疗，这就需要多学科的合作[46]。

作为药物专家和公共卫生专家，药师可以成为心理健康管理的中坚力量。值得注意的是，资金缺乏不是阻碍药师在心理健康管理中发挥作用的主要因素，而是影响了研究人员对他们的作用进行评估并发表相关文章。然而，随着需求和关注的增加，像FIP、英国皇家药学学会和澳大利亚药学学会[47]等这些专业协会已经发表一些框架和报告，来概述了药师在心理健康服务中的作用，这些都为药师融入心理健康管理奠定了理论基础。但在简化、评估和优化药师提供的心理健康管理的方面，我们还有很多工作可以开展：

• 提供个性化的心理健康管理服务：药师制订适合患者个性化需求的干预措施。不同的患者在不同的社会背景下会遇到不同的心理健康问题，因此可能需要考虑个性化的监护计划。

• 熟悉心理健康服务的环境：这对药师融入心理健康服务团队至关重要。药师了解到不同的利益相关者和医务人员在心理健康管理服务中的角色，建立明确的合作框架来提供相应的服务，以更好地开展心理健康管理服务的工作，这样也避免了其他医务人员在工作内容上的冲突和竞争。熟悉心理健康管理服务的现状也有助于药师扩大服务范围，从健康宣教到治疗、康复和随访，以及提供优质服务的至关重要因素。药师将心理健康整合到高效的医疗服务系统中，该系统能储存详尽的患者信息，可以在患者管理中进行数据更新、使用和共享，还可以整合第三方融资机构、管理框架和高效的供应链系统等参与到这个系统中。

• 建立卓越专业技能的药师服务团队：通过培训的药师已经具备解决患者用药需求的能力。随着心理健康服务的需求越来越大，药师要用自己的专业技能为患者提供优质的心理健康管理服务。FIP在这本手册中分享了药师在心理健康服务中的最佳实践经验。最后，各国协会需要将这些宝贵的经验和学科发展结合起来，将这些经验纳入本国的药学课程和持续专业发展计划中。这些从FIP

全球框架中汲取的经验将用于不同地区的心理健康管理工作，同时在全球范围内推动药学的发展，共同推进心理健康管理[48]。

•药师心理健康服务中坚力量的认可与宣传：药师持续提供心理健康服务，却没有足够的报酬和广泛的认可。为了避免这一行业发展停滞不前，我们需记录、评估和认可药师在心理健康服务所做出的贡献。这在很大程度上取决于政策宣传，以及药师是否被政策保护。政策不仅承认药师在心理健康服务中的作用，而且使得药师服务的相关规定具有法律效力，特别是在各地政府、国际的优先事项中，政策和法规的支持显得非常重要。

目前，药师在心理健康管理服务中的工作内容有[46, 49]：

•药品调剂；

•药物重整；

•药物治疗管理；

•药物审查；

•用药咨询和宣教；

•提高依从性和宣教；

•监测精神药物的安全和疗效；

•酒精和与酒精相互作用的药物使用咨询和管理；

•用药建议；

•初级心理健康管理服务；

•参与心理健康机构（如医院）的团队中；

•长效注射剂的监管。

药师在心理健康管理服务的前沿性工作包括：

•对心理疾病的早期干预，包括扩大心理疾病的筛查；

•制订相关政策；

•参与项目和方案的管理；

•在与医师合作协议范围内开具药物处方并监测；

•参与专科门诊（如氯氮平门诊、锂离子门诊）的工作；

•成为医院、精神病院或门诊部团队服务的一员，扩大执业范围；

•在社区提供心理健康管理服务。

1.5 心理健康服务与治疗的政策支持

卫生政策是指一系列如何提供指导医疗服务和患者评估等医疗工作的原则和目标的统称。这些政策可以是地方性的、全国性的、国际性的，甚至是机构性的，其重点是向医保部门展示他们工作成果。WHO将卫生政策定义为对未来的展望，这反过来有助于确立短期和中期的目标和规划[50]。卫生政策可以明确工作的重点，向不同医保部门展示明确的角色和目标，并为实现既定目标达成共识。

考虑到药学实践的长远发展，有必要建立一个结构化的服务框架来指导药品调剂和供应之外的药学服务。将药师纳入全球、国家甚至地方机构的卫生政策，可有助于消除药师在提供心理健康管理服务时面临的障碍，包括来自医疗机构中不同领域的合作壁垒。此外，这些政策可有助于药师长期参与到心理健康管理服务中。

WHO非洲地区办事处提供了心理健康政策和服务计划[51]：我们的药师在工作中扮演不同的角色，推动政策的改变，改善患者获得心理健康服务和治疗的机会。该计划的重点是向各国各地区提供技术支持，制订基于循证证据的心理健康政策和计划，并让药师通过心理健康服务的价值和原则去实施这些政策和计划。

药师在倡导政策变化时可以采取以下策略：

•社区参与：药师通过提供医疗服务，包括心理健康服务，与社区接触，建立一个完善的管理服务体系。本着以患者为中心的服务精神，把患者作为朋友，可以帮助药师在其工作的不同方面展现其心理健康服务提供者的职责。

•协调和统一伙伴关系及其支持系统：除了了解患者的心理健康状况，药师还需与关键的利益相关者建立战略伙伴关系，包括医生、心理健康专家、精神科护士、患者家属、生物制药公司和医疗保险公司，以及其他在提供心理健康服务方面发挥作用的方方面面。在各界专业人士的通力合作下，药师最主要的工作内容就是建立一个结构化工作模式，以填补当前服务流程中的不足。这种模式包括在社区对心理健康患者的评估和转诊、药物审查和依从性的咨询等，其目的是让患者获得优质服务，建立一个综合的心理健康服务生态系统。

•最佳实践模式与发展：以循证证据为依据，药师有必要在心理疾病患者的持续服务过程中创建最佳实践模式。最佳实践模式将成为心理健康管理的证据来源，并在各个学术推广上重点推广，如加拿大新斯科舍省政府卫生和健康部资助的Bloom计划和澳大利亚的PharMIbridge计划[46]。

•健康政策的制定：为了提升心理健康管理服务水平，制定心理健康服务的政策和引入新的规定的环节中，药师必须与利益相关者商榷服务模式的框架，并从工作中收集和整理证据。在制定政策时，需考虑对从业人员采取不同的激励模式，包括资金支持和报酬给付，确保相关政策是可行的和可持续的。

考虑到药师在持续改变的环境中执业，那么倡导政策变动就不会是一次性的活动。因此，从业人员必须实时地调整他们的实践模式，收集新的证据，并建议将这些新管理的服务流程和模式纳入未来的政策框架中。专业协会必须走在时代前列，为药师在心理健康服务的重要作用和推进行业发展发声，还要支持心理健康政策的持续改进。

药品政策

目前，选择治疗药品受多方面的影响，其中药品成本和药品可及性可能是心理健康管理工作人员面临的主要挑战。

食品和药品管理部门应实施合理的使用管理策略，提高心理疾病药物使用的患者监护质量，同时平衡药品成本，促进药物充分利用。这可以鼓励包括药师在内的医护人员积极参与抗精神病药物和精神类药物的药品合理使用的工作[52, 53]。

药师可以在制定药物治疗方案和药品调配、确保抗精神病药物的有效性和安全性、决定药物的定价以及进行或开展成本效益研究等多方面做出巨大贡献。此外，作为心理健康领域的药学专家，药师在评估心理疾病管理中的循证证据和监测药物的使用方面具有优势地位[54]。药师在多学科的医疗团队中的实际工作，为其提供了推动药物政策制定的相关工作经验。

2 促进心理健康和疾病预防

在心理健康领域工作时，药师不仅要考虑如何解决患者当前的精神问题，还要考虑如何促进患者的心理健康，以防止患者日后精神状况的恶化。WHO将心理健康定义为一种状态，即个人意识到自己有能力应对正常的生活压力，并能继续为社会做出有效的贡献[6]。WHO对心理健康和心理疾病进行了区分（图1）。

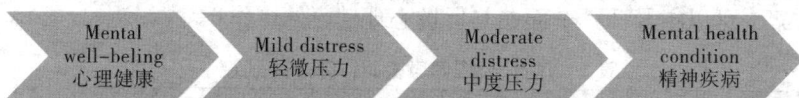

Mental well-being 心理健康	Mild distress 轻微压力	Moderate distress 中度压力	Mental health condition 精神疾病

图1　WHO心理健康和心理健康状况连续谱[55]

因此，促进心理健康对于帮助预防心理疾病的发展非常重要。虽然预防心理疾病并不总是有效的，但对于那些有可能存在心理疾病的患者，实施促进心理健康的策略仍然是非常必要的。导致个人患上心理疾病的因素并不是单一的，而是各种因素之间的相互作用的结果。在一项由Sax研究所为维多利亚州健康促进基金会进行的研究中，研究者对文献进行了全面评估，并列出以下心理疾病的风险因素和保护因素[56]：

•风险因素：社会孤立和孤独、无保障的就业和失业、不利的工作条件、经济不平等、移民、无家可归、照顾他人、身体健康状况、压力事件（包括亲密伴侣暴力和亲密关系的缺乏），以及少数性取向的个体。

•保护因素：就业、体育活动、强大的社会关系和网络、控制饮食和戒酒，以及绿色空间。

不管患者面临的是风险因素还是保护因素，最重要的是需要药师帮助患者实现和保持心理健康。

2.1 药师在促进心理健康方面的作用

药师可以通过许多潜在的方法来促进心理健康；然而，这些作用会因药师的执业环境、本国的药学实践法规、与心理健康服务相关的医保政策，以及药师必须完成的工作时长而有所不同。

为了确定对某个社区或患者群体最有影响的服务，WHO撰写了心理健康差距行动方案（the WHO Mental Health Gap Action Programme，mhGAP），在方案中罗列了关于心理健康的问题的框架，可以指导药师全面参与促进心理健康的工作（表1）。

表1　WHO心理健康差距行动方案框架[55]

推进行动方案的四个问题	相关问题
有什么需求？	服务差距体现在哪里？ 服务没有覆盖哪些人群？ 社区层面的心理健康需求是什么？
活动或干预的目的是什么？	你希望达到什么目的？ 短期和长期目标是什么？
需要哪些活动或干预措施？	哪些活动或干预措施可以填补服务空白？ 哪些证据证明这些措施是有效的？
有哪些资源可以利用？	这些活动或干预措施的运用场景有哪些？ 谁能执行这些活动或干预措施？ 与谁合作？

正如mhGAP社区工具箱中所概述的，对于药师来说，促进心理健康最可行的方法包括以非正式的和正式的方式提升对精神疾患的认知。非正式的方法包括与患者进行有关心理健康的谈话，在个人以不友善或污名化的方式谈论心理疾病时进行干预，以及提高患者和社区成员对心理健康和心理疾病的认识。药师可以采用的正式方法包括研讨会、社区论坛、传单或宣传单、电台广告或活动、报纸或杂志广告等。最终，药师应该问自己以下问题，来确定他们希望采用的方法[55]：

• 你希望以何种方式、如何接触你的社区成员？

- 你想给他们宣讲什么主题?
- 你希望与谁合作?

药师可以选择一系列的主题来促进患者的心理健康,如指导他/她们建立与他人的联系,积极锻炼身体,学习新技能,为他人付出,参与日常活动,减少压力,或获得充足的睡眠[57]。药师也可以专注于减少患者与心理疾病和精神病治疗(包括药物和精神治疗)相关的污名化。目前,在英格兰一家药房就有药师促进心理健康和福祉的例子,在那里几乎所有的药房都被列为健康生活药房。通过这种方式,我们鼓励药房团队宣传与此相关的主题,特别是在特定疾病的宣传日时(例如,世界精神卫生日、世界预防自杀日等)[58]。

除了参与重视心理健康宣传计划外,药师还可以利用他们作为医疗服务提供者的工作场景,为患者提供心理健康的政策和国家指导文件等医疗资源信息,如在失业、贫困人口的社会安全网、药物滥用和获取政策等,促进政策在心理健康方面的落地。

药师可以通过很多方法来促进患者的心理健康,他们根据患者的需求来设计和提供个体化的管理方案,可以让药师在特定的工作环境中完成有效、最合适的干预措施。

2.2　预防药物成瘾、误用和过量

药物滥用是一个令人担忧的全球公共卫生问题,每年约有50万人死于非法药物使用。此外,据估计,全球有3500万人正在经历药物滥用[59, 60]。在没有医疗监督的情况下使用精神活性物质会产生社会、经济和健康不良影响,包括但不限于丧失生产力、增加死亡率和发病率、增加医疗开支和其他与社会福利有关的费用[61]。由于药物滥用在全球范围内的重大影响,医疗合作团队的所有成员应通力解决这一难题。

药师在解决药物滥用和防止药物过量的服务方面具有突出的

表现。作为药物专家，药师利用他们的专业知识来帮助那些可能正在与毒瘾作斗争或有药物过量风险的患者。一项防止初级医疗机构阿片类药物滥用的干预措施的系统回顾性研究发现，药师和高级执业临床医生的跨专业团队是最佳合作伙伴，其中药师的工作主要确保剂量适当（如丁丙诺啡和美沙酮的剂量）[62]。最近的另一项系统综述突出了药师在发现有药品滥用风险的患者，以及发放纳洛酮和辅导患者合理使用等方面发挥重要作用[63]。药师在社区能解决患者药物滥用相关的问题，与他们建立信任关系。

2.2.1　纳洛酮

研究发现，美国农村地区实施药房为基础的"纳洛酮带回家"方案，好处包括在社区更容易获得纳洛酮，减少患者因过量使用阿片类药物带来的污名化，并促进患者正确识别和坦然地咨询纳洛酮正确使用[64]。

纳洛酮是一种阿片类拮抗剂，适用于阿片类药物过量的紧急治疗。建议患者在服用50个吗啡毫克当量（MMEs）或更多阿片类药物时，应配备纳洛酮。纳洛酮鼻喷雾剂在一个鼻孔内喷一次，如果患者没有应答，再次进入呼吸抑制状态，就可以每隔2~3分钟重复给药，直到急救人员到来。纳洛酮的一些不良反应包括血压升高、肌肉骨骼疼痛、头痛、鼻腔干燥、水肿、充血和炎症等。

近年来，美国和欧洲一些国家实施"纳洛酮带回家"的方案使得患者更容易获得纳洛酮[65]。这些方案让那些可能存在阿片类药物滥用的人可以获得纳洛酮。美国是一个提供纳洛酮而没有处方要求的国家，患者可以在药店柜台购买。然而，许多州有自己的方案，个人可以由此免费获得纳洛酮。关于纳洛酮的更多信息可以在 https://www.narcan.com 中找到。世界各地的患者不需要处方就能获得纳洛酮，因此，药师能在社区药房帮助患者认识和了解纳洛酮的正确使用。许多国家实施了"纳洛酮带回家"的政策，患者可以优惠的价格或免费获得纳洛酮。

2.2.2 处方监测

处方药监测计划旨在跟踪管控药品的合理使用，并防止滥用。处方药监测计划主要在有电子健康记录的国家实施，包括北美、澳大利亚和欧洲的一些国家[66]。然而，在低收入和中等收入国家却难于实施处方药监测计划，因为这些国家目前没有使用电子健康记录，而是依赖纸质处方。在有监测计划的国家，药师应充分利用处方药监测计划的优势，给患者调剂前应先审核管控药品的处方。而在没有监测计划的国家，药师需审查重复处方记录，明确患者是否存在过度药物治疗的风险。

2.3 社会处方

社会处方就是通过医疗人员识别出患者的非医疗需求（心理社会需求），然后将患者转诊至社区工作者完成以社区资源为基础的社会活动和支持。社会处方强调了患者可能需要传统医疗范畴外的医疗帮助，体现了各种社会因素对个人健康和福祉的影响，旨在促进整体管理、处理那些可能影响个人健康的环境或社会的问题[67]，从而让有心理健康需求、孤独或孤立、有一种或多种长期疾病，或有复杂社交需求的个体获益[68]。在英国，社会处方主要由国家卫生服务机构（National Health Service，NHS）执行，是NHS长期计划的一个关键组成部分，旨在提升个性化的健康管理服务质量。在其长期计划中，NHS重视雇佣额外的负责联系的工作人员，来从事社会处方的工作，并为患者提供恰当的服用[69]。即便英国将社会处方委托给负责联络的工作者，任何医疗服务提供者，包括药师都可以担任社会处方者的工作。药师能通过所在社区的药房与患者频繁互动，有很大的机会参与社会处方的工作。

社会处方可以包括社会活动和支持，如就业服务、财务咨询、行动支持、照顾者支持、志愿服务、艺术活动、学习活动、园艺、团体支持、健康饮食建议、体育锻炼等[67,70]。归根结底，任何有助于改善患者福祉的社会活动和支持都可认为是社会处方。因此，药师需要通过社区或志愿者组织充分了解目前社区所提供的服务，方能高效参与社会处方工作。

越来越多的证据表明，社会处方在改善健康和福祉发挥重要作用，如提高生活质量、情感幸福，降低抑郁和焦虑水平，加强社区联系，促进精神和身体健康。然而，尽管社会处方蓬勃发展，前期研究的局限性及比较研究方法的困难性仍使得与社会处方相关文献的影响力参差不齐[67,71]。因此，社会处方的高质量发展仍是路漫漫其修远兮。关于药师在社会处方的作用研究同样也是寥寥无几。最近的一项研究发现，药师主要通过对患者进行评估，并将他们转介至其他工作者进行额外的管理或服务等方式参与社会处方的活动。该综述还发现，用不同的研究方法评估药师在社会处方的成效褒贬不一，但药师在干预血压血糖、提高生活质量、增加获得其他健康服务等工作方面还是有成效的。然而，关于药师作为社会处方者的影响的证据不多，目前还不能明确药师工作的价值[72]。我们的药师可以在继续实施社会处方服务的过程中，提供更多的循证证据。

Udemy 的课程 Social Prescribing for Community pharmacy 是一个由社会处方药学协会创建的免费在线课程，可提供给对社会处方感兴趣的药师，这些课程旨在教育社区药师了解社会处方的原则，并帮助他们准备将社会处方整合到自己的工作计划中[73]。

3 掌握心理疾病的临床表现和症状

　　心理疾病的临床表现和症状因个人所经历的具体心理疾病不同而差异巨大。虽然药师不会对心理疾病患者进行诊断，但能发现患者潜在的临床表现和症状，若发现患者出现心理疾病的表现和症状，则可能需要药师干预或转诊到心理健康管理机构。药师了解患者的症状或治疗效果，然后明确患者的治疗方案是否需要做出调整。因此，药师应该掌握心理疾病的主要临床表现和症状，能判断出可能需要转诊或调整药物的患者。根据美国国家心理疾病联盟的推荐，药师应注意以下几种常见的心理疾病的症状，包括[74]：

- 过度担心或恐惧；
- 感到过度的悲伤或低落；
- 思维混乱或注意力不集中、学习困难；
- 极端的情绪变化，包括无法控制的"高涨"或兴奋；
- 长时间或强烈的易怒或愤怒；
- 远离朋友和社会活动；
- 难以理解或与他人相处；
- 睡眠习惯改变或感到疲倦和精力不足；
- 饮食习惯的改变，如饥饿感增加或缺乏食欲；
- 性欲的变化；
- 难以感知现实（妄想或幻觉，即一个人体验和感觉到客观现实中不存在的事物）；
- 无法察觉自己的感觉、行为或性格的变化（"缺乏洞察力"或无知觉）；
- 过度使用酒精或毒品等物质；

•没有明显原因的多种身体疾病（如头痛、胃痛、隐约和持续的疼痛）；

•思考自杀问题；

•无法进行日常活动或处理日常问题和压力；

•对体重增加的强烈恐惧或对外观的关注。

药师应了解以上常见的心理疾病临床表现，并知道当患者出现症状时该怎么处理，且采取措施让患者认识到症状的发生，以及知道当自己或他人出现这些症状时采取何种措施。随着越来越多的药师参与心理健康管理服务的工作，药学教育者必须将有关主题纳入教学课程，让年轻药师快速融入健康管理服务工作。已经执业的药师可能希望寻求更多持续专业发展机会来扩大知识面或参加更多的心理健康管理培训（如心理健康急救、自杀预防培训等）。

除了一般的症状外，药师还应了解社区患者可能遇到的常见的心理疾病类别以及潜在的症状。表2列出了DSM-5中对心理疾病的分类和描述，以及对应类别的潜在症状。

表2   常见心理疾病及其症状概述

心理疾病的类别[21]	诊断实例[21]	DSM-5描述[21]	潜在的症状
焦虑症	惊恐障碍、恐惧症、广泛性焦虑症	存在过度恐惧和焦虑以及相关的行为障碍。在这些疾病中表现出明显的惊恐发作	情绪化：感到恐惧、忧虑、紧张、躁动、不安、易怒 身体方面：心悸或心跳加速、呼吸急促、出汗、颤抖、疲劳、头痛、失眠、胃部不适、腹泻[75]
双向障碍和相关疾病	躁狂、轻躁狂、重度抑郁	有从躁狂到抑郁的情绪、精力、活动水平、注意力以及处理日常生活行为的转变[76]	躁狂症和抑郁症发作可能持续数周或数月 躁狂症：感到非常高兴或兴高采烈，自视甚高，精力充沛，充满伟大的新想法。说话很快，容易分心或烦躁，不睡觉或不吃饭，做出不符合性格的决定 抑郁症：症状如下所述[77]

续表

心理疾病的类别[21]	诊断实例[21]	DSM-5描述[21]	潜在的症状
抑郁症和相关疾病	重度抑郁症、持续抑郁症、经前期烦躁障碍	有悲伤、空虚或烦躁的情绪，并伴随着明显影响个人功能、能力的身体和认知变化	睡眠或食欲改变，注意力不集中，精力减退，对活动缺乏兴趣，无望或有罪恶感，身体疼痛，有自杀念头，动作改变(活动减少或烦躁)[78]
进食障碍	厌食症、贪食症、暴食障碍(binge eating disorder, BED)	饮食或与饮食有关的行为持续紊乱，导致食物的消耗或吸收发生改变，并严重损害身体健康或社会心理功能	厌食症：拒绝吃东西，甚至饿死，痴迷减肥。感觉烦躁，缺乏情绪或情感，害怕在公共场合进食。营养不足导致便秘、心律不齐、低血压、脱水等 贪食症：强迫呕吐、滥用泻药或过度运动以摆脱食物/热量。感到自卑、失控、内疚、可耻、远离朋友和家人。潜在的脱水导致心律失常或心脏衰竭 BED：进食时失去控制，导致在短时间内消耗大量的食物。感到尴尬、厌恶、抑郁，对行为感到内疚[79]
强迫症及相关疾病	强迫症、躯体变形障碍(body dysmorphic disorder, BDD)、囤积症	存在癖好、强迫、专注或重复的行为或与专注相关的心理行为。有些障碍的主要特征是反复出现以身体为中心的重复行为，并反复试图减少或停止这些行为	强迫症：反复出现的侵入性、非理性的想法或冲动(例如，想到伤害或曾经伤害过某人，怀疑自己没有做对什么) 重复性行为：暂时缓解由强迫症引起的压力(如洗手、重新算钱、检查门是否锁好)[80]
精神病	精神分裂症(schizophrenia)	在以下一个或多个系统出现异常：妄想、幻觉、思维紊乱(言语)、严重紊乱或异常的运动行为(包括精神紧张)，以及其他负面症状	幻觉(听到声音、看到东西或闻到别人闻不到的东西)、妄想(错误的信念)、负面症状(情绪平淡、说话呆板、不连贯)、记忆力差、难以组织思想或完成任务[81]

续表

心理疾病的类别[21]	诊断实例[21]	DSM-5描述[21]	潜在的症状
药物滥用	酒精滥用，阿片类药物滥用	其基本特征是一组认知、行为和生理症状，表明此人在已经存在重大药物相关问题的情况下仍然继续使用该药物	眼睛充血，瞳孔比平时大或小，外形变差，体重突然减轻或增加，声音颤抖，语速不清，认知障碍，缺乏动力，情绪突然波动，易怒增加，出现恐惧、偏执或焦虑的情况[82]
创伤和与应激相关障碍	创伤后应激障碍，急性应激障碍	遭遇创伤或压力事件后存在精神困扰	重新体验的症状，如闪回、噩梦、侵入性思维，或回避提醒创伤事件的地方或物体，难以回忆起该事件，去意识化症状，过度警觉（例如，被类似创伤的刺激物强烈惊吓）[83]

心理疾病的筛查

社会对心理疾病患者的污名化越来越严重，导致心理疾病延误治疗[84]。此外，许多心理疾病患者并没有觉察到自己是否有心理疾病相关症状，也不知道有什么途径可以减轻症状[85]。虽然药师在社区药房中能成功筛查抑郁症患者，但筛查是否会影响临床治疗或增加经济负担仍未知[86]。尽管如此，药师显然在识别患者潜在的心理疾病的体征和症状、在需要时将患者转介至医疗机构进行诊断和治疗等方面更具"天时地利人和"的优势[87]。

因此，药师应该储备丰富的专业知识和技能运用于工作中，如药师在筛查心理疾病患者时，应该熟悉适当有效的筛查工具（量表），并知道如何使用、何时使用筛查工具以及如何解释结果。

筛查工具包括一般健康问卷、一般焦虑症评估、失眠严重程度指数、抑郁症患者健康问卷（PHQ），以及抑郁症、焦虑症和压力量表等[88]。其中，PHQ-9是最准确可靠的心理健康筛查工具[89]。然而，这个工具的清单并不详尽，药师可以根据患者所需筛查的病种来使用其他现有的工具和问卷。我们鼓励药师就在工作中如何正确使用筛查工具等问题进行拓展培训。

　　WHO-5幸福感问卷是一种常用于评估幸福感的方法。该方法由5个问题组成，患者使用Likert量表记录他们在过去2周的感受[90]。研究者将问卷翻译成30多种语言供全球范围使用[91]。该问卷的系统回顾结果表明，问卷能有效准确地筛查抑郁症、评估一段时间内幸福感，或比较不同人群的幸福感（表3）[91]。

表3　WHO-5幸福感调查表[90]

在过去的2周	所有的时间	大多数情况下	超过一半的时间	不到一半的时间	有些时候	在任何时候
我感到心情愉快，精神饱满	5	4	3	2	1	0
我感到平静和放松	5	4	3	2	1	0
我感到活跃和有活力	5	4	3	2	1	0
我醒来的时候感觉有活力，休息得很好	5	4	3	2	1	0
我的日常生活中充满了有趣的事情	5	4	3	2	1	0

计分：原始分数的计算方法是将5个问题中每个问题所选择的数字相加，原始分数的范围是0~25，0代表最差的生活质量，25代表最好的。
解释：如果原始分数低于13分或患者对任何问题的回答为0，则建议他们进行重症抑郁症（ICD-10）问卷调查。得分低于13分表示幸福感差，是使用ICD-10进行抑郁症测试的一个指标。*
监测变化：如果标准化百分比变化10%以上，这被认为是一个重大变化，可能需要额外的治疗或转诊。

注：*ICD-10可在世卫组织出版物《初级健康管理中的福利措施》的附件2中找到[90]。

　　另外一种筛查方法是美国心理健康协会的心理健康测试网站（Take a Mental Health Test），其包括对抑郁症、焦虑症、双相情感障碍、创伤后应激障碍、饮食障碍、成瘾、产后抑郁症和精神病的在线评估[92]。英国的NHS也开发了一个可以在线访问的关于抑郁症和焦虑症的自我评估检测筛查网站（Deprssion and Anxiety

Self-Assessment Quiz）[93]。Here to Help是不列颠哥伦比亚省心理健康和药物使用信息合作伙伴的一个项目，其网站包括心理健康、抑郁症、焦虑症和药物使用的筛查[94]。最后，"Help Yourself.Help Others"是另一个由美国MindWise Innovations公司开发的免费在线筛查工具，包括焦虑、抑郁、赌博成瘾、酒精使用障碍、阿片类药物滥用、双相情感障碍等各种情况的筛查[95]。药师可以利用这些免费的在线筛查工具网站来判断患者潜在的心理疾病，当然还有许多其他的工具和资源可用。值得注意的是，这些评估不能诊断心理疾病，只能用于评估患者是否需要提供额外的评估或管理。药师若鼓励患者参与评估，应确保有转诊和跟进的途径，让评估后的患者接受额外的服务或管理。

除了掌握心理疾病的特征、症状以及心理健康筛查工具的知识、技能外，药师还需要与患者建立信任的治疗关系（见第6章），如在安静和私密的环境进行筛查和交流，并鼓励他们转诊至初级精神医师、心理学家、精神病学专家或其他心理健康管理专业人士。

4 应对心理健康危机

药师能与心理疾病患者产生频繁的互动，可以识别潜在心理健康危机的临床表现。因此，药师必须知道这些临床表现是什么，以及如何做出最好的应对，确保患者在经历心理健康危机时得到适当的、及时的治疗。

根据全国心理疾病联盟（Nationl Alliance Mental Illness，NAMI）的描述，心理健康危机是指"一个人的行为使其面临伤害自己或他人的风险和（或）无法照顾自己或在社区中无法发挥社会功能的任何情况"[96]。心理健康危机的诱发因素诸多，包括与他人关系变化、与亲人冲突、亲人死亡或疏远、创伤或接触暴力、工作或学校压力、开始新的药物治疗、药物漏服、使用药物或酒精等。然而，诱发因素不仅限于此，而是某些特定的情况或经历可能导致临床表现差异明显的心理健康危机。此外，心理健康危机可能不是由任何事情诱发，可能也只是个人心理疾病的一部分[96]。根据NAMI的说法，以下情况可能是即将产生心理健康危机的警告信号[96]：

·无法完成洗澡、刷牙、梳头、换衣服等日常工作；

·情绪急剧波动、精力旺盛、无法静止、踱步；突然抑郁、性格孤僻；抑郁期过后突然高兴或平静；

·烦躁不安、言语威胁、暴力、行为失控、破坏财产；

·对自己和他人有虐待行为，包括使用药物或自我伤害（切割）；

·与学校、工作、家庭、朋友隔绝；

·与现实脱节（精神病）——无法认出家人或朋友，感到困惑，有奇怪的想法，认为自己是一个不存在的人，不明白别人在说什么，听到不存在的声音，看到不存在的东西；

·偏执狂（或过度的苦恼感和自责感）。

　　对于那些可能正在经历或有可能经历心理健康危机的人来说，另一个重要的心理健康危机是自杀。自杀可以预防的，因此，药师必须了解常见的自杀警告信号，知道如何直接评估自杀意念，以及在患者有风险时将他们转诊至何处。虽然自杀可预防，但很难预测，它是一个多层面的问题，且临床表现形式多样。所以，掌握NAMI所概述的常见警告信号仍然很重要[96]：

- 赠送个人财产；
- 说话时好像对方在说再见或要永远离开一样；
- 采取结束性措施，如整理个人文件或偿还债务；
- 订立或更改遗嘱；
- 囤积药品或获取武器；
- 关注死亡；
- 在一段时间内沮丧后突然变得开朗或平静；
- 性格、情绪和（或）行为有急剧变化；
- 使用药物或酒精的频率增加；
- 说诸如"什么都不重要了""没有我你会过得更好"或"生活不值得"之类的话；
- 逃避朋友、家人和正常活动；
- 失恋；
- 有彻底的无望和无助感；
- 有自杀企图或其他自残行为的历史；
- 有家人/朋友自杀或自杀未遂的历史。

　　当在患者身上看到这些症状时，药师应抓住机会与他们交谈，直接评估自杀问题，并将他们转介至合适的心理健康服务机构进行治疗。现在，药师利用诸多工具和规范能游刃有余地解决问题。美国药物滥用和心理健康服务管理局（Substance Abuse and Mental Health Services Administration，SAMHSA）已经制订了心理健康危机核心要素的指导准则。指导准则包括10个基本标准，还纳入与心理疾病患者的任何回应或对话中（表4）。虽然药师不是治疗心理疾病患者的核心医务人员，但他们有可能是第一个接触患者的工作人员，所以应该竭尽所能地了解以下内容。

表4　SAMHSA应对心理健康危机的10条准则[97]

准则	描述
避免伤害	对心理健康危机的适当反应需权衡干预措施所带来的风险和益处，并在可能的情况下采用替代方法，如把危险控制在允许"观察性等待"的一段时间。在迫切需要建立人身安全而几乎没有可行的替代方法来解决对患者或他人造成重大伤害的情况下，要运用适当的危机应对措施，包括尽量减少所使用的干预措施的持续时间和负面影响
以患者为中心干预方式	适当的干预措施、寻求了解患者、他或她的独特情况以及如何将患者的喜好和目标最大限度地纳入危机应对措施中
共同承担责任	适当的危机应对措施帮助患者重新获得主导权，将患者视为行动的积极伙伴，而不是被动的接受者
解决创伤问题	关键在于：一旦出现人身安全的威胁，应立即启动治疗应对危机或危机造成的伤害，不可拖延。既往有创伤史能减弱特定干预措施的反应效果；危机应对工作者应适当地寻求合适的方法，而患者应承担起提供关键信息的责任（例如，执行预先签署妥当的文件）
建立安全感	协助患者实现人身安全的主观目标，需要了解此人需要什么带来安全感（内容也许包含在患者先前制订的危机计划或患者安全计划中），以及哪些干预措施可能提升脆弱感（例如，单独禁闭在一个房间中）。提供这样的帮助还需要给予工作人员充分的时间来了解患者的个人需求，并给予他们自由空间来满足需求
发现优势	适当的危机应对措施旨在确定和加强患者可以依赖的资源，不仅是为了从危机事件中恢复，也是为了防止危机进一步发生
关注整个人	处于危机中的严重心理疾病患者是一个完整的人，与既定的精神残疾可能是相关的，但可能是，也可能不是最重要的
建立信任	对处于心理健康危机中的患者做出适当的反应，并不是轻视他们，因为他们是可靠的事实或情感信息来源，了解这个人的能力和需求很重要
建立信心	适当的危机应对措施有助于患者康复和复原。干预措施应维护患者尊严，培养患者希望感，并促进正式的系统和非正式资源的参与
提高与改善	充分的危机应对措施需要在个体化干预计划和干预系统的改善方面评估患者未被满足的需求

为了确保以上准则恰当地被运用于心理健康危机的应对措施中，SAMHSA还公布了心理健康危机的工作准则[97]：

- 及时获得支持和服务；
- 以限制性最小的方式提供服务；
- 可提供同伴支持；
- 提供合理的时间与处于危机中的患者相处；
- 做出基于患者个人优势的计划；
- 紧急干预措施应考虑患者综合背景来制订整体服务计划；
- 危机服务由受过适当培训并有能力评估和有效干预所提出问题的人提供；
- 不要拒绝处于自我定义的危机中的人；
- 干预者对危机有一个全面的了解；
- 优先帮助患者重新获得主导感；
- 提供的服务需考虑被服务者的文化、性别、种族、年龄、性取向、健康知识和沟通的需求；
- 尊重患者权利；
- 以创伤为导向的服务；
- 评估和解决精神危机服务中反复出现的问题；
- 采取有效的措施，减少未来发生紧急情况的可能性。

心理健康急救

药师通过参加心理健康急救（mental health first aid，MHFA）培训提高正确处理心理健康危机的技能。MHFA是2000年在澳大利亚开发的课程，旨在"赋予个人所需的知识、技能和信心，以支持'那些'经历心理健康问题或正在经历危机的人，如自杀"[98]。后来，这个项目风靡于澳大利亚境外，在24个国家被推广，全球400多万人接受了培训[98]。

越来越多的证据表明，MHFA培训影响深远。美国MHFA汇编了世界各地的研究摘要，包括美国、澳大利亚、印度、加拿大、日本、英国、斯里兰卡、巴基斯坦和瑞典等国的研究结论。这些研究表明，MHFA培训增加了对心理疾病的了解，提高了受训者帮助经历心理健康危机患者重建信心的能力[99]。另一荟萃分析也显示，随着参与MHFA培训的人数增加，为经历心理健康危机的人提供的帮助量也在增加[100]。MHFA培训的益处得到学术机构的认可，多次入选世界各地的药学课程[101, 102]。关于MHFA培训的更多信息，可以查看2021年美国MHFA发表的研究总结[103]。

参与者在MHFA培训中会学习MHFA行动计划（MHFA Action Plan，ALGEE）。ALGEE作为一个有用的指导工具，可应用在药师与患者交谈时可能遇到的许多不同情况，促进药师与遇到心理健康问题或危机人的交流。美国MHFA提供了ALGEE用于正在经历惊恐发作的例子，惊恐发作的症状可能包括出汗、颤抖、麻木、头晕、心悸、胸痛、腹部不适、呼吸急促、害怕"发疯"或死亡，或者发冷或潮热。表5描述了ALGEE行动计划以及在遇到患者出现惊恐发作症状时如何使用[104]。

表5 MHFA行动计划（ALGEE）[104-108]

行动计划步骤（ALGEE）	描述	遇到惊恐发作患者的实例
A 走近当事人，评估并协助处理任何危机	有寻找自杀想法和行为、非自杀性自伤或其他伤害的迹象。在评估一个人的风险时，要牢记隐私和保密性。如果当事人不愿意向你倾诉，鼓励他们与他们信任的人交谈。如果有直接危及生命的，应尽快寻求紧急帮助	询问患者以前是否发生过这种情况，以及他们是否认为自己现在有惊恐发作 如果他们以前没有发生过，或者不认为他们现在正在发生，请立即呼叫紧急援助，因为这些症状表示有心脏病发作的可能 如果他们对自己的症状知情，而且认为自己有惊恐发作，询问他们是否愿意接受帮助。如果他们愿意，在他们还不认识你时请介绍自己
L 非评判性的倾听	让对方分享，不要打断他们，并遵循以下五个技巧：①注意自己的状态；②采用接受、真诚和同情的态度；③使用语言技巧来表明你在倾听；④保持积极的身体语言（例如，开放的身体姿势、舒适的眼神接触）；⑤认识到文化差异	直接询问患者，他们认为什么可以帮助他们（例如，坐下来、远离人群）；不要假设你知道什么对他们是最好的

续表

行动计划步骤 （ALGEE）	描述	遇到惊恐发作患者的实例
G 提供支持和信息	在别人分享他们的经验和情绪后，要准备好提供希望和有用的事实；以尊重和尊严的态度进行对话，不要责备患者的症状	保持冷静，并向对方保证：向患者解释他们很可能是在经历惊恐发作但并不危险；虽然惊恐发作的感觉很吓人，但症状会过去。当你说话时，使用简短的句子，以清晰、坚定的方式说话。要有耐心，在整个发作过程中要与他们在一起
E 鼓励寻求适当的专业帮助	一个人越早得到帮助，他们康复的机会就越大，所以要主动帮助他了解更多的治疗方法，包括介绍医生、社会工作者、辅导员等。如果可能的话，提供一份当地和国家资源的清单	当惊恐发作结束后，如果对方不知道从哪里获得相关资源，就向他们提供与惊恐发作有关的信息。如果他们看起来很担心，请解释说对惊恐发作有有效的治疗方法，而且可以向他们提供帮助
E 鼓励其他支持	帮助当事人确定他们在社区内的支持网络和计划，并帮助他们制订个性化的情感和身体自我保健计划。自我保健可以为自我康复做出贡献，包括锻炼、放松和冥想、阅读认知行为疗法的相关书籍，或者与家人、朋友、教会和其他社会网络接触	鼓励患者利用其他支持来源，如家庭、朋友或他们所参加的任何社区。同样经历过惊恐发作的人组成的支持小组也可能是有用的

除了MHFA的 ALGEE行动计划之外，NAMI还提供了一些可以用来缓解心理健康危机的一些技巧[96]：

- 保持声音平静；
- 避免反应过激；
- 倾听对方的意见；
- 表示支持和关注；
- 避免连续的眼神接触；
- 询问对方期望什么帮助；
- 保持较低的刺激水平；
- 缓慢移动；

- 提供选择，而不是试图控制；
- 避免接触对方，除非你得到允许；
- 要有耐心；
- 在开始行动之前，平和地让患者知晓；
- 给他们空间，不要让他们觉得约束；
- 不要做出判断性的评论；
- 不要争论或试图与对方讲道理。

关于更多的资源，药师可以参考澳大利亚MHFA的免费提供心理健康急救的指南。这个网站向患有抑郁症、恐惧症或饮食障碍者以及经历过创伤性事件的人提供MHFA的指南，还为来自移民和难民背景的人提供MHFA的指南，以及为亚洲国家提供MHFA的指南（包括印度、日本、菲律宾和斯里兰卡）[109]。此外，MHFA还制订了专门针对自杀念头和行为的指南[109, 110]。

最终，药师们可以利用许多资源来帮助教育自己如何适当地应对心理健康危机。通过利用这些资源，药师将做好充分准备，帮助和支持心理疾病患者，并确保正在经历心理健康危机的人都能得到应有的支持和照顾。

药学教育者也有必要将MHFA纳入他们的课程，以便为药学专业学生在他们未来的职业生涯中应对心理健康危机做好准备。现在，美国、英国和澳大利亚都在推广MHFA培训，但这种培训有必要在全球范围内推广[101, 102, 111–113]。

5 药师如何预防患者自杀及降低其自杀风险

药房团队在预防自杀方面的作用正开始得到认识。自2012年以来，越来越多的研究，主要来自加拿大、澳大利亚、美国和英国，强调了药房团队在预防自杀方面的作用和愿望，以及相关的培训需求[58, 114-117]。这些研究的对象主要是社区药师，其他部门研究较少，虽然有些研究涉及更广泛的药房团队[58, 115]，但其他研究则更倾重于药师[114, 116]。药师及其团队与预防自杀存在相关性：①多项医疗资源的整合；②限制性手段[117]。这与WHO在"生活"指南的干预措施中的两项一致，即"早期识别和支持任何受影响的人"和"限制获得自杀的手段"[118]。

5.1 多项医疗资源的整合

药师及其团队谈论自杀问题时[58, 114-116]，发现高达85%的人与有自杀风险的人至少有过一次互动[116]。在英国、加拿大和澳大利亚，社区药房团队的可及性是谈论自杀的促进因素[58, 114]。药师将患者纳入"管理圈"，是一个预防自杀[117]以及分流和转诊的有效机会[58, 114]。为了让药师能安全与有效地预防自杀，基于循证证据的专业培训是十分必要的[58, 114]。一项关于药师预防自杀培训的综述提到美国的定制培训，即华盛顿州的注册药师2018年后必须接受培训[119]。在英格兰，2021年有72000名接触患者的药师完成了"零自杀联盟"培训，这也是药房质量持续发展计划的一部分[120]。关于如何与患者心理健康问题交流的指导，请参见本章。

5.2 限制药物的干预手段

常见的自杀方法因地理区域而异，并受到人口统计学因素的影响[121]。药物中毒以自残/自杀未遂为特征，也是一些国家常见的自杀方法，特别是在女性群体中[122, 123]。药师和药品是密切相关的，因此，药师在预防使用药物进行自杀方面可发挥作用[124]。加拿大和澳大利亚的药师报告提及，在要求用药前，药师会根据患者明确或隐含的意愿对死亡风险和分诊进行评估[114]。在美国的一项调查中，21.6%的社区药师对可能致命剂量的药物做出相应限制措施[115]。在英国，很少有人关注药剂师提供的药物，尽管有限制处方数量的例子：开处方者通常没有告诉药剂师，这样做是为了限制获得药物，从而预防自杀[58]。这似乎是一种实用的方法，尽管支持这一方法的证据有限。最近，美国对90天处方表示担忧，小剂量处方可能更具优势[125]，如当药店将扑热息痛（对乙酰氨基酚）的包装大小限制为32盒（每次交易最多100个）和非药店网点的16盒（每次交易最多32个）时，扑热息痛中毒导致的死亡减少了43%[126]。

目前，我们对从他人那里或非法获得的药物（包括从互联网上获得的药物）导致中毒的影响知之甚少。药师及其团队可预防自杀的证据是来自高收入国家。值得关注的是，农药中毒占全世界中毒事件的20%[118]。而在低收入和中等收入国家，药店则往往出售杀虫剂。例如，在尼日利亚Sniper可能是一种被误用或滥用的农药[127]，而这种农药在药店就可以买到，这为药房团队在限制中的作用带来了另一个维度，这一点尚未得到充分探讨。

6 建立和维持治疗关系

药学服务的目标是提供优质治疗管理服务，提高患者生活质量（以患者为中心的监护）。个体化的监护计划是基于患者的用药习惯和偏好来实现治疗目标。在服务周期内需及时随访以评估患者因该计划而产生的实际效果。当患者理解、同意并积极参与治疗方案时，药师应优化每个患者的用药体验和临床结局[128]。因此，建立治疗关系是药学服务实践中的一个关键因素，也决定了医疗质量的优劣。

这种关系应该建立在相互信任、相互尊重、公开交流、通力合作和围绕治疗目标共同决策的基础上。建立治疗关系的关键是为患者创造促进交流的机会，而这可以通过药师表现出同理心、积极关注和一致的态度来实现[5]。对于有精神障碍的患者，治疗关系是健康实践的基础[129]。因为良好的治疗关系可能与更好的治疗效果有关，包括药物依从性[130]、临床改善、住院时间、再住院率和患者满意度等方面[131]。相反，不良治疗关系可能与较差的治疗效果和增加暴力风险有关[129, 132]。

Skodol和Bender最近的研究探讨了建立和维持临床医生与心理疾病患者的治疗关系[133]。他们提出，心理疾病患者有两种矛盾的特质：一方面是可能阻碍临床医生建立治疗关系的消极性因素，另一方面是愿意接受治疗的适应性（更健康）因素。在长期的心理健康治疗中，与患者形成治疗联盟是治疗关系成功的关键，包括三个阶段：①对治疗最初目标，以及患者和临床医生在治疗目标中达成初步协议；②疾病阶段，临床医生或治疗师被患者认为是关怀而真诚的；③认知阶段，患者作为可靠的合作伙伴加入治疗中。

然而，建立良好的治疗关系可能是一种挑战，特别是在急性精神病院[129]。非自愿入院和强制用药可能会让患者感到受胁迫和失去自主权。另外，症状的严重程度与治疗质量呈负相关。患者在长期的健康治疗期间还可能出现其他不利的因素，药师应给予更多的关注。

此外，大部分关于心理疾病患者的治疗研究都集中在临床医生和护士身上。尽管世界不同地区的药师在与患者建立良好治疗关系方面做出了一定的贡献，但目前药师的工作还远远不够理想[134, 135]。然而，目前还没有研究能准确评估药师与患者的治疗关系对精神药物的疗效和安全性、用药依从性或治疗目标的影响。那么，没有研究的领域将为药师提供巨大的机会。药师可以通过加强与医疗团队的跨学科合作以及持续关注患者的随访，提供精神病急性发作后的稳定治疗来体现自身的工作价值。为了提高药师工作的积极性，相关组织或协会可对药师与心理疾病患者进行语言和非语言沟通技巧的培训。

药学教育者可能希望在课堂上为学生提供与心理疾病患者交流的机会，发展持续良好的治疗关系。一项荟萃分析发现，与严重心理疾病患者进行面对面的交流，比单纯说教更能改善社会民众对心理疾病患者的态度和行为意向，减少对心理疾病患者污名化[136]。一项系统性的研究发现，将患者纳入药学专业的课程，学生和患者本身均可从中受益。学生受益于提高信心、提供沟通技巧和增加知识面，而患者则在个人体验的满意度、对疾病的了解和理论知识的增加等方面受益[137]。因此，如果把心理疾病患者请进课堂，药学专业的学生有机会在安全适当的环境与他们沟通交流，提出问题，并加深他们对心理疾病的理解。

7　转诊和跨专业合作

心理疾病及其不良后果在全球范围内越来越受到关注[138, 139]。尽管如此，能够处理心理疾病且训练有素的医疗专业人员仍然短缺[43, 140, 141]。一项来自21个国家的代表性调查报告显示，即便在高收入国家，也存在对重度抑郁症治疗不足的情况[140]。然而，尽管药师有很高意愿为心理疾病和成瘾治疗方面贡献力量[142]，但实际上他们并没有在这些方面施展抱负[135, 143]。

如前所述，众所周知，药师是轻症和慢性病患者最容易接触的医疗保健专业人士[43]。此外，药物是管理心理疾病的一个主要手段[139]。因此，药师在为患者提供药物咨询方面起着至关重要的作用，他们不仅可以帮助患者提高疗效和减少副作用，而且能提高患者对治疗的依从性、优化患者的治疗方案。因此，将药师纳入心理健康管理团队有助于患者实现治疗目标，帮助患者解决治疗相关的诸多问题，也为严重心理疾病患者提供以康复为导向的服务系统。

综上所述，药师与精神科医生的合作在治疗心理疾病患者方面发挥了重要作用。药师融入医疗团队可改善患者的病情，减少副作用的发生，并最终提高患者的生活质量。大量文献显示，当医疗团队纳入一名临床药师时，与标准治疗相比，抑郁症或创伤后应激障碍患者的临床结果显著改善[144]。美国的一项研究也表明，将精神科药师纳入初级保健产生了积极的治疗效果，甚至扩大了对抑郁症治疗模式的可及性[144]。这种整合的程度会因国家的不同而不同。例如，在英国，社区药师有权限查阅患者的临床数据，能与心理健康服务机构进行更多合作。社区药师也可查阅心理疾病患者的数据[145]，这将促进药师与医疗团队的合作。现在的问题是，作为医疗团队中为心理疾病患者提供服务的不可或缺的一部分，药师可以发挥哪些作用？

除了加入医疗团队外，药师在将患者转介至其他医疗机构方面也扮演着重要的角色。社区药师可能是患者在医疗系统的第一个接触点，因此，社区药师必须考虑如何处理患者的转诊问题。药师应该建立合理的转诊模式来处理紧急医治的患者（如心理健康危机的患者和需额外评估或后续服务的患者）[49]。转诊患者的地点因不同国家而异，所以对于希望能参与心理健康服务的药师来说，重要的是要了解社区为患者提供了哪些资源，以及如何利用这些资源。

跨专业协作治疗模式——文献综述

心理疾病的药物治疗效果显著，但许多患者仍未治愈，没有达到完全缓解，还可能出现严重的不良反应[146, 147]。在这种情况下，医生和其他医护人员（如药师、护士）应遵循治疗指南，检查用药依从性，并采取措施优化患者的治疗方案。一项来自荷兰初级医疗中心的横断面研究表明，初级医疗机构的医务人员对抑郁症和焦虑症循证指南的遵守程度非常低[148]。在这项研究中，发现只有27%的焦虑症患者和42%的抑郁症患者接受了符合指南的治疗，并且患者的症状严重程度并不影响指南的执行[148]。Kessler等人发表的另一项研究发现，在美国的初级医疗机构也有类似的结果，在过去的12个月中，只有21.7%的重度抑郁症患者得到了充分的治疗[149]。

由于疾病的发展、治疗效果欠佳和不良事件增加，精神分裂症的管理越来越具挑战性。大约50%的患者对抗精神病治疗没有反应，75%的患者治疗后复发[150]。精神药物与潜在的药物相互作用也令人担忧，这也是药师作为跨专业团队的一部分可以贡献其专业知识的新领域。

从这些例子中可以看出，药师有很多潜在的机会在跨专业的医疗团队中做贡献，帮助改善心理疾病患者的治疗效果，提高治疗指南的执行率和解决药物之间的相互作用。

Adler等人评估了临床药师干预对抑郁症治疗的影响(n=533)。在这项研究中,临床药师根据抑郁症指南进行面谈和电话咨询,帮助初级精神科医生和患者选择合适的药物、剂量和疗程。在抗抑郁药物使用6个月的患者中,临床药师干预组的使用率高于对照组(57.5% vs 46.2%,p=0.03)。此外,干预措施有效地提高了入组时未服用抗抑郁药物患者的抗抑郁药物使用率(32.3% vs 10.9%,p=0.001)。事实证明,药师干预在难治性的亚组中同样有效,包括慢性抑郁症和癔症患者。服用抗抑郁药的患者比未服用的患者有更好的修正贝克抑郁量表(BDI)结果(-6.3分vs-2.8分,p=0.01)。不过,干预和对照组患者之间的结果差异没有统计学意义(17.7 BDI点vs 19.4 BDI点,p=0.16)。这项研究显示药师干预抑郁症患者的治疗有重要影响,尽管没有对治疗缓解产生直接影响[151]。

Finley等人也发表了类似的研究报告。他们研究了抑郁症状严重程度的变化对雇主和受益人的总体医疗费用的影响[152]。本项研究纳入151名受益人,有130人(82%)在药师的监护下至少保持了一年,并被纳入综合分析。从基线到终点,患者健康调查问卷-9的得分有统计学意义(11.5 ± 6.6到5.3 ± 4.7[mean ± SD],p<0.0001),临床反应率为68%,缓解率为56%。在经济亚组分析中(n=48),每位患者的年度医疗费用从6351美元降至5876美元,低于预测值(7195美元)。雇主的总医疗费用从每名患者7935美元增加到8040美元,低于预测值(9023美元)[152]。

在第二项研究中,Finley等人研究了协作服务模式对初级服务环境中抑郁症治疗的影响(干预组75名患者和对照组50名患者)[153]。干预6个月后表现出明显高于对照组的药物依从性(67% vs 48%,OR=2.17,95%置信区间1.04~4.51,p=0.038)。在随机分配到药师服务的成员中,患者满意度明显高于对照组,但结果差异太小,没有统计学意义[153]。药师也被允许开具辅助药物（如用于睡眠的曲唑酮），但如果需要更换抗抑郁药物，需要得到主治医生的同意[153]。

Stuhec等人进行了三项不同的研究，研究对象包括有心理疾病和使用多种药物的老年患者[154-156]。第一项研究是一项前瞻性的非随机研究，包括有不同心理疾病的疗养院患者[154]。临床药师在用药审查表中提供干预措施（非处方药），全科医生和精神病医生做出最终的是否接受的决定。该研究共纳入24名患者（平均年龄=80.6，SD=6.8）。在医疗审查前，每位患者的平均药品数量为12.2（SD=3.1），在研究期结束时降至10.3（SD=3.0）（$p<0.05$）。在研究期结束时，潜在的X型和D型药物–药物相互作用分别显著减少了33.3%和42.6%（$p=0.004$）。与药物有关的问题总数为165个，其中有8%（$n=165$）表现明显，其余表现为低血压。通过干预，临床药师将风险因素的数量减少了16个（29.1%，$n=55$）。13名患者服用苯二氮䓬类药物数年，但他们有药物不良反应（尤其是跌倒），18名患者中只有3名表示接受抗精神病药物（精神分裂症和妄想症）。其他的抗精神病药物用于治疗躁动、痴呆症的行为和心理症状、谵妄和失眠，所有这些药物的适应证都没有被批准用于心理疾病（除了利培酮用于痴呆症的行为障碍）[154]。这项研究虽然使用了最低限度的排除标准（例如非随机研究），但仍然显示了药师在真实世界研究中对处方限制发挥重要作用。

在他们的第二项研究中，研究人员纳入了49名接受抗精神病药物治疗的患者，他们的年龄在65岁以上，并且接受了至少10种药物治疗（例如过度的多药联合治疗）。一位有5年精神病学经验的临床药师通过用药审查提供建议，精神病学家批准或不批准这些建议。作者发现，在临床药师的干预下，患者的药物数量减少了（干预前15.4种药物；干预后12.0种，$p<0.05$）；但接受临床药师的建议并不能提高抗精神病治疗指南的依从性（$p=0.041$）[155]。这项研究显示，接受干预度和临床药师建议之间存在正相关，说

明临床药师是改善治疗依从性和降低过度用药的重要合作伙伴。

他们的第三项研究评估了临床药师在斯洛文尼亚的初级治疗机构（如初级医疗诊所）中进行干预的长期影响[156]。该研究纳入48名患者（79.4岁，SD=8.13）。在临床药师提供的用药审查后，药品数量减少了9.5%。临床药师提出了198项与精神药物有关的干预措施，其中全科医生接受了108项（55%），所有被接受的干预措施（99.1%）在6个月后仍然保持（除了一项以外）。这项研究还表明，临床药师干预后的药物总数、潜在的不适当药物（PIM）和潜在X型药物–药物相互作用（pXDDI）显著减少（$p<0.05$），并改善了抑郁症、焦虑症、失眠症和精神分裂症治疗指南的依从情况[156]。这项研究结果很重要，因为几乎所有被接受的干预措施都持续了6个月，临床药师可以显著改善治疗指南的依从性（例如，抑郁症为40%，失眠症为25%，焦虑症为19%，精神分裂症为18%）[156]。

另一项研究则侧重于药师对心理健康管理结果的影响。该研究是一项在苏格兰进行、为期12个月的研究，其中包括一名临床药师作为初级医疗机构中的独立处方者。在这项研究中，药师可以通过启动和改变药物治疗来自主执业，而不一定要咨询全科医生的意见。该结果显示，患者健康调查表–9和一般焦虑症–7的得分减少了50%，结果显著[157]。后续研究有可能将这些结果转化为持续的医药服务，但仍需进一步评估。

也有一些研究是在精神卫生医院（如精神病院）进行的，临床药师的干预是以不同的形式进行（如团队的一部分、出院咨询、用药审查）[158-161]。斯洛文尼亚研究是在一家小型精神病院进行的一项回顾性、观察性、前瞻性研究。该项目研究了临床药师在精神病院查房期间的跨学科医疗团队中的建议与影响[161]。临床药师共为224名参与者（平均年龄为59.4岁，中位数为56岁）提出了315项建议，其中精神病医生接受了295条（93.7%）建议。在医生接受建议后，干预组患者表达的和潜在药物相关问题的数量分别减少166人（93.8%）和129人（93.8%）。出院3个月后，继续执行已接受的建议有222项（70.5%）[161]。精神病医生的接受率非常高，因为药师每次都能在团队内沟通。这些结果表明，临床药师是日常查房的多学科团队中非常重要的成员[160, 161]。Goren等人的研究表明，临床药师的干预也可以减少抗精神病药物的多重用药。在他们的研究中，最初有5.9%的患者在出院时带上3种或更多的抗精神病药物，但经过临床药师的干预后，数量降至2.5%，随后降至0[158]。2020年的一项系统综述（$n=64$）显示，将精神科药师纳入跨专业医疗团队是精神科中最常见的药师实践经验，并与患者治疗结果显著改善有关[160]。

　　总而言之，通过这些研究可以看出，药师应该是跨专业心理健康治疗团队中不可或缺的成员。凭借他们的药学专业知识，可以为团队提供独特的专业技能，并能为改善心理疾病患者的治疗效果做出贡献。

8 优化精神类药物的使用

8.1 心理疾病患者用药咨询

心理疾病患者仍然面临社会污名化；因此，药师需要意识到他们在提供咨询时使用的语言和非语言线索可能很重要，尤其要注意使用婉转的语言和展现同情心[162]。例如，"您患有抑郁症"会使人对心理疾病产生负面的看法，而"您有抑郁症的症状"则会使人感到不那么羞耻。在咨询心理疾病患者时，药师应该确保准备好使用以人为本的语言，即强调疾病只是一个人生活的一部分，患者而不是他们的主要身份。例如，"精神分裂症患者"一词应该被"有精神分裂症的人"所取代。使用的词语也应该是中性的，不应带有积极或消极的暗示。例如，自杀企图不应该被划分为成功或不成功，而应该使用"在自杀企图中幸存下来"的短语[163]。如果药师不确定他们是否使用了正确的术语，我们鼓励寻找资源和帮助。例如，由美国 Well Beings 倡议制订的心理健康语言指南或由澳大利亚心理健康投诉专员制订的语言指南。

对心理疾病患者的咨询与对躯体疾病患者的咨询是类似的，但还有一些需要注意的地方：①抗抑郁药和长效注射用抗精神病药的起效潜伏期；②除苯二氮䓬类和Z类药物外，所有类别的药物都没有成瘾性；③服用抗抑郁药、抗精神病药或情绪稳定剂后，性格不会改变。以上内容会影响治疗的开始和依从性，也是患者关注的问题[164]。此外，药师应确保患者知情，抗抑郁药在开始用药后（例如在第1和第2周内）可能会使他们的症状恶化。这一点极为重要，因为抗抑郁药与安慰剂相比，在研究中可以看到更高的自杀率（有自杀的想法、计划和行动、自杀企图和完成自杀）。

药师不妨经常对刚开始使用抗抑郁药的患者进行随访，询问他们的症状。由于互联网上有大量的信息，以"您在互联网上已经读到了什么？"这样一个开放性的问题来开始咨询，可能会很有价值。通过这个问题，药师可以了解到患者的顾虑（例如特殊的副作用），可以纠正错误的信息，并可以把患者的这些担忧纳入管理服务中。

共同决策是心理健康服务的关键。因此，患者需要大量的信息，对是否服药做出决定。患者和其他医疗人员可能会问自己一些重要的问题，这些问题可能是：

• 我为什么要服用这种药？

• 药品如何长期帮助我？

• 我如何处理恶化的症状？（这些症状通常在10天内出现）

• 我应该如何服用，何时服用？

• 最常见的副作用是什么？我可以做些什么来减少这些副作用？（例如，在吃饭时服用，在睡前服用镇静药物，用无糖口香糖治疗口干等）

• 如果我服药与我不服药，我的预后分别是怎样的？（建议在目前国家或国际的疾病指南中查找这些数字，例如复发率、康复率、缓解率）

• 我还有什么其他的治疗选择？

• 在我服药期间需要监测哪些指标，应该多长时间测量一次？（心电图、实验室检查、血压等）

• 如果我想停药怎么办？

• 像我这样的个案（包括所有并发症等）中，总体风险效益比是多少？

• 在服用此药期间，由于可能的药物相互作用，我需要避免哪些非处方药？

• 哪些习惯会对治疗效果和耐受性产生影响？（例如，吸烟和

CYP诱导剂，葡萄柚汁对CYP抑制剂，低盐摄入对锂水平）

在咨询过程中，药师可以获得患者的信息，这些信息可能会影响患者的依从性、服药的意愿、用药后的收益以及停药的不可耐受的副作用。因此，药师根据患者个性化的需求向处方医生提出用药建议。相对于医生来说，患者有可能更愿意把他们的顾虑和服药意愿告诉药师，因为药师在大多数情况下不是处方医生。无论在初级医疗机构（直接接触可以开具精神药物的医疗机构）还是在二级和三级医疗机构，药师都能够收集到患者信息并有效完成用药建议。以上内容说明了药师在心理健康管理中的重要作用。

因效果不佳（如没有缓解）和药物相关的问题（如不良反应、药物间的相互作用、不适当的剂量），药师可以在各种场合提供药物审查，并建议改变药物治疗方案。药师可以积极进行药物审查和用药咨询，与医生紧密合作确保患者的最佳治疗效果。

在医院中，小组咨询也被称为心理健康宣教小组，是一种对药物类别进行咨询的省时方法，如抗抑郁药、抗精神病药、情绪稳定剂、抗焦虑药、助眠药。在25~60分钟的小组讨论中（取决于患者疾病的严重程度），药师可以解释药物作用机制、副作用、重要的药物相互作用、如何和何时服药以及服药时间等。另外，解决抗精神病药物治疗与其他非药物治疗的效果也很重要。

患者咨询的另一个考虑因素是患者的亲属、照顾者、病案管理人员等。家属对疾病的认知和理解程度是应对心理疾病的一个重要部分，反映了患者的文化背景。因此，家庭成员对患者的用药依从性有一定的影响。目前，大部分医疗机构已成立并成功实施针对患者及其家属的特定心理健康宣教小组[165]。药师可以在医院或非住院机构中与小组其他成员合作，也可以单独为患者及其家属提供咨询服务。

个人或团体咨询的最终目的是对患者进行宣教，为他们提供必要的知识，让他们参与到与医疗团队的共同决策中。

8.2 用药咨询的临床治疗意义

为了给心理疾病患者提供充分的咨询和支持，对于药师和患者来说，了解期望的和预期的治疗结果以及不同的治疗方案产生期望的效果所需的时间是很重要的，这将有助于患者了解治疗过程和预期结果，提高患者治疗依从性。

心理疾病的治疗结果包括短期（如4周）和长期结果（如长达20年）。在精神药物治疗中，主要的短期结果是由治疗反应、复发和缓解来定义。

在他们与正在接受心理疾病治疗的人的互动中，药师可能会询问患者对治疗效果和症状改变的主观看法。然而，临床实践和研究中使用了不同的有效量表来衡量治疗反应（如汉密尔顿抑郁评定量表）。治疗反应是缓解疾病和能够反映长期结果的关键之处。完全缓解意味着完全没有症状，是短期治疗的主要目标[146]。在心理健康疾病领域，特别是在随机临床试验的背景下，另一个衡量短期结果是标准化平均差异（standardised mean diference，SMD）的统计概念，且SMD允许在实验组和对照组之间进行比较[166]。

长期结果主要是预防复发、减少住院次数和降低死亡率。虽然短期结果很重要，特别是在治疗的急性期，但长期结果会影响疾病的发展。表6总结了抑郁症、广泛性焦虑症和精神分裂症的治疗结果的例子。下面的章节将进一步详细介绍有关治疗结果测量的研究，以及它们对心理健康管理（包括药学实践）的影响。

表6　抑郁症、广泛性焦虑症和精神分裂症的治疗结果实例

	抑郁症	广泛性焦虑症	精神分裂症
短期结果	缓解和防止复发 可接受性和耐受性 SMD	缓解SMD	可接受性和耐受性SMD
长期结果	治疗缓解、长期缓解	预防复发	反应、更好的缓解机会、有效性(例如，考虑停药)、耐受性、再住院、死亡率
结果测量的量表	汉密尔顿抑郁症评定量表	汉密尔顿焦虑评定量表	阳性和阴性综合征量表

8.2.1　抑郁症和焦虑症的治疗结果－文献综述

治疗反应和疾病缓解是抑郁症和焦虑症治疗重要的短期结果。汉密尔顿抑郁症评定量表(HAMD–17)用于衡量抑郁症治疗反应和缓解的"黄金标准"。治疗反应在HAMD–17量表上至少有50%的改善(例如，减少50%的分数)，而缓解在HAMD–17量表上有7分或更少。因此，HAMD–17量表不应作为诊断工具使用。HAMD–17量表的评估时间约为每个患者20分钟，供药师在内的医护人员使用，还可提供不同语言的翻译[146, 167]。

缓解抑郁症的序列治疗方案(STAR*D)研究是一项重要的观察性研究，评估了重度抑郁症治疗的临床结果(缓解为主要结果)[168]。在过去的7年里，作者从美国的23个精神病院和18个初级保健机构招募了超过4000名患者，药师可以在患者第一次和第二次发作后，与患者讨论，评估临床结果，这是迄今为止最大规模和最具影响的抗抑郁药研究[168]。这项研究由四个阶段的治疗组成[169]。

•第一阶段——抑郁症患者接受西酞普兰的积极治疗，为期12~14周。约33%的参与者达到缓解，10%～15%的参与者对治疗有反应，但没有达到缓解。

• 第二阶段——对西酞普兰不耐受或在第一阶段未达到缓解的患者被换成其他治疗方案（舍曲林、安非他酮、文拉法辛、认知疗法），或在治疗中增加另一种方案（安非他酮、丁螺环酮、认知疗法）。在更换药物的患者中，有25%症状消失。在增加治疗药物的患者中，约有33%症状消失。

• 第三阶段——对第二阶段治疗不耐受或未达到缓解的患者被纳入第三阶段。患者再次被要求改用另一种药物（米氮平或去甲替林）或增加治疗药物（锂或三碘甲酰原氨酸）。有12%～20%的参与者症状消失。

• 第四阶段——对第一至三阶段的任何治疗都没有反应的患者被停止所有其他治疗，并随机分配到反苯环丙胺或文拉法辛缓释剂与米氮平的组合。有7%～10%的患者症状消失。

总体来说，大约50%的参与者在两个阶段的治疗后症状消失，大约70%在四个阶段后症状消失。STAR*D试验还显示，在第一次使用西酞普兰治疗失败后，所使用的不同策略之间没有明显差异（即使他们将其换成类似或不同的药物）。所有策略都显示出类似的缓解率[146]。

在此基础上，Henssler等人在2016年发表的一项荟萃分析将联合抗抑郁治疗与单药治疗进行了比较，该分析纳入8688篇文章和38项研究，涉及4511名患者[170]。这项研究显示，联合治疗明显优于单药治疗，但还需要更多的长期研究[170]。

最后，考虑到65岁以上人群的抑郁症患者一直在增加，研究人员进行了一项随机对照试验的系统综述。该研究评估了抗抑郁药在这群患者中的有效性和耐受性、缓解率、治疗反应和突发的不良事件。作者发现，选择性5-羟色胺再摄取抑制剂（Selective Serotonin Reuptake Inhibitors，SSRIs）在获得缓解或反应方面并不优于安慰剂，但在预防复发方面更具优势。度洛西汀在疾病缓解和反应方面优于安慰剂，但也增加了不良事件的风险。最终，该研究强调了密切监测老年人抗抑郁药使用情况的重要性，并提示药师要努力预防和管理潜在的不良事件[171]。

与抑郁症类似，焦虑症也可以通过心理治疗和药物治疗。在焦虑症的急性期治疗中，心理和药物治疗方法的疗效是相似的[147]。在临床实践和试验中，汉密尔顿焦虑评定量表（HAM-A）经常被用来评估治疗的效果。2周后（HAM-A评分≥20%），疗效的体现对疾病缓解有明确的预测作用。如果在治疗4~6周后仍未见起效，则说明反应低。SSRIs被认为是一线治疗方法，而5-羟色胺、去甲肾上腺素再摄取抑制剂和普瑞巴林也经常用于治疗广泛性焦虑症（generalized anxiety disorder，GAD）[147]。

在短期试验中比较了不同药物对GAD的治疗效果，并计算了效应值。该研究纳入了21项随机临床试验，持续时间为8~24周，共有5935名参与者。普瑞巴林的效应值（SMD）为0.50，丁螺环酮的效应值（SMD）为0.17，这显示出低到中等的效果值[172]。长期研究显示，在试验（16~52周）中测试了许多不同的药物（帕罗西汀、艾司西酞普兰、度洛西汀、文拉法辛和喹硫平），结果显示在这些药物预防复发方面效果显著[148]。药师可以利用这些信息向患者提供教育，重点关注药物不良反应和缓解时间以及治疗效果（如短期和长期）。

8.2.2　精神分裂症的治疗结果——文献综述

精神分裂症是一种进行性心理疾病，主要的结果集中在短期和长期的治疗结果上，而多个荟萃分析得到是短期结果[173, 174]。在最新的荟萃分析中，Huhn等人在402项不同的研究中比较了32种不同的抗精神病药物，包括53463名参与者。他们发现，抗精神病药物比安慰剂更能减少总体症状（尽管这对六种药物来说没有统计学意义），其SMD值从氯氮平的-0.89到左美丙嗪（levomepromazine）的-0.03不等。作者还发现抗精神病药物之间存在一些疗效差异，但大多数是渐进连续的[174]。

一项针对老年精神分裂症患者的类似荟萃分析已发表，结果显示，就整体症状而言，奥氮平明显优于氟哌啶醇[175]。在成年精神分裂症患者中也观察到类似的结果[173]。一项包括帕利哌酮在内的安慰剂对照研究显示没有明显差异[175]。所有的荟萃分析都有几个重要的局限性，因为有多种药物和几种合并症的患者被排除在外，没有考查对缓解率的影响（只有SMDs）。大多数关于精神分裂症的研究都使用了阳性和阴性综合征量表（positive and negative syndrome scale，PANSS）来测量治疗效果。PANSS是一个相对简短的访谈，需要45~50分钟来进行[176]。

在不同的登记研究（如队列研究）中计算了精神分裂症治疗的长期结果[177, 178]。在第一个登记性队列研究中，纳入了1972年至2014年芬兰的住院患者（所有精神分裂症患者的队列）。结果显示，抗精神病治疗导致的住院风险比不接受治疗的低[177]。研究人员在关于这一主题的最新长期研究中调查了长期抗精神病治疗是否会导致较低的死亡率。芬兰1972—2014年间的住院治疗也被纳入其中（n=62，250），随访时间长达20年。在最长20年的随访中，没有使用抗精神病药物的累积死亡率为46.2%，使用任何抗精神病药物的累积死亡率为25.7%，使用氯氮平的累积死亡率为15.6%。结果显示，在长期治疗中，氯氮平对降低死亡率的影响最大[178]。

正如Citrome等人所总结的那样，在一些关键的前瞻性研究中，包括临床抗精神病药物干预效果试验（clinical antipsychotic trials for interventions effectiveness，CATIE）、欧洲首发精神分裂症试验（the european first episode schizophrenia trial，EUFEST）和精神分裂症门诊健康结果（schizophrenia outpatient health outcomes，SOHO）也对长期缓解效果进行了测试[179]。Citrome等人的研究发现，慢性精神分裂症患者的抗精神病疗效远远低于首发精神分裂症患者，这意味着早期治疗可以改善疗效（如缓解率）。经过12个月的治疗，大约60%的首发精神分裂症患者病情得到缓解，而慢性精神分裂症患者只有30%。所有的研究都表明，各种抗精神病药物在疗效和耐受性方面存在差异[179]。

对治疗没有反应是很常见的，因为大约50%的患者对抗精神病药物没有反应，75%的患者会出现治疗复发。氯氮平作为治疗耐药性精神分裂症的一线治疗药物在很多国家延迟使用，因此需要多学科的合作来提高有关药物耐药的及时诊断和治疗随访[150]。尽管不同的指南提供了不同的建议，但在氯氮平之前，临床经常使用抗精神病药物与其他药物联合的治疗方案[180]。抗精神病药物的多药联用与一些不良事件相关，包括代谢和代谢综合征（50.0% vs. 34.3%，$p=0.015$）以及甘油三酯和高密度脂蛋白胆固醇TG/HDL的比率增加（50.7% vs. 35.0%，$p=0.016$）[181]。晚期使用氯氮平意味着氯氮平疗效可能较低，治疗效果较差，因此需要适当的策略来改善精神分裂症治疗中对氯氮平的管理[182]。

药师可以利用治疗的效果、不良事件及其监测、治疗和不治疗的长期死亡率与患者交流，同时监测潜在的不良事件，并向患者提供所有必要的信息（例如，如何尽量减少抗精神病药物的不良事件），并在每次预约时提供图表。

8.3　将依从性作为需求指标

依从性是一个与预后相关的指标。依从性差对药师和治疗小组来说是一个警告信号，表明这个人比那些有能力按规定服药的人有更高的管理需求。后者对药物治疗的反应可能更强烈，不良反应更少。他们也可能有更好的组织能力、认知能力和其他密切的支持，与他们更好的预后和治疗效果相一致。他们更有可能对自己的疾病有良好的洞察力，疾病不那么严重，合并症（精神和躯体）较少。由于一系列原因，对一种药物的依从性可能较低，而对另一种药物的依从性较好。对药物治疗的反应是很难预测的，而且可能随着时间的推移而有所不同。认为问题出在服药依从性差，是忽略了导致服药依从性差的许多因素。

药师的一个重要角色是帮助那些需要照顾的人。对患者来说，药物治疗可能是第一或第二线的治疗选择，大部分患者的用药依从性很低，也包括那些完全依从但对他们目前的治疗方案没有反应或不能耐受的人。有时，但并非总是如此，仅仅提高对精神药物的依从性就能大大改善个人的健康和幸福。其他时候，提高依从性会导致更糟糕的结果——精神药物可能伴随较高的不良反应负担和严重的不良反应。把重点放在提高治疗依从性上，认为这样做会有更好的机会获得治疗反应，这可能会导致药剂师错过患者的需求。

将依从性视为患者预后和健康需求的指标，有助于药师确定优先次序来满足患者的需求。对精神药物治疗依从性低的人，其治疗反应和缓解的比率会降低。提高这些比率不仅仅需要提高服药的规律性，更为重要的是，药师要倾听那些不按规定服药的患者意见，理解患者不按规定服药的原因和理由。低依从性的问题可能与患者的疾病经历（如缺乏洞察力）、对药物的态度（如对长期危害的担忧）以及用药经历（如严重的不良反应、治疗效果不足）有关。了解并解决患者的顾虑可能会提高用药依从性，但也同样可能导致管理策略的改变，包括停止用药、修改用药时间、改用另一种药物或增加一种不同的药物来控制持续的症状或不良反应。采取分类方法将患者从"依从性差"转变为"依从性好"，重点是指标而不是患者。目标需要集中在治疗一致性上，这表明患者的健康团队和患者之间达成协议，尊重患者在决定服用哪种药物、何时用用以及如何服用药物方面的信念和愿望[183]。

患者的自主性和以患者为中心的服务应该是与心理疾病患者建立长期治疗关系的优先事项。在认识低依从性并试图理解和应对它时，需要牢记这一点。理解低依从性的第一步是倾听患者的意见。在不作判断的情况下，支持讨论的问题可以包括：

- 什么原因可能使你难以按规定服药？
- 你是否发现药物在帮助你？
- 你有什么副作用，我们可以谈一谈吗？
- 你对这种药了解多少？

对这些问题和其他问题的回答可用于确定和讨论针对患者价值观和愿望的低依从性的解决方案。将监护计划的变化与患者的利益相匹配，无论是仅在评估和随访中还是改变药物治疗方案，都将提高患者对其监护的满意度和对整体监护计划的依从性。

8.4 评估和解决药品问题

给药方式审查、药品审查和药物相互作用检查可以发现药物有关的问题。当然，药师对某一特定患者掌握的信息越多，药物干预效果就越好。直接接触患者比查看病历更耗时，因此需要找到一个平衡点，并确定什么因素导致患者在医院需进行咨询（如多药治疗、合并症数量、严重药物不良反应）。在社区药房，药师直接咨询患者是很普遍的，但在许多国家缺乏长时间咨询（例如，药物审查）的报酬。另外，在这两种情况下，药师必须建立与开方医生的沟通途径，在任何时候都必须遵守保密性。在与精神病患者交流时，透明度也是一个重要因素，所以医务人员互动时应交流信息。然而，用药物相互作用来警告患者可能会降低其依从性。患者、医生和药师之间的三方对话是最理想的[184, 185]。

应做出努力，由政府补偿这些往往耗时的干预措施。在一些国家（如美国、英国、斯洛文尼亚），临床药师在初级诊所工作，他们提供用药审查的报酬由国家或私人保险系统报销[186]。在德国，国家健康保险在2022年开始报销社区药房的用药审查的报酬。

作为用药审查的一部分，临床药师对每个患者进行咨询，并可建议何时开始用药、换药和停药，还可以对患者用药进行监测，包括临床结局的随访（例如，要求第二次预约的时间）。因此，用药审查等服务的报酬是非常必要，还可以增加药物专家的收益。

8.4.1 药物相互作用

药物相互作用可以源于人体内错综复杂的受体结合以及抗精神药物中诸多的CYP抑制剂和CYP诱导剂，药师检查药物相互作用确保心理疾病患者进行安全有效的药物治疗。必要时，药师可以向医生提出不同的药物治疗建议，避免药物间的相互作用（drug‐drug interaction，DDI）。有研究显示，临床药师能够将急症病房患者的DDI数量减少78%[187]。

治疗药物监测可用于评估药物处置过程中相互作用的严重程度，其中抗精神药物是最常见的"受害"药物。然而，精神药物往往也是"肇事"药物（抑制剂或诱导剂），而治疗药物监测并不能监测所有药物类别，因此需要避免使用有相互作用的药物或密切监测无药效或有毒性的药物。

有时患者服用的药物并不在处方的用药清单上，药师要特别询问患者是否服用其他药物（例如避孕药、草药和食品补充剂等），可以发现导致药物相关问题的相互作用。另外，西柚汁是CYP3A4的强抑制剂，可以引起严重的药物相互作用，饮食习惯的问题以及饮食习惯的改变也可能与药物相互作用有关。

精神药物的多药联用会出现许多药物的相互作用，会导致镇静、高抗胆碱能负担而产生的抗胆碱能副作用、QTc延长、低钠血症和其他许多问题。具体的图表，如QTc风险图表或抗胆碱能负担评分可以帮助识别药物相互作用数据库无法识别的DDI。

使用数据库进行DDI检查对于多药治疗的患者来说是非常重要的，但不同的数据库存在差异，增加药师选择的难度[188]。例如，美国数据库可能不允许药师输入未在美国批准的药物。有些数据库提供更多关于特定药物类别的信息，特别是精神类药物，缺少严重药物相互作用的准确信息。另外，使用CYP图可能有助于发现甚至避免严重药物处置过程中的相互作用。老年患者的DDI在不同的资料中有描述，如Priscus或Beers，因此它们已成为药师日常工作中有用的资源。精神病学家也会积极咨询药师关于药物的DDI，因此，药师有必要了解能够帮助识别和处理患者的DDI资源[189]。

8.4.2　治疗药物监测

治疗药物监测是精神病学中一种有效的药物监测模式，因为所有精神药物的治疗药物水平和剂量有关的参考范围都有规定[190]。药代动力学知识和分析技能使药师能够发现分析步骤中的错误（正确的采样管、抽血时间、运输条件），而且能帮助解释结果。治疗药物监测可以发现药物有关的问题，如依从性差、药物相互作用和药物吸收问题（例如在减肥患者中）。

8.4.3　药物不良反应

标准化的不良反应分级表可用于评估药物不良反应，最常用的是UKU（udvalg for kliniske undersoegelser）不良反应分级表。格拉斯哥抗精神病药物不良反应评分表（Glasgow antipsychotic side-effects scale）、神经安定药物不良反应评分表（neuroleptic side-effects rating scale）、抗抑郁药物不良反应检查表（antidepressant side effect checklist）、多伦多不良反应评分表（Toronto side effect scale）等都可以用于评估不良反应。管理不良反应对提高依从性至关重要，指南和出版物对如何管理特定药物或药物类别的不良反应也给出了具体建议[191-195]。

8.4.4　药物基因组学检测

遗传多态性对药物水平［细胞色素（CYP）、UDP–葡糖醛酸转

移酶（UGT）]和药物通过P-糖蛋白（P-pg）的分布以及药物不良
事件（人类白细胞抗原HLA-A和HLA-B）有很大影响。遗传多态
性在不同的种族群体中有所不同，但尽管如此，也不能通过种族
来预测，各大洲的不同人群的遗传多态性也不相同[196]。

药物基因组学检测是在几十年前建立的，可以帮助避免药物
不良事件和提高精神病学的反应率[197]。在过去的几十年里，药师
运用药物基因组学检测已为精神药物收集了大量的证据。临床药
物遗传学实施联盟、药物基因组学知识库和荷兰药物遗传学工作
组提供了常用的专家共识指南和数据库。许多精神药物的具体指
南在各协会的网站上公布（例如，抗抑郁药、抗精神病药、情绪稳
定剂等）。

目前，患者是预先检测还是在治疗失败后才检测药物基因组，
专家们对此仍有争议。药物基因组监测可以帮助提高疾病的缓解
率和减少不良事件发生率。因此，药物基因组学适合于对最大剂
量没有反应或在起始剂量后表现出无法耐受副作用的患者。

药师可以采用咽拭子进行药物基因组学检测，无须医生的采
血医嘱。解释药物基因组学结果是有挑战性的，因为结果不仅涉
及药物与药物之间的相互作用，而且考虑药物与基因之间的相互
作用。药物与药物之间的相互作用和药物与基因之间的相互作用
都会改变患者的药代动力学状况。基于药物基因组学结果的药物
选择不仅可以避免药物不良反应、药物过量和药物毒性，还可以
避免药物的无效治疗。此外，医生和药师的通过药物基因组学检
测可以减少抑郁症患者的住院时间[198]。患者对药物基因组学检测
寄予希望，因此患者可能主动要求做药物基因组学检测，或至少
要求提供相关信息[199]。因此，药师应该了解这些服务可能带来的
益处。

8.5　制订治疗方案与监测计划

精神药物的有效性、耐受性和安全性是广泛而不可预测的。即便使用最先进的药物基因组学技术，最有经验的专家也无法准确预测哪种药物对患者最有效，如抑郁症、焦虑症、精神病或其他心理疾病。尽管患者正在接受治疗，但在生活中仍有未缓解的症状，而且在急性和慢性用药的情况下，与药物有关的不良反应和安全问题有可能加重这种负担。所有参与开具处方的医生、调配药物的药师以及其他医务人员都有义务建立一个合理的、有针对性的治疗和监测计划。

治疗和监测计划的沟通越有效，改善健康和避免不良事件的目标就越可能实现。因此，在实施患者的管理计划时，首先要确保沟通是公开、有效和共享的，这往往不是药师的经验。然而，在地方、监管和国际层面上努力改变这种状况，是所有药师都能实现并受益的共同目标。

在制订治疗心理疾病的药物的治疗和监测计划时，通常有至少三个关键的团队成员参与，即患者、医生和药师。当然，还有一些人扮演着非常重要的角色，包括家庭成员和其他医务人员（如护士、个人护理人员、治疗师）。团队中最重要的人是患者（或法定代表人），他需要参与治疗的计划和监测。当患者参与到短期和长期的治疗管理计划中时，治疗的接受度和满意度会提高。

药师在服务计划中发挥着一系列的作用。有些人直接与专家合作，指导用药、与患者讨论药物治疗方案，例如在既定的心理健康服务中。其他药师则在初级医疗机构中任职，对患者进行咨询，推荐新的药物或改变现有的治疗方案，以应对未经治疗的病症，解决部分反应或与治疗相关的问题（例如，不良反应，获取问题），或指导何时停止治疗。大多数药师直接与患者一起工作，但不与患者医疗治疗团队的其他成员一起工作，这可能会克服一些挑战，特别是和团队沟通方面。

　　无论药师的专业水平或工作环境如何，药师的首要任务是通过合理使用药物和在业务范围内的健康干预措施，让患者获得最佳的治疗。在这种情况下，合理用药包括选择、开始、修改、维持和停止用药。这主要是通过对患者进行直接和频繁的评估和沟通，以及与患者的医疗治疗团队的其他成员，特别是医生及时合作来实现的。

　　对药物治疗相关结果的监测是一系列的工作，从药师第一次调剂药物就开始了。此后患者将继续接受药师的管理服务。社区药师通常从一开始就承担起监测患者大部分责任。无论处方标签的说明如何，药师通常都是最终的决策者，决定是否以及何时开始用药，服用什么剂量，何时服用，多长时间服用一次。如果患者不按处方服药，药师应理解患者不这样做的原因，分析原因并纳入不断调整的服务计划中。

8.5.1　药学服务计划

　　尽管药师的药学服务计划没有被正式认可，但事实上已成为患者整体服务计划的一个组成部分，由患者的健康管理治疗团队的所有成员共同参与。药师的药学服务计划需要与整体服务计划的目标相一致，任何偏差都需要通过团队的沟通并达成共识。在现实中，这种与药师角色相结合的药学服务计划是行之有效、完美无缺的。例如，医生可以预先设定药师会修正服务计划，比如药师会建议患者如何处理精神药物引起的不良反应，如便秘、直立性低血压、镇静或口干，而不需要与患者以外的任何团队成员直接沟通。当药师建议的干预措施不能解决问题时，按照预先设定，药师或患者会咨询处方医生或医疗团队的其他成员，探讨进一步的评估和改变药学监护计划。此外，药师预先设定他们会被患者或医生告知计划的变化，特别是涉及药物治疗方案的变化时，这样他们就可以对患者的药物使用以及相关的预期的和潜在的、理想和不理想的结果保持一个全面的看法。

然而，基于这些预先设定的方法可能存在问题。当涉及不止一位处方者时，例如，一位精神病医生和一位家庭医生，以及当患者进行可靠和及时沟通的能力有限时，包括患者对自己的心理疾病或认知问题缺乏了解时，这一点很快就会变得明显。同样，如果涉及不止一家药房，这种假定的情况的错误可能很快就会出现。在这种情况下，需要在治疗团队成员之间进行更密集的沟通，并提供文件，在某些情况下，需要公开建立沟通计划，以确保卫生工作者以患者的利益最大化。

从药师的角度来看，治疗和监测计划需要根据患者和他们的用药方案进行个体化设计。患者的病情和治疗经历都是独一无二的。一个重度抑郁症复发的患者的治疗方案可能与具有相同诊断表现和情绪障碍史的患者的方案相同或者完全不同。同样，监测计划也需要根据患者的病情和用药经验来制订。例如，在开始使用新的抗抑郁药需在1周后对患者进行随访的一般规则，可能并不适合所有患者。一个有焦虑和思维反刍恶化史的患者，如果应用以前抗抑郁药后立即发病时，药师应该早点联系患者，可能在第一周刚开始阶段就要多次联系患者。另一位在数周前因不良反应而停止治疗的患者，目前病情已缓解且稳定，药师可向其提供用药信息，并说明在开始使用另一种抗抑郁药治疗期间应注意什么，如果在服药后2周内发现任何问题，可直接联系药房。临床实践指南为治疗计划和监测提供了明确的建议，这些建议在应用时可以在最佳证据的指导下提高药学服务的质量。这些针对特定疾病的指南为治疗和计划提供信息，但需要注意的是，修改的内容要满足患者的实际需求，这也是这些指南所希望的。

正如服务计划的制订需要针对个人一样，药学服务计划也需要针对个体化的药物治疗方案。这一点适用于使用不同抗精神病药物的患者，也适用于服用各种情绪稳定剂和抗抑郁药的患者的监测需求[200, 201]。例如，避免的食物类型对患者的安全至关重要，但使用其他精神药物则无须关注。和精神类药物普遍相关的问题是，空腹吸收和食欲增加。

8.5.2 纵向监护

在药师的患者监护计划中，有两种常见的制订评估周期的方法：一种是基于便利性，这主要是由处方的配药间隔和计划外的药房访问决定的；另一种是基于患者的需要，这通常与配药间隔不一致。从以方便为基础的时间表过渡到以患者为中心，需要创新和改变药房的工作流程，例如，当面或通过电话进行随访[202, 203]。

近几十年来，由于大量药物安全性的提高，精神药物的调剂间隔时间延长了。最明显的是，作为治疗焦虑症、抑郁症和其他心理疾病的一线疗法，从三环类抗抑郁药变成了选择性5-羟色胺再摄取抑制剂（SSRIs）和5-羟色胺和去甲肾上腺素再摄取抑制剂（SNRIs），这促成在治疗过程早期调剂周期从每周一次到每月一次的改变。然而，在开始使用抗抑郁药物后及早随访患者的目的并不只是为了规避用药过量的风险。药师宣教有关抗抑郁药的准确信息，了解和解决患者关切的问题，评估治疗反应、耐受性和接受度，以及重新审视对抗抑郁药的预期（期望和不期望），这是一个持续的动态的过程，需要在多次与患者见面时进行多次讨论。在患者开始治疗时，药师应多次对患者进行随访，确定和解决早期的不良反应，回答治疗相关的问题，给予患者关切，提供支持、指导和资源，并确保事事得以落实、事事得以解决。

药师非常注重对开始新疗程的患者进行咨询；精神药物的新开始也不例外。需要计划和利用多次随访的机会。仅仅专注于帮助患者开始一种新的治疗方法并不是一个很全面。在这个治疗领域的需要建立一种普适性的慢性病管理方法。

纵向监护是一个整体的、动态的、综合的计划，记录了重要疾病预防和治疗的目标和计划，以患者为中心，反映了患者的价值观和需求，并依赖于双向的沟通[204]。大多数患者对第一个疗程的反应并不明显，疗效甚至不尽如人意，而且药物在治疗早期可能有许多严重的不良反应，可能会过早地破坏治疗计划。长期使用的患者可能会有严重的、不可逆转的不良反应。因此，作为默认的方法，患者需要一种传统的方法解决以上问题，即纵向随访。表7列出治疗过程中不同阶段的活动及其内容，包括在治疗过程开始前以及在早期和稳定期，或预防复发阶段。此外，表7列出非药物建议，药师可以以超越药物管理的方式支持患者。表7也列出了药师提供的这些非药物治疗活动的例子[202, 205]。

表7　纵向随访——以使用标准抗抑郁药治疗重度抑郁症发作的成年人为例

阶段	患者评估和教育
治疗开始前第0周及之前	接受/同意： • 确定患者对治疗过程的态度； • 在确保可取得一致的治疗效果情况下，和患者讨论各种选择 响应： • 讨论目标症状（包括自我伤害）； • 就症状改善的预期时间表以及无反应、部分反应、完全或接近完全反应的概率进行教育； • 讨论计划的最短治疗时间； • 告知患者后续评估和教育计划 耐受/安全： • 在开始治疗前要问清楚所关心的问题； • 预测常见的干扰性不良反应和不常见/罕见的严重不良反应，并进行相关教育； • 识别可避免的安全问题（药物与药物、药物与疾病的相互作用，过量使用的风险）
	非药物建议： • 确定谁是患者的治疗团队成员和个人支持； • 讨论其他形式的治疗以及如何获得这些治疗； • 建议社区资源和支持； • 询问并支持使用心理健康的自助策略

续表

阶段	患者评估和教育
早期治疗阶段 第1~12周	接受/同意： • 在每次接诊患者时，询问药物使用情况，包括剂量和时间； • 通过剂量滴定，核实患者是否准备好接受剂量变化，如果需要改变计划，则努力实现治疗效果一致性； • 如果依从性低，调查原因并作出回应 响应： • 评估治疗目标的实现情况； ○ <3周：早期改善 ○ 3~8周：症状继续减轻 ○ 9~12周：缓解或接近缓解 耐受/安全： • 使用特定药物和开放式问题的组合来评估不良反应和安全问题。 ○ <1~2周：评估急性耐受性问题 ○ 3~12周：建立定期计划，支持早期识别和应对耐受性和安全性问题
	非药物建议： • 关于个人和社区支持以及其他形式治疗执行情况； • 如果患者遇到心理健康危机，应转介到更高级别的医疗机构； • 继续鼓励加强整体心理健康的自助方法
稳定和预防复发阶段 第12周到1月或数年	接受/同意： • 重新审视讨论治疗时间并根据需要进行修改； • 继续询问药物使用情况，如果依从性低，则调查原因并作出回应； • 继续努力实现治疗一致性的长期目标； • 重温以前讨论过的问题，并参与新的药物治疗教育主题，包括继续治疗与终止治疗的复发风险以及晚期不良反应的自我监测 响应： • 定期评估药物治疗的目标，包括症状和功能，包括自我伤害； • 如果治疗反应不理想或症状复发，要准备好提供治疗建议 耐受/安全： • 结合特定药物和开放性问题，继续定期监测不良反应和安全问题； • 向患者和其他团队成员提供关于不良反应缓解策略的建议
	非药物建议： • 承认患者个人成功和成就（例如，社会、职业、娱乐）； • 询问并鼓励改善心理健康的自助策略； • 支持获得医疗服务；必要时进行宣传，增加为患者服务机会

续表

阶段	患者评估和教育
终止阶段	接受/同意： • 准备并讨论患者可以接受的治疗终止计划，并限制疾病复发和药物戒断的风险； • 与患者定期接触中，询问在终止过程中遇到的任何问题或与计划的偏差； • 与患者和其他团队成员合作，对发现的问题做出回应 响应： • 让患者了解治疗终止后疾病复发的风险变化； • 在减量阶段和治疗终止后，监测症状复发和功能下降的情况 耐受/安全： • 就终止治疗的最佳方法进行宣教； • 根据药物和患者的考虑，向治疗小组提供减少剂量计划的建议； • 在减量阶段和治疗结束后，对患者进行戒断状的教育，并就出现戒断症状时如何应对并进行建设性的指导； • 为终止阶段的定期会面制订一个计划
	非药物建议： • 重新审视支持长期康复和最佳心理健康的自我保健和其他治疗性干预措施； • 提供持续的沟通和支持，特别是在治疗终止后的第一年，即复发的高风险期

8.5.3 关心患者全部的健康问题

患者因单一的心理健康问题而向他们的主治医生求助是不常见的，除非该患者是完全健康的个体。通常情况下，患者有多种既往史，有些既往史直接影响患者社会功能和生活质量，有些目前并不在活动期，但都与患者的健康和用药史密切相关。

药师临床早期会谈时要了解患者目前的健康状况和用药的优先次序，了解并积极参与到患者的身体健康和心理健康问题（包括药物滥用）的管理。只有这样，药师作为患者心理健康治疗团队的重要成员的价值才会变得最为明显。

药师能在临床环境中与医疗团队共同工作并能直接接触到患者的临床病历，与社区药师相比，其更具优势。他们更容易收集到患者当前健康问题的信息，并就健康优先事项和治疗方案进行实时合作。他们通常也有更多的时间与患者相处，收集支持药物管理决策所需的具体信息。虽然这些工作环境对药师来说是例外而不是常规，但能表明药师有潜力在制订和实施涵盖整个患者的健康管理计划中发挥关键作用，包括确定躯体和心理健康的优先事项。

Bloom项目表明，社区药师也可以做到这一点[203, 206]。

患有一种或多种心理疾病并至少有一个与药物治疗有关的问题的患者有资格参加这个为期六个月的计划。项目的内容包括对项目的描述和全面的评估，对躯体、精神和药物使用问题的审查，以及与当前健康问题有关的过去和现在的用药史。虽然该计划是针对心理疾病患者，但将患者纳入该计划的目的是帮助药师与医疗团队一起解决患者优先考虑的健康问题和实现用药治疗目标。例如，一名患有广泛性焦虑症、糖尿病、反复偏头痛、失眠和饮食不规律的患者，在采取措施解决他们对焦虑和失眠用药的担忧之前，可能会优先考虑通过改变他们的饮食和糖尿病药物治疗方案来改善血糖管理。即便是在药师和医生之间有效合作的支持下，能够实现这些目标也可能需要几个月的密切合作。复发性偏头痛可能与其他健康状况有关，在其他问题得到解决后，取消偏头痛预防疗法或减少急性药物干预的使用可能会成为患者的首要任务。针对单一特定疾病（如抑郁症）或高度优先的药物（如氯氮平）的药学规划与旨在全面的规划相比，对患者的健康和生活质量产生广泛影响的潜力有限。

8.6 精神类药物的停止使用

指南提出，根据心理疾病进展不同，患者的治疗时程也有所不同。对首发精神病的治疗时间至少需维持3年[207]。但是如果症状持续反复，用药无法减量，达到治疗时程后也应继续治疗。抑郁症患者即使症状有所缓解，最短的治疗时间也需维持6~9个月。对于抑郁症多次发作且有严重自杀企图的患者，建议持续治疗时间至少两年甚至终身。对于其他疾病，如焦虑症和失眠症，指南建议使用镇静催眠药物，如苯二氮䓬受体激动剂（如劳拉西泮、佐匹克隆），应限制在四周或更短时间内。因此，对于治疗各类心理疾病（包括严重和顽固的心理疾病）的药物，其用于治疗的时长规划是一个难以解决的问题[208-211]。

除了少数特殊情况，停止精神药物的长期治疗过程应逐步进行。这样做有两个主要原因：①减少早期复发的风险；②控制或避免戒断症状。其中，最难停用的精神药物是SSRI和SNRI类抗抑郁药（氟西汀除外，因为它的半衰期特别长）和苯二氮䓬受体激动剂。抗精神病药物的快速减量和治疗突然终止也可能导致早期复发和戒断效应，包括戒断性运动障碍、胆碱能反弹现象和精神障碍[212, 213]。而像安非他酮和锂这样的药物在突然停药时可能不会引起戒断症状，但这样做可能有症状快速反弹的风险。这种现象在多年来病情稳定且无发作的双相情感障碍患者中逐渐减少锂的使用与快速减少锂的使用的临床结局差异中得到了最充分的证实。大多数人在突然停锂后的几个月至2年内会复发，而高达20%的患者在数周逐渐停用锂制剂后的5年内也不会复发[214]。

药师是参与逐步减少精神药物剂量计划最适合的团队成员，因为药师们对药物药代动力学、受体动力学、药物戒断综合征、剂量强度、制剂选择，以及当患者戒断症状严重且常规的减量方法难以适应时所需的战略性替代治疗方案，这些方面都有深入的了解[215, 216]。药师通过适当的培训和凭着丰富的经验，可以提供一项非常有价值的服务，即计划、实施和监测精神药物治疗的中断方案。这项服务需要确保与处方者合作，以及与患者有计划地进行沟通和监测。

8.7　确保最佳的精神药物治疗

"这是最适合我的药吗？"这是服用精神药物的患者经常问

药师的问题。这个问题反映了患者对所服用药物疗效的不确定性，担心存在副作用或症状不可控，对选择和不确定性感到不知所措。这就要求药师给他们提供意见，这是药师对心理疾病的药物治疗提供第二个方面的建议，也是药师直接参与优化患者精神药物治疗方案的方式之一[46]。其他的方式则包括实行独立的或被授权的处方权，以及在药物审核之后，提供详细的治疗建议（作为药物治疗咨询的一部分）。

药师在专业学位的学习阶段就开始了心理疾病及其药物治疗管理方面培训，并通过持续的专业发展活动，与同行和同事的交流，在执业后持续进行学习。当然，最重要的是通过直接接触患者获得经验。几乎在所有的药房里，药师随时都会遇到服用精神药物的患者，并为其提供教育、建议和资源，给予患者自主选择权，支持患者的治疗计划。这些互动往往会影响患者调整治疗药物。对此，药师有机会评估他们做出的建议的影响力（无论是作为推荐还是不太常见的药师处方）。

但是，药师在指导精神药物的选择、剂量和治疗时间方面的作用并没有得到行业外人士的认可。在许多情况下，治疗团队外的健康服务规划者并不了解这种常见的活动。例如，社区药师在例行的用药审查中发现了一个与药物有关的问题（如目前的药物治疗疗效不佳），药师与医生联系并口述他们的评估和建议，医生认同药师的评估，并接受药师对药物治疗方案的修改建议，处方由医生正式修改，药师和患者共同实施药物治疗方案的修改，并且药师在患者再次见到医生之前已经对其进行多次随访。从外部角度看，虽然药师调配的药品反映了医生所开处方的变化。但是除了他们自己的文件之外，没有任何记录表明药师除了作为药品调剂工作者之外还扮演了其他角色。

虽然没有得到外界的广泛认可，但药师在通过药物管理优化患者健康状况方面的作用是患者急切需要的一项服务。这一点在加拿大新斯科舍省的Bloom计划试点项目中得到了证明[217]。患有心理疾病的参与者如果符合以下任何一项标准，就有资格加入。①目前的药物治疗反应不理想而需要优化治疗；②遇到影响功能或生活质量的不良反应；③使用多种药物/不适当的治疗；④终止治疗困难；⑤低依从性或不坚持治疗。81%的参与者表示优化治疗是他们参加社区药房心理健康管理项目的主要原因。相比之下，只有11%的人是因为不坚持治疗的问题而参加的。患者希望社区药师能指导他们如何改变用药方案，以改善他们的健康。据患者反馈，在出院时，4/5的健康问题得到了解决或改善，Bloom计划证明了药师有能力提供这种服务。

药师有足够的知识和技能与患者和健康管理团队的其他成员合作，指导药物治疗的干预措施，以改善患者的健康状况。这一方面包括在社区药房工作的药师，以及在初级保健和专门的心理健康管理机构中工作的药师都可以做到。但是加强社会其他人士对这一角色的认识并使其充分发挥作用，还需要进一步探索。

9 药师在转诊服务中的作用

转诊是指通过一系列的措施确保患者在不同的地点或不同层次的医疗机构之间转移时接受具有协调性和延续性的照护。值得注意的是，医疗服务转诊过程中的差错会导致高再入院率和更高的医疗支出。为了应对其中的一些挑战，有必要让不同专业的医疗服务提供者参与进来，以了解转诊服务的范围、预期结果，并就转诊期间的责任达成共识。本质上，无效的医疗转诊是由于无效的沟通、无效的患者教育和无效的责任转移而发生的[218]。

将药师纳入医疗转诊服务计划有助于填补医疗服务方面的差距，尤其是在药物使用方面。药师有机会向患者阐明他们关注的药物，并且与医生合作审查患者的治疗计划以解决用药错误，并减少患者的再入院率[219]。

药师在转诊服务中扮演着多种多样的角色，尤其是在心理健康服务方面。药师可以提供初级心理健康服务，包括初步筛查和诊断，以及社会心理咨询和转诊服务。他们还可以通过调剂药品、药物重整和药物治疗监测等工作为心理疾病患者提供服务。在政策和卫生系统管理层面，药师可以作为学术界人士、政策制定者和思考者，负责制定政策、框架等指导性文件，以及培训下一代的医疗保健从业人员。药学实践的基础是为患者提供高质量的医疗保健服务，以减少患者的痛苦并建立积极的健康状况，更重要的是要认识到转诊服务发生在以下情况：

• 初级卫生保健机构，包括社区药房到专科医院或转诊机构，包括住院和门诊；

• 住院患者转为家庭医生服务，包括在入院后和出院时；

• 患者从专科医疗机构转到普通医疗机构。

我们意识到药师将在这些转诊过程中的多个环节发挥多种关键作用。

9.1 心理健康机构的路标

在对患者进行筛查或诊断后，药师可以将他们转诊到专科或更高级别的医疗机构，包括需要密切监测并进行住院治疗的患者。药师的转诊服务不应局限于分流或向下一个医疗机构发出转诊通知，而应包括向下一级医疗机构提供全面和个性化的过渡支持服务。这应该包括：

• 根据患者接受的初级保健服务、患者的反馈和转诊的不同情况，进行结构化和全面的信息记录。

• 为了确保最佳的服务效果，药师需亲自将患者转诊给下一个医疗站的服务提供者，包括在患者参与下进行初始服务计划的制订。因为我们注意到，在转诊时，经常由于患者的不信任，药师在下一个医疗机构未能遵守新的服务计划，从而影响了服务的质量。

• 将角色和责任分配给下一个机构的特定从业人员，并有明确的交接说明来指导进一步的服务。

9.2 出院时的药学服务和患者随访

在大多数医疗机构中，患者出院时最后接触的是药师。这为药师提供了一个承担责任的好机会，这些责任包括确保患者掌握所有必要的知识，在出院后能坚持他们的治疗计划，减少复发率。因此，在转诊中药师可以承担以下责任：

• 与出院医生和护士合作，审查和优化患者的出院药品清单，以确保患者获得最佳的出院监护计划，能够坚持他们的监护计划，并了解在出院后有一个有利的支持性框架来帮助他们康复。有人指出，心理疾病患者经常面临社会挑战，这可能会导致他们复发，例如，孤独、恶劣的社会环境等。

• 优化患者出院后的监护计划。考虑到心理疾病需要长时间的监护，我们需要为患者制订一个明确的监护计划，包括他们如何获得处方调整建议，如何接受社会心理辅导等。在出院时，药师可以主动与初级保健服务提供者联系，以确保在患者出院时他们能够在当地获取医疗支持。这可以包括与患者所在地的社会工作者合作，他们将是患者需要时的第一联系人；与当地的社区药房或初级保健机构合作，在那里进行处方调整；与紧急联系人合作，以防患者在出院后担心失去支持。

• 安排患者和医生的门诊随访，以确保患者在出院时不会与医疗机构失去联系，最重要的是，确保服务的连续性。

• 审查并为其他支持患者出院后持续治疗的医疗服务提供者提供过渡期的监护记录。医疗服务提供者可以是初级保健机构、社会工作者，社区药房。服务的内容应涉及患者监护计划的明确指导，包括什么该做和什么不该做、预防措施，以及在需要时去哪里寻求指导或咨询。

9.3 制订转诊服务的标准工作流程

药师在卫生系统工作中意识到转诊时药学服务的重要性。他们也有机会思考并参与设计实施指导服务转接的工作流程。这些工作流程可能包括支持性的政策文件、不同实践环境的服务内容、协调转接的策略，以及目标一致的关键绩效考核指标。考虑到在转诊服务中可能遇到与患者沟通或患者教育中断等问题，所以有必要在药师涉及的领域制订明确的指导标准和具体的工作绩效考核标准。这些标准将包括：

• 标准实施程序的详细说明：
  ◦ 在转诊时需要采集哪些信息；
  ◦ 谁来主导转诊流程；
  ◦ 如何进行转诊：
  ◦ 转诊将在哪里进行，即转介机构或接收机构；

◦转诊流程何时被视为完成。

•一份核对表，详细列出需要提供的信息，并由转诊和接诊的医疗机构（药师）确认。

•评估药学服务的关键绩效指标与患者临床结局和出院服务质量挂钩（以激励的模式）。

在有效履行药师在医疗服务更换中的职责时，需要满足一些关键性的要求，包括：

•查阅患者的医疗记录，为未来的决策提供信息，并促进转诊服务。

•健全的体制框架，包括不同级别的服务机构之间的长期协议，例如，社区药房和专门的精神病专科医院和康复设施，以实现患者的无缝转接。

•一个高效可行的薪酬激励计划，对药师在转诊服务中的工作进行补偿，以激励他们在工作中的优秀表现；

•相关专业机构认可转诊过程中的药学服务是药师的一项专业实践内容，并将其纳入医疗服务模式和专业类别。

证据表明，药师在医疗服务转诊中的作用越来越大，因此需要有更多的药师在这一工作领域中发挥积极作用，特别是在心理健康服务方面，从而使这种作用得以持续、有针对性地扩大[220]。

10 成效评估：心理健康服务的评估标准

在进行心理健康服务时，药师需收集数据用来评估这些服务所带来的影响，尤其是新展开的服务。通过收集这些数据，建立一个证据库，用来倡导服务的费用报销、扩大药学服务的范围，改善患者长期的疗效（例如，长期缓解），帮助药师参与持续的医疗质量改进。

评估药学服务的影响有三个层面：结果、过程和平衡。结果层面是评估服务对患者的影响。过程层面是评估提供服务对医疗系统整体的影响。平衡层面是评估系统的一个部分的变化是否对系统的另一个部分产生了不可预知的负面影响。一般来说，过程层面往往是最先看到的，结果层面往往是滞后的，这意味着变化的影响将首先反映在过程层面上。因此，过程层面的积极变化应该体现结果层面的积极变化[221]。在心理健康服务方面，这些评估标准包括[222]：

• 结果：患者身体机能、症状、生活质量的改善、患者对服务的满意度。

• 过程：接受过心理健康状况筛查的患者百分比，接受精神治疗的患者百分比，平均服务的患者数量，患者平均就诊时间，转诊到心理健康服务机构的患者百分比。

• 平衡：新的心理健康服务是否会影响到药师在药房中履行其他职责的能力？

评估标准会随着在每个层面中选择的具体评估内容不同而存在差异，但在评估心理健康服务的影响时，最好确保体现每个类别[223]。

同样地，药师也可以根据美国医学会所列出的医疗质量的六个领域来制订评估他们服务的标准[224, 225]。这六个领域涵盖了重要的概念，这些概念应该被融入药师可能提供的心理健康服务或评估标准中（表8）。

表8　美国医学会的六个医疗质量领域[224, 225]

医疗保健质量领域	描述
安全	避免对患者造成伤害，旨在帮助患者的服务
有效	向所有可能受益的人提供基于科学知识的服务，并避免向不可能受益的人提供服务（避免使用不足和使用不当）
以患者为中心	提供尊重和顺应患者个人喜好、需求和价值观的服务，以确保患者的价值观指导所有的临床决策
及时	让患者减少等待和延误
高效	避免浪费，包括设备、用品、想法和能源的浪费
公平	提供不因个人特征如性别、种族、地理位置和社会经济地位而有质量差异的服务

在心理健康服务方面，药师可以选择许多不同的层面来评估他们的服务的影响。在全球范围内，对于哪些标准最适合、最有效地评估心理健康服务的成效，目前还没有达成一致意见，也没有证据表明哪些标准已在社区药房中得到验证。但是，研究者正在努力采用全球通用的标准，通过心理健康科学倡议的共同标准来解决"心理健康数据的分散现状"，希望心理健康研究能够更直接地进行"比较、交流和阐述"[226]。

虽然仍处于工作的早期阶段，但这一倡议已就成人的六项措施达成一致，并强烈建议在进行心理健康研究时，除了出生时的年龄和性别外，还要收集这些数据点中的每一项（表9）[226, 227]。

表9　心理健康科学倡议中的共同标准所建议的数据[226, 227]

规模	描述
DSM-5第1级交叉评估	该评估对心理健康领域进行评估，这些领域对各种精神病诊断都很重要。它涉及13个精神领域，包括抑郁、愤怒、狂躁、焦虑、躯体症状、自杀意念、精神病、睡眠计划、记忆、重复的想法和行为、分离障碍、人格障碍和药物引起的运动障碍及其药物不良反应[228]

续表

规模	描述
WHO DAS 2.0	世界卫生组织残疾评估表2.0是对健康状况和残疾的通用评估，可用于所有疾病。它涉及六个机能领域：理解与交流、活动、自我照顾、与他人相处、生活活动和社会参与[229]
PHQ-9	患者健康调查问卷是一份用于评估抑郁症的自编问卷。PHQ-9包括九个问题，可用于评估和监测抑郁症的严重程度[230]
GAD-7	广泛性焦虑症量表是一份用于评估焦虑的自编问卷。GAD-7包括七个问题，可用于诊断GAD以及筛查惊恐、社交恐惧症和创伤后应激障碍[230]

对于可在药房中使用的成效指标，目前还没有什么权威的指导意见。然而，最近对64篇文献进行了系统性的回顾，分析了药师对精神或神经疾病患者的影响。在这篇论文中，Werremeyer等人发现，药师不论在住院或门诊，还是在普通或专科医院中参与的心理健康服务有助于改善患者预后结果[160]。

•医院：药师的参与减少了用药错误和重复住院。

•门诊、初级保健、专科诊所：药师的参与，使用药安全得到改善，达到治疗目标的可能性更大（包括减少症状和住院）。

•社区：药师的参与可以提高长效注射抗精神病药物的可及性，提高患者依从性。

•药物滥用的处理：药师的参与使患者更容易获得药物治疗，例如纳洛酮。

药师对各种结局指标的影响已经得到证明，但基于药物的研究而言，指导最合适的结果指标仍然有限。

11 基于实践的药师心理健康角色研究

药师在提供心理健康的药学服务，以及在心理健康服务中进行实践研究时，应综合考虑各种因素对方案或计划的影响。理想情况下，药师应以循序渐进的方式来制订他们的计划，从计划到实施再到评估，充分考虑社区的需求，制订一个全面可以实施和评估的计划。

11.1 识别健康问题

旨在解决社区心理健康问题的药师应该花时间分析来自地方和国家的心理健康大数据，充分了解各地区社区的实际需求。了解某些疾病的发生率和流行率对药师来说是很重要的，因为这可能会凸显出在某个特定领域的工作重点，而药师在这个领域里的药学服务可能会产生最大的影响。为了获得这些数据，药师不妨关注世界卫生组织的全球健康观察站（Global Health Observatory）、世界银行（World Bank）、我们的数据世界（Our World in Data）或其他地方或国家的数据资源。

除了定量数据，药师也可以分析定性的数据。这些数据可以在其他研究人员的研究中找到，也可以由药师自己获得。定性数据可以展露出在定量数据中不容易发现的干预机会。例如，药师可以对某些患者进行访谈或列入关注列表，以确定他们在获得心理健康服务方面所面临的困难，或者他们最愿意接受的药学服务。希望在他们的患者中进行研究的药师则需要在开始之前确保得到伦理批准。

社区工具箱（Community Toolbox）是一个免费的在线资源，包括许多支持个人执行计划的工具包，根据该工具箱，在评估社区的需求和资源时，应解决以下问题[231]：

• 描述社区的组成和历史，在不同情况下收集其当前关注的数据；

• 描述什么对社区重要；

• 描述什么对关键利益相关者重要；

• 描述用于表明该问题或目标是否应成为一个优先问题的证据；以及

• 描述解决所确定问题的障碍和资源。

一旦药师了解了他们社区的需求，他们就可以确定他们想通过项目或药学服务解决的具体问题、风险因素等。

确定现有的社区资源

在确定健康管理项目或药学干预措施的重点时，药师还应该对社区现有资源进行了解，确定所在社区中已经存在的服务或项目。这样，药师将能够确保他们不会重复别人已经在做的工作。他们也可以找到机会来支持现有的项目，扩大其覆盖面或填补空白。作为资源了解的一部分，与当地的利益相关者会面，了解药师可以在社区哪些方面产生影响，对于学习他们在社区中解决心理健康问题的经验，可能会有帮助。

只要药师了解目前社区可以用于解决健康问题的资源，就可以开始计划方案。药师应该在计划过程中投入大量的时间，以确保计划或药学服务能够顺利进行。

11.2 方案规划

11.2.1 文献回顾

项目规划对于确保项目或药学服务的成功至关重要，药师应花时间规划药学服务的项目。药师不妨在计划过程中先进行一次文献回顾，以确定哪些药学服务最有可能解决已确定的健康问题。对于那些实施新方案或新方法的人来说，文献可能是有限的，但回顾在其他领域（如医学、精神病学、社会工作等）进行的研究可能仍然是相关的。查阅文献还可以了解到其他人在实施类似项目时所面临的障碍，使药师能够预先制订计划以避免这些障碍。

11.2.2　与利益相关者的合作

在规划一项方案时，重要的是要确保工作不在一个孤岛上进行。因此，药师应邀请将受到计划或药学服务影响的利益相关者，包括患者和其他医疗服务提供者，参与到计划过程中。正如社区工具箱所概述的，以下是促进利益相关者参与的注意事项[232]。

- 确定你为什么需要或希望其他人参与进来；
- 确定哪些你完成的目标需要参与的人；
- 计划招募来自不同背景的参与者和成员；
- 审核来自社区不同部门的代表，以此来确定谁应该参与，谁不应该参与。考虑来自不同人群的代表；
- 创造条件，让尽可能多样化的人和组织参与进来。考虑如何解决障碍，包括语言、儿童保育、交通、时间等；
- 创造一种持续参与的氛围。

如果发展了一个利益相关者团队，方案或干预措施就可以由所有参与方共同设计，这应该有助于促进方案的可接受性和可持续性。

11.2.3　方案宗旨和目标

在制订项目计划时，药师应与项目的利益相关者合作，制订目标和宗旨，指导项目的实施。正如美国疾病控制和预防中心所概述那样，目标是"关于你的计划应该产生什么结果（预期结果）

的综合意见"。另一方面，目标也是"描述可能实现的结果以及陈述实现这些结果的方式"。目标应该被清楚地定义，通常建议遵循SMART原则——明确性、可量化、可达成、相关性、时限性（S=Specific、M=Measurable、A=Attainable、R=Relevant、T=Time-bound）[233]。对于制定的目标应包含其他细节和考虑。

11.2.4 规划工具：RE-AIM框架

在药师制订他们的项目方案时，有一个工具可能会有所帮助，那就是RE-AIM框架。RE-AIM 是 Reach，Effectiveness/efficacy，Adoption，Implementation and Maintenance 的首字母缩写。这个工具已被广泛用于项目规划和评估。在这个在线互动工具里面，可以使用RE-AIM框架来概述制定方案时应该提出的重要问题（表10）[234]。

表10 RE-AIM框架和方案规划问题

RE-AIM框架	问题
到达	该倡议将对谁产生吸引力？ 你将如何以及在哪里接触他们？ 你怎么知道那些参与人是否代表预期的受益人？
有效性/功效	你期望看到最重要的成果是什么？ 你提议实现关键成果的可能性有多大？ 你的方案对那些最需要的人来说是否有效？ 可能会有什么出乎意料的结果？
采纳	你的目标针对什么组织结构？ 你估计这些组织机构中有多少会使用该计划？ 谁来实施方案，他们是否有技能和时间？
实施	将如何实施，包括调整和修改该倡议？ 该计划的关键方面将在多大程度上按计划实施？ 方案实施有哪些可能的障碍？ 需要考虑哪些成本和资源（包括时间和负担，而不仅仅是金钱）？

续表

RE-AIM框架	问题
维持	长期而言，会发生什么？ 组织能否长期维持现有的计划，是否有计划将受过培训的员工留在原地？ 你的倡议对个别参与者产生持久影响的可能性有多大？ 你将如何宣传干预措施和吸取教训？ 你如何能够在很长一段时间内遵循倡议？ 为了长期维持现有的计划，可能需要做出哪些修改或调整？

11.2.5　规划工具：逻辑模型

药师可能希望使用另一个工具来协助方案的规划和实施，那就是逻辑模型。逻辑模型是对一个项目如何实现其预期结果的说明。它概述了一个项目所需的资源、一个项目将实施的活动以及相关的短期和长期影响之间的关系。逻辑模型使团队成员和利益相关者能够讨论并就其方案达成共同愿景。利用该模型还可以确保方案团队有必要的资源来完成项目，从而实现长期目标。逻辑模型通常由五个部分组成：资源/投入、活动、产出、结果和影响（表11）。然而，逻辑模型可以有许多不同的描述方式[235]。

表11　逻辑模型模板（改编自W.K. Kellogg基金会）[235]

资源/投入	活动	产出	结果	影响
确定实施方案所需的资源（例如，工作人员、资金、基础设施、设备等）	确定你的方案计划实施的活动或行动（例如，服务、开发教育材料等）。这些可以包括服务、产品和基础设施	确定你的活动的直接产出（例如，提供的筛查数量，服务的患者数量），这些通常描述所提供服务的规模或范围	确定项目的短期目标（例如，态度、行为、知识、技能、地位、功能水平的变化），这些通常是个人层面的结果	确定计划的长期目标，这应该是计划的总体目标，一般应该是组织、社区和系统层面的变化

一旦建立了逻辑模型，就可以随着方案实施的进展和方案的变化进行更新和调整。它推动项目小组通过自己的努力来完成最

终目标。

药师花时间制订一个全面的计划，并做好充分的准备。

11.3 方案实施

在为项目实施做准备时，药师还必须考虑各种因素，以确保实施的成功。以下因素也可以纳入逻辑模型中，包括：

• 人员配备：你或你的员工是否需要额外的培训来提供服务？如果是，将在哪里和什么时候获得？

• 后勤：该方案将如何适应你目前的工作流程？什么时候提供服务？每天，还是只有某些日子或时间？

• 规章制度：在实施该计划时，你是否会面临任何规章制度方面的阻碍？你是否获得了必要的伦理批准？

• 预算：该计划或药学服务将花费多少钱？钱从哪里来？是否有你可以争取的拨款？你提供的服务是否能够得到补偿？

• 资源：为实施该计划，你是否需要任何新的资源？

• 数据：你要评估哪些指标？你将如何收集和管理数据？谁来监督数据收集？多长时间收集一次数据？数据将被储存在哪里？你将会收集多长时间的数据？

• 文件：你将在哪里记录所提供的服务？谁将记录这些服务，何时记录？

除了这些因素，WHO还开发了一个实施研究工具包，其中概述了在进行服务时应考虑的几个背景因素，基于这些考虑，执行者可能需要对进行的服务进行调整。这些因素包括社会经济、利益相关者、卫生系统、机构、自然、政治和文化因素[236]。药师应该对这些因素进行分析，确定它们是否会影响方案的实施，如果是，则需要对实施计划进行调整。

11.4 方案评价

对于参与以实践为基础的研究或实施一个新项目，另一个重要方面是确定如何对项目进行评估。理想情况下，在实施之前，药师应该制订一个项目评估计划。药师需要确定他们要如何分析他们所收集的数据，以及何时进行分析。药师还应该考虑如何根据收集到的数据来调整他们的计划。

RE-AIM框架（见11.2.4节）也可用于指导项目评估。要问的问题包括[237]：

• 覆盖面：有多大比例的潜在合格参与者被排除在外或参与其中，他们的代表性如何？

• 效果：干预措施对所有开始实施计划的参与者产生了什么影响，对过程性的中间结果和主要结果，以及对积极和消极的（非预期的）结果，包括生活质量的影响？

• 采用：在这些环境中，有多大比例的环境和干预机构（例如，医务室/医生、药房/药师）被排除在外或参与其中，其代表性如何？

• 实施：各种干预措施在多大程度上是按照（协议中的）预期进行的，特别是由不同的（非研究性）工作人员在应用环境中进行的时候？

• 维持（个人层面）：长期效果如何（干预后至少6~12个月）？失访率是多少？退出者是否具有代表性？失访对有效性的结论有何影响？

• 维持（制度层面）：不同的干预措施在多大程度上被继续或约定俗成？最初的方案是如何修改的？

为了进一步支持计划评价，WHO制订了《评价实践手册》，其中包括许多制订评价计划的实际考虑。WHO概述了几个评价标准和相关问题（表12）。

表12 世界卫生组织的评价标准和相关问题^[238]

准则	衡量标准	讲解
相关性	一项干预措施的目标在多大程度上与受益人的要求、国家需求、全球优先事项以及伙伴组织和捐助者的政策相一致。回顾过去,在变化的情况下,与相关性有关的问题用于评估一项干预措施的目标或其设计是否仍然合适	方案目标在多大程度上与需求有关?还能被证明它们有存在的理由吗?它们是否与地方、国家和全球的优先事项相符?
效率	如何经济地将资源和投入(资金、专业知识、时间等)转化为产出和成果。比较所获得的结果,或者最好是所产生的产出,以及所花费的资源。换句话说,获得的效果与投入是否相称?	是否以最低的成本实现了目标?是否可以用同样的成本获得更好的效果?
效果	考虑到其相对重要性,该计划或倡议的目标已经实现或有望实现的程度。有效性也被用作对一项活动的价值优劣的综合衡量(或判断),即一个方案在多大程度上实现了或有望实现其主要的相关目标并产生了积极的影响。方案中制订的目标是否正在实现?成功和困难是什么?选择的解决方案有多合适?方案外部因素的影响是什么?	结果或影响在多大程度上得到了实现?所使用的干预措施和工具是否产生了预期效果?使用不同的工具是否可以获得更多的结果?
可持续发展	在主要援助完成后,从干预中获得的利益的延续性,持续的长期利益的概率,净利益随着时间的推移对风险的抵御能力。干预的结果和产出在多大程度上是持久的。评价通常考虑机构变化的可持续性以及公共卫生影响	结果和影响,包括机构的变化,是否随着时间的推移而持久?如果没有更多的公共资金,这些影响会持续吗?
影响	对一项发展干预措施直接或间接、有意或无意产生的积极或消极、主要或次要的长期效应进行分组	干预措施完成后,结果是否仍然明显?

社区工具箱也为评估过程提供了有价值的见解,并建议评估方案至少包括^[239]:

•关键评价内容,评估目标的实现情况,对参与者的影响,以及对社区的影响;

•用于评估的数据类型(你需要什么类型的数据来回答问题);

•数据收集的方式(你将使用什么方法来收集这些数据);

•实验设计[一种排除对你的数据的有效性(例如,可信度)的怀疑的方法。包括将你收集的信息与来自类似群体(该群体的评估方案与你的不完全相同）的数据进行比较〕。

最后，任何已完成的评估都应与项目利益相关者分享，以确保他们继续参与项目。

质量改进

当项目评估开始时，药师分析收集到的数据，他们可能也希望通过质量改进，以完善他们所提供的服务。一个常用的质量改进模式包括两个不同的部分。该模式的第一部分由三个问题组成，药师在开发新的服务时应该问自己，即[240]：

- 我们试图完成什么？
- 我们如何知道一个变化是否改进？
- 我们可以做出什么改变而促进改进？

在这三个问题之后进入模型的第二个组成部分：计划—执行—研究—行动（Plan–Do–Study–Action，PDSA）循环。PDSA循环是一种方法，通过这种方法收集数据，然后根据收集的数据进行改变或调整。这是一个反复循环的过程，包括根据三个问题而制订药学服务计划，实施药学服务，并根据收集到的数据对药学服务进行调整，为下一次的循环做准备[240]。通过利用这个过程，药师将能够把新的服务整合到实践中，并不断评估和改进，最终使患者受益。

本章所述的步骤并不包括药师在实施项目或参与研究时的每一个考虑因素，但强调了药师应该考虑的主要因素。药师参与心理健康服务的机会与日俱增（正如本手册中所述），更多的药师有必要参与基于实践的研究，以证明药师对心理健康和福祉的重要影响。随着这一领域研究的不断深入，药师们可以利用这些数据来帮助支持政策和促进服务费用的改革，从而进一步支持药师融入心理健康管理服务中去。

12 支持药房团队的心理健康

　　药师不仅要解决患者的心理健康问题，也需要重视自己和药房同事的心理健康。近年来，特别是在COVID-19大流行期间，药学团队的心理健康和职业倦怠问题普遍存在。职业倦怠在这个行业的许多不同方面都有体现，因此，努力解决这个问题至关重要。虽然职业倦怠本身不是一种心理健康疾病，但它可以增加心理疾病的风险，所以这是一个需要解决的重要问题[241]。

　　根据WHO的说法，职业倦怠是一种"职业现象"，是由于在工作场所的长期压力造成的，通常有以下三个症状[242]：

　　•感觉到能量耗尽或疲惫。

　　•对自己的工作有更大的心理落差，或与自己的工作有关的消极主义或愤世嫉俗的感觉；

　　•专业效力降低。

　　职业倦怠会产生持续的影响，不仅会影响经历职业倦怠的个人，也会影响他们的患者。职业倦怠与高胆固醇血症、2型糖尿病、冠心病、肌肉骨骼疼痛、长期疲劳、胃肠道问题、呼吸系统问题等的患病风险增加有关。经历职业倦怠还可能导致失眠、抑郁症状、需使用精神药物和抗抑郁药物，以及因心理疾病住院[241]。

　　关于对患者的影响，已经有研究表明，较高的职业倦怠水平与较差的患者安全和较低的服务质量有关[241, 243-245]。在一项专门针对护士和外科医生的研究中证明，职业倦怠与更差的安全和服务质量以及患者的低满意度有关[246, 247]。

　　鉴于职业倦怠对医疗服务提供者个人和他们的患者所造成的后果，在药学行业中解决这个问题是很重要的。职业倦怠的发生率因执业环境、国家和许多其他因素而异。然而，研究表明，在不同的国家，职业倦怠的发生率相近。例如，沙特阿拉伯的一项研究显示，药师的职业倦怠率约为60%，法国药师的职业倦怠率为56%，日本约为50%，而美国约为61%[248-251]。虽然职业倦怠一直是医疗保健领域的隐患，但在COVID-19大流行期间，职业倦怠问题更为突出。在大流行期间，药师有更多的工作要求，包括提供COVID-19核酸检测和疫苗接种等新服务，再加上资源减少，包括缺乏个人防护设备和药品短缺，导致了职业倦怠发生持续高发[252, 253]。

除了研究工作倦怠的普遍性外，许多研究也探讨了导致行业内高工作倦怠率的基本因素，以及增加个人发生工作倦怠风险因素。评估药学专业人员职业倦怠的研究发现，年龄较小和工作年限较短是职业倦怠的常见风险因素[248, 250, 251, 254-256]。工作时间长、缺乏系统支持的工作环境以及持续的压力源是来自工作环境的风险因素[250, 251, 254, 255, 257]。

除了这些风险因素外，各研究对某些因素是否增加风险的评价也不尽相同。例如，一些研究表明，女性会增加职业倦怠的风险，而其他研究表明，男性更容易出现职业倦怠[249, 251, 256-258]。药师应牢记这些因素，但也应意识到任何人，包括自己，都有可能产生倦怠，重要的是要意识到这些症状，以便迅速调整。

可以采取许多策略来帮助预防和解决职业倦怠。WHO提供了以下建议，以防止职业压力、职业倦怠和疲劳[259, 260]。

• 为员工制订明确和一致的目标；

• 经常提供培训，以提高工作的有效性和应对策略；

• 为遇到工作压力的同事提供以工作为重点的咨询；

• 鼓励发展心理健康保护团体和资源的交流网络；

• 最大限度地提高工作人员的自主性和决策参与度；

• 组织工作，通过优化工作量和工作时间，确保安全的人员配置水平，鼓励定期休息和利用灵活的时间来减少工作压力；

• 优化轮班时间以避免疲劳，优先考虑顺时针的轮班；

• 在紧急行动期间为卫生工作者提供住宿，并提供食品服务、卫生设施和娱乐机会。

同样，临床系统改进研究所（Institute for Clinical Systems Improvement，ICSI）也开发了一种资源，从系统的角度概述了促进医疗工作者的心理健康所应采取的步骤。通过分析，ICSI确定了五个基本要素[261]。

• 团队文化：培养同事之间和谐共处团队文化。

• 协作服务：协调传统上可能孤立运作的专业知识和服务，方便药师工作。

• 双向沟通：制订一个强有力的内部沟通战略，包括"自上而下"以及"自下而上"的直接沟通，和频繁参与支持你的员工沟通。

• 持续改进：持续评估员工的需求，注意不同工作单位的特殊需求。

• 解决问题：提供系统性的干预措施（如政策、协议和方案）和药师自我指导的干预措施（如播客、应用程序），并有一个持续的评估计划。

药学工作者的心理健康资源

除了工作环境层面的改变，在个人层面也可以采取一些干预措施。首先，药学团队的每一位成员都有机会为创造一个可以讨论心理健康问题并能提供必要帮助的工作环境做出贡献。英国的心理健康慈善机构Mind已经开发许多资源，可供药师用来帮助支持他们团队成员的心理健康[262]。其中一项资源概述了当遇到心理健康问题的药师员工时，应该采取的步骤和支持策略。这项资源包括指导如何创造一种可以公开讨论心理健康问题的工作文化，如何进行心理健康的对话，如何支持有心理健康问题的成员，以及如何管理成员的休假和回归工作[263]。在心理健康领导委员会的支持下，Mind还开发了工作中的心理健康网站，其中包括各种工具包和资源，以促进药学工作者的心理健康[264]。

此外，药学团队的成员可以采取一些措施来保护自己的健康。然而，这些行为不能取代受过训练的心理健康服务专家所提供的服务，如果药学团队成员对自己的心理健康有担忧，应尽快寻求帮助。

首先，药学团队成员应该制订一个自我保健计划。根据MHFA的说法，自我保健包括"你可以定期参与的活动来减少压力并保持短期和长期的健康和福祉"[265]。根据MHFA，自我保健计划应包括[65]：

- 关注身体和心理健康；
- 管理和减少压力；
- 识别情感和精神需求；
- 培养和维持关系；
- 在生活的不同领域实现平衡。

此外，鉴于在医疗保健领域工作的额外压力，SAMHSA已经为医疗保健专业人员开发了一个帮助应对压力和同情心疲劳的资源。

在这个资源中，体育锻炼、睡眠和饮食良好、不增加酒精或药物的使用、与家人和朋友保持联系，以及在工作中向同事寻求支持等一些自我保健活动，可以包括在自我保健计划中。一些另外的活动被推荐为潜在的减压措施，包括：视觉化、渐进式肌肉放松、有意识的运动（如瑜伽）、冥想、呼吸练习、幽默、写日记或绘画，以及精神或宗教活动[266]。最后，自我保健计划是高度个性化的，应该根据个人的需要和兴趣来制订。

根据SAMHSA的说法，有八个维度的健康有助于个人的整体健康（图2）。在自己的生活中评估每一个维度，并确定在该领域改善健康是很重要的。例如，改善身体健康可能包括更健康的饮食，参加更多的体育活动，更多的睡眠，减少或消除酒精或烟草的使用。另一方面，改善社会健康可能包括认识新朋友，与朋友重新联系，或确保有足够的时间与家人在一起。

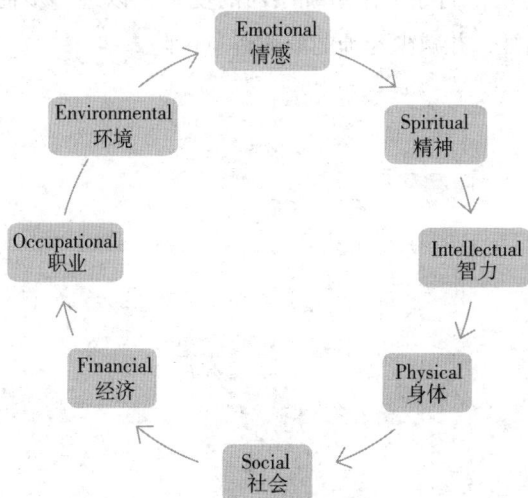

图2 SAMHSA的八个健康维度

在SAMHSA的指南中，个人可以制订个性化的计划，在这些领域中维护自己的健康，改善心理健康状态，提高幸福感[267]。

在一些国家，也有专门为保护药师心理健康提供的服务，药师可能会想去争取这些服务。例如，在澳大利亚，有"药师支持服务"，这是一个为药师提供24小时服务热线的慈善机构。在英国，有"药师支持"，这是一个提供支持服务的慈善机构，旨在增加药师及其家人、退休药师和药学学生的福祉。

最后，网上还有许多额外的资源，可以支持药师或其他正在与自己的心理健康作斗争的人。虽然每个国家都会有自己的特定资源，但也可以使用一些国际资源。例如，国际预防自杀协会提供了关于国际帮助热线和危机中心的信息。查找帮助热线是一个免费的在线工具，它将人们与50多个不同国家的帮助热线联系起来。

药学团队必须互相支持，照顾自己和团队成员的心理健康。同样重要的是，倡导工作系统层面的变革，以进一步促进心理健康，增加福祉，并减少药师的职业倦怠风险。

13 伦理考量

当为心理疾病患者提供服务时，药师要意识到可能出现许多不同的伦理问题，并对如何驾驭潜在复杂的伦理问题有所认知。大体上，这些问题可以围绕非恶意、有利、自主和公正这四个主要的伦理原则来组织（表13）[269]。

表13 四个主要道德原则概述[270]

道德原则	描述
非恶意	提供者不应该对患者或社会造成伤害，应该确保他们不是故意制造伤害或损害。这一原则还要求任何风险或潜在的伤害不应超过某一医疗决定（治疗、干预等）的好处
效益	提供者应始终努力使患者和社会受益。与"非恶意"不同，有益"不仅关注避免伤害，而且关注提供利益
自主	提供者应确保遵循患者的信仰和意愿，即使这并不总是符合他们的最佳利益。这一原则包含了其他重要的概念，包括隐私、保密性和知情同意。这一原则是在治疗心理疾病患者时通常会考虑的一个问题
公正	提供者应确保资源的公平分配，并确保所有人获得公平、适当的医疗保健服务

虽然这四项主要的伦理原则在照顾心理疾病患者时，会以不同的方式出现，但有一些常见的伦理情况可能会出现。下面将讨论这些情况。

在考虑与患者自主权有关的问题时，很可能会出现与知情同意、隐私和保密有关的情况；也有可能会出现要求医疗服务提供者将自主权的重要性与其他伦理原则（如有利和无害）进行权衡的情况。

知情同意——要求患者能够理解并自愿决定是否接受某种治疗或操作。然而，在照顾那些患有心理疾病的人时，这一概念就变得复杂了。为了提供知情同意，必须向患者提供关于某一特定治疗的所有必要信息。知情同意的过程也需要医疗服务提供者和患者之间积极沟通与对话，并让患者得到他们所有问题的答案。广义上讲，同意过程应包括以下信息[271]：

- 治疗的目的以及为什么要提出治疗；
- 治疗的具体内容，包括频率、给药方式等；
- 治疗的好处和风险；
- 拟议处理方法的替代方案；
- 副作用或治疗可能对患者的日常生活产生的其他潜在影响；
- 治疗的费用或保险范围；
- 放弃治疗的后果；
- 谁将提供治疗。

除获得知情同意所需的所有信息外，值得注意的是，知情同意所需要的不仅仅是患者简单地签署一份表格，还需要持续的沟通，而且必须允许患者在任何时候撤回他们的同意[271]。

当患者的精神能力或能力因其心理疾病的影响而受到质疑时，知情同意就变得更加复杂。"精神能力"和"能力"这两个词在不同国家有不同的法律定义，但概念是一样的：患者必须有同意接受治疗的精神能力。能力或资格通常是通过评估每个患者的以下四个方面来确定的[272]：

- 沟通选择：患者必须能够沟通他们是否接受或拒绝某种特定的医疗服务。此外，还要求患者能够坚持自己的决定，而不是不断地改变自己的想法。如果患者改变主意，这本身并不表明他们缺乏沟通选择的能力。频繁地改变决定可能提示缺乏这方面的能力，特别是如果它们可以与患者特定心理疾病联系起来的情况下。

- 理解相关信息：患者必须能够理解与他们分享的有关潜在医疗的信息。这可以通过让患者重复或重新表述与他们分享的相关治疗信息来评估。然而，医疗服务提供者应确保他们使用易于理解的词语和短语来传播信息。

•理解情况及其后果：患者不仅要理解与他们分享的有关医疗信息，他们还必须理解这些信息对他们个人的影响。在考虑一种潜在的医疗方法的好处和风险及其发生的可能性时，这一点尤其重要。患者应该能够解释这些风险并理解对他们生活的潜在影响。为了评估这一方面，医务人员需要向患者解释他们对自己疾病的理解、对治疗的需要、可能的结果以及相关人员的动机。

•理性地利用信息：患者必须能够理性地评估、分析信息并最终做出决定。让需要患者了解一个决定会如何影响他们，而推理过程需要患者能够权衡信息做出决定。这方面评估的是患者如何得出他们的决定；因此，为了评估患者的这一情况，提供者应该评估患者做出决定的心理过程。

这些信息通常会由患者的心理健康服务提供者来评估，但重要的是药师要意识到这些因素，并考虑它们会如何影响药学服务方式。如果患者不能提供同意，医疗服务提供者应尽量遵循患者在无能力提供知情同意之前可能表达的意愿。这些愿望可以采取法律文件的形式，如生前遗嘱，也可以由指定的个人或代理人传达。如果患者之前没有表明他们的意愿，应努力寻找一个人，如家庭成员或伴侣，这个人可以为患者的利益最大化而为他们做决定[271]。

隐私和保密：鉴于心理疾病所带来的自卑感，确保所有患者的隐私和私密是非常重要的。这一点在像药店这样的公共场所尤为重要。当与患者讨论心理健康问题时，药师应该尽力提供一个私人空间，使谈话不会被其他人听到。这是一个非常重要的考虑因素，也是患者在药房接受心理健康服务时最关心的问题[273]。除此之外，药师还应该注意其他几个方面。

虽然与患者隐私相关的法律在每个国家都会有所不同，但一般来说，与患者的诊断、治疗、预后等有关的信息应该是保密的，患者没有明确同意，不能与任何人分享。根据世界精神病学协会的《精神病学道德准则》，除非在紧急情况下，包括即将威胁到其他人，或在适当的法律强制下，从业人员在未经患者同意的情况下，不发布有关患者的信息"。而且即使从业人员获得了同意，他们也应该只发布最有限的必要信息。因此，药师必须采取措施，确保他们不分享隐私信息，他们也应该意识到什么样的情况需要他们分享隐私信息[274]。例如，如果一个患者要伤害自己或他人，药师应该考虑上报。如果患者虐待儿童或老人，这一信息通常需要报告。如果发生其他情况，药师应以他们最好的专业判断来决定是否要打破保密性并进行报告。但是，如果患者或其他人有受到伤害的危险，向有关部门报告这些信息是合理的[275]。

非自愿治疗：另一个与知情同意和隐私有关的问题是非自愿治疗。有时，可能有必要违背患者的意愿让他们接受治疗。这通常是在公共安全受到威胁的情况下，如果患者不接受治疗会有很大的风险，或者在患者缺乏充分理解其决定的能力时。这是一种困难的情况，因为它需要反思自主性、受益性和非恶意原则之间的平衡。根据美国精神病学协会的规定，非自愿治疗应该"确保采用限制性最小的、临床上合适的替代方法，并尽可能地尊重知情同意程序和患者的决策能力"。一般来说，非自愿治疗的形式是住院、法院强制性的治疗或药物治疗[275]。

公正：最后，在公正的概念中，重要的是确保向所有患者提供平等和公平的服务。这包括提供文化上适当的和有针对性的服务。文化如何在心理疾病的治疗中表现出来？我们在此举一个赠送和接受礼物的例子。在一些文化中，接受患者的礼物是非常不可取的，无论礼物的大小，因为这可能会破坏医疗机构和患者之间的治疗关系。然而，在其他文化中，拒绝礼物可能会损害治疗关系。因此，根据提供服务的社区和文化背景来解释这些情况是很重要的。药师可能面临的另一个问题是，传统治疗和草药在治疗心理疾病中的作用。有些文化对这些药物的重视程度可能高于传统的药物治疗。因此，药师应该考虑所有四个伦理原则的相互作用（表13）[276]。当面对这些情况时，药师可以问自己以下问题来帮助自己掌握这些伦理原则的相互作用[277]。

- 患者的疾病有多严重？是急性还是慢性？
- 他们的病情可以通过常规治疗方法治愈或控制吗？
- 常规治疗的侵入性或毒性如何？副作用是什么？
- 关于传统医学的安全性和有效性的证据质量如何？
- 患者对服用传统药物的风险和益处的了解程度如何？
- 患者是否自愿接受与传统医学有关的风险？
- 患者对服用传统药物的愿望有多强烈？他们有多大的毅力？

为了提供公平、公正的医疗保健服务，应该考虑到患者的文化背景和身份。药师应让自己了解患者的文化背景，以确保他们尽可能提供最高质量的服务。

14 提供心理健康监护服务的障碍和促进因素

14.1 障碍

14.1.1 客观条件和工作环境的障碍

药师参与提供心理健康服务往往受到许多阻碍，包括：

• 有限的时间——药师有许多日常职责，可能没有时间或能力在他们的工作环境中实施新的心理健康服务内容，特别是在人手不足的情况下。随着药师在药学服务中扮演越来越多的新角色（从疫苗接种到服务点测试，再到强化药物治疗管理），他们提供更多服务的能力也随之降低[273]。这也被患者认为是一个阻碍，他们认为药师太忙了，无法讨论与他们的心理疾病有关的问题[278]。

• 报酬：在大多数国家，药师提供的心理健康服务是没有报酬的。在缺乏适当报酬的情况下，再加上现有的高工作负荷，使得药师很难为患者提供持续的心理健康服务[279]。

• 无法获得医疗记录：药师，尤其是那些在社区中执业的药师，通常无法获得患者的医疗记录。这使药师无法清楚地了解患者的健康状况，也无法确定潜在的服务领域。因此，他们为心理疾病患者提供服务的能力是有限的[280]。

• 隐私问题：患者认为缺乏隐私性和药房繁忙的环境是在药房中接受心理健康服务的一个重要阻碍。因此，即使患者愿意接受药师提供的心理健康服务，但如果不能在一个安静、私密的地方提供这些服务，他们也可能不愿意接受[281]。

• 服务模式：在现有的服务模式下，药师对心理健康服务的参与程度有所下降。特别是，在将药师纳入多学科的心理健康服务团队时，存在着许多挑战，因此，药师往往在为心理疾病患者提供服务的团队中被忽略。这可能是由于各种因素造成的，这些因素包括认为药师对团队没有用处，或者担心药师试图将他们的服务范围扩大。然而，这些阻碍通常多见于那些以前没有与药师合作过的人中[49]。

14.1.2　态度和病耻感

药师参与心理健康服务的另一个障碍是与心理疾病患者有关的偏见[142, 282, 283]。这种偏见很普遍，因此，药师可能会对提供心理健康服务有所保留，因为他们认为这些人可能有暴力倾向或太难沟通[273, 282]。虽然有些研究发现，药师对心理疾病患者有积极的态度，但也有其他研究发现，偏见和消极的观点仍然存在。对心理疾病患者的消极态度也可能是由于缺乏对药师进行心理疾病及其对患者影响等方面的教育。因此，那些没有接触过心理健康话题或没有接受过专门的心理健康培训的药师可能会对心理疾病患者持有偏见[49]。患者经常说，偏见是阻碍他们接受心理疾病治疗的一个主要因素。事实上，一些研究也证实了，与健康人群相比，心理疾病患者从药师那里得到的咨询、监测和随访服务更少[273]。对心理疾病患者的偏见和消极态度是药师提供心理健康服务的一个重要障碍，但是通过加强培训和教育，这个障碍是可以解决的。

14.1.3　培训

增加药师提供的心理健康服务的另一个重要障碍是缺乏培训，这可能导致人们对提供心理健康药学服务缺乏信心[273]。如果在学校中没有充分涉及与心理健康有关的课题，那么药师在毕业时就会缺乏为患者提供这些服务的必要技能。这也导致了具有为心理疾病患者提供药学服务能力的药师的短缺[140, 141]。

14.2 推动药师参与服务

鉴于心理疾病全球普遍存在，药师有必要更多地参与心理健康管理服务。尽管有这些挑战，但在个人和系统层面都可以采取一些措施来克服障碍，增加药师对心理健康服务的参与程度。

14.2.1 增加培训机会

在全球范围内，专注于心理健康服务的培训和教育应该被纳入药学课程。为了让药学专业的学生在毕业后能与这些患者群体打交道，他们应该接受本手册中所讨论的主题教育，并能在实践中发展核心技能。药学专业的学生应该有机会学习以心理健康为主题的选修课程，接受心理健康急救培训和以心理健康服务为主题的体验式实习。此外，与心理疾病患者进行面对面的接触可以减少患者的自卑感并改善自身对心理疾病患者的态度[273]。

执业药师也应该寻求持续的专业发展机会，进一步建立这方面的知识和技能，包括心理健康急救或自杀预防培训。随着药师不断寻求这些方面的培训，他们对提供心理健康服务的信心也会不断增强[284]。FIP同时出版了《2022心理健康全程管理药师手册》配套手册，以支持药师在该领域的专业发展。该指南概述了药师在心理健康方面的角色和服务所需的知识和技能，旨在对药师、教育者和持续发展的提供者有所帮助。

14.2.2 药师的可及性

作为最容易接触到患者的医疗服务提供者之一，药师比医疗系统中的其他人更有机会与心理疾病患者互动。药师利用他们的优势为患者提供心理健康服务。研究发现，患者和药师团队之间的积极关系减少了患者的自卑感，使他们更愿意与药师讨论心理健康问题[278, 285]。而且由于隐私是患者经常提到的问题，药师应该考虑患者自身希望如何解决这个问题，例如，可以通过在药房创造一个私人空间，或者通过电话提供心理健康服务[278]。最后，药师还可以利用他们的亲和力来提高他们的心理健康服务能力。如果患者没有意识到药师可以通过多种方式为他们提供心理健康服务，通过宣传活动也可以有效地提高人们对药学服务的兴趣[286]。

14.2.3 政策

政策需要重视药师在心理健康服务中的关键作用，以促进药师的服务与心理健康实践领域的结合。如果不执行这样的政策，可能会导致药师间断地参与到心理健康服务中。此外，还应该实施激励政策，以确保药师为他们提供的服务得到回报。最后，药学协会和团体应该努力制定政策和提供资源，鼓励他们辖区内的药师更多地参与到心理健康服务中来。

15　总结

随着全球心理疾病的负担不断增加，全世界的药师都迫切需要增加在心理健康管理领域的药学服务。本手册概述了药师可以通过许多不同的方式来改善患者的心理健康，包括筛查心理疾病、应对心理健康危机、将患者转诊到其他服务机构、作为跨专业团队的一部分工作、优化精神药物的使用以及参与药学服务的改革等工作。

除了这些角色之外，药师还必须考虑自己的心理健康，以及药师团队的心理健康，并采取措施确保他们得到必要的服务和资源，以支持他们的心理健康和福祉。

总之，尽管在实施服务时可能存在障碍，但药师仍有许多机会来增加自身对心理健康服务的参与，并最终改善社区的心理健康环境。

16 参考文献

［1］World Health Organization. World Mental Health Day: an opportunity to kick-start a massive scale-up in investment in mental health: 2020. updated［accessed: 14 March 2022］. Available at: https://www.who.int/news/item/27-08-2020-world-mental-health-day-an-opportunity-to-kick-start-a-massive-scale-up-in-investment-in-mental-health.

［2］World Health Organization. Mental Health and COVID-19: Early evidence of the pandemic's impact: Scientific brief. 2022.［accessed: 13 March 2022］. Available at: https://www.who.int/publications-detail-redirect/WHO-2019-nCoV Sci Brief-Mental health-2022.1.

［3］Santomauro OF, Herrera AMM, Shadid J et al. Global prevalence and burden of depressive and anxiety disorders in 204 countries and territories in 2020 due to the COVID-19 pandemic. The Lancet. 2021, 398（10312）: 1700-1712.［accessed: 13 March 2022］. Avai Iable at: https//www.thelancet.com/journals/lancet/article/PllS0140-6736（21）02143-7/fulltext.

［4］World Health Organization. Mental Health Atlas 2020. 2021.［accessed: 16 May 2022］. Available at: https://www who.int/publications-detail-redirect/9789240036703

［5］Robert J. Cipolle LMS, Peter C. Morley, . Pharmaceutical care practice. 2012.［accessed: 21 May 2022］. Available at: https://accesspharmacy.mhmedical.com/book.aspx?bookID=491.

［6］World Health Organization. Mental health: strengthening our response. 2018.［accessed: 20 May 2022］. Available at: https://www.who.int/news-room/fact-sheets/detail/mental-health-strengthening-our-response.

［7］World Health Organization. World mental health report: transforming mental health for all. Geneva:［Internet］. 2022.［accessed: 22 June 2022］. Available at: https://www.who.int/publications/i/item/9789240049338.

［8］Rehm J, Shield KO. Global Burden of Disease and the Impact of Mental and Addictive Disorders. Curr Psychiatry Rep. 2019, 21（2）: 10.［accessed: 27 September 2021］. Available at: https://pubmed.ncbi.nlm.nih.gov/30729322/.

［9］Wainberg ML, Scorza P, Shultz JM et al. Challenges and Opportunities in Global Mental Health: a Research-to-Practice Perspective. Curr Psychiatry Rep. 2017, 19（50）: 28.［accessed: 16 September 2021］. Available at: https://pubmed.ncbi.nlm.nih.

gov/28425023/,

[10] World Health Organization. Mental health［Internet］. WHO; 2021. updated 2021.
［accessed: 16 September 2021］. Avai Iable at: https: //www.who.int/health-topics/
mental-health#tab=tab 1.

[11] World Health Organization. Depression and Other Common Mental Disorders: Global
Health Estimates. Geneva:［Internet］. 2017.［accessed: 16 September 2021］.
Available at: https: //apps.who.int/iris/bitstream/hand Ie/10665/254610/WHO-MSO-
MER-2017.2-eng.pdf.

[12] World Health Organization. The WHO special initiative for mental health（2019-2023）:
universal health coverage for mental health. Geneva:［Internet］. 2019.［accessed: 16
September 2021］. Available at: https: //apps.who.int/iris/handIe/10665/310981.

[13] Torales J, O'Higgins M, Castaldel Ii-Maia JM et al. The outbreak of COVID-19
coronavirus and its impact on global mental health. Int J Soc Psychiatry. 2020, 66（4）:
317-320.［accessed: 16 September 2021］. Available at: https: //pubmed.ncbi.nlm.nih.
gov/32233719/.

[14] Hossain MM, Tasnim S, Sultana A et al. Epidemiology of mental health problems in
COVIO-19: a review. F1000Res. 2020; 9: 636.［accessed: 16 September 2021］.
Available at: https: //pubmed.ncbi.nlm.nih.gov/33093946/.

[15] World Health Organization. COVID-19 disrupting mental health services in most
countries, WHO survey Geneva: 2020. updated［accessed: 29 Sept］. Available at:
https: //www.who.int/news/item/05-10-2020-covid-19-disrupting-mental health-
services-in-most-countries-who-survey.

[16] Kola L. COVID-19 mental health impact and responses in low-income and middle-
income countries: reimagining global mental health. The Lancet Psychiatry. 2021,8（6）:
535-550.［accessed: Available at.

[17] Elbeddini A, Wen CX, Tayefehchamani Y et al. Mental health issues impacting
pharmacists during COVID-19. J Pharm Policy Pract. 2020, 13: 46.［accessed: 16
September 2021］. Available at: https: //joppp.biomedcentral.com/artic Ies/10.1186/
s40545-020-00252-0.

[18] Royal Pharmaceutical Society of Great Britain. The role of pharmacy in mental health and
wellbeing［Internet］. 2021. updated 2021.［accessed: 16 September 2021］. Available
at: https: //www.rpharms.com/recognition/all-our-campaigns/policy-a-z/pharmacy-in-
mental-health-and-wellbeing.

[19] International Pharmaceutical Federation（FIP）. Focus on Mental Health: The

contribution of the pharmacist. The Hague：［Internet］. 2015.［accessed：16 September 2021］. Available at：https：//www.fip.org/file/1363.

［20］Hayden JC，Parkin R. The challenges of COVID-19 for community pharmacists and opportunities for the future. Ir J Psychol Med. 2020，37（3）：198-203.［accessed：16 September 2021］. Available at：https：//pubmed.ncbi.nlm.nih.gov/32434603.

［21］American Psychiatric Association. Diagnostic and statistical manual of mental disorders （5th ed）.［accessed：05 April 2022］. Available at：https：//doi.org/10.1176/appi. books.9780890425596.

［22］World Health Organization. International Classification of Diseases nth Revision：updated ［accessed：29 May 2022］. Available at：https：//icd.who.int/en.

［23］Walker ER，McGee RE，Druss BG. Mortality in mental disorders and global disease burden implications：a systematic review and meta-analysis. JAMA Psychiatry. 2015，72（4）：334-341.［accessed：12 May 2022］. Available at：http：//www.ncbi.nlm.nih. gov/pubmed/25671328

［24］United Nations. Goal 3 I Department of Economic and Social Affairs：updated［accessed：14 March 2022］. Available at：https：//sdgs.un.org/goals/goal3.

［25］World Health Organization. Thirteenth General Programme of Work 2019-2023：2019. updated［accessed：14 March 2022］. Avai Iab Ie at：https：//www.who.int/about/what-we-do/thirteenth-general-programme-of-work-2019---2023.

［26］World Health Organization. Comprehensive Mental Health Action Plan 2013-2030：2021. updated［accessed：14 March 2022］. Available at：https//www.who.int/publications-detail-redirect/9789240031029.

［27］Nochaiwong S，Ruengorn C，Thavorn K et al. Global prevalence of mental health issues among the general population during the coronavirus disease-2019 pandemic：a systematic review and meta-analysis. Sci Rep. 2021；11（1）：10173.［accessed：13 March 2022］. Available at：https：//www.nature.com/articles/s41598-021-89700-8.

［28］Xie Y，Xu E，Al-Aly Z. Risks of mental health outcomes in people with covid-19：cohort study. BMJ. 2022；376：eo68993.［accessed：13 March 2022］. Available at：https：//www.bmj.com/content/376/bmj-2021-068993.

［29］World Health Organization. Premature death among people with severe mental disorders. ［accessed：14 March 2022］. Available at：https：//www.who.int/mental health/ management/info sheet.pdf.

［30］Pan A，Lucas M，Sun Q et al. Bidirectional association between depression and type 2 diabetes mellitus in women. Arch Intern Med. 2010，170（21）：1884-1891.［accessed：

15 May 2022］. Available at: http: //www.ncbi.nlm.nih.gov/pubmed/21098346.

［31］Luppino FS, de Wit LM, Bouvy PF et al. Overweight, obesity, and depression: a systematic review and meta-analysis of longitudinal studies. Arch Gen Psychiatry. 2010, 67（3）: 220-229.［accessed: 18 May 2022］. Available at: http: //www.ncbi.nlm. nih, gov/pubmed/20194822.

［32］Buttery AK, Mensink GBM, Busch MA. Healthy behaviours and mental health: findings from the German Health Update（G EDA）. European Journal of Public Health. 2015; 25（2）, 219-225.［accessed: 14 March 2022］. Available at: https: //doi. org/10.1093/eurpub/cku094.

［33］Nouwen A, Winkley K, Twisk J et al. Type 2 diabetes mellitus as a risk factor for the onset of depression: a systematic review and meta-analysis. Diabetologia. 2010;53（12）, 2480-2486.［accessed: 05 May 2022］. Available at: http: //www.ncbi.nlm.nih.gov/ pubmed/20711716.

［34］Guerrero Fernandez de Alba l, Gimeno-Miguel A, Poblador-Plou B et al. Association between mental health comorbidity and health outcomes in type 2 diabetes mellitus patients. Sci Rep. 2020, 10（1）: 19583.［accessed: 29 May 2022］. Available at: http: //www.ncbi.nlm.nih.gov/pubmed/33177607.

［35］van Dooren FEP, Nefs G, Schram MT et al. Depression and Risk of Mortality in People with Diabetes Mellitus: A Systematic Review and Meta-Analysis. PLoS One. 2013, 8 （3）: e57058.［accessed: 13 March 2022］. Available at: https: //www.ncbi.nlm.nih. gov/pmc/articles/PMC3589463/.

［36］Egede LE. Effect of depression on self-management behaviors and health outcomes in adults with type 2 diabetes. Curr Diabetes Rev. 2005, 1（3）: 235-243.［accessed: 16 May 2022］. Available at: http: //www.ncbi.nlm.nih, gov/pubmed/18220600.

［37］Koopmans B, Pouwer F, de Bie RA et al. Depressive symptoms are associated with physical inactivity in patients with type 2 diabetes. The DlAZO B Primary Care Diabetes study. Fam Pract. 2009, 26（3）: 171-173.［accessed: 13 May 2022］. Available at: http: //www.ncbi.nlm.nih.gov/pubmed/19321598.

［38］American Psychological Association. The impact of mental health across the HIV care continuum: 2019. updated［accessed: 14 March 2022］. Available at: https: //www. apa.org/pi/aids/resources/exchange/2019/01/continuum.

［39］Hayward SE, Deal A, Rustage K et al. The relationship between mental health and risk of active tuberculosis: a systematic review. BMJ Open. 2022, 12（1）: eo48945. ［accessed: 14 March 2022］. Available at: https: //bmjopen.bmj.com/content/12/1/

e048945a）http：//www.ncbi.nlm.nih.gov/pubmed/34992103.

［40］Ruiz-Grosso P, Cachay R, de la Flor A et al. Association between tuberculosis and depression on negative outcomes of tuberculosis treatment：A systematic review and meta-analysis. PLoS One. 2020, 15（1）：e0227472.［accessed：11 May 2022］Available at：http//www.ncbi.nlm.nih.gov/pubmed/31923280.

［41］World Health Organization. One in 100 deaths is by suicide：2021. updated［accessed：14 March 2022］. Available at：https：//www.who.int/news/item/17-06-2021-one-in-100-deaths-is-by-suicide.

［42］Health TLG. Mental health matters. The Lancet Global Health. 2020, 8（11）：e1352.［accessed：14 March 2022］. Available at：https//www.thelancet.com/journals/langlo/article/PllS2214-109X（20）30432-0/fulltext.

［43］Manolakis PG, Skelton JB. Pharmacists' Contributions to Primary Care in the United States Collaborating to Address Unmet Patient Care Needs：The Emerging Role for Pharmacists to Address the Shortage of Primary Care Providers. AJPE 2010, 74（10）［accessed 17 May 2022］Available at：https：//www.ajpe.org/content/74/10/S7.

［44］World Medical Association. WMA Resolution on Task Shifting from the Medical Profession：2019. updated 2019.［accessed：12 June 2022］. Available at：https：//www.wma.net/policies-post/wma-resolution-on-task-shifting-from-the medical-profession/.

［45］Centers for Disease Control and Prevention. Sharing and Shifting Tasks to Maintain Essential Healthcare During COVID-19 in Low Resource, non-US settings：2020. updated 2020/02/11/.［accessed：11 June 2022］. Available at：https：//www.cdc.gov/coronavirus/2019-ncov/global-covid-19/task-sharing.html.

［46］El-Den S, Collins JC, Chen TF et al. Pharmacists' roles in mental healthcare：Past, present and future. Pharm Pract（Granada）. 2021, 19（3）：2545.［accessed：17 May 2022］. Available at：https：//www.ncbi.nlm.nih.gov/pmc/articles/PMC8456342/,

［47］Pharmaceutical Society of Australia. Mental Health Care Framework：updated［accessed：11 June 2022］. Available at：https：//my.psa.org.au/s/article/Mental-Health-Care-Framework.

［48］International Pharmaceutical Federation. FIP Global Competency Framework：2020. updated 2020.［accessed：17 May 2022］. Available at：https：//www.fip.org/file/5127.

［49］Rubio-Valera M, Chen T, O'Reilly C. New Roles for Pharmacists in Community Mental Health Care：A Narrative Review. International Journal of Environmental Research and Public Health. 2014, 11（10）：10967-10990.［accessed：10 May 2022］. Available at: https://pubmed.ncbi.nlm.nih.gov/25337943/.

[50] University of North Dakota. What is Health Policy? : 2020. updated 2020/04/13/T14: 24: 31+00: 00.[accessed: 13 May 2022].Available at: https://onlinedegrees.und. edu/blog/what-is-health-policy/.

[51] World Health Organization. Health Policies and Service Delivery. WHO I Regional Office for Africa.[accessed: 17 May 2022]. Available at: https://www.afro.who.int/health-topics/health-policies-and-service-delivery.

[52] Laing R. Ten recommendations to improve use of medicines in developing countries. Health Policy and Planning. 2001, 16（1）: 13-20.[accessed: 05 May 2022]. Available at: https://pubmed.ncbi.nlm.nih.gov/11238425/.

[53] Okoro RN, Nduaguba SO. Community pharmacists on the frontline in the chronic disease management: The need for primary healthcare policy reforms in low and middle income countries. Exploratory Research in Clinical and Social Pharmacy. 2021; 2: 100011. [accessed: 11 May 2022]. Available at: https://www.sciencedirect.com/science/ article/pii/S2667276621000111.

[54] Organization WH. Improving access to and appropriate use of medicines for mental disorders Geneva: World Health Organization; 2017. updated 2017.[accessed: 18 May 2022]. Available at: https://apps.who.int/iris/handle/10665/254794.

[55] World Health Organization. The mhGAP Community Toolkit: Mental Health Gap Action Program. 2019.[accessed: 11 May 2022]. Available at: https://www.who.int/ publications/i/item/the-mhgap-community-toolkit-field-test-version.

[56] Rickwood DJ, Thomas KA. Mental wellbeing risk & protective factors. 2019. [accessed: 21 May 2022]. Available at: https://www.vichealth.vic.gov.au/-/media/ ResourceCentre/PublicationsandResources/General/VicHealthAttachment-1--- Evidence-review-of-risk--protective-factors.pdf? Ia=en&hash=4CFF1B8DDE01E3CE 257289448655A136AB5 B4C16.

[57] Mind. Wellbeing.[accessed: 21 May 2022]. Available at: https://www.mind.org.uk/ information-support/tips-for everyday-living/wellbeing/wellbeing/.

[58] Gorton HC, Littlewood D, Lotfallah C et al. Current and potential contributions of community pharmacy teams to self harm and suicide prevention: A qualitative interview study. PLoS One. 2019, 14（9）: eo222132.[accessed: 11 May 2022]. Available at: https://journals.plos.org/plosone/article? id=10.1371/journal.pone.0222132.

[59] World Health Organization. Alcohol. 2022.[accessed: 20 May 2022]. Available at: https://www.who.int/news-room/fact sheets/detail/alcohol.

［60］World Health Organization. Opioid overdose. 2022.［accessed：20 May 2022］. Available at：https：//www.who.int/news room/fact-sheets/ detail/opioid-overdose.

［61］Substance Abuse and Mental Health Services Administration. HEALTH CARE SYSTEMS AND SUBSTANCE USE DISORDERS. 2016.［accessed：20 May 2022］. Available at：https：//www.ncbi.nlm.nih.gov/books/NBK424848/，

［62］Lagisetty P，Klasa K，Bush C et al. Primary care models for treating opioid use disorders：What actually works？ A systematic review. PLoS One. 2017，12（10）：eo186315.［accessed：20 May 2022］. Available at：https：//journals.p Ios.org/p Iosone/article？id=10.1371/journal.pone.0186315.

［63］Thakur T，Frey M，Chewning B. Pharmacist roles，training，and perceived barriers in naloxone dispensing：A systematic review. Journal of the American Pharmacists Association. 2020，60（1）：178-194.［accessed：20 May 2022］. Available at：https：//www.sciencedirect.com/science/article/pii/S1544319119303206.

［64］Cid A，Daskalakis G，Grindrod K et al. What Is Known about Community Pharmacy-Based Take-Home Naloxone Programs and Program Interventions？ A Scoping Review. Pharmacy（Basel）. 2021，9（1）：30.［accessed：20 May 2022］. Avai Iable at：https：//www.ncbi.nlm.nih.gov/pmc/articles/PMC7931101/，

［65］European Monitoring Centre for Drugs and Drug Addiction. Take-home naloxone：updated ［accessed：15 May 2022］. Avai Iable at：https：//www.emcdda.europa.eu/publications/topic-overviews/take-home-naloxone en.

［66］Islam MM，McRae IS. An inevitable wave of prescription drug monitoring programs in the context of prescription opioids：pros，cons and tensions. BMC Pharmacol Toxicol. 2014；15：46.［accessed：20 May 2022］. Available at：https：//www.ncbi.n Im.nih.gov/pmc/articles/PMC4138942/，

［67］The King' s Fund. What is social prescribing？ ：2020. updated 2020/11/04/.［accessed：25 May 2022］. Available at：https：//www.kingsfund.org.uk/publications/social-prescribing.

［68］NHS England. Social prescribing：updated［accessed：25 May 2022］. Available at：https：//www.england.nhs.uk/personalisedcare/social-prescribing/.

［69］NHS England. Delivering universal personalised care：updated［accessed：25 May 2022］. Available at：https：//www.england.nhs.uk/personalisedcare/upc/.

［70］Larter Consulting. Social prescribing-a highly practical way to address the social determinants of health：2020. updated 2020/06/10/T00：32：08+00：00.［accessed：26 May 2022］. Available at：https：//larter.com.au/social-prescribing highly-practicalway-address-social-determinants-health/.

[71] Pescheny JV, Randhawa G, Pappas Y. The impact of social prescribing services on service users: a systematic review of the evidence. European Journal of Public Health. 2020, 30 (4): 664-673. [accessed: 03 May 2022]. Available at: http://www.ncbi.nlm.nih.gov/pubmed/31199436.

[72] Lindsey L, Hughes S, Lindsey APRaL. Social prescribing in community pharmacy: a systematic review and thematic synthesis. The Pharmaceutical Journal. 2021. [accessed: 28 May 2022]. Available at: https://pharmaceutical-journal.com/article/research/social-prescribing-in-community-pharmacy-a-systematic-review-and-thematic-synthesis-of-existing-evidence.

[73] Social Prescribing Pharmacy Association. Free Pharmacy Tutorial-Social Prescribing for Community Pharmacy: updated [accessed: 25 May 2022]. Available at: https://www.udemy.com/course/socialprescribing/.

[74] National Alliance on Mental Illness. Know the Warning Signs updated [accessed: 06 May 2022]. Available at: https://www.nami.org/About-Mental-illness/Warning-Signs-and-Symptoms.

[75] National Alliance on Mental Illness. Anxiety Disorders updated [accessed: 06 May 2022]. Available at: https://www.nami.org/About-Mental-IIIness/Mental-Health-Conditions/Anxiety-Disorders.

[76] National Institute of Mental Health. Bipolar Disorder: 2020. updated [accessed: 06 May 2022]. Available at: https://www.nimh.nih.gov/health/topics/bipolar-disorder.

[77] National Health Service. Symptoms-Bipolar disorder: 2021. updated 2021/02/11/12: 14 p.m. [accessed: 07 May 2022]. Available at: https://www.nhs.uk/mental-health/conditions/bipolar-disorder/symptoms/.

[78] National Alliance on Mental Illness. Depression: updated [accessed: 06 May 2022]. Available at: https://www.nami.org/About-Mental-Illness/Mental-Health-Conditions/Depression.

[79] National Alliance on Mental Illness. Eating Disorders: updated [accessed: 06 May 2022]. Available at: https://www.nami.org/About-Mental-Illness/Mental-Health-Conditions/Eating-Disorders.

[80] National Alliance on Mental Illness. Obsessive-compulsive Disorder: updated [accessed: 07 May 2022]. Available at: https://www.nami.org/About-Mental-Illness/Mental-Health-Conditions/Obsessive-compulsive-Disorder.

[81] National Alliance on Mental Illness. What is Schizophrenia? : updated [accessed:

07 May 2022］. Available at: https: //www.nami.org/About-Mental-Illness/Mental-Health-Conditions/Schizophrenia.

［82］Indian Health Service. Warning Signs of Substance and Alcohol Use Disorder: updated ［accessed: 07 May 2022］. Available at: https: //www.ihs.gov/asap/familyfriends/warningsignsdrug/.

［83］National Alliance on Mental Illness. Posttraumatic Stress Disorder: 2017. updated ［accessed: 07 May 2022］. Available at: https: //www.nami.org/About-Mental-Illness/Mental-Health-Conditions/Posttraumatic-Stress-Disorder.

［84］Knaak S, Manti er E, Szeto A. Mental illness-related stigma in healthcare: Barriers to access and care and evidence based solutions. Healthcare Management Forum. 2017; 30（2）: 111-6.［accessed: 05 May 2022］. Available at: https//www.ncbi.nlm.nih.gov/pmc/articles/PMC5347358/.

［85］85 Fernandez A, Pinto-Meza A, Bellon JA et al. Is major depression adequately diagnosed and treated by general practitioners? Results from an epidemiological study. General Hospital Psychiatry. 2010, 32（2）: 201-219.［accessed: 18 May 2022］. Available at: https: //www.sciencedirect.com/science/article/pii/S0163834309002436 ? via%3Dihub.

［86］Miller P, Newby D, Walkom E et al. Depression screening in adults by pharmacists in the community: a systematic review. International Journal of Pharmacy Practice. 2020, 28（5）: 428-440.［accessed: 19 May 2022］. Available at: https: //onlinelibrary.wiley.com/doi/full/10.1111/ijpp.12661.

［87］Ayorinde AA, Porteous T, Sharma P. Screening for major diseases in community pharmacies: a systematic review. International Journal of Pharmacy Practice. 2013, 21（6）: 349-61.［accessed: 11 May 2022］. Available at: https: //pubmed.ncbi.nlm.nih.gov/23683090/.

［88］Houston JP, Kroenke K, Faries DE et al. A Provisional Screening Instrument for Four Common Mental Disorders in Adult Primary Care Patients. Psychosomatics. 2011, 52（1）: 48-55.［accessed: 18 May 2022］. Available at: https: //pubmed.ncbi.nlm.nih.gov/21300195/.

［89］El-Den S, Chen TF, Gan Y-L et al. The psychometric properties of depression screening tools in primary healthcare settings: A systematic review. J Affect Disord. 2018, 225: 503-522.［accessed: 17 May 2022］. Available at: http: //www.ncbi.nlm.nih.gov/pubmed/28866295,

［90］World Health Organization. Wellbeing Measures in Primary Health Care/The DEPCARE

Project. 1998.〔accessed：14 May 2022〕. Available at：https：//www.euro.who.int/ data/ assets/pdf fine/0016/130750/E60246.pdf.

［91］Topp CW，Ostergaard SD，SOndergaard S et al. The WHO-5 Well-Being Index：a systematic review of the literature. Psychother Psychosom. 2015，84（3）：167-176.〔accessed：05 May 2022〕. Available at: http：//www.ncbi.nlm.nih.gov/ pubmed/25831962.

［92］Mental Health America. Take a Mental Health Test：updated〔accessed：14 May 2022〕. Available at：https：//screening.mhanational.org/screening-tools/.

［93］National Health Service. Depression and anxiety self-assessment quiz：2021. updated 2021/02/01/4：10 p.m.〔accessed：14 May 2022〕. Available at：https：//www. nhs.uk/mental-health/self-help/guides-tools-and-activities/depression anxiety-self-assessment-quiz/.

［94］HereToHelp. HereToHelp：updated〔accessed：14 May 2022〕. Available at：https：// www.heretohelp.bc.ca/screening/online/.

［95］Help Yourself. Help Others. Help Yourself. Help Others：updated〔accessed：14 May 2022〕. Available at：https：//www.helpyourselfhelpothers.org/.

［96］National Alliance of Mental Illness. Navigating a Mental Health Crisis-A NAMI resource guide for those experiencing a mental health emergency. 2018.〔accessed：07 May 2022〕. Available at：https：//www.nami.org/Support-Education/Publications-Reports/ Guides/Navigating-a-Mental-Health-Crisis/Navigating-A-Mental-Health-Crisis.

［97］Substance Abuse and Mental Health Services Administration. Practice Guidelines：Core Elements for Responding to Mental Health Crises. 2009.〔accessed：07 May 2022〕. Available at：https：//store.sarnhsa.gov/product/Core-Elernentsfor-Responding-to-Mental-Health-Crises/srnao9-4427.

［98］Mental Health First Aid International. Mental Health First Aid International：updated 〔accessed：08 May 2022〕. Available at：https：//mhfainternational.org/.

［99］Mental Health First Aid USA. Research and Evidence Base：2013. updated 2013/10/18/ T16：17：07-04：oo.〔accessed：09 May 2022〕. Available at：https：//www. mentalhealthfirstaid.org/about/research/.

［100］Morgan AJ，Ross A，Reavley NJ. Systematic review and meta-analysis of Mental Health First Aid training：Effects on knowledge, stigma, and helping behaviour. PLoS One. 2018；13（5）：eo197102.〔accessed：11 May 2022〕. Available at：http：// www.ncbi.nlm.nih.gov/pubmed/29851974.

［101］El-Den S，Moles R，Choong H-J et al. Mental Health First Aid training and assessment among university students: A systematic review. J Arn Pharrn Assoc (2003). 2020, 60 (5): e81-e95. [accessed: 17 May 2022]. Available at: http://www.ncbi.nlm. nih.gov/pubmed/32019720.

[102] Pham L, Moles RJ, O' Reilly CL et al. Mental Health First Aid training and assessment in Australian medical, nursing and pharmacy curricula: a national perspective using content analysis. BMC Medical Education. 2022, 22 (1): 70. [accessed: 11 June 2022]. Available at: https://doi.org/10.1186/s12909-022-03131-1.

[103] Mental Health First Aid USA. MHFA Research Summary. 2021. [accessed: 09 May 2022]. Available at: https://www.mentalhealthfirstaid.org/wp-content/ uploads/2021/04/MHFA-Research-Summary April-2021.pdf.

[104] Mental Health First Aid USA. How to Help Someone Who is Having a Panic Attack: 2018. updated 2018/12/04/T14: 59: 13+00: 00. [accessed: 08 May 2022]. Available at: https://www.mentalhealthfirstaid.org/2018/12/how to-help-sorneone-who-is-having-a-panic-attack/.

[105] Mental Health First Aid USA. What You Learn: 2013. updated 2013/10/18/ T16: 16: 07-04: 00. [accessed: 08 May 2022]. Available at: https://www. mentalhealthfirstaid.org/take-a-course/what-you-learn/.

[106] Mental Health First Aid USA. Five Tips for Nonjudgmental Listening: 2019. updated 2019/08/15/T13: 32: 12+00: 00. [accessed: 07 May 2022]. Available at: https: //www.rnentalhealthfirstaid.org/2019/08/five-tips-for-nonjudgrnentallistening/.

[107] Mental Health First Aid USA. ALGEE: How MHFA Helps You Respond in Crisis and Non-crisis Situations: 2021. updated 2021/04/15/T13: 07: 55+00: 00. [accessed: 08 May 2022]. Available at: https://www.rnentalhealthfirstaid.org/2021/04/algee-how-rnhfa-helps-you-respond-in-crisis-and-non-crisis situations/.

[108] Mental Health First Aid Australia. Mental Health First Aid Action Plan: updated [accessed: 06 June 2022]. Available at: https://mhfa.corn.au/fiIe/algee-action-plan-new-brand-webpng.

[109] Mental Health First Aid. Mental Health First Aid Guidelines: updated [accessed: 08 May 2022]. Available at: https://mhfa.corn.au/rnental-health-first-aid-guidelines.

[110] Kelly CM, Jorrn AF, Kitchener BA et al. Development of mental health first aid guidelines for suicidal ideation and behaviour: A Delphi study. BMC Psychiatry. 2008, 8 (1): 17. [accessed: 11 June 2022]. Available at: https://doi.org/10.1186/1471-244X-8-17.

[111] Robinson JD, Maslo TE, McKeirnan KC et al. The impact of a mental health course elective on student pharmacist attitudes. Curr Pharm Teach Learn. 2020, 12 (7): 885-892. [accessed: 29 May 2022]. Available at: http: //www.ncbi.nlm.nih.gov/pubmed/32540052.

[112] Frick A, Osae L, Ngo S et al. Establishing the role of the pharmacist in mental health: Implementing Mental Health First Aid into the doctor of pharmacy core curriculum. Curr Pharm Teach Learn. 2021, 13 (6): 608-615. [accessed: 19 May 2022]. Available at: http: //www.ncbi.nlm.nih.gov/pubmed/33867054.

[113] Gorton HC, Macfarlane H, Edwards R et al. UK and Ireland survey of MPharm student and staff experiences of mental health curricula, with a focus on Mental Health First Aid. Journal of Pharmaceutical Policy and Practice. 2021, 14 (1): 73. [accessed: 11 June 2022]. Available at: https: //doi.org/10.1186/s40545-021-00364-1.

[114] Murphy AL, Ataya R, Hirnrnelrnan D et al. Community pharmacists' experiences and people at risk of suicide in Canada and Australia: a thematic analysis. Soc Psychiatry Psychiatr Epiderniol. 2018, 53 (11): 1173-1184. [accessed: 01 May 2022]. Available at: http: //www.ncbi.nlm.nih.gov/pubmed/29936597.

[115] Carpenter OM, Lavigne JE, Colmenares EW et al. Community pharmacy staff interactions with patients who have risk factors or warning signs of suicide. Res Social Adm Pharm. 2020, 16 (3): 349-359. [accessed: 04 June 2022]. Available at: http: //www.ncbi.nlm.nih.gov/pubmed/31182418.

[116] Murphy AL, O'Reilly CL, Ataya R et al. Survey of Australian and Canadian Community Pharmacists' Experiences With Patients at Risk of Suicide. Psychiatr Serv. 2020, 71 (3): 293-296. [accessed: 14 May 2022]. Available at: http: //www.ncbi.nlm.nih.gov/pubmed/31744430

[117] Gorton H. What could UK pharmacy teams learn about suicide prevention from North America? The Pharmaceutical Journal. 2019. [accessed: 11 May 2022]. Available at: https: //pharrnaceutical-journal.corn/article/research/what-could-uk-pharrnacy-tearns-Iearn-about-suicide-prevention-frorn-north-arnerica.

[118] World Health Organization. LIV E LIFE: An implementation guide for suicide prevention in countries. 2021. [accessed: 11 May 2022]. Available at: https: //www.who.int/publications-detail-redirect/9789240026629.

[119] Carpenter DM, Lavigne JE, Roberts CA et al. A review of suicide prevention programs and training policies for pharmacists. J Arn Pharrn Assoc (2003). 2018, 58 (5): 522-529. [accessed: 04 June 2022]. Available at: http: //www.ncbi.nlm.nih.gov/

pubmed/30017371.

［120］Pharmaceutical Services Negotiating Committee. Pharmacy Quality Scheme outcomes: updated［accessed: 11 May 2022］. Available at: https: //psnc.org.uk/services-cornrnissioning/pharrnacy-quality-scherne/pharrnacy-quality-scherneoutcornes/.

［121］World Health Organization. Preventing suicide: A global imperative: 2014. updated［accessed: 11 May 2022］. Available at: https: //www.who.int/publications-detail-redirect/9789241564779.

［122］Varnik A, Ko Ives K, van der Feltz-Cornelis CM et al. Suicide methods in Europe: a gender-specific analysis of countries participating in the "European Alliance Against Depression". J Epiderniol Community Health. 2008, 62（6）: 545-551.［accessed: 01 May 2022］. Available at: http: //www.ncbi.nlm.nih.gov/pubmed/18477754.

［123］Office for National Statistics. Suicides in England and Wales: 2020. updated［accessed: 11 May 2022］. Available at: https: //www.ons.gov.uk/peoplepopulationandcornrnunity/birthsdeathsandmarriages/deaths/bulletins/suicidesinth eunitedkingdorn/2020registrations.

［124］Murphy AL, Hillier K, Ataya R et al. A scoping review of community pharmacists and patients at risk of suicide. Can Pharm J（Ott）. 2017, 150（6）: 366-379.［accessed: 01 May 2022］. Available at: http: //www.ncbi.nlm.nih.gov/pubmed/29123596.

［125］Barnctt BS CA, Phatak A, . Intentional Overdose Prevention in the Era of the go-Day Prescription. Psychiatry Servies. 2022, 73（4）: 460-462.［accessed: 11 May 2022］. Available at: https: //ps.psychiatryonline.org/doi/10.1176/appi.ps.202100050.

［126］Hawton K BH, Simkin S, Dodd S, Pocock P, Bernal W et al. Long term effect of reduced pack sizes of paracetamol on poisoning deaths and Iiver transplant activity in England and Wales: interrupted time series analyses. BMJ. 2013.［accessed: 11 May 2022］. Available at: https: //www.bmj.corn/content/346/bmj.f403.

［127］National Agency for Food and Drug Administration and Control. NAFDAC Responds To The Abuse And Misuse Of Sniper（100 Ml）Pack Size And Other Brands Of Agricultural Formulations Of Dichlorvos Products-NAFDAC: 2019. updated 2019/07/12/.［accessed: 14 May 2022］. Available at: https: //www.nafdac.gov.ng/nafdac-responds-to-the-abuse-and-rnisuse-of-sniper-100-ml-pack-size-and-other-brands-of-agricultural-forrnulations-of-dichlorvos-products/.

［128］Worley MM, Schommer JC, Brown LM et al. Pharmacists' and patients' roles in the pharmacist-patient relationship: Are pharmacists and patients reading from the same relationship script? Research in Social and Administrative Pharmacy. 2007, 3（1）: 47-69.［accessed: 12 May 2022］. Available at: https: //pubmed.ncbi.nlm.nih.

gov/17350557/

[129] Bolsinger J, Jaeger M, Hoff P et al. Challenges and Opportunities in Building and Maintaining a Good Therapeutic Relationship in Acute Psychiatric Settings: A Narrative Review. Frontiers in Psychiatry. 2020, 10: 965.[accessed: 12 May 2022]. Available at: https://www.ncbi.nlm.nih.gov/pmc/articles/PMC6974619

[130] McCabe R, Bullenkamp J, Hansson L et al. The Therapeutic Relationship and Adherence to Antipsychotic Medication in Schizophrenia. PLoS One. 2012; 7 (4): e36080.[accessed: 18 May 2022]. Available at: https://pubmed.ncbi.nlm.nih. gov/22558336/.

[131] Totura CMW, Fields SA, Karver MS. The Role of the Therapeutic Relationship in Psychopharmacological Treatment Outcomes: A Meta-analytic Review. Psychiatric Services. 2018, 69 (1): 41-47.[accessed: 12 May 2022]. Available at: https:// pubmed.ncbi.nlm.nih.gov/28945182/.

[132] Beauford JE, McNiel DE, Binder RL. Utility of the initial therapeutic alliance in evaluating psychiatric patients' risk of violence. Am J Psychiatry. 1997, 154 (9): 1272-1276.[accessed: 02 May 2022]. Available at: http://www.ncbi.nlm.nih.gov/ pubmed/9286188.

[133] Skodol A, Bender D. Establishing and maintaining a therapeutic relationship in psychiatric practice. 2018.[accessed: 23 April 2022]. Available at: https://www. uptodate.com/contents/establishing-and-maintaining-a-therapeutic-relationship-in-psychiatric-practice/print.

[134] Scheerder G, De Coster I, Van Audenhove C. Pharmacists' Role in Depression Care: A Survey of Attitudes, Current Practices, and Barriers. Psychiatric Services. 2008, 59 (10): n55-60.[accessed: 01 May 2022]. Available at: https://pubmed.ncbi. nlm.nih.gov/18832501/.

[135] Akour A, Halloush S, Nusair MB et al. Gaps in pharmaceutical care for patients with mental health issues: A cross sectional study. International Journal of Clinical Pharmacy. 2022.[accessed: 15 May 2022]. Available at: https://link.springer. com/10.1007/s11096-022-01391-x.

[136] Corrigan PW, Morris SB, Michaels PJ et al. Challenging the public stigma of mental illness: a meta-analysis of outcome studies. Psychiatr Serv. 2012, 63 (10): 963-973.[accessed: 01 June 2022]. Available at: http//www.ncbi.nlm.nih.gov/ pubmed/23032675.

[137] Nguyen W, O' Reilly CL, Moles RJ et al. A systematic review of patient interactions

with student pharmacists in educational settings. J Am Pharm Assoc（2003）. 2021，61
（6）：678-693.e3.［accessed：18 May 2022］. Available at：http//www.ncbi.nlm.nih.
gov/pubmed/34483057.

[138] Pilowsky DJ，Rojas G，Price LN et al. Building Research Capacity Across and Within
Low-and Middle-Income Countries：The Collaborative Hubs for International Research
on Mental Health. Academic Psychiatry. 2016，40（4）：686-691.［accessed：13 May
2022］. Available at：https：//pubmed.ncbi.nlm.nih.gov/26895931/.

[139] Lake J. Urgent Need for Improved Mental Health Care and a More Collaborative Model of
Care. The Permanente Journal. 2017.［accessed：12 May 2022］. Available at：http：//
www.thepermanentejournal.org/issues/2o17/6497-urgent need-for-improved-mental-
health-care-and-a-more-collaborative-model-of-care.html.

[140] Thornicroft G，Tansella M. Are community mental health services relevant in low-and
middle-income countries？ Epidemiology and Psychiatric Sciences. 2014，23（2）：
n5-8.［accessed：09 May 2022］. Available at：https：//www.ncbi.nl m.nih.gov/pmc/
articles/PMC6998198/.

[141] Rathod S，Pinninti N，lrfan M et al. Mental Health Service Provision in Low-and
Middle-Income Countries. Health Services Insights. 2017，10：n7863291769435.
［accessed：n May 2022］. Available at：https：//www.ncbi.nlm.nih.gov/pmc/articles/
PMC5398308/.

[142] Murphy AL，Phelan H，Haslam S et al. Community pharmacists' experiences in
mental illness and addictions care：a qualitative study. Substance Abuse Treatment，
Prevention，and Policy. 2016，n（1）：6.［accessed：15 May 2022］. Available at：
https：//pubmed.ncbi.nlm.nih.gov/26821700/.

[143] Guillaumie L，Moisan J，Gregoire J-P et al. Perspective of community pharmacists on
their practice with patients who have an antidepressant drug treatment：Findings from
a focus group study. Research in Social and Administrative Pharmacy. 2015，n（2）：
e43-e56.［accessed：02 June 2022］. Available at：https：//pubmed.ncbi.nlm.nih.
gov/25443641/，

[144] Davis B，Qian J，Ngorsuraches S et al. The clinical impact of pharmacist services
on mental health collaborative teams：A systematic review. Journal of the American
Pharmacists Association. 2020，60（5）：S44-S53.［accessed：03 June 2022］.
Available at：https：//pubmed.ncbi.nlm.nih.gov/32600986/.

[145] Brydges S，Rennick-Egglestone S，Anderson C. Men's views of antidepressant
treatment for depression，and their implications for community pharmacy practice.

Research in Social and Administrative Pharmacy. 2020, 16（8）: 1041-1049.［accessed: 01 June 2022］. Available at.

［146］ Stahl S, Stein D, Lerer B. Essential Evidence-Based Psychopharmacology, 2nd Edition. 2014.［accessed: 09 May 2022］. Available at: https: //www.cambridge.org/ us/academic/subjects/medicine/mental-health-psychiatry-and-clinical-psycho logy/ essential-evidence-based-psychopharmacology-2nd-edition. https: //www.cambridge. org/us/academic/subjects/medicine/mental-health-psychiatry-and-clinical-psychology.

［147］ Baldwin OS, Anderson IM, Nutt DJ et al. Evidence-based pharmacological treatment of anxiety disorders, post traumatic stress disorder and obsessive-compulsive disorder: a revision of the 2005 guidelines from the British Association for Psychopharmacology. J Psychopharmacol. 2014, 28（5）: 403-439.［accessed: 15 May 2022］. Available at: http: //www.ncbi.nlm.nih.gov/pubmed/24713617.

［148］ Smolders M, Laurant M, Verhaak P et al. Adherence to evidence-based guidelines for depression and anxiety disorders is associated with recording of the diagnosis. General Hospital Psychiatry. 2009, 31（5）: 460-469.［accessed: 19 May 2022］. Available at: http: //www.ncbi.nlm.nih.gov/pubmed/19703640.

［149］ Kessler RC, Berglund P, Demler O et al. The epidemiology of major depressive disorder: results from the National Comorbidity Survey Rep lication（NCS-R）JAMA 2003, 289（23）3095-3105［accessed 11 May 2022］Available at: http: //www.ncbi. nlm.nih.gov/pubmed/12813115

［150］ Tang Y, Horvitz-Lennon M, Gellad WF et al. Prescribing of Clozapine and Antipsychotic Polypharmacy for Schizophrenia in a Large Medicaid Program. Psychiatr Serv. 2017, 68（6）: 579-586.［accessed: 04 May 2022］. Available at: http: // www.ncbi.nlm.nih.gov/pubmed/28196460

［151］ Adler DA, Bungay KM, Wilson IB et al. The impact of a pharmacist intervention on 6-month outcomes in depressed primary care patients. General Hospital Psychiatry. 2004, 26（3）: 199-209.［accessed: 04 June 2022］. Available at: http: //www. ncbi.nlm.nih.gov/pubmed/15121348.

［152］ Finley PR, Blum I BM, Bunting BA et al. Clinical and economic outcomes of a pilot project examining pharmacist focused collaborative care treatment for depression. J Am Pharm Assoc（2003）. 2011, 51（1）: 40-49.［accessed: 19 May 2022］. Available at http: //www.ncbi.nlm.nih.gov/pubmed/21247825.

［153］ Finley PR, Rens HR, Pont JT et al. Impact of a collaborative care model on depression in a primary care setting: a randomized controlled trial. Pharmacotherapy. 2003, 23（9）: 1175-1185.［accessed: 20 May 2022］. Available at: http: //www.ncbi.nlm.

nih.gov/pubmed/14524649_

[154] Stuhec M, Bratovic N, Mrhar A. Impact of clinical pharmacist's interventions on pharmacotherapy management in elderly patients on polypharmacy with mental health problems including quality of life: A prospective non randomized study. Sci Rep. 2019, 9 (1): 16856. [accessed: 05 May 2022]. Available at: http: //www.ncbi.nlm.nih. gov/pubmed/31728029.

[155] Stuhec M, Gorenc K. Positive impact of clinical pharmacist interventions on antipsychotic use in patients on excessive polypharmacy evidenced in a retrospective cohort study. Global Psychiatry. 2019, 2 (2): 155-164. [accessed: 09 May 2022]. Available at: https: //sciendo.com/article/10.2478/gp-2019-0013.

[156] Stuhec M, Lah L. Clinical pharmacist interventions in elderly patients with mental disorders in primary care focused on psychotropics: a retrospective pre-post observational study. Ther Adv Psychopharmacol. 2021; 11: 20451253211011007. [accessed: 06 May 2022]. Available at: http: //www.ncbi.nlm.nih.gov/ pubmed/34025980.

[157] Buist E, Mclelland R, Rushworth GF et al. An evaluation of mental health clinical pharmacist independent prescribers within general practice in remote and rural Scotland. International Journal of Clinical Pharmacy. 2019, 41 (5): 1138-1142. [accessed: 05 May 2022]. Available at: http: //www.ncbi.nlm.nih.gov/pubmed/31493208.

[158] Goren JL, Beck SE, Mills BJ et al. Development and delivery of a quality improvement program to reduce antipsychotic polytherapy. J Manag Care Pharm. 2010, 16 (6): 393-401. [accessed: 19 May 2022]. Available at: http: //www.ncbi.nlm.nih.gov/ pubmed/20635830.

[159] Gunterus A, Lopchuk S, Dunn C et al. Quantitative and economic analysis of clinical pharmacist interventions during rounds in an acute care psychiatric hospital. Ment Health Clin. 2016, 6 (5): 242-247. [accessed: 09 May 2022]. Available at: https: //www.ncbi.nlm.niih.gov/pmc/articles/PMC6007593/.

[160] Werremeyer A, Bostwick J, Cobb C et al. Impact of pharmacists on outcomes for patients with psychiatric or neurologic disorders. Ment Health Clin. 2020, 10 (6): 358-380. [accessed: 09 May 2022]. Available at: https: //www.ncbi.nlm.nih.gov/ pmc/articles/PMC7653731/.

[161] Stuhec M, Tement V. Positive evidence for clinical pharmacist interventions during interdisciplinary rounding at a psychiatric hospital. Sci Rep. 2021, 11 (1): 13641. [accessed: 09 May 2022]. Available at: https: //www.nature.com/articles/s41598-

021-92909-2.

[162] Fisher A, Manicavasagar V, Kiln F et al. Communication and decision-making in mental health: A systematic review focusing on Bipolar disorder. Patient Educ Couns. 2016, 99 (7): 1106-1120. [accessed: 19 May 2022]. Available at: http: //www.ncbi.nlm.nih.gov/pubmed/26924609.

[163] Volkow ND, Gordon JA, Koob GF. Choosing appropriate language to reduce the stigma around mental illness and substance use disorders. Neuropsychopharmacology. 2021, 46 (13): 2230-2232. [accessed: 12 June 2022]. Available at: https: //doi.org/10.1038/s41386-021-01069-4.

[164] Schofield P, Crosland A, Waheed W et al. Patients' views of antidepressants: from first experiences to becoming expert. Br J Gen Pract. 2011,61 (585):142-148. [accessed: 12 May 2022]. Available at: http: //www.ncbi.nlm.nih.gov/pubmed/21439171.

[165] Gassmann W, Christ 0, Lampert J et al. The influence of Antonovsky's sense of coherence (SOC) and psychoeducational family intervention (PEFI) on schizophrenic outpatients' perceived quality of life: a longitudinal field study. BMC Psychiatry. 2013; 13: 10. [accessed: 23 May 2022]. Available at: http: //www.ncbi.nlm.nih.gov/pubmed/23294596.

[166] Andrade C. Mean Difference, Standardized Mean Difference (SMD), and Their Use in Meta-Analysis: As Simple as It Gets. J Clin Psychiatry. 2020, 81 (5) [accessed 22 June 2022] Available at: https: //pubmed.ncbi.nlm.nih.gov/32965803/

[167] National Collaborating Centre for Mental Health (UK). Depression: the treatment and management of depressionin adults. 2010. [accessed: 14 May 2022]. Available at: https: //pubmed.ncbi.nlm.nih.gov/22132433/

[168] National Institute of Mental Health. Questions and Answers about the NIMH Sequenced Treatment Alternatives to Relieve Depression (STAR*D) Study-Background: 2006. updated [accessed: 17 May 2022]. Available at: https: //www.nimh.nih.gov/funding/clinical-research/practical/stard/backgroundstudy.

[169] National Institute of Mental Health. Questions and Answers about the NIMH Sequenced Treatment Alternatives to Relieve Depression (STAR*D) Study-All Medication Levels: 2006. updated [accessed: 17 May 2022]. Available at: https: //www.nimh.nih.gov/funding/clinical-research/practical/stard/allmedicationlevels.

[170] Henssler J, Bschor T, Baethge C. Combining Antidepressants in Acute Treatment of Depression: A Meta-Analysis of 38 Studies Including 4511 Patients. Can J Psychiatry. 2016, 61 (1): 29-43 [accessed: 18 May 2022] Available at: http: //www.ncbi.nlm.nih.gov/pubmed/27582451.

［171］Tham A, Jonsson U, Andersson G et al. Efficacy and tolerability of antidepressants in people aged 65 years or older with major depressive disorder-A systematic review and a meta-analysis. J Affect Disord. 2016, 205: 1-12.［accessed: 11 May 2022］. Available at: http: //www.ncbi.nlm.nih.gov/pubmed/27389296.

［172］Hidalgo RB, Tupi er LA, Davidson JRT. An effect-size analysis of pharmacologic treatments for generalized anxiety disorder. J Psychopharmacol. 2007, 21（8）: 864-872.［accessed: 02 June 2022］. Available at: http: //www.ncbi.nlm.nih.gov/ pubmed/17984162.

［173］Leucht S, Cipriani A, Spineli L et al. Comparative efficacy and tolerability of 15 antipsychotic drugs in schizophrenia: a multiple-treatments meta-analysis. Lancet. 2013, 382（9896）: 951-962.［accessed: 18 May 2022］. Available at: http: // www.ncbi.nlm.nih.gov/pubmed/23810019.

［174］Huhn M, Nikolakopoulou A, Schneider-Thoma J et al. Comparative efficacy and tolerability of 32 oral antipsychotics for the acute treatment of adults with multi-episode schizophrenia: a systematic review and network meta-analysis. Lancet. 2019, 394 （10202）: 939-951.［accessed: 19 May 2022］. Available at: http: //www.ncbi.nlm. nih.gov/pubmed/31303314.

［175］Krause M, Huhn M, Schneider-Thoma J et al. Antipsychotic drugs for elderly patients with schizophrenia: A systematic review and meta-analysis. Eur Neuropsychopharmacol. 2018, 28（12）: 1360-1370.［accessed: 14 May 2022］. Available at: http: //www. ncbi.nlm.nih.gov/pubmed/30243680.

［176］Kay SR, Opler LA. The positive and negative syndrome scale（PANSS）for schizophrenia-PubMed. 1987.［accessed: 17 May 2022］. Available at: https: // pubmed.ncbi.nlm.nih.gov/3616518/.

［177］Tiihonen J, Taipale H, Mehtala J et al. Association of Antipsychotic Polypharmacy vs Monotherapy With Psychiatric Rehospitalization Among Adults With Schizophrenia. JAMA Psychiatry. 2019, 76（5）: 499-507.［accessed: 02 May 2022］. Available at: http: //www.ncbi.nlm.nih.gov/pubmed/30785608.

［178］Taipale H, Tanskanen A, Mehtala J et al. 20-year follow-up study of physical morbidity and mortality in relationship to antipsychotic treatment in a nationwide cohort of 62, 250 patients with schizophrenia（FIN_{20}）. World Psychiatry. 2020, 19（1）: 61-68.［accessed: 03 May 2022］. Available at: http: //www.ncbi.nlm.nih.gov/ pubmed/31922669.

［179］Citrome L, Mc Evoy JP, Todtenkopf MS et al. A commentary on the efficacy of olanzapine for the treatment of schizophrenia: the past, present, and future.

Neuropsychiatr Dis Treat. 2019, 15: 2559-2569. [accessed: 05 June 2022]. Available at: http: //www.ncbi.nlm.nih.gov/pubmed/31564881.

[180] Essock SM, Schooler NR, Stroup TS et al. Effectiveness of switching from antipsychotic polypharmacy to monotherapy. Am J Psychiatry. 2011, 168 (7): 702-708. [accessed: 09 June 2022]. Available at: http: //www.ncbi.nlm.nih.gov/pubmed/21536693.

[181] Kessing LV, Thomsen AF, Mogensen UB et al. Treatment with antipsychotics and the risk of diabetes in clinical practice. Br J Psychiatry. 2010;197 (4):266-71. [accessed: 15 May 2022]. Available at: http: //www.ncbi.nl m.nih.gov/pubmed/20884948.

[182] Nielsen J, Nielsen RE, Correll CU. Predictors of clozapine response in patients with treatment-refractory schizophrenia: results from a Danish Register Study. J Clin Psychopharmacol. 2012, 32 (5): 678-683. [accessed: 19 May 2022] Available at: http//www.ncbi.nlm.nih.gov/pubmed/22926603.

[183] Horne R WJ, Barber N, Elliott R, Morgan M, . Concordance, adherence and compliance in medicine taking: Report for the National Co-ordinating Centre for NHS Service Delivery and Organisation R & D. 2005. [accessed: 12 June 2022]. Available at: https: //njl-admin.nihr.ac.uk/document/download/2027234.

[184] Hahn M, Roll SC. Increasing drug therapy safety in psychiatry: implementing a pharmacist on the ward. Pharmacopsychiatry. 2012, 45 (6): A7. [accessed: 11 May 2022]. Available at: http: //www.thieme connect.de/DOI/DOI? 10.1055/s-0032-1326750

[185] Hahn M, Roll SC. A new approach to pharmaceutical care: experiences with the " Eichberger" Model in a psychiatric clinic in Germany. 2012, 28 (9): 24-26. [accessed: 11 May 2022]. Available at: https: //journals.scholarsportal.info/details/11720360/v28iooog/24 anatpciapeig.xml&sub=all.

[186] Stuhec M. Clinical pharmacist consultant in primary care settings in Slovenia focused on elderly patients on polypharmacy: successful national program from development to reimbursement. International Journal of Clinical Pharmacy. 2021, 43 (6): 1722-1727. [accessed: 05 May 2022]. Available at: http: //www.ncbi.nlm.nih.gov/pubmed/34228266.

[187] Hahn M, Reiff J, Hiemke C et al. Drug-drug-interactions in psychiatry. Psychiatr Prax. 2013, 40 (3): 154-158. [accessed: 05 June 2022]. Available at: http: //www.ncbi.nlm.nih.gov/pubmed/23345188.

[188] Hahn M, Roll SC. Validation of interaction databases in psychopharmacotherapy. Nervenarzt. 2018, 89 (3): 319-326. [accessed: 11 May 2022]. Available at: http: //www.ncbi.nlm.nih.gov/pubmed/28741062.

［189］Hahn M, Ritter C, Roll SC. Validation of pharmacist-physician collaboration in psychiatry: 'the Eichberger-model'. International Journal of Clinical Pharmacy. 2018, 40 (5): 1001-1004.［accessed: 04 June 2022］. Available at: http: //www. ncbi.nlm.nih.gov/pubmed/29796963.

［190］Hiemke C, Bergemann N, Clement HW et al. Consensus Guidelines for Therapeutic Drug Monitoring in Neuropsychopharmacology: Update 2017. Pharmacopsychiatry. 2018, 51 (1-02): 9-62.［accessed: 11 May 2022］. Available at: http: //www. ncbi.nlm.nih.gov/pubmed/28910830.

［191］Choy Y. Managing side effects of anxiolytics. 2007, 14: 68-76.［accessed: 01 June 2022］. Available at: https: //www.semanticscholar.org/paper/Managing-side-effects-of-anxiolytics-Choy/sdd6eo3od38g8d23ecacd36g5c1ge1b81bd4c81f

［192］Uzun S, Kozumplik O. Management of side effects of antidepressants-brief review of recommendations from guidelines for treatment of major depressive disorder. Psychiatr Danub. 2009, 21 (1): 91-94.［accessed: 02 May 2022］. Available at: http: // www.ncbi.nlm.nih.gov/pubmed/19270629.

［193］Murru A, Popovic D, Pacchiarotti I et al. Management of adverse effects of mood stabilizers. Current Psychiatry Reports. 2015, 17 (8): 603.［accessed: 11 May 2022］. Available at: http: //www.ncbi.nlm.nih.gov/pubmed/26084665.

［194］Stroup TS, Gray N. Management of common adverse effects of antipsychotic medications. World Psychiatry. 2018, 17 (3): 341-356.［accessed: 03 May 2022］. Available at: http: //www.ncbi.nlm.nih.gov/pubmed/30192094.

［195］Brown KA, Samuel S, Patel DR. Pharmacologic management of attention deficit hyperactivity disorder in children and adolescents: a review for practitioners. Transl Pediatr. 2018, 7 (1): 36-47.［accessed: 02 May 2022］. Available at: http: // www.ncbi.nlm.nih.gov/pubmed/29441281.

［196］Bradford LO. CYP2D6 allele frequency in European Caucasians, Asians, Africans and their descendants. Pharmacogenomics. 2002, 3 (2): 229-243.［accessed: 04 May 2022］. Available at: http: //www.ncbi.nlm.nih.gov/pubmed/11972444

［197］de Leon J, Arranz MJ, Ruano G. Pharmacogenetic testing in psychiatry: a review of features and clinical realities. Clin Lab Med. 2008, 28 (4): 599-617.［accessed: 29 May 2022］. Available at: http: //www.ncbi.nlm.nih.gov/pubmed/19059065.

［198］Battig VAD, Roll SC, Hahn M. Pharmacogenetic Testing in Depressed Patients and Interdisciplinary Exchange between a Pharmacist and Psychiatrists Results in Reduced Hospitalization Times. Pharmacopsychiatry. 2020, 53 (4): 185-192.［accessed: 01 May 2022］. Available at: http: //www.ncbi.nlm.nih.gov/pubmed/32045941.

[199] Kastrinos A, Campbell-Salome G, Shelton S et al. PGx in psychiatry: Patients' knowledge, interest, and uncertainty management preferences in the context of pharrnacogenornic testing. Patient Educ Couns. 2021, 104 (4): 732-738. [accessed: 11 May 2022]. Available at: http: //www.ncbi.nlm.nih.gov/pubmed/33414028.

[200] Gardner DM TM. Antipsychotics and their side effects. Cambridge University Press. 2011. [accessed: 12 June 2022]. Avai Iab Ie at: https: //www.cambridge.org/core/ books/abs/antipsychotics-and-their-side-effects/antipsychotic-side effects-and- rnonitoring-irnp Iications/DFFDC6F168D7D414587D4FCF856068AB.

[201] Procyshyn RM B-BK, Jeffries JJ, . Clinical handbook of psychotropic drugs. 24th edition. Hogrefe Publishing. 2021. [accessed: 12 June 2022]. Available at: https: // www.hogrefe.com/us/shop/clinical-handbook-of-psychotropic-drugs-90216.html.

[202] Murphy AL, Gardner DM, Jacobs LM. The patient experience in a community pharmacy mental illness and addictions program. Canadian pharmacists journal : CPJ = Revue des pharrnaciens du Canada : RPC. 2019, 152 (3): 186-192. [accessed: 12 June 2022]. Available at: https: //pubmed.ncbi.nlm.nih.gov/31156732. https: // www.ncbi.nlm.nih.gov/prnc/articIes/PMC6512187/.

[203] Murphy AL, Gardner DM, Jacobs LM. Patient care activities by community pharmacists in a capitation funding model mental health and addictions program. BMC Psychiatry. 2018, 18 (1): 192. [accessed: 12 June 2022]. Available at: https: // pubmed.ncbi.nlm.nih.gov/29898682.

[204] Dykes PC, Samal L, Donahue M et al. A patient-centered longitudinal care plan: vision versus reality. J Arn Med Inform Assoc. 2014, 21 (6): 1082-1090. [accessed: 5 June 2022]. Available at: https: //www.ncbi.nlm.nih.gov/prnc/articles/ PMC4215040/.

[205] Haslam L, Gardner OM, Murphy AL. A retrospective analysis of patient care activities in a community pharmacy mental iilness and addictions program. Res Social Adm Pharm. 2020, 16 (4): 522-528. [accessed: 12 June 2022]. Available at: https: // pubmed.ncbi.nlm.nih.gov/31327736/.

[206] Murphy AL, Simon K, Pelletier E et al. Bloom Program pharmacy teams' experiences providing mental health services during the COVID-19 pandemic. Canadian pharmacists journal : CPJ = Revue des pharrnaciens du Canada : RPC. 2021, 155 (2): 93- 100. [accessed: 12 June 2022]. Available at: https: //pubmed.ncbi.nlm.nih. gov/35300022.

[207] National Institute for Health and Care Excellence. Psychosis and schizophrenia in adults: prevention and management (NICE Guideline 178). 2014. [accessed:

12 June 2022〕. Available at: https: //www.nice.org.uk/guidance/cg178/chapter/ i-recornrnendations.

〔208〕Pottie K, Thompson W, Davies S et al. Deprescribing benzodiazepine receptor agonists: Evidence-based clinical practice guideline. Can Fam Physician. 2018, 64 (5): 339-351.〔accessed: 12 June 2022〕. Available at: https: //pubmed.ncbi.nlm. nih.gov/29760253/.

〔209〕Reeve E, Moriarty F, Nahas R et al. A narrative review of the safety concerns of deprescribing in older adults and strategies to mitigate potential harms. Expert Opin Drug Saf. 2018, 17 (1): 39-49.〔accessed: 12 June 2022〕. Available at: https: // pubmed.ncbi.nlm.nih.gov/29072544/.

〔210〕Framer A. What I have learnt from helping thousands of people taper off antidepressants and other psychotropic medications. Ther Adv Psychopharrnacol. 2021; 11: 2045125321991274.〔accessed: 12 June 2022〕. Available at: https: //pubmed.ncbi. nlm.nih.gov/33796265/.

〔211〕Read J. The experiences of 585 people when they tried to withdraw from antipsychotic drugs. Addict Behav Rep. 2022, 15: 100421-.〔accessed: 12 June 2022〕. Available at: https: //pubmed.ncbi.nlm.nih.gov/35434245. https: //www.ncbi.nlm.nih.gov/pmc/ articles/PMC9006667/.

〔212〕Brandt L, Schneider-Thoma J, Siafis S et al. Adverse events after antipsychotic discontinuation: an individual participant data meta-analysis. Lancet Psychiatry. 2022, 9 (3): 232-242.〔accessed: 12 June 2022〕. Available at: https: //pubmed.ncbi. nlm.nih.gov/35183280/.

〔213〕Monahan K, Cuzens-Sutton J, Siskind D et al. Quetiapine withdrawal: A systematic review. Aust N z J Psychiatry. 2021, 55 (8): 772-783.〔accessed: 12 June 2022〕. Available at: https: Upubmed.ncbi.nlm.nih.gov/33059460/.

〔214〕Baldessarini RJ, Tondo L, Viguera AC. Discontinuing lithium maintenance treatment in bipolar disorders: risks and implications. Bipolar Disord. 1999, 1 (1): 17-24. 〔accessed: 12 June 2022〕. Available at: https: //on Iine Iibrary.wi Iey.com/doi/ abs/10.1034/j.1399-5618.1999.10106.x? sid=nlm%3Apubmed.

〔215〕Gallagher HC. Addressing the Issue of Chronic, Inappropriate Benzodiazepine Use: How Can Pharmacists Play a Role? Pharmacy. 2013, 1 (2): 65-93.〔accessed: 12 June 2022〕. Available at: https: //www.mdpi.com/2226-4787/1/2/65.

〔216〕Ng BJ, Le Couteur DG, Hilmor SN. Deprescribing Benzodiazepines in Older Patients. Impact of Interventions Targeting Physicians, Pharmacists, and Patients. Drugs Aging. 2018, 35 (6): 493-521.〔accessed: 12 June 2022〕. Available at: https: //

pubmed.ncbi.n Im.nih.gov/29705831/.

［217］Murphy AL，Gardner OM. A simulated patient evaluation of pharmacist's performance in a men's mental health program. BMC Res Notes. 2018，n（1）：765-.［accessed：12 June 2022］. Available at：https：//pubmed.ncbi.nlm.nih.gov/30367674. https：//www.ncbi.nlm.nih.gov/pmc/articIes/PMC6204042/.

［218］GoMo Health. Combatting the Top Challenges During Transitions of Care：2019. updated 2019/n/20/T17：34：53+00：oo.［accessed：11 June 2022］. Available at：https：//gomohealth.com/2019/challenges-during-transitions-of-care/.

［219］Erickson AK. Transitions of care：The next frontier for hospital and community-based pharmacists. Pharmacy Today. 2016，22（4）：34-37.［accessed：11 June 2022］. Available at：https：//www.pharmacytoday.org/article/S1042-0991（16）00513-2/fulltext.

［220］Kristel Ier J. Transition of Care：Pharmacist Help Needed. Hosp Pharm. 2014，49（3）：215-216.［accessed：n June 2022］. Avai Iable at：https：//www.ncbi.n Im.nih.gov/pmc/articles/PMC3971101/.

［221］Institute for Healthcare Improvement. Science of Improvement：Establishing Measures updated［accessed：22 May 2022］. Available at：http：//www.ihi.org：80/resources/Pages/HowtoImprove/ScienceofImprovementEstablishingMeasures.aspx.

［222］Integrated Behavioral Health Partners. Process Measures updated［accessed：23 May 2022］. Available at：http：//www.ibhpartners.org/get-started/evaluation/process-measures/.

［223］Kilbourne AM，Beck K，Spaeth-Rublee B et al. Measuring and improving the quality of mental health care：a global perspective. World Psychiatry. 2018，17（1）：30-38.［accessed：23 May 2022］. Available at：https：//www.ncbi.nlm.nih.gov/pmc/articles/PMC5zz5149/.

［224］Institute of Medicine Committee on Quality of Health Care in America. Crossing the Quality Chasm：A New Health System for the 21st Century Washington（DC）：National Academies Press（US）；2001. updated 2001.［accessed：Available at：http：//www.ncbi.nlm.nih.gov/books/NBK222274/.

［225］Agency for Healthcare Research and Quality. Six Domains of Health Care Quality：updated［accessed：22 May 2022］. Avai Iable at：https：//www.ahrq.gov/talkingquality/measures/six-domains.html.

［226］International Alliance of Mental Health Research Funders. Driving The Adoption of Common Measures：2021. updated 2021/01/13/T1227：32-05：oo.［accessed：23 May 2022］. Available at：https：//iamhrf.org/projects/driving-adoption-commonmeasures.

[227] National Institute of Mental Health Data Archive NIMH Common Data Elements: updated [accessed: 23 May 2022]. Available at: https: //nda.nih.gov/contribute/nimh-common-data-elements.html.

[228] American Psychiatric Association. DSM-5-TR Online Assessment Measures: 2013. updated 2013. [accessed: 12 May 2022]. Available at: https: //www.psychiatry.org/psychiatrists/practice/dsm/educational-resources/assessment measures.

[229] World Health Organization. WHO Disability Assessment Schedule (WHODAS 2.0): 2012. updated [accessed: 23 May 2022]. Available at: https: //www.who.int/standards/classifications/international-classification-of-functioning-disabliity-and-health/who-disabi liity-assessment-schedule.

[230] Pfizer. Instruction Manual-Instructions for PHQ and GAD-7 Measures: updated [accessed: 23 May 2022]. Available at: https: //www.phqscreeners.com/images/sites/g/files/g10016261/f/201412/instructions.pdf.

[231] University of Kansas. Assessing Community Needs and Resources Community Tool Box: updated [accessed: 12 June 2022]. Available at: https: //ctb.ku.edu/en/assessing-community-needs-and-resources.

[232] University of Kansas. 8. Increasing Participation and Membership Community Tool Box: updated [accessed: 12 June 2022]. Available at: https: //ctb.ku.edu/en/increasing-participation-and-membership.

[233] Centers for Disease Control and Prevention. Developing Program Goals and Measurable Objectives: updated [accessed: 12 June 2022]. Available at: https: //www.cdc.gov/std/program/pupestd/developing%20program%2ogoals%2oand%2oobjectives.pdf.

[234] Interactive RE-AIM Planning Tool updated [accessed: 28 May 2022]. Available at: https: //re-aim.org/applying-the-re aim-framework/re-aim-guidance/use-when-pIanning-a-project/planning-tool/.

[235] W. K. Kellogg Foundation. Logic Model Development Guide: 2004. updated 2004. [accessed: 28 May 2022]. Available at: https: //wkkf.issuelab.org/resource/Iogic-model-deveIopment-guide.html.

[236] World Health Organization. Implementation research toolkit. 2014. [accessed: 12 June 2022]. Available at: https: //apps.who.int/iris/handle/10665/110523.

[237] Assessments-RE-AIM: updated [accessed: 28 May 2022]. Available at: https: //re-aim.org/assessments/.

[238] World Health Organization. WHO evaluation practice handbook. 2013: viii, 151. [accessed: 12 June 2022]. Available at: https//apps.who.int/iris/handle/10665/96311

［239］University of Kansas. Chapter 36. Introduction to Evaluation I Section 5. Developing an Evaluation Plan Community Tool Box: updated［accessed: 12 June 2022］. Available at: https: //ctb.ku.edu/en/table-of-contents/evaluate/evaluation/evaluation-plan/main.

［240］Berwick OM. A primer on leading the improvement of systems. BMJ : British Medical Journal. 1996, 312（7031）: 619-622.［accessed: 22 May 2022］Available at: https: //www.ncbi.nlm.nih.gov/pmc/articles/PMC2350403/.

［241］Salvagioni DAL Melanda FN, Mesas AE et al. Physical, psychological and occupational consequences of job burnout: A systematic review of prospective studies. PLoS One. 2017, 12（10）: eo185781.［accessed: 05 May 2022］. Available at: http: //www.ncbi.nlm.nih.gov/pubmed/28977041.

［242］World Health Organization. Burn-out an "occupational phenomenon": International Classification of Diseases. 2019.［accessed: 18 March 2022］. Available at: https: //www.who.int/news/item/28-os-2019-burn-out-an-occupational-phenomenon-international-classification-of-diseases.

［243］Salyers MP, Bonfils KA, Luther L et al. The Relationship Between Professional Burnout and Quality and Safety in Healthcare: A Meta-Analysis. J Gen Intern Med. 2017, 32（4）: 475-82.［accessed: 03 May 2022］. Available at: http: //www.ncbi.nlm.nih.gov/pubmed/27785668.

［244］Dewa CS, Loong D, Bonato S et al. The relationship between physician burnout and quality of healthcare in terms of safety and acceptability: a systematic review. BMJ open. 2017; 7（6）: eo15141.［accessed: 30 May 2022］. Available at: http: //www.ncbi.nlm.nih.gov/pubmed/28637730.

［245］Garcia Cd L, Abreu LCd, Ramos JLS et al. Influence of Burnout on Patient Safety: Systematic Review and Meta-Analysis. Medicina（Kaunas）. 2019, 55（9）: E553.［accessed: 21 May 2022］. Available at: http: //www.ncbi.nlm.nih.gov/pubmed/31480365.

［246］AI-Ghunaim TA, Johnson J, Biyani CS et al. Surgeon burnout, impact on patient safety and professionalism: A systematic review and meta-analysis. Am J Surg. 2021: Sooo2-9610（21）00759-5.［accessed: 14 May 2022］. Available at: http: //www.ncbi.nlm.nih.gov/pubmed/34974884.

［247］Jun J, Ojemeni MM, Kalamani R et al. Relationship between nurse burnout, patient and organizational outcomes: Systematic review. Int J Nurs Stud. 2021, 119: 103933.［accessed: 15 May 2022］. Available at: http: //www.ncbi.nlm.nih.gov/pubmed/33901940.

［248］Higuchi Y, Inagaki M, Koyama T et al. A cross-sectional study of psychological distress, burnout, and the associated risk factors in hospital pharmacists in Japan. BMC Public Health. 2016, 16: 534. [accessed: 19 March 2022]. Available at: https: //www.ncbi.nlm.nih.gov/pmc/articles/PMC4939052/.

[249] Balayssac D, Pereira B, Virot J et al. Burnout, associated comorbidities and coping strategies in French community pharmacies–BOP study: A nationwide cross–sectional study. PLoS One. 2017; 12 (8): eo182956. [accessed: 19 March 2022]. Available at: https: //www.ncbi.nlm.nih.gov/pmc/articles/PMC5553933/,

[250] Jones GM, Roe NA, Louden L et al. Factors Associated With Burnout Among US Hospital Clinical Pharmacy Practitioners: Results of a Nationwide Pilot Survey. Hosp Pharm. 2017, 52 (11): 742–751. [accessed: 19 March 2022]. Avai Iable at: https: //www.ncbi.nlm.nih.gov/pmc/articles/PMC5735761/.

[251] Aljuffali LA, Alshabanah MO, Almalag HM. Cross–sectional study to evaluate burnout among pharmacy staff in Saudi Arabia during COVID–19 pandemic. Saudi Pharm J. 2022. [accessed: 19 March 2022]. Available at: https: //www.ncbi.nlm.nih.gov/pmc/articles/PMC8801617/.

[252] Johnston K, O'Reilly CL, Scholz B et al. Burnout and the challenges facing pharmacists during COVID–19: results of a national survey. International Journal of Clinical Pharmacy. 2021, 43 (3): 716–725. [accessed: 20 May 2022]. Available at: http: //www.ncbi.nlm.nih.gov/pubmed/33851288.

[253] Johnston K, O'Reilly CL, Scholz B et al. The experiences of pharmacists during the global COVID–19 pandemic: A thematic analysis using the jobs demands–resources framework. Research in Social & Administrative Pharmacy. 2022. [accessed: 12 June 2022]. Available at: https: //www.ncbi.nlm.nih.gov/pmc/articles/PMC8975180/.

[254] Calgan Z, Asian D, Yegenoglu S. Community pharmacists' burnout levels and related factors: an example from Turkey. International Journal of Clinical Pharmacy. 2011, 33 (1): 92–100. [accessed: 16 March 2022]. Available at: http: //www.ncbi.nlm.nih.gov/pubmed/21365401.

[255] Patel SK, Kelm MJ, Bush PW et al. Prevalence and risk factors of burnout in community pharmacists. J Am Pharm Assoc (2003) 2021, 61 (2) 145–150 [accessed 02 May 2022] Available at: http: //www.ncbi.nlm.nih.gov/pubmed/33069594.

[256] Dos Santos PM, da Silva CR, Costa D et al. Burnout in the Pharmaceutical Activity: The Impact of COVID–19. Frontiers in Psychiatry. 2021, 12: 771462. [accessed: 06 June 2022]. Available at: http: //www.ncbi.nlm.nih.gov/pubmed/35126195.

[257] Kang K, Absher R, Granko RP. Evaluation of burnout among hospital and health–system pharmacists in North Carolina. Am J Health Syst Pharm. 2020, 77 (6):

441-448. [accessed: 29 May 2022]. Available at: http: //www.ncbi.nlm.nih.gov/pubmed/31950988.

[258] Lange M, Joo S, Couette PA et al. Impact on mental health of the COVID-19 outbreak among community pharmacists during the sanitary lockdown period. Ann Pharm Fr. 2020, 78 (6): 459-463. [accessed: 19 March 2022]. Available at: https: //www.ncbi.nlm.nih.gov/pmc/articles/PMC7539790/,

[259] International Labour Organization. Decent Working Time for Nursing Personnel: Critical for Worker Well-being and Quality Care [Publication]. 2018. updated 2018/12/19/, [accessed: 01 May 2022]. Available at: http: //www.i Io.org/sector/Resources/publications/WCMS 655277/Iang--en/index.htm.

[260] World Health Organization. Occupational stress, burnout and fatigue: updated [accessed: 01 May 2022]. Available at: https: //www.who.int/tools/occupational-hazards-in-health-sector/occup-stress-burnout-fatigue.

[261] Dvorkin J, Ellison D, Hemmila T et al. Supporting the Mental Health of Healthcare Workers-Institute of Clinical Systems Improvement. 2021. [accessed: 15 May 2022]. Available at: https: //www.icsi.org/wp-content/upIoads/2021/12/ICSl-Supporting-the-Mental-Health-of-Healthcare-Workers v1.1.pdf.

[262] Mind. Mental health at work: updated [accessed: 15 May 2022]. Available at: https: //www.mind.org.uk/workpIace/mental-health-at-work/.

[263] Mind. Resource 4: How to support staff who are experiencing a mental health problem. [accessed: 15 May 2022]. Available at: https: //www.mind.org.uk/media-a/4661/resource4.pdf.

[264] Mind. Home. Mental Health At Work. [accessed: 15 May 2022]. Available at: https: //www.mentalhealthatwork.org.uk/.

[265] Mental Health First Aid USA. Self-care: Where Do I Start? : 2021. updated 2021/09/28/T13: 49: 15+00: oo. [accessed: 15 May 2022]. Available at: https: //www.mentalhealthfirstaid.org/2021/og/self-care-where-do-i-start/.

[266] Substance Abuse and Mental Health Services Administration. Tips for Healthcare Professionals: Coping with Stress and Compassion Fatigue.6. [accessed: 01 May 2022]. Available at: https: //store.samhsa.gov/sites/default/fi Ies/SAMHSA Digital Download/P EP20-01-01-016 508.pdf.

[267] Substance Abuse and Mental Health Services Administration. Creating a Healthier Life: A Step-By-Step Guide to Wellness. 2016. [accessed: 02 May 2022]. Available at: https: //store.samhsa.gov/sites/default/files/d7/priv/sma16-4958.pdf.

[268] Mind. Wellness Action Plan. [accessed: 15 May 2022]. Available at: https: //www.

mind.org.uk/media/12145/mind wellness–action–plan–workplace.pdf.

[269] Holm S. Principles of Biomedical Ethics, 5th edn.: Beauchamp T L, Childress J F. Oxford University Press, 2001, 19.95, pp454. ISBN 0–19–514332–9. Journal of Medical Ethics. 2002, 28 (5): 332–.[accessed: 16 March 2022]. Available at: https: //jme.bmj.com/content/28/5/332.2.

[270] Varkey B. Principles of Clinical Ethics and Their Application to Practice. MPP. 2021, 30 (1): 17–28.[accessed: 15 March 2022]. Available at: http: //www.ncbi.nlm. nih.gov/pubmed/32498071.

[271] Neilson G, Chaimowitz G. Informed Consent to Treatment in Psychiatry. Can J Psychiatry. 2015, 60 (4): 1–11.[accessed: 16 March 2022]. Available at: https: //www.ncbi.nlm.nih.gov/pmc/articles/PMC4459249/.

[272] Appelbaum PS, Grisso T. Assessing patients' capacities to consent to treatment. N Engl J Med. 1988, 319 (25): 1635–1638.[accessed: 01 May 2022]. Available at: http: //www.ncbi.nlm.nih.gov/pubmed/3200278.

[273] Calogero S, Caley CF. Supporting patients with mental illness: Deconstructing barriers to community pharmacist access. Journal of the American Pharmacists Association. 2017, 57 (2): 248–255.[accessed: 12 June 2022]. Available at: https: //www japha.arg/article/S1544–3191 (16) 31006–8/full text. http: //www.ncbi.nlm.nih.gov/ pubmed/28153705.

[274] World Psychiatric Association. Code of Ethics for Psychiatry. WPA. 2020.[accessed: 16 March 2022]. Available at: https//www.wpanet.org/ files/ugd/842ec8 1d812c6b8a4f4d 24878ee1db8a6376f6.pdf.

[275] American Psychiatric Association. APA Commentary on Ethics in Practice. 2015. [accessed: 28 April 2022]. Available at: https: //www.psychiatry.org/File%20 Library/Psychiatrists/Practice/Ethics/APA–Commentary–on–Ethics–in–Practice.pdf.

[276] Hoop JG, DiPasquale T, Hernandez JM et al. Ethics and Culture in Mental Health Care. Ethics & Behavior. 2008, 18 (4): 353–372.[accessed: 16 March 2022]. Available at: http: //www.tandfonline.com/doi/abs/10.1080/10508420701713048.

[277] Adams KE, Cohen MH, Eisenberg D et al. Ethical considerations of complementary and alternative medical therapies in conventional medical settings. Ann Intern Med. 2002, 137 (8): 660–664[accessed: 08 June 2022]Available at: http: //www.ncbi. nlm.nih.gov/pubmed/12379066.

[278] Murphy AL, Martin–Misener R, Kutcher SP et al. From personal crisis care to convenience shopping: an interpretive description of the experiences of people with mental ii lness and addictions in community pharmacies. BMC Health Services

Research. 2016, 16 (1): 569. [accessed: 12 June 2022]. Available at: https: //
doi.org/10.1186/s12g13-016-1817-4_

[279] Crespo-Gonzalez C, Dineen-Griffin S, Rae J et al. A qualitative exploration of
mental health services provided in community pharmacies. PLoS One. 2022, 17 (5):
eo268259. [accessed: 12 June 2022]. Available at: https: //journals.p Ios.org/p
Iosone/artic Ie? id=10.1371/journal.pone.0268259files/2710/article.html.

[280] Torjesen I. Access to patient records: Britain lags behind other countries. The
Pharmaceutical Journal. 2018. [accessed: 12 June 2022]. Available at: https: //
pharmaceutical-journal.com/article/feature/access-to-patient-records-britain-lags
behind-other-countries.

[281] Hall B, Kelly F, Wheeler AJ et al. Consumer perceptions of community pharmacy-
based promotion of mental health and well-being. Health Promot J Austr. 2021, 32
(1): 26-31. [accessed: 04 June 2022]. Available at: http: //www.ncbi.nlm.nih.gov/
pubmed/31821666.

[282] Aluh DO, Anyachebelu OC, Ajaraonye Cl. Comparison of pharmacists' mental health
literacy: Developed versus developing countries. Journal of the American Pharmacists
Association. 2020, 60 (5): S64-S72. [accessed: 05 May 2022]. Available at:
https: //pubmed.ncbi.nlm.nih.gov/32580909/.

[283] Muhorakeye o, Biracyaza E. Exploring Barriers to Mental Health Services Utilization
at Kabutare District Hospital of Rwanda: Perspectives From Patients. Frontiers in
Psychology. 2021, 12: 638377. [accessed: 05 May 2022]. Available at: https: //
pubmed.ncbi.nlm.nih.gov/33828506/.

[284] Witry M, Karamese H, Pudlo A. Evaluation of participant reluctance, confidence,
and self-reported behaviors since being trained in a pharmacy Mental Health First
Aid initiative. PLoS One. 2020, 15 (5): eo232627. [accessed: 12 June 2022].
Available at: https: //pubmed.ncbi.nlm.nih.gov/32365115/,

[285] Knox K, Fejzic J, Mey A et al. Mental health consumer and caregiver perceptions of
stigma in Australian community pharmacies. International Journal of Social Psychiatry.
2014, 60 (6): 533-543. [accessed: 12 June 2022]. Available at: https: //
journals.sagepub.com/doi/abs/10.1177/0020764013503149.

[286] O' Reilly CL, Wong E, Chen TF. A feasibility study of community pharmacists
performing depression screening services. Research in Social and Administrative
Pharmacy. 2015, 11 (3): 364-381. [accessed: 12 June 2022]. Available at:
https: //www.sciencedirect.com/science/article/pii/S1551741114003179_.

《2022 心理健康全程管理药师手册》配套手册

鸣谢

FIP感谢作者和审稿人对本出版物的贡献!

FIP和作者感谢专家组成员对本参考指南提出的宝贵意见和建议!

专家姓名	所属机构和国家
Sarira El-Den博士	The University of Sydney，医学与健康学院药学系讲师，澳大利亚
Claire O'Reilly博士	The University of Sydney，医学与健康学院药学系高级讲师，澳大利亚
Matej tuhec教授	临床药学和药理学教授，欧洲临床药学协会心理健康临床药师，斯洛文尼亚

FIP感谢欧洲临床药学学会（European Society of Clinical Pharmacy，ESCP）对本出版物的修订做出的专业贡献!

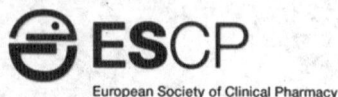

ESCP
European Society of Clinical Pharmacy

目录

1 背景

世界卫生组织（World Health Organization，WHO）认为，心理疾病是非传染性疾病的主要病种之一[1]。在全球范围内，超过10亿人遭受精神和成瘾性疾病的影响，这些疾病在不同性别中的发病率相同，并且可能导致过早死亡[2, 3]。这种过早死亡被认为是对《经济、社会、文化权利国际公约》第12条"健康权"的侵犯[4]。联合国大会在《政治宣言》中已经具体提到：糖尿病、心血管疾病、癌症和慢性呼吸系统疾病等非传染性疾病已严重威胁人类健康与生命[5]。为了使心理疾病得到全球的重视，联合国大会在心理健康方面加强了宣传力度，有针对性地推动心理健康管理和疾病治疗。

尽管WHO已经将心理疾病纳入非传染性疾病的范畴，但在提高心理健康意识，保证持续治疗，以及消除疾病带来的自卑感方面仍需更多的努力[6]。因此，通过适当的培训、接触并融入初级保健的工作中，药师队伍是可以在心理健康服务方面发挥作用的。药师有足够的能力和机会在社区中接触到有实际需求的患者，并提升其治疗效果。在培训专业医护人员和其他社区工作人员方面，WHO也制订了基于循证证据的维护心理健康行动方案，为全球范围内的心理健康培训和患者服务制订了标准[7]。

FIP是代表全球药师、药学科学家和药学教育工作者的国际组织，在FIP已出版的《2022心理健康全程管理药师手册》一书，为药师在心理健康服务工作提供了循证建议，并总结了心理健康治疗的重要成果[8-10]。尽管存在一些困境，如医疗机构和工作系统层面的障碍、其他医务人员消极态度和对患者的歧视等，但药师可以通过参与心理健康服务来改善这样的困境。缺乏培训是药师参与心理健康服务的另一个重大障碍，这可能让药师对如何提供恰当的心理健康药学服务缺乏信心。如果药学课程内容设计没有包含与心理健康有关的主题，那么药师在毕业后就会缺乏相应的技能。医疗机构或社区药房等缺乏训练有素的药师，就无法为心理疾病患者提供有效的药学服务。鉴于此，医疗机构或学术组织可以采取有效手段来克服这些困难，提高药师对心理健康服务的参与度，并为药师在心理健康服务方面提供专业持续发展（continuing professional development，CPD）机会。

政府和国家需要组织药师及其团队成员积极参与心理健康培训，包括心理健康急救（mental health first aid，MHFA）。MHFA是一项国际公认的、有循证基础的培训课程。这项课程能为药师和药学学生提供专业知识储备，从而解决社区居民的心理健康需求[11-13]。前期研究表明，基于理论知识和案例学习为基础的心理健康培训课程有助于改变药师对心理健康服务的认知，增加荣誉感和信心，提升知识储备和临床技能[14]。各个领域专家在心理健康相关服务方面对药师进行培训，这对药学服务的质量也有积极的影响[15]。

众所周知，药师有很多机会参与心理健康管理并为患者提供包括预防、筛查和管理等多项服务。药师充分掌握心理健康管理的知识和技能后，在减轻全球心理疾病的负担、促进社区心理健康方面将产生积极的影响。本出版物是《2022心理健康全程管理药师手册》的配套出版物，明确提供了社区药师所需的理论知识和临床技能要点，有利于在全球范围内进一步指导如何对药师进行心理健康服务的相关培训。

为支持全世界的药师提升自身水平，在心理健康服务中安全有效地提供服务和干预，本指南旨在：

•为药师提供心理健康服务的理论知识和临床技能；

•提供发展能力框架来指导药师在心理健康服务方面的持续发展；

•强调继续教育提供者应重点关注的内容，以支持药师的专业发展。

2 FIP 全球能力和专业发展框架

药师作为药物专家，是患者健康服务团队中的关键成员。然而，药师必须通过专业持续发展（CPD）来保持和提高他们的工作能力，并对日益复杂的医疗保健环境做出积极的回应。FIP认为：药师有责任保持和发展系统的专业知识、临床技能和具有正确的工作态度，以确保在整个职业生涯中具备持续发展的专业能力[16]。发展和保持专业能力的方法之一是接受以能力提升为目标的继续教育培训，这是一种结构化的培训和评估手段。通过这种方式帮助药师获得所需的知识和技能，使他们能够在一定条件下按照特定的标准完成工作[16]。以能力提升为目标的培训，最终达到的结果是明确的，学习者能够地知道他们必须做什么，培训者也能清楚地知道要提供什么样的培训或学习内容，医疗机构清楚地知道他们的员工需要什么样的专业技能。基于能力提升的培训重点是"执行"，而不仅仅是"知道"[17, 18]。随着以能力提升为基础的培训和继续教育在卫生专业领域被广泛接受，能力和专业发展框架在组织教育设计课程、规范职业准入、确定实践标准和促进专业知识发展等多方面都具有重要意义[18]。FIP制订了两个全球框架，分别描述了基础和高级药学实践的通用专业能力，即FIP全球专业能力发展框架[19]和FIP全球高级专业能力发展框架[20]。

2020年更新的FIP全球能力框架（GbCF）是一套能力和核心行为细则，普遍适用于全世界的药学工作者，特别是早期从业（基础级）的药师[19]。GbCF包括124条行为准则，分为23个专业能力领域和4个广泛的专业能力框架（医药公共卫生、医药健康管理、组织和管理以及专业和个人能力）。

FIP全球高级发展框架（GADF）是FIP GbCF的补充框架。FIP GADF旨在支持药师和制药科学家的高级专业能力的发展和认证，并覆盖了专业能力发展的各个阶段的目标[20]。GADF包括6个发展能力框架：专业实践能力，与他人协作能力、领导能力，管理能力，教育、培训和自我发展能力，开展科学研究能力。

GbCF和GADF旨在清晰地引导药师个人的职业能力发展方向，并获得核心知识和技能以及更广泛、更灵活的专业技能和应用能力，为药师进入高级专业临床实践阶段铺平道路。

FIP建议药师使用本知识和技能参考指南时，结合FIP的能力和专业发展框架，以明确自身职业发展有关的理论知识、临床技能和行为准则（图1）。药师将需要整合自身的理论知识、临床技能、工作态度和价值取向等多方面的能力并运用于实际工作中。FIP的参考指南将为相应的知识和技能提供指导，实现核心知识和技能的融会贯通。FIP提供的工具，包括能力框架、以实践为基础的配套手册以及知识和技能参考指南等相关资料，为药师持续的继续教育提供信息，亦可作为注册或从业许可准入的标准，或者用于药师对自身专业能力和职业发展的自我评价体系。

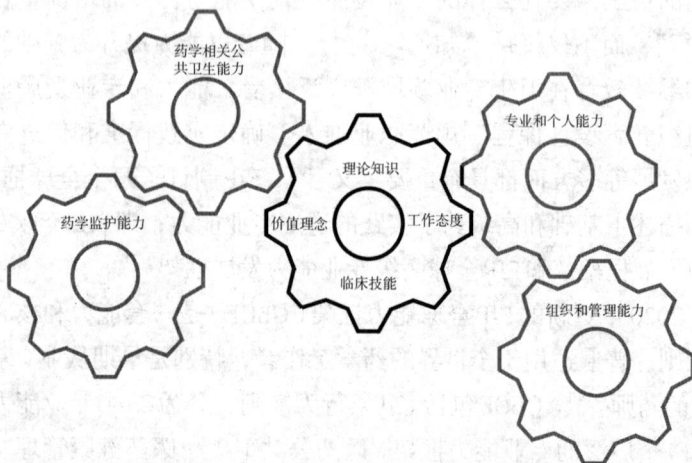

图1　能力群组是基于FIP全球专业能力框架，涵盖理论知识、临床技能、工作态度和价值理念等多个维度的综合表现[8, 19]

3 药师职业发展：知识和技能参考指南

3.1 关于指南

本指南提供了全面的药学服务所需知识和技能清单，以帮助药师在心理疾病药学工作中提高专业技能和更新知识体系。本指南是对FIP《2022心理健康全程管理药师手册》的补充，由专家组讨论后确定（见致谢）。

表14和表15列出了FIP建议的药师在心理健康全程管理工作领域所需的能力清单[8, 9]，并由具有心理疾病药学专业知识背景的专家组成员进行了内容审查。

3.2 指南内容

本指南包括两部分：

第一部分（表1）描述了药师提供心理健康全程管理药学服务所需的知识内容。在指南中，知识领域分为三类（图2）。

广泛领域——内容涵盖医学背景知识与临床指标、药品调配、公共卫生和用药宣传；伦理和合作。其中许多类别都与FIP全球专业能力框架（GbCF）的能力组合相关联。

核心领域——确定了与心理健康全程管理中药师的角色和与提供的服务相关的关键知识要点。

特殊领域——某些特定工作场景下所需的临床技能。

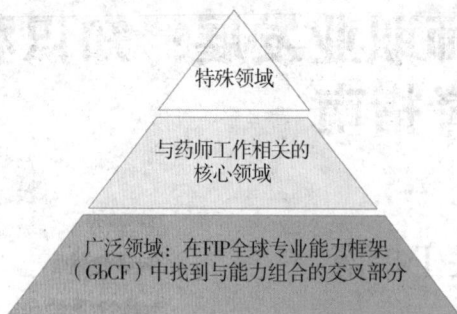

图2　知识指南中主题分组的层次结构

3.3　适用人群

本参考指南旨在为药师参与心理健康全程管理的工作提供参考信息，适用于所有参与心理健康全程管理的药师，并可根据个人情况结合其职业发展阶段，调整其工作内容。指南还提供了实施策略来支持药师履行职责，并为药师的继续教育提供心理健康领域的课程和项目来支持药师的职业技能提升。

3.4　合理使用

本参考指南可用于：

• 作为职业发展目标，支持药师提高心理健康服务方面的服务技能。

• 帮助药师在心理健康全程管理的工作中完善其药学服务内容。

• 为继续教育提供者设计培训计划提供参考。

3.5　资格认证

至关重要的是要认识到：药师的执业必须遵循当地、国家和管辖区对培训、认证的监管，以及专业和道德标准的要求，这些要求可能包括：

- 与之匹配的心理健康全程管理的工作内容与培训内容；
- 药师职业行为准则；
- 国家规定的培训计划或资质认证；
- 执业注册的要求；
- 专业培训机构的资质要求；
- 药师和其他医疗保健专业人员的工作范畴对应的法律规定。

表1　心理健康全程管理中药师的理论知识储备*[10, 21-39]

治疗领域	
人体系统	对以下方面的知识和意见：
神经系统	• 中枢神经系统（大脑和脊髓）、周围神经系统（神经和神经节）的解剖、功能以及可能发生的疾病
躯体健康	对以下方面的知识和意见：
	• 心理健康状况与慢性躯体状况之间的关系，特别是与肌肉骨骼、呼吸系统、心血管、内分泌、胃肠道和生殖系统有关
心理健康状况	对以下方面的知识和意见：
焦虑及相关疾病（如、恐惧症、广泛性焦虑症、强迫症、创伤后应激障碍）	• 焦虑症及相关疾病的风险因素、体征和症状；诊断标准、预防和筛查工具（例如，广泛性焦虑症-7量表（GAD-7）[26]；药物和非药物治疗方案；监测和治疗反应量表；随访方法；加重因素
抑郁症（如重度抑郁症、持续性抑郁症、经前抑郁症）	• 抑郁症的风险因素、体征和症状；诊断标准、预防和筛查工具（例如，患者健康问卷［PHQ-9］[27-29]）；药物和非药物治疗选择；监测和治疗不良反应；随访方法；患者病情恶化因素
药物相关成瘾性疾病（如酒精、阿片类药物或尼古丁）	• 药物相关成瘾性疾病的风险因素、体征和症状；诊断标准、预防和筛查工具（例如，酒精、吸烟和物质筛查测试［ASSIST］[30]）；药物和非药物治疗选择；监测治疗反应的程度；后续方法；患者病情恶化因素
双相障碍	• 双相障碍的风险因素；体征和症状；诊断标准；预防和筛查工具（如情绪障碍问卷［MDQ］[31]）；药物和非药物治疗方案；监测治疗反应的程度；随访方法；患者病情恶化因素

续表

治疗领域	
精神分裂症和其他精神病	• 精神分裂症和其他精神病的风险因素；体征和症状；诊断标准；预防和筛查工具（如临床全球印象-精神分裂症［CGI-SCH］量表32）；药物和非药物治疗选择；监测和治疗反应量表；随访方法；以及患者病情恶化因素
儿童神经发育障碍（例如，注意力缺陷/多动症［attention deficit hyperactivity disorder, ADHD］）	• 神经发育障碍的症状；诊断标准；药物和非药物治疗选择；并发症；多模式干预和发展目标
儿童自闭症谱系障碍	• 自闭症谱系障碍，挑衅行为，多学科管理方法（包括药物治疗）
喂养和饮食失调（例如，厌食症、神经性贪食、暴食障碍）	• 喂养和饮食失调的原因；体征和症状；诊断；管理；风险因素和合并的躯体或心理疾病 • 筛查可能有饮食障碍风险的人（例如，Sick, Control, One, Fat & Food［SCOFF］问卷）[33]
公共卫生和宣传	
公共卫生战略	对以下方面的知识和意见：
宣教	• 心理健康危机的临床表现和症状 • 宣传活动，包括反歧视、提供关于健康饮食、体育活动、戒烟戒酒以及控制体重的教育与支持 • 保持心理健康的方法（例如，锻炼、放松和冥想、自我调节；与家人、朋友和其他人的社交） • 通过正向访谈以寻求积极的有创造性的改变 • 心理疾病患者或照护者的支持团体
心理疾病的预防、早期发现和风险评估	• 疾病的早期表现和行为问题 • 心理健康需求和相关的风险因素的评估（例如，社交隔离，无保障的就业和失业，缺乏支持的工作条件，经济不平等，移民，无家可归，照顾他人，身体健康状况，压力事件） • 预防和筛查工具，如WHO-5福利调查问卷[34]；针对特定国家的心理健康急救法或国际筛查指南
筛选和转诊	• 药学服务领域的转诊体系 • 随访内容包括评估治疗方案的成功率、新发症状、管理恶化的体征和症状、必要时调整用药方案和更新患者的用药清单

续表

公共卫生和宣传	
针对临床实践的研究	对以下方面的知识和意见：
	• 如何运用实践研究结果支持社区心理健康服务（例如，服务质量提升、潜在受众人群、社区特定需求）。 • 多学科跨专业合作开展有需求的活动并作出干预措施，填补服务空白。

药学监护	
药品分类	对以下方面的知识和意见：
选择性 5 – 羟色胺再摄取抑制剂（selective serotonin reuptake inhibitors，SSRIs）	• 常见药品包括西酞普兰、舍曲林、帕罗西汀、艾司西酞普兰等 • 作用机制；药理学；药代动力学（如吸收、分布、代谢和排泄、毒理学）；药效学；不良反应、禁忌证和相互作用；剂量范围和给药途径；治疗地位；监护要点
选择性去甲肾上腺素再摄取抑制剂（selective noradrenaline reuptake inhibitors，SNRIs）	• 常见药品包括文拉法辛、度洛西汀等 • 作用机制；药理学；药代动力学（如吸收、分布、代谢和排泄、毒理学）；药效学；不良反应、禁忌证和相互作用；剂量范围和给药途径；治疗地位；监护要点
三环类抗抑郁药（tricyclic antidepressants，TCAs）	• 常见药品包括氯米帕明、阿莫沙平、阿米替林、地昔帕明、去甲替林、多塞平等 • 作用机制；药理学；药代动力学（如吸收、分布、代谢和排泄、毒理学）；药效学；不良反应、禁忌证和相互作用（特别是老年患者）；剂量范围和给药途径；治疗地位；监护要点；TCAs 的抗胆碱能副作用
单胺氧化酶抑制剂（monamine oxidase inhibitors，MAOIs）	• 常见药品包括可逆性（如吗氯贝胺）和非可逆性 MAOIs（如苯乙肼、司来吉兰、反苯环丙胺） • 作用机制；药理学；药代动力学（如吸收、分布、代谢和排泄、毒理学）；药效学；不良反应、禁忌证和相互作用（特别是老年患者）；剂量范围和给药途径；治疗地位；监护要点 • 可逆性和非可逆性 MAOIs 的区别 • 服用非可逆性 MAOIs 时的饮食指导
苯二氮䓬类	• 常见苯二氮䓬类药物包括氯硝西泮、阿普唑仑、劳拉西泮、咪达唑仑、氯氮䓬等 • 作用机制；药理学；药代动力学（如吸收、分布、代谢和排泄、毒理学）；药效学；不良反应、禁忌证和相互作用（特别是老年患者）；剂量范围和给药途径；治疗地位；监护要点；停药和停药后的治疗方案；老年患者使用苯二氮䓬的注意事项

药学监护	
中枢神经系统激动剂	• 常见药品包括哌甲酯、苯丙胺、右苯丙胺、二甲磺酸右苯亚胺等 • 作用机制；药理学；药代动力学（如吸收、分布、代谢和排泄、毒理学）；药效学；不良反应、禁忌证和相互作用（特别是老年患者）；剂量范围和给药途径；治疗地位；监护要点 • 合并症和ADHD治疗
第一代抗精神病药物	• 常见第一代抗精神病药物包括氯丙嗪、氟哌啶醇、奋乃静、Flphenazine等 • 作用机制；药理学；药代动力学（如吸收、分布、代谢和排泄、毒理学）；药效学；不良反应、禁忌证和相互作用（特别是老年患者）；剂量范围和给药途径；治疗地位；监护要点
第二代抗精神病药物	• 常见第二代抗精神病药物包括氯氮平、利培酮、奥氮平、喹硫平、齐拉西酮、阿立哌唑、帕利哌酮、鲁拉西酮等 • 作用机制；药理学；药代动力学（如吸收、分布、代谢和排泄、毒理学）；药效学；不良反应、禁忌证和相互作用（特别是老年患者）；剂量范围和给药途径；治疗地位；监护要点 • 新型多巴胺激动剂（如依匹哌唑、卡利拉嗪）及其在治疗地位 • 抗精神病药物多药联合；氯氮平的监测；合并症的处理
情绪稳定剂	• 常见情绪稳定剂包括锂、丙戊酸、卡马西平、拉莫三嗪、奥卡西平等 • 作用机制；药理学；药代动力学；药效学；药物方面（如吸收、分布、代谢和排泄、毒性）；不良反应、禁忌和相互作用；给药剂量和给药途径；治疗地位；监护要点；血药浓度监测；联合治疗的用法用量等
健康和医药信息	对以下方面的知识和意见：
	• 患者对药品信息的需求和认知以及对其疾病的认识 • 心理健康方面的非药物咨询和自我管理
用药错误和药物不良反应	对以下方面的知识和意见：
	• 精神治疗药物不良反应的相关安全警戒，并根据当地政策实施最佳预防措施 • 熟悉向药物警戒管理部门报告不良事件的程序；确定何时报告、如何准确报告；如何遵守地方和国家政策相关的法规

续表

药学监护	
	• 与药品包装和标签有关的用药错误以及应对方法 • 在临床实践中，精神药物的处方、供应、储存和管理相关的风险以及应对措施
心理健康方面的非药物支持	对以下方面的知识和意见：
社会心理支持	• 社会心理干预（如动机访谈、认知行为治疗、咨询和心理治疗）的循证基础和治疗地位
自我管理的教育	• 自我管理的技巧和支持系统的选择，包括选择支持和改善心理健康的生活方式
生活方式的改变	• 改变生活方式（如改善饮食、增加体育活动和冥想）作为心理健康管理的重要组成部分，可帮助患者实现治疗目标 • 精神障碍患者的各种有效的自我管理技能（即自我管理行为） • 熟悉本领域的转诊系统的其他成员和机构，包括：体重管理专家、营养学家、运动生理学家、心理健康专家、支持小组/会议或结构小组机构。他们可以对如何改变并维持健康的生活方式进行额外指导，并为患者建立非药物管理的治疗和监测计划（保留每次问诊的图表资料）
心理疾病患者的支持	对以下方面的知识和意见：
患者评估	• 疾病复发或现有症状恶化的征兆。 • 可使用的筛查工具，如患者健康问卷（PHQ-9）[27]，抑郁症症状快速问卷（QIDS-SR）[35]，或贝克抑郁症问卷（BDI）[36,37]，以及汉密尔顿抑郁症评分表（HAMD-17）[35]
用药依从性	• 评估患者的用药依从性 • 了解患者依从性不佳的原因，包括社会经济状况、与医疗机构/心理健康管理团队相关、病情相关、治疗方案相关以及患者相关（行为、信念和心理状态）等因素 • 依从性差所带来的影响（有证据表明依从性差与疾病的复发和较差的预后相关） • 提高依从性的手段，如咨询技巧、动机访谈、反馈式教育（teach-back method）、确保患者能在需要的时候得到药师的服务、利用团队进行服务、让患者了解治疗的好处、减少治疗的障碍（如费用支出、问诊地点、互联网的使用等）、指导患者在药师休息时间自行访问和使用健康信息管理工具

药学监护	
制订和实施服务计划	• 提供以有效的临床实践证据为基础的药学服务，以支持医务人员制订监护计划，并严格评估治疗方案和进行处方审核 • 合理用药（为特定患者提供其所需药物，并保证给药剂量符合其自身的情况），使得整个社区、国家的患者能以最低的成本在保证治疗效果的情况下实现合理用药
监测	• 监测患者的心理健康状况，包括确定监测指标以及其优先级，并加强教育，提升患者对合理监测的接受度 • 身体健康监测指标，包括体重、腰围、体重指数、用药依从性、血压、肝功能、是否存在Q-T间期延长的心电图、肝功能指标检查、骨密度、全血检查、电解质（维生素D、维生素B_{12}、叶酸、锌、镁）等
心理健康危机的预防和管理	对以下方面的知识和意见：
心理健康疾病的恶化或复发	• 心理健康恶化的流行率、征兆和临床症状 • 心理健康恶化风险较高的人群
对心理健康危机的应对	• 应对心理健康危机，包括：征兆（自杀意念）和症状；预防；风险/加重因素（例如，无法进行正常的日常活动，情绪快速波动，情绪更加激动，出现可能伤害自己或他人的行为，与学校、工作、家庭、朋友隔离，脱离现实，精神病，偏执狂）；针对不同级别健康危机的合理治疗 • 心理健康急救[38] • 应对心理健康危机时必须践行的价值观，例如，物质滥用和心理健康服务管理局（Substance Abuse and Mental Health Services Administration's, SAMHSA）的10项指导原则[39]
滥用药物	• 可待因、赛克力嗪、氯胺酮、曲马多、伪麻黄碱等药品的供应和使用中应考虑其潜在的被滥用的可能和相应的风险 • 形似和音似的药名的混淆 • 高危精神药物和需要严格监测以指导使用的药物（例如，锂、氯氮平） • 长期使用有较高滥用风险的药物（例如，含有可待因或二氢可待因的非处方药品、镇静抗组胺药、圣约翰草）所带来的相关风险
戒毒	• 鸦片类和阿片类药物的戒毒过程；快速戒毒带来的风险以及如何将这些风险降至最低；影响戒毒的因素

药学监护	
患者沟通	对以下方面的知识和意见：
沟通障碍	• 沟通障碍，包括文化和语言障碍
文化方面的考量	• 加强文化方面的考量，以便更好地与患者互动，让患者感到舒适、真实并愿意继续寻求进一步的帮助；帮助少数民族社区使用心理健康服务 • 沟通和系统障碍影响了患者对跨文化和跨语言沟通策略和服务需求 • 关注患者心理健康自我管理中的情感和偏好，以及如何将患者的种族和文化特征加入其支持方案中
患者信息	• 药品信息和关于生活方式调整的非药物建议，以支持心理健康状况的改善（例如，戒酒、锻炼、支持小组/会议或小组讨论等）
特殊风险人群	对以下方面的知识和意见：
新生儿	• 新生儿戒断综合征的基本病理生理学和管理目标 • 母亲妊娠期间接触阿片类药物和其他非法药物对新生儿带来的影响；以及在出生后的头几天如何处理新生儿因药物中毒和戒断症状所带来的健康问题
儿童和青少年	• 治疗和监测存在心理健康障碍的儿童和青少年所需的具体信息，包括：体征、症状、诊断、经批准/适用于儿童和青少年的药物、药物浓度的最佳目标范围、并发症和相关疾病（例如：惊恐障碍、广泛性焦虑症、分离焦虑症、社交恐惧症、特定恐惧症、强迫症和抑郁症）
妊娠期和哺乳期妇女	• 精神药物的致畸性和有心理疾病的女性的备孕注意事项 • 治疗和监测患有心理疾病的妊娠期妇女（特别是在围产期阶段），并制订合理的监护计划
老年人	• 治疗和监测患有精神病的老年人，包括精神障碍的体征、症状和诊断；基于患者主要器官功能的最佳药物浓度范围、用药禁忌以及不合理的用药 • 规避老年痴呆的潜在风险，包括关注心理健康状况（例如，治疗抑郁症），可以预防或推迟痴呆症的发生 • 区别阿尔茨海默病或其他形式的痴呆症的早期表现与其他心理疾病如抑郁症

续表

药学监护	
临终关怀	• 精神患者终末期的治疗和监测，包括设定药物治疗的最佳目标。在生命的最后阶段，心理疾病治疗的目的是对症处理 • 了解有关精神患者的临终关怀政策，并认识到姑息治疗或临终关怀的药学服务内容，可能因环境改变而改变，关注潜在的药物相互作用以及决定何时停药
组织和管理	
预算和报销	对以下方面的知识和意见：
	• 有关药品支出和报销的相关药品法律、法规和指南，以及如何与各种药品、医生的诊疗、新型医疗服务和报销协议相匹配（如医疗合作协议、初级医疗保健机构中临床药师的配备）
政策、法规和准则	对以下方面的知识和意见：
政策变化	• 关注心理健康新型药学服务模式实施、药师主导的心理健康全程管理和宣教对政策的影响等多方面，收集整合临床研究的结果，以支撑相关政策的变革和实施
规章制度	• 有关心理疾病患者和医药的相关医药法律、法规和指南，以及它们如何适用于各种制药场景和工作场景
专业人员	
跨专业的临床实践	对以下方面的知识和意见：
药师和其他团队成员的职责	• 作为多学科团队的一部分，药师在心理健康服务工作内容包括：优化药物治疗方案、药物调剂、提供用药信息、用药宣教、在专科诊所工作以及独立开具协议处方等 • 药师及其团队成员工作与患者需求相匹配 • 支持药师的工作内容、培训需求、合理薪酬和政策改变等相关规定的应用，利于药师真正融入医疗团队中 • 提供药学监护和药物审核 • 在与患者和医疗团队合作时，药师参与治疗方案的共同决策 • 对医疗团队的其他成员提供心理健康支持
全方位的专业发展	• 医生、护士、药师和其他医护人员在不同的工作场景中进行跨学科合作，药师可作为医院病房、初级医疗保健诊所和专科门诊等多学科医疗团队的一部分，全程参与患者的住院和门诊就诊过程

续表

治疗领域	
道德规范	对以下方面的知识和意见：
	• 在实施心理疾病管理前应获得患者或家属的知情同意 • 心理疾病患者同意接受治疗后，临床医生是否考虑到患者担心的问题，如个人经济和医疗保障等 • 授权书的内容应包括：是否为非自愿治疗、是否对自杀想法保密等 • 是否集思广益、共同决策 • 是否遵守临终关怀相关的政策
个人和职业发展	
个人和职业属性	对以下方面的知识和意见：
	• 医生、护士、药师和其他医护人员之间的跨学科合作 • 通过发展个人和专业技能，如自我评估、领导能力、创新和创业精神以及专业水平来为患者提供全面的药学服务 • 药师需要成为终身学习者
继续教育和继续职业发展	对以下方面的知识和意见：
	• 需要掌握最新的临床药学知识和技能，以便在一系列心理健康全程管理中识别、处理和解决复杂的药物相关问题 • 在心理健康治疗和服务提供方面，药师自我教育和培训需求

*药师需接受培训后方可使用表中提及的筛查工具。

使用规则应遵守当地和国家的法规和准则。

表2 心理健康全程管理的药师的相关临床技能[10, 40]

公共卫生和宣传	
宣教	• 根据患者所在的环境制订个体化药学服务计划，确定患者所需的心理健康服务的内容 • 减少对心理障碍患者的歧视，提高对心理健康的认知和重视 • 与医生、精神病学专家、精神科护士、患者家属、医药公司、医疗保险公司以及所有在心理健康全程管理方方面面发挥作用的各界人士等建立战略合作关系 • 目前，社区心理健康评估、心理疾病患者的转诊、用药清单审查、药物依从性管理和用药咨询等方面均存在不足，建立标准化服务流程、整合综合性心理健康医疗服务系统显得极其重要

续表

公共卫生和宣传	
宣教	• 为心理疾病患者提供连续的和优质的服务 • 支持政策变化 • 参与建设支持性照护项目，如由加拿大新斯科舍省政府新斯科舍省卫生和健康部资助的Bloom计划[40] • 在适当的时候参与处方的开具（如当患者被转诊到社区，进一步接受药师服务时） • 关注可能遇到心理健康问题和危机的个体或其他医务工作者，并为他们提供相关资讯
筛查	• 使用有效的风险评估工具，评估病患个体存在心理健康问题的风险 • 根据当地的政策法规，尽可能纳入更多的患者进行心理健康检查 • 向医疗机构或管理部门等重要机构发送心理疾病的发病情况和筛查结果
药品管理	
心理健康危机	• 识别存在可能发生心理健康危机的高危人群 • 药师应在工作职责范围内对患者进行心理健康问题和危机的全程管理
沟通技巧和激励性访谈	• 对心理疾病患者采用合理的动机访谈的策略和技术，以改善患者的异常行为、减轻其焦虑
多学科合作	
	• 药师在多学科医疗团队中的工作能推动合理用药方案的实施
道德准则	
考虑因素	• 患者对以下信息拥有知情同意权： ◦ 治疗目的； ◦ 治疗方案的具体内容，包括频率和给药方式； ◦ 治疗的利弊； ◦ 替代方案； ◦ 副作用或治疗后的潜在影响； ◦ 治疗费用或保险覆盖范围； ◦ 放弃治疗的后果； ◦ 谁为患者治疗。 • 考虑患者的心理状态与接受能力 • 尊重患者的隐私 • 在采取非自愿治疗时，依然要尊重患者自身的意愿 • 确保在采取非自愿治疗时，使用限制性最小的临床方法 • 确保向所有患者提供平等和公平的医疗服务

政策、法规和指南	
	• 促进政策制订，来支持药师在心理健康管理方面的作用 • 鼓励药师与医生、心理疾病专家、精神科护士和患者、医疗保险公司以及支持团体等建立战略伙伴关系，以拓展心理健康全程管理服务的内容

个人和职业发展	
教育和培训	• 制订和实施教育和培训计划，以提高药师在心理健康全程管理中的服务技能 • 建立患者、与药师之间的伙伴关系，以支持药师在心理健康服务方面的教育和发展
自己和同事的心理健康	• 关注同事的身体和心理健康状况 • 加强自我管理和减少压力的影响 • 能关注到同事的情感和精神需求 • 与同事培养并维持良好的关系 • 劳逸结合，培养生活情趣
临床决策的制订	• 在临床实践中整合并发展有效的临床干预手段 • 通过提供治疗相关信息和专业知识，与医疗团队其他成员共同决策制订心理疾病患者可理解的治疗方案和管理计划

4 药师心理健康全程管理培训课程 / 项目的设计要点

4.1 为药师量身定做的心理健康全程管理的培训内容

目前，FIP认为药师和医务人员的培训和专业课程对心理健康全程管理服务的维持和发展起着关键作用。我们建议以持续专业发展（CPD）的形式开展药师专业能力的培训，培训内容包括药师当前和将来的工作范畴。以FIP《2022心理健康全程管理药师手册》和本书中第3章的知识和技能参考指南为基础，培训内容将侧重于关注药师在心理健康全程管理的角色和提供的药学服务。在培训结束后，药师应能够在以下领域展现其专业知识和应用技能：

- 药品调剂；
- 药物重整；
- 药物治疗方案的管理；
- 用药清单审查；
- 用药咨询和宣教；
- 依从性宣教；
- 监测精神药物的安全和疗效；
- 酒精和与酒精相互作用的药物使用咨询和管理；
- 用药建议；
- 初级心理健康管理服务；
- 参与心理健康医疗机构中（如医院）的团队服务；
- 长效注射剂的监管。

药师在心理健康全程管理服务的前沿性工作包括：

- 对心理疾病的早期干预，包括扩大心理疾病筛查；
- 制订政策；
- 参与项目和方案的管理；
- 在法律法规的范围内，开具协议药物处方并给与药学监护；
- 参与专科门诊（如氯氮平门诊、锂剂门诊）的工作；
- 成为医院、精神病院或门诊部医疗服务团队的一员，扩大执业范围；
- 在社区提供心理健康治疗服务。

4.2　继续教育机构应考虑的因素

为了提高药师在心理健康全程管理方面的能力和水平，培训课程提供者应关注以下几个方面的内容，来支持社区、医疗机构和协会开展有效的培训项目、撰写指南和探讨继续教育的创新性等。

4.2.1　继续教育、持续发展和专业培训应缩小临床需求与专业能力的差距

心理健康全程管理的继续教育内容应符合当地的需要，并反映个人的专业发展需求，通过培训学习获得进步。

- 复杂的卫生系统和医疗环境可能会阻碍患者获得合理的心理健康服务。药师可根据当地需求参与心理健康全程管理工作。
- 药师需要持续终身学习与个人专业领域相关的知识与技能。因此，心理健康管理的继续教育应注重解决个人的专业提升需求，并提供一个全面的培训体系学习知识、技能和职业规范。
- 考虑本科生学习课程中的不足，临床实际工作的专业发展应以临床需求为导向，然后通过课程、继续教育和培训来为各层次的药师建立专业发展计划。

4.2.2　心理健康培训项目的国内外合作

开展药师心理健康培训项目的合作项目，可以：

• 共享资源；

• 越来越多的相关国际组织参与心理健康全程管理的工作，如世界卫生组织、联合国和FIP等，这样可以促进具备专业知识与技能的药师在多学科治疗团队中工作。

4.2.3　培训方案的质量保证和认证

心理健康专业的CPD课程已达到监管或专业机构所规定的标准和基准并已被认证。已认证的CPD课程不仅可以提供高质量的学术价值，而且能满足临床的需求。此外，培训课程和项目的认证有利于培训内容的标准化。

CPD培训目标应与参与心理健康管理药师的需求相一致。

根据表1和表2的内容，药师可了解个人知识和技能的存在的不足，并选择合适的CPD培训内容。

4.2.4　CPD 组织者和 FIP Seal 认证

FIP（Provision Partnerships Programme，PPP）计划提供了一个全球平台，帮助FIP成员根据当地的需求来促进药学队伍的专业建设。FIP提供了通过培训达到职业发展目标的机会。FIP可以与成员抓住变革性的机会，加速推动所有药学部门和药学队伍角色的发展。

2021年，FIP制订了标准，确保专业发展和培训计划的质量与FIP的使命、愿景和21项发展目标相一致。FIP Seal是对培训计划的整体质量与FIP目标、愿景、使命的一致性的认可。有意者可索取申请表和应遵循的规定，进行自我评估。

本指南所概述的知识和技能为药师提供了一个参考，他们可以据此评估自己在与心理疾病药学工作相关的能力。结合FIP的全球专业能力框架，本指南也是设计和实施持续培训计划的参考工具。尽管本指南很全面，但我们承认它可能不完全适用于所有的药学实践领域。因此，我们鼓励药师和专业继续教育机构将课程个性化以满足不同需求[41]。

5 参考文献

[1] World Health Organization (WHO). Non communicable diseases; 2021 [accessed: 14 June 2022]. Available at: https://www.who.int/news room/fact-sheets/detai1/ noncommunicable-diseases

[2] Thornicroft G. Physical health disparities and mental illness. The scandal of premature mortality: Br J Psychiatry. Cambridge Core. Cambridge University Press. 2018 [accessed: 19 June 2022]. Available at: https://www.cambridge.org/core/journals/the-british-journal-of-psychiatry/article/physical-health-disparitiesand-mental-i11ness-the-scandal-of-premature-mortality/06CD314810155127BFE42EEDFFFE49BB

[3] Rehm J, Shield KD. Global burden of disease and the impact of mental and addictive disorders. SpringerLink. Springer US. 2019 [accessed: 14 June 2022]. Available at: https://doi.org/10.1007/s11920-019-0997-0

[4] Saul B, Kinley D, Mowbray J. The International covenant on economic, social and cultural rights: Commentary, cases, and materials. OUP Oxford. 2014. doi: 10.1093/law/9780199640300.001.0001

[5] Lawrence D, Hancock Kl, Kisely S. The gap in life expectancy from preventable physical illness in psychiatric patients in Western Australia: Retrospective analysis of population based registers. BMJ. 2013; 346: f2539._doi.org/10 1136/bmj.f2539

[6] World Health Organization (WHO)-Regional Office for Europe. Integrating the prevention, treatment and care of mental health conditions and other noncommunicable diseases within health systems; 2019. [accessed: 19 June 2022] Available at: https://www.euro. who.int/_ data/assets/pdf_file/0004/397786/Mental-Health-Conditions ENG. pdf

[7] Keynejad R, Spagnolo J, Thornicroft G. WHO mental health gap action programme (mhgap) intervention guide Updated systematic review on evidence and impact. Evidence-Based Mental Health. 2021. doi.org/10.1136/ebmental-2021-300254

[8] International Pharmaceutical Federation (FIP). Focus on Mental Health: The contribution of the pharmacist. The Hague: International Pharmaceutical Federation; 2015. [accessed: 30 June 2022]. Available at: https://www.fip_org/file/1363

[9] International Pharmaceutical Federation (FIP). Beating non-communicable diseases in the community: The contribution of pharmacists. The Hague: International Pharmaceutical Federation; 2019. [accessed: 30 June 2022]. Available at: https://www.fip.org/

file/4694

[10] International Pharmaceutical Federation（FIP）. Mental health care: A handbook for pharmacists. The Hague: International Pharmaceutical Federation; 2022. Available at: https: //www.fip.org/file/5173

[11] Frick A, Osae L, Ngo S et al. Establishing the role of the pharmacist in Mental Health: Implementing Mental Health First Aid into the doctor of pharmacy core curriculum. Curr Pharm Teach Learn. 2021, 13（6）: 608–615. doi.org/10.1016/j.cptl.2021.01.027

[12] O'Reilly CL, Bell JS, Kelly P et al. Impact of mental health first aid training on pharmacy students' knowledge, attitudes and self-reported behaviour a controlled trial. Aust NZ J Psychiatry 2011, 45（7）, 549–557. doi: 10.3109/00048674 2011.585454

[13] Pham L, Moles RJ, O'Reilly CL et al. Mental health first aid training and assessment in Australian Medical, nursing and pharmacy curricula: A national perspective using content analysis. BMC Med Educ. 2022, 22, 70. doi: org/10.1186/s12909-022-03131-1

[14] Crespo-Gonzalez C, Dineen-Griffin S, Rae J et al. Mental health training programs for community pharmacists, pharmacy staff and students: A systematic review. Res Social Adm Pharm. 2022; [In press]. doi: org/10.1016/j.sapharm.2022.06.006

[15] Rubio-Valera M, Chen TF, O'Reilly CL. New roles for pharmacists in community mental health care: A narrative review. Int] Environ Res Public Health. 2014, 11（10）10967–10990. doi: 10.3390/ijerph111010967

[16] International Pharmaceutical Federation（FIP）. Continuing Professional Development/Continuing Education in Pharmacy: Global Report. The Hague, The Netherlands: International Pharmaceutical Federation; 2014

[17] United Nations Educational, Scientific and Cultural Organization（UNESCO）. Competency-Based Training. 2022 [accessed: 16 May 2022]. Available at: https: //unevoc.unesco.org/home/Competency-Based+Training&context=.

[18] Udoh A, Bruno-Tome A, Ernawati D et al. The development, validity and applicability to practice of pharmacy related competency frameworks: A systematic review. Res Social Adm Pharm. 2021, 17（10）: 1697–1718. doi.org/10.1016/j.sapharm.2021.02.014

[19] International Pharmaceutical Federation（FIP）. FIP Global Competency Framework-supporting the development of foundation and early career pharmacists-Version 2. The Hague: International Pharmaceutical Federation; 2020. [accessed: 18 June 2022]. Available at: https: //www.fip.org/file/5127

[20] International Pharmaceutical Federation（FIP）. FIP Global Advanced Development

Framework: Supporting the advancement of the profession version 1. The Hague; 2020; [accessed: 16 June 2022]. Available at: https: //www.fip.org/file/4790

[21] Australian Medicines Handbook. [digital]. 2022

[22] Therapeutic Guidelines [digital] Melbourne: Therapeutic Guidelines Limited; 2021. Available at: https: //www.tg org au

[23] O'Reilly CL, Bell JS, Chen TF. Consumer-led mental health education for pharmacy students. Am J Pharm Educ. 2010, 74 (9), 167. doi.org/10.s688/aj7409167

[24] El-Den S, Collins JC, Chen TF et al. Pharmacists' roles in mental health care: Past, present and future. Pharm Pract 2021, 19 (3), 2545. doi.org/10.18549/PharmPract2021.3.2545

[25] American Psychiatric Association. Diagnostic and statistical manual of mental disorders (5th ed.). 2013. doi.o rg/10.1176/appi.books.9780890425596

[26] Spitzer R L, Kroenke K, Williams JB et al. A brief measure for assessing generalized anxiety disorder. Arch Intern Med. 2006, 166 (10): 1092. doi.org/10.1001/archinte.166.10.1092

[27] Gilbody S, Richards D, Brealey Set al. Screening for depression in medical settings with the Patient Health Questionnaire (PHQ) A diagnostic meta-analysis. J Gen Intern Med. 2007, 22 (11): 1596-1602. doi.org/10.1007/s11606-007-0333-y

[28] Kroenke K, Spitzer RL, Williams JB The PHQ-9. J Gen Intern Med. 2001, 16 (9) 606-13. doi.org/10.1046/j.1525-1497.2001.016009606.x

[29] Patient health questionnaire (PHQ-9 & PHQ-2). American Psychological Association; [accessed: 26 Jun 2022]. Available at: https: //www.apa.org/pi/about/publications/caregivers/practicesettings/assessment/tools/patient-health

[30] Humeniuk R. The alcohol, smoking and Substance Involvement Screening Test (ASSIST): Manual for use in Primary Care. Geneva: World Health Organization; 2010. [accessed: 30 June 2022] Available at: https: //apps.who.int/iris/handle/10665/44320

[31] Hirschfeld RM. The mood disorder questionnaire. Prim Care Companion J Clin Psychiatry. 2002, 04 (01): 9-11. doi: 10.4088/pcc.vo4no104

[32] Haro JM, Karnath SA, Ochoa Set al. The clinical global impression-schizophrenia scale: A simple instrument to measure the diversity of symptoms present in schizophrenia. Acta Psychiatr Scand. 2003; 107: 16-23. doi.org/10.1034/j.1600-0447.107.s416.5.x

[33] Pritts SD, Susman J. Diagnosis of eating disorders in primary care. Am Fam Physician. [Internet] 2003 [accessed: 26 Jun 2022] Available at: https: //www.aafp.org/pubs/afp/issues/2oo3/0115/p297.html#afp20030115p297-t3

［34］Topp CW, Ostergaard SD, Sirndergaard S et al. The WHO-5 well-being index: A systematic review of the literature. Psychother Psychosom.2015, 84（3）: 167-176. doi.org/10.1159/000376585

［35］Rush AJ, Bernstein IH, Trivedi MH et al. An evaluation of the Quick Inventory of Depressive Symptomatology and the Hamilton Rating Scale for depression: A sequenced treatment alternatives to relieve Depression trial report Biol Psychiatry 2006, 59（6）: 493-501. doi.org/10.1016/j.biopsych 2005.08.022

［36］Richter P, Werner J, Heerlein A et al. On the validity of the Beck Depression Inventory. Psychopathology 1998, 31（3）: 160-168. doi.org/10.1159/000066239

［37］Lee A, Park J. Diagnostic test accuracy of the Beck Depression Inventory for detecting major depression in adolescents: A systematic review and meta-analysis. Clin Nurs Res. 2021. doi.org/10.1177/10547738211065105

［38］Morgan AJ, Ross A, Reavley NJ. Systematic Review and meta-analysis of Mental Health First Aid Training: Effects on knowledge, stigma, and helping behaviour. PLoS One. 2018, 13（5）. doi.org/10.1371/journal.pone.0197102

［39］Substance Abuse and Mental Health Services Administration（SAMHSA）. SAMHSA's working definition of recovery.［accessed: 26 Jun 2022］. Available at: https: //store. samhsa.gov/sites/default/files/d7/priv/pep12-recdef.pdf

［40］Murphy AL, Jacobs LM, Gardner DM. Pharmacists' experiences with the Bloom Program Application process. Can Pharm J（Ott）. 2020, 154（1）: 42-51. doi. org/10.1177/1715163520968120

［41］International Pharmaceutical Federation（FIP）. The FIP handbook for providers of programmes-supporting the FIP platform for provision through partnerships-advancing pharmacy worldwide. The Hague: International Pharmaceutical Federation; 2022. Available at: https: //www.fip.org/file/5109

2022

肿瘤患者全程管理
药师手册

国际药学联合会（FIP） 著

广东省药学会 组织翻译

李亦蕾 郑 萍 主译

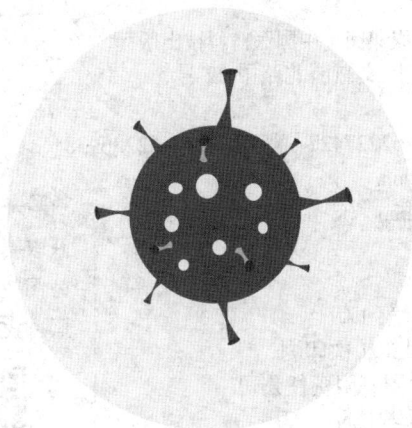

中国健康传媒集团

中国医药科技出版社 ·北京

图书在版编目（CIP）数据

国际药学联合会慢病药师管理手册 . 2, 2022 肿瘤患者全程管理药师手册 / 国际药学联合会（FIP）著；李亦蕾等译 . -- 北京：中国医药科技出版社，2025.3.
ISBN 978-7-5214-5106-1

Ⅰ. R192.8-62

中国国家版本馆 CIP 数据核字第 2025EG1941 号

北京市版权局著作权合同登记 图字01-2025-0613 号

美术编辑 陈君杞
版式设计 友全图文
出版 **中国健康传媒集团** | 中国医药科技出版社
地址 北京市海淀区文慧园北路甲 22 号
邮编 100082
电话 发行：010-62227427 邮购：010-62236938
网址 www.cmstp.com
规格 880×1230 mm $^1/_{32}$
印张 24 $^3/_8$
字数 629 千字
版次 2025 年 6 月第 1 版
印次 2025 年 6 月第 1 次印刷
印刷 北京印刷集团有限责任公司
经销 全国各地新华书店
书号 ISBN 978-7-5214-5106-1
定价 99.00 元（全 5 册）

获取新书信息、投稿、为图书纠错，请扫码联系我们。

译者委员会

广东省药学会　组织翻译

主　译　李亦蕾　郑　萍

副主译　蔡　晶

译　者（以姓氏笔画为序）

李亦蕾（南方医科大学南方医院）

郑　萍（南方医科大学南方医院）

谢　聪（南方医科大学南方医院）

蔡　晶（南方医科大学南方医院）

摘要

肿瘤是一类患者体内异常快速增殖的细胞从其原发部位转移或侵袭到其他部位的疾病。最常见的肿瘤是乳腺癌、肺癌和结直肠癌[2]。肿瘤仍然是全世界的主要死亡原因之一。2020年约有1000万肿瘤患者去世，平均每6个死亡人口中就有1人死于肿瘤[2]。此外，据统计，仅2010年在全世界范围内因肿瘤所造成的经济损失（包括预防和治疗的成本以及因肿瘤而损失的经济效益）估计超过1万亿美元。近年来，由于新型治疗方案的快速发展，预计肿瘤患者医疗成本将继续增长[1]。

肿瘤防治在全球范围内带来了沉重的经济负担。据估计，通过降低风险因素的影响和实施有效的预防策略，高达50%的肿瘤是可以避免的[2]。早期发现和优化治疗方案、去除肿瘤发展的风险因素，如吸烟、饮酒、不健康的饮食、缺乏体育锻炼和空气污染等，不仅可以直接减少肿瘤的发生，还可以减少其他非传染性疾病（non-communicable diseases，NCDs）对医疗系统的不利影响[2]。

考虑到肿瘤全程管理的复杂性，药师将通过他们的专业知识与医疗团队有机协作，最终为患者的健康做出宝贵的贡献。最值得注意的是，在整个肿瘤全程管理的过程中，从预防和筛查到宣教、监测和随访，药师的作用都很重要。在预防肿瘤方面，药师作为公共卫生的倡导者，呼吁公众采取更健康的生活方式，在降低患癌风险方面产生了积极意义。

肿瘤的治疗方案多种多样，药师可以利用他们的专业知识来确保肿瘤治疗方案的安全性和有效性。药师在负责合理调剂药物的同时，也具有优化治疗方案和提供优质患者教育的专业能力。药师还善于监测和处理肿瘤治疗相关的不良事件和并发症，并提供适宜的专业支持和临终关怀。作为医疗团队中不可或缺的一部分，药师也可将患者转诊至相关的专业人员和专家接受进一步的医疗处治。

在卫生机构工作的药师也可以根据他们的执业范围和当地的法律规定来调整其工作内容，如调整给药方案中的药物剂量、开具实验室检查以及启动支持性治疗等，从而发挥更大的作用。他们可以参与各种医疗协议或政策法规的制订，并为专业数据库和教育资源做出贡献，以进一步推动肿瘤全程管理的工作质量。

因此，在肿瘤全程管理这个关键领域中，药师从患者的药学监护、多学科团队协作和改善患者治疗结局等多个方面发挥着越来越重要的作用。药师完全有能力通过自己的工作直接减轻肿瘤所带来的医疗负担，并最终为减少所有NCDs带来的医疗损失做出贡献。

鸣谢

FIP感谢以下人士所做出的宝贵贡献!

Clara Elchebly（加拿大）

McGill University健康中心，临床肿瘤学药师

Mina Kovačević教授（斯洛文尼亚）

Institute of Oncology Ljubljana研究所助理教授和临床药学专家

欧洲肿瘤学药学协会教育委员会主席

Kofi Boamah Mensah博士（加纳）

Kwame Nkrumah University药学实践系讲师

University of KwaZulu-Natal制药科学学科研究员

Komfo Anokye教学医院高级专家（肿瘤学药师）

Folakemi Odedina博士（美国）

梅奥诊所综合肿瘤中心肿瘤学教授和企业负责社区推广和参
　　与的副主任

健康公平和社区参与研究中心副主任（CHCR）

CHCR全球健康平等倡议主任

梅奥诊所

Marko Skelin博士（克罗地亚）

University of Rijeka医学系助理教授

欧洲肿瘤学药学协会董事会成员

Irene Weru（肯尼亚）

Kenyatta国立医院临床药师

内罗毕大学健康科学学院药学系荣誉讲师

国际肿瘤学药学工作者协会秘书

本手册的内容是由作者和编辑独立完成的。

FIP感谢国际肿瘤药学执业协会和欧洲临床药学协会对本出版物的贡献！

ISOPP International Society of
Oncology Pharmacy Practitioners
A global community of oncology pharmacy practitioners striving for excellence in cancer care.

ESCP
European Society of Clinical Pharmacy

序言

我们生活和工作的世界正快速变化着，而肿瘤学是其中一个变化最为迅速的领域。药师在肿瘤全程管理中蓄势待发。进步和创新的关键是共同推进肿瘤临床药学实践的发展。这就是为什么国际肿瘤学药学执业协会（International Society of Oncology Pharmacy Practitioners，ISOPP）与FIP共同合作推出FIP实践转型计划，来支持药师在肿瘤预防、早期筛查、药学监护和治疗方案优化等诸多方面的工作。

本手册及其配套的知识和技能指南内容涵盖全面。从一名肿瘤专科药师的角度同时兼顾世界各地肿瘤患者全程管理的工作趋势，我很激动地意识到这个项目及其配套资源将对提升全球肿瘤专科药学实践的质量和标准产生深远影响。我想从以下三个主要工作领域来阐述药师为世界各地的肿瘤患者和他们的医疗团队提供的重要作用。

首先，药师改善临床治疗结局和患者生存质量。多年来，药师在专业技能方面的贡献已经达到新的高度，超越了传统的以调剂为主的工作范畴，增加了面向患者的临床工作内容。药师们对药物的独特理解使我们能够根据患者的个体因素提供个体化治疗方案建议和用药教育，并在选择适当的给药剂量、识别和管理药物的相互作用、在特殊药物的运输和采购等多方面做出自己的贡献。

其次，肿瘤医疗团队的发展和多学科协作的优势带来了机遇。许多专业机构包括ISOPP，都提倡药师作为肿瘤多学科医疗团队中的药物治疗专家参与工作。肿瘤科药师的新型工作环境也迅速拓展了其工作内容，包括用药监护、预防监测和管理药品不良反应等。

最后，药师必须成为终身学习者，并成为患者和大众的专业宣教者。专业机构丰富的继续教育资源为提升肿瘤药学实践的质量提供了很好的依据和平台。鉴于传统和新型抗肿瘤疗法可能存在着诸多不良反应，现在比以往任何时候都更需要药师对肿瘤生物学和其治疗原理有更为深入的了解，并利用我们在药物治疗管理方面的专业知识，为肿瘤患者和照护人员提供知识宣教和专业支持。

我们每个人每天醒来都有机会做伟大的事情，让这个世界变得更加美好。我们每个人打开这本手册都认识到肿瘤药学是一个复杂的领域，它有如此大的潜力对未来的药学工作产生深远影响。希望你稳步前进，即使在困难的时候也要坚持，相信自己，并记住：你可以利用你的肿瘤药学知识在每一天都产生积极的影响！

Evelyn Handel，PharmD，BCPS，BCOP
国家综合肿瘤网络药物和生物制品项目主任
国际肿瘤学药学执业协会主席，2022—2024年

前言

据统计，2020年大约每六个死亡人口中就有一个死于肿瘤，这也是全世界主要死亡原因之一。加上肿瘤预防和治疗的费用及相应的经济损失，肿瘤相关的经济成本超过了1万亿美元[1, 2]。因此，肿瘤给全球带来的健康和经济负担是不容低估的。我们需要立即采取有效措施来遏制其发展，从而降低对我们的影响。

世界卫生组织（World Health Organization，WHO）已将肿瘤列为其预防和控制非传染性疾病（NCDs）的关键医学领域之一。在2017年，WHO通过了"以综合手段预防和控制肿瘤"的决议，积极推动肿瘤预防、筛查和治疗的相关工作，最终实现降低肿瘤相关的死亡率的目标[2]。

由于药师在药物方面的专业知识，他们在不同的工作场景中实现了以患者为中心的肿瘤全程管理。

FIP启动了"非传染性疾病药学实践计划"，旨在为各成员组织和世界各地的药师提供战略支持，以全面发展药学服务。这些工作内容对非传染性疾病（特别是肿瘤）的预防、筛查、药事管理和治疗方案的优化产生持续的积极影响，从而改善患者的治疗结局和提升卫生系统的效率。该项目适用于所有收入水平的国家。

该项目还旨在培养与FIP发展目标（以患者为中心的药学服务）相匹配的、非传染性疾病管理的、跨专业的协作模式。本手册中描述的干预措施不是简单地提供一套有价值的专业服务体系，而是以持续改进的方式来重塑药学实践的内容。

虽然该计划主要与实现 FIP 发展目标DG 15（以患者为中心）相关，但它也同时实现 FIP 的其他几个发展目标：DG 7（推进综合药学服务）、DG 18（获得药品、器械和药学服务）、DG 5（专业能力发展）、DG 8（协作）、DG 11（成果和效益）和DG 12（药学信息）。

本手册确定并描述了药师主导的，在肿瘤预防、筛查、药事管理和治疗方案优化方面的具体的干预措施，以支持其药学实践的施行和工作内容的优化。

我们要感谢本手册的作者和编辑，以及为这一重要出版物进行审查的专家组成员。借此机会，我们也要感谢国际肿瘤学药学执业协会对我们专家咨询小组的支持和贡献。我们真诚地感谢他们为宣传药师在肿瘤全程管理中的重要性而做出的努力。

我们相信您会发现这本手册是支持药学实践改革和更好地服务社区的宝贵资源。我们邀请您使用这本手册和其他资源，您可以在FIP网站上找到相关资料。

Dominique Jordan
FIP 主席

Paul Sinclair
前任 FIP 医药实践委员会主席

Daragh Connolly
FIP 医药实践委员会主席

目录

1 背景

1.1 定义和特点

肿瘤是一类以细胞的异常生长为特征的疾病，它可以扩散或侵入身体的其他组织和器官，同时破坏正常的功能和健康的过程。肿瘤虽然可影响人体的任何部分，但通常由其原发部位或由其产生的细胞类型来定义[2,3]。更具体地说，肿瘤可分为实体肿瘤和血液肿瘤。实体肿瘤来自身体任何器官系统的异常细胞团，而血液肿瘤是指在血液、骨髓或淋巴中循环的异常细胞，可导致白血病、骨髓瘤或淋巴瘤[3]。

根据受影响的细胞类型，肿瘤可分为九种[3]：①肉瘤——来源于骨骼或软组织的肿瘤；②癌——由身体任何部位的上皮细胞形成的肿瘤；③白血病——在骨髓中形成的肿瘤；④淋巴瘤——始于T细胞或B细胞淋巴细胞的肿瘤；⑤多发性骨髓瘤——始于浆细胞的肿瘤；⑥黑色素瘤——来源于皮肤黑色素细胞的肿瘤；⑦脑和脊髓肿瘤——神经系统的不同细胞形成的肿瘤；⑧生殖细胞肿瘤——来源于生殖系统的肿瘤；⑨神经内分泌肿瘤——分泌激素的肿瘤。

关于术语，"瘤"一词用于描述生长状态不正常的细胞。癌性异常增殖的肿瘤是"恶性"的，而发展成肿瘤的可能性低的那一类肿瘤则是"良性"的。

目前有多种方法来对肿瘤进行分类。肿瘤等级用来描述组织样本中细胞的形态。在大多数情况下，确定肿瘤等级是通过对可疑器官或部位活检取得的组织样本来实现的。然后病理学家在显微镜下确定样本的等级[4]。

• 1级——分化良好或接近正常细胞（低级别）；

- 2级——中度分化（中级别）；
- 3级——分化不良（高级别）；
- 4级——未分化或大部分为异常细胞（高级别）；
- 5级——无法评估等级（未确定的等级）。

这一重要特征有助于肿瘤学家和医疗团队的其他成员确定和评估治疗计划，并对预后进行估计。

除了肿瘤分级外，肿瘤分期也被用来确定肿瘤的严重程度，用于治疗方案或者筛选临床试验的被研究者。TNM（Tumor，Node，Metastasis）系统最为常用[5]。

- T（Tumor）——原发肿瘤的大小和范围
- TX——主要肿瘤无法测量
- T0——找不到主要的肿瘤
- T1，T2，T3，T4——数字越大，肿瘤越大（可能有a和b级，如T3a或T3b）
- N（Node）——肿瘤区域淋巴结的数量和位置
- NX——受肿瘤影响的区域淋巴结无法测量
- N0——附近没有受肿瘤影响的淋巴结
- N1，N2，N3——数字越大，附近的淋巴结受肿瘤影响的程度就越大
- M（Metastasis）——肿瘤扩散到身体的其他部位（转移）
- MX——无法测量的转移灶
- M0——肿瘤没有扩散到身体的其他部位（没有转移）
- M1——肿瘤已经扩散到身体的其他部位（存在转移）

例如，T3N2M1肿瘤是指一个较大的肿瘤，周围组织有浸润性生长（T3），扩散到一个以上的淋巴结（N2）和身体的其他器官（M1）[5]。

另一个常用的分期系统将肿瘤划分为[5,6]：

- 0期——存在异常细胞，但没有肿瘤，也被称为原位癌

- Ⅰ期——原发灶通常限制在其起源的器官内
- Ⅱ期——比Ⅰ期更大的肿瘤，可能已经扩散到附近的淋巴结
- Ⅲ期——已经存在影响周围组织和附近淋巴结的肿瘤
- Ⅳ期——转移性肿瘤

也可以用具体的术语来描述肿瘤的特征[5]:

- 局限性——肿瘤局限于其原发部位
- 区域性——肿瘤已经扩散到附近的淋巴结、组织或器官
- 远端转移——肿瘤已经扩散到远端器官（转移）

除了观察肿瘤本身，还可以使用一些工具来评估患者的功能状态，如ECOG评分和KPS评分[7]。确定患者的一般状态有助于指导治疗方案，确定肿瘤的特性。

1.2 发病率和经济影响

肿瘤是全世界的主要死因之一，在2020年约有1000万人死亡，每6人中就有1人死于肿瘤[2]。在同一时间段内，近2000万个新的肿瘤病例被确诊，其中一半以上病例位于西太平洋和欧洲地区[8]。据预测，由于人口老龄化和人口增长，2040年将有2900万新增肿瘤病例[9]。

国际肿瘤研究机构的数据显示，2020年全球新发肿瘤病例中最常见的类型是乳腺癌、肺癌和结直肠癌[8]。对于男性而言，肺癌、结肠直肠癌和前列腺癌是最常见的肿瘤；而对于女性而言，乳腺癌、结肠直肠癌和肺癌是最常见的[8]。肿瘤在中高收入水平的国家似乎发生率更高，在收入水平较低的国家，肿瘤引起的死亡率似乎呈现出不成比例的高[8, 10]。在死亡率方面，因肺癌、结肠直肠癌或肝癌的死亡人数最多[8]。事实上，来自英国、美国和荷兰的生存数据显示，在所有阶段的患者中，男性和女性肺癌患者的五年生存率约为20%[11]。

此外，2010年全球因肿瘤损失的经济成本约为1.16万亿美元，

如果进一步计入患者和家庭的长期照护成本，估计总成本进一步增加到2万亿美元以上[1]。随着新型药物的研发与应用，肿瘤的治疗成本也会随着增加。

1.3 肿瘤全程管理中以药师为主导的干预措施

由于药师对药物的专业知识掌握以及在医疗团队中的工作整合，药师可以在提供高质量的肿瘤全程管理方面发挥各种重要作用。从调剂的角度来看，药师负责肿瘤治疗药物的安全准备、供应和调剂，这一点尤其重要，因为肿瘤治疗中使用的药物通常具有细胞毒性，因此需要相应的安全措施来尽可能降低其污染环境和意外暴露的风险。肿瘤治疗也可能是昂贵不可及的，这进一步体现了药师在保障药物供应方面的责任。药师在药品选择和处方审核方面也发挥了关键作用，帮助患者安全、有效和经济地使用治疗和支持性药物。

除了药品供应之外，药师继续提供越来越多的药学服务，以优化肿瘤全程管理的工作内容，并以改善患者的治疗结局为目标。通过生活方式的干预，药师可以对肿瘤预防产生有意义的影响。药房也是方便人们参加早期筛查服务的理想地点。药师利用专业知识，根据患者的各项指标、检查结果和合并药物（包括非处方药和传统、替代或补充药物）来评估肿瘤治疗方案的安全性和有效性。同时，药师加强用药管理，预防和处理与肿瘤治疗有关的不良事件和并发症。

数据显示，药师在住院和门诊等不同的工作环境中的工作内容具有临床意义和经济效益：药师被纳入医疗保健团队，并与各种医疗专业人士直接协作[12-14]；社区药师则在肿瘤筛查、用药教育和处方审核方面发挥作用[15-18]。

1.4　多学科协作

药师是医疗团队中不可或缺的一员，他们与不同的专业人员合作，确保为患者提供最佳的肿瘤全程管理服务。图1中药师与药房助理等其他工作人员紧密合作，以确保抗癌药物的正确供应、准备和调配。考虑到肿瘤全程管理的工作内容可能是复杂而繁琐的，药房团队的每一位成员在建立与患者之间的信任关系中都发挥着至关重要的作用。

药师也经常与不同专家（如肿瘤专家和医生）沟通协作以优化治疗方案和制订协作计划。药师还与照护人员密切合作，他们在提供全面的、以患者为中心的肿瘤全程管理方面发挥着重要作用。考虑到目前医务人员短缺，药师和其他临床专家之间的合作是确保全面、高效、可持续的肿瘤全程管理的关键[19]。

社会工作者、营养师、康复师、遗传咨询师、心理咨询师、健康宣教者以及患者本人也与药师共同合作，每个人的专业知识都是必要的。

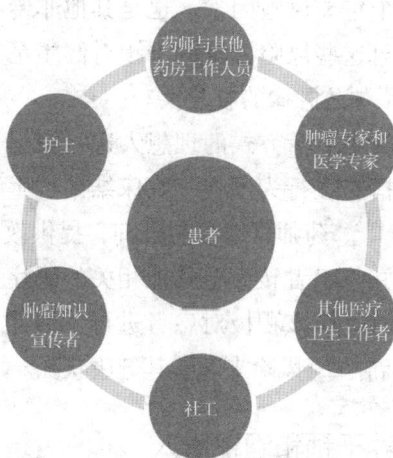

图1　以患者为中心的多学科肿瘤全程管理方法

2　肿瘤预防

据估计，所有肿瘤病例中有30%～50%是可以预防的[2]。考虑到肿瘤给患者及卫生系统带来的巨大负担，这就凸显了实施降低患病风险的措施和预防策略的紧迫性[2]。由于药师的专业知识和可及性，他们完全可以在肿瘤预防中发挥关键作用。此外，由药师主导的健康干预措施不仅有助于降低患癌风险，还能预防其他非传染性疾病如糖尿病和心血管疾病的发生。

2.1　营养、酒精、体重和运动

不健康的饮食、过度饮酒、肥胖和缺乏体育活动已被确定为肿瘤的高危因素，甚至可能与较差的预后相关，表现为更高的复发风险和死亡率[20, 21]。此外，这些风险因素也是相互作用的。例如，营养不良、过度饮酒和久坐不动的生活方式都会导致肥胖；肥胖是肿瘤的一个重要风险因素，也是其他非传染性疾病的风险因素。因此，针对这些风险因素的干预对健康至关重要的，其预期收益甚至超出了预防肿瘤的收益。

药师是促进健康生活方式的理想人选，数据显示，以药房为基础的健康促进措施在行为改变、临床结果、生活质量和成本效益方面均有好处[22]。药师可以参与咨询，提供教育材料，跟进生活方式的改变，并将患者转介至其他相关的医疗专业人士。药师在接诊患者的同时，应该积极对患者进行生活方式的干预，降低患者的疾病（包括肿瘤）风险来改善其健康状况。

2.1.1　营养干预和酒精摄入

营养和饮酒的影响是多方面的。营养价值低的饮食不能提供足量的微量元素，从而导致细胞损伤和抑制细胞的自我修复[20]。

具体地说，一方面，某些食物如红肉和加工肉类，特别是那些在高温下烹调的肉类，含有大量脂肪、血红蛋白铁和亚硝酸盐，这些均可导致肿瘤的发展，特别是肠癌[20, 23, 24]。另一方面，水果、蔬菜和乳制品可提供有益的微量元素，有益健康[20, 23]。此外，过量饮酒也可能与口腔、咽、喉、食管、胃和肝脏的多种肿瘤有关。饮酒通过不同的方式，如产生有害的代谢物，增加氧化应激，干扰DNA修复机制和改变激素代谢等多途径来致癌。酒精本身就是一种最高等级的致癌物[20, 25]。过度饮酒也与肿瘤相关的死亡风险相关[24]。值得注意的是，即使是少量的饮酒也会提升肿瘤发展的风险[25]。

应向患者提出有关其营养和饮酒的合理建议，其中可能包括[20, 25]：

- 多食用富含谷物、蔬菜、水果、豆类和纤维的饮食
- 限制食用脂肪、淀粉或糖含量高的加工食品的摄入
- 限制红肉和加工肉以及加糖饮料的摄入
- 限制酒精摄入
  - 一杯标准酒精饮料相当于：341ml（12oz）酒精含量为5%的啤酒或苹果酒；142ml（5oz）酒精含量为12%的葡萄酒；或43ml（1.5oz）酒精含量为40%的蒸馏酒（烈酒，如威士忌、杜松子酒或朗姆酒）[25]。
  - 为了减少肿瘤相关风险，建议女性每天饮酒不超过1杯，男性每天饮酒不超过2杯。
  - 为了减少与慢性疾病相关的长期影响，建议女性每周饮酒不超过10杯（每天不超过2杯），男性每周饮酒不超过15杯（每天不超过3杯）。

有关营养和饮酒的建议可能因当地的习惯、文化和政策的不同而不同，但一般来说，除了避免饮酒外，还要符合饮食多样化和限制加工食品的原则。因此，生活方式的建议应该根据患者的

喜好和能力进行个性化调整。药师与患者之间的信任关系利于在鼓励患者维持健康生活方式方面发挥着重要作用。欲了解更多信息，FIP开发的题为"营养和体重管理服务：药师工具箱"，提供了更多关于药师主导的营养服务的工作建议。相关资讯请登录网站：https://ncd.fip.org/。

2.1.2 体重管理和体育锻炼

据估计，肥胖和久坐的生活方式是全世界约占四分之一的肿瘤病例的相关高危因素[24]。可能通过不同的机制产生作用：肥胖与炎症介质的增加以及代谢和内分泌功能的异常有关[20, 26]；肥胖带来的慢性炎症状态更像是一种慢性压力状态，促成了肿瘤的发展，最终导致死亡风险的增加[24]。相反，定期的体育活动有利于支持健康的免疫系统和维持激素分泌功能，这可能降低肿瘤的发病率[20, 24]。

因此，保持健康的体重和保持一定体育活动是预防肿瘤的重要生活方式。应鼓励患者[20]：

•每天进行适度的活动（每周至少150分钟的中等强度、有氧锻炼）；

•将体重保持在健康范围内（身体质量指数在$18.5 \sim 24.9 kg/m^2$）；

•避免超重。

就像营养和体重管理方面的建议一样，在体重管理和体育锻炼方面的生活方式干预也应该根据患者的喜好和能力进行调整。通过提供以患者为中心的全程管理，药师仍然是支持和陪伴患者进行各种生活方式干预的重要盟友。干预的目标是降低其患癌和其他非传染性疾病的风险。FIP的《营养和体重管理服务：药师工具包》也提供了关于在药房环境中体重管理服务的药学建议。

2.2 戒烟

避免烟草摄入被认为是可预防肿瘤的最重要措施之一。烟草烟雾中含有许多不同的有害物质，如甲醛、苯和砷，这些物质都是肿瘤的致病因素，同时还会引起炎症并影响免疫系统[27]。吸烟可促进许多疾病的发展，包括心脏病、脑卒中、慢性阻塞性肺疾病、糖尿病和肿瘤[27]。吸烟还与多种不同类型的肿瘤存在相关性，如肺、食管、喉部、口腔、咽部、肾、膀胱、肝、胰腺、胃、宫颈、结肠和直肠的肿瘤以及急性髓系白血病等[27]。吸入大量二手烟也可能导致肺癌的发生。所有形式的烟草，如香烟、无烟烟草、雪茄、烟斗和水烟，都有可能对健康状况造成重大伤害[27]。

因此，努力实施、推进和鼓励戒烟计划是预防不同类型肿瘤发展的一个关键战略。药师在社区内有很高的地位，并且在支持患者戒烟方面受过良好的培训。荟萃分析显示，以药房为背景的戒烟计划既有效又符合成本效益，这一点已经得到证实[28, 29]。

更具体地说，药师可以向患者提供用药教育、行为干预和药物供应方面的支持。他们接受过必要的培训，可以就吸烟的危害、戒烟的好处和现有的治疗方案提供咨询和教育。他们也有能力进行必要的随访，包括使用WHO的5As和5Rs模型等方法[18, 30]。患者还可以从药师的工作中获益，以获得戒烟过程中的必要支持[18]。尼古丁替代疗法或其他药物，如伐尼克兰、安非他酮的替代使用，也可以由药师根据当地的法律法规、执业范围和处方权自主开具或指导患者使用。

2.3 空气污染和职业暴露

空气污染来自各种室内外活动，包括吸烟、做饭和供暖燃料的燃烧、发电和工业生产等；它也可能来自自然危害[31, 32]。例如，氡是一种自然产生的放射性气体和已知的致癌物，可能存在于岩石和土壤中[32,33]。在含有高浓度铀的特殊地质地区，会产生更多的氡气，并可能在封闭的空间（如住宅）内积聚，因此需要在这些环境中提供氡气含量的测量服务[34]。此外，空气污染也对健康有重要影响。根据WHO的数据，每10人中就有9人呼吸着污染的空气[35]。据估计，每年约有700万例死亡病例是由环境和室内空气污染造成的，其中90%以上的死亡发生在中低收入国家[35]。空气污染也是不同疾病的共同致病因素，包括呼吸道感染、脑卒中、心脏疾病和肺癌[35]。

在工作环境中接触或者吸入致癌物，也可能导致患肺癌和膀胱癌以及间皮瘤的风险[36]。在制造业、建筑业、采矿业和其他行业中长期接触石棉、金属化合物、烟雾和其他物质可能促进肿瘤的发展，在评估患病风险时不应忽视[37]。辐射是另外一个影响因素，它会损伤细胞，从而导致肿瘤的发生[33]。例如，高能辐射可在核电站的事故中大量释放[33]。

在医疗机构工作的人也可能会有接触致癌物的风险，包括那些危险药品的操作者[38]。然而，需要注意的是：一些医疗操作如医学成像技术和放射治疗，也会造成某种程度的细胞损伤，虽然致癌的风险很小[33]，但也可能是一个潜在的风险因素。

药师在指导患者的呼吸道管理方面发挥重要作用，包括：进行自我照护、非药物措施和非处方药的使用；坚持用药提升依从性；避免花粉和其他污染物的接触[31]。欲了解更多信息，可参考FIP已经出版的《2022慢性呼吸道疾病药师手册》。此外，FIP还提供了一项关于社区药师在支持患者呼吸道管理方面的作用的全球调查结果，题为"减轻空气污染对健康的影响：社区药师的作用-全球调查报告"。

在工作环境的管理方面，制订严格规定来限制工人接触致癌物，采用通风措施，以及提供足够的个人防护设备，是促进安全的工作环境和限制职业暴露的必要措施[36]。

2.4　阳光和紫外线暴露

暴露在紫外线（UV）下，或因增加阳光照射或使用人工晒黑设备而产生的紫外线辐射，也可能使患者罹患皮肤癌的风险增加，包括皮肤黑色素瘤、鳞状细胞癌和基底细胞癌[39]。2020年全球有超过150万例皮肤癌被诊断，防止过度暴露于紫外线仍然是一个关键的干预手段[39]。

有三种类型的紫外线，主要有两种对皮肤产生有害影响[40]。

•UVA射线：占紫外线的大部分，一年四季都普遍存在。它们穿透到皮肤深处，通过形成自由基和损害表皮免疫功能造成间接的细胞损伤，促成光老化的发生。UVA射线是由太阳发出的，也会出现在紫外线晒黑机中。

•UVB射线：也有可能通过诱导DNA中光老化产物的形成而直接损害细胞，一年四季都普遍存在，是晒伤的主要原因。

•UVC射线：被认为对皮肤的损害更大，但通常被臭氧层完全吸收。

暴露在少量的紫外线下是健康的，因为它有助于维生素D的合成，从而增强骨骼和肌肉系统的健康[39]。然而，由于过度暴露于紫外线会增加肿瘤发生的风险，药师在教育患者采用不同的保护措施方面发挥重要作用，包括[39, 40]：

•避免使用人工日光浴设备，如日光浴床；

•在高峰时段减少阳光照射，并躲避至阴凉处；

•穿着防护服，包括宽边帽和太阳镜；

•使用广谱防晒霜，在日晒前20~30分钟涂抹，至少每90分钟或浸入水中后重新涂抹。

药师能够很好地识别和教育正在服用可能导致光敏药物的患者。这些药物在过度暴露于紫外线的情况下，会增加皮肤癌的风险。服用此类药物的患者，包括四环素类药物、氟喹诺酮类药物、某些利尿剂和维甲酸类药物等，应采取各种防护措施，以尽量减少其发生风险[40]。

2.5 安全性行为

数种肿瘤可以由性行为传播（sexually transmitted infections，STI）。人乳头瘤病毒（Human Papilloma Virus，HPV）可以通过无保护措施的阴道、肛门或口交，或通过皮肤间的密切接触传播，最终导致宫颈癌[41]。外阴、阴道、阴茎、肛门或口咽道的肿瘤也可能由HPV引起[41]。病毒性肝炎，特别是乙型肝炎病毒（HBV）和丙型肝炎病毒（HCV），可以通过无保护的性行为传播，并可能导致肝癌[42]。

由于药店的可及性、较长的营业时间以及保密咨询室等多个优势，药店是推广和教育更安全的性行为的理想场所。例如，药师可以为患者提供合适的避孕方法，以减少性传播疾病的发生风险。其他更安全的性行为，如严格的一夫一妻关系、定期宫颈癌和性传播疾病的筛查以及疫苗接种，仍然是药师教育的重要内容[41, 42]。

2.6 疫苗接种

通过接种疫苗对肿瘤进行免疫预防仍然是一个重要措施。疫苗接种可被视为健康人群的一级预防，以防止致癌病毒感染。而对于接受过免疫抑制或根治性治疗的患者，它也可被视为二级预防，用来防止病毒感染复发[43]。目前，针对HPV和HBV的疫苗可用于预防病毒感染相关肿瘤的发生[43]。免疫计划对患者是安全的，能有效地保护患者免受致癌病毒的感染，而且价格低廉，成本效益高[43, 44]。目前，针对其他病毒的疫苗的研究和开发正在进行中[43]。

因此，接种疫苗可以直接预防某些类型肿瘤的发展，这在中低收入国家尤其如此。这些国家的疫苗接种率一直在下降，获得疫苗的机会也很有限，导致这些国家受到肿瘤的影响更大[44, 45]。

药师在倡导和积极参与免疫接种工作方面发挥着关键作用。他们可以通过提供有关疫苗接种的教育和消除对疫苗接种的误解，确定目标群体和筛查患者的疫苗接种资格，以及提供建议和分配疫苗来作为自己的工作内容[18]。药师还可以与学生、实习生和其他卫生专业人员合作，组织疫苗接种计划，在法律法规范围内开具和使用疫苗。

在系统层面上，药师应继续在国家免疫计划中倡导HPV和乙肝疫苗的接种。这将有助于促进疫苗的广泛实施，确保充足的供应，并有助于对疫苗相关不良事件进行标准化的监测和报告[45]。

FIP已经出版了各种文件，以帮助支持和指导药房在疫苗接种方面的工作实践，包括FIP疫苗接种计划：《给它一针：通过药师扩大免疫覆盖面》，以及《FIP疫苗接种参考指南：支持专业发展的知识和技能，并为疫苗接种的提供药学信息》。这些出版物可通过FIP网站获取。

案例分享

米格尔是一名社区药师，他的耐心、同情心和同理心备受赞叹。有一天，一个患者显得很沮丧，带着二甲双胍的新处方到药房来拜访米格尔。患者自述年度体检后被诊断出患有2型糖尿病，并且已经在接受高胆固醇血症和慢性阻塞性肺疾病的治疗，他对他的新诊断感到不知所措，并表示担心会出现其他情况和疾病，如心脏病发作、脑卒中和肿瘤。

因此，米格尔决定在具有保密性的咨询室与患者见面，并就他的新药物治疗方案向他提供药学咨询服务。米格尔还教育患者如何判断他新诊断疾病相关的健康状况，包括相关疾病、潜在并发症和自我监测的信息。与此同时，米格尔决定为患者提供健康生活方式干预方面的咨询，包括体重管理、营养建议和呼吸道管理，以减少他罹患其他疾病的风险。患者还同意尝试戒烟，采用米格尔提供的尼古丁替代疗法。米格尔还通过查阅在线疫苗登记册，确保患者的疫苗接种状态是最新的。

米格尔还提供了纸质的教育材料，并计划在一周后与患者进行电话随访，以评估他是否有这些重大变化。患者离开药房时对自己的健康状况感到安心，因为他获得了药师的专业指导和支持。

3 早期筛查和早期诊断

肿瘤的早期筛查的普及可以大大改善治疗结局，从而带来更高的生存率[46-48]。因此，应该采取有效措施来增加肿瘤早期筛查、早期诊断的普及率。首先，肿瘤筛查计划是针对无症状的个体，尤其是某些肿瘤的高风险人群，检测其体内异常细胞或早期癌细胞的存在[49]。通过早期筛查，完成早期诊断和早期治疗，可以减少肿瘤的总体发病率，并降低其死亡率[49]。而早期诊断计划更多地是针对那些已经出现疾病迹象和症状尚处于早期阶段的患者[49]。

药师与他们的社区建立了密切的联系，因此，药师有条件参与肿瘤筛查计划的工作，并可在必要时转介患者。来自系统性研究和其他文献的数据甚至显示出，在贫困地区社区药房内提供更多早期肿瘤检测干预措施的可行性[15, 16, 46, 50]。药师必须具备必要的理论知识、临床技能和医疗资源，以开展包括识别高危患者、进行筛查检测和管理筛查结果等活动。

对肿瘤筛查的宣传的理念已经深入人心，WHO也支持数个筛查方案[51, 52]。研究数据也显示了与肿瘤筛查在降低死亡率方面所带来的益处[46-48]。

通过WHO国际肿瘤研究机构的肿瘤筛查项目（Can Screen 5）是一个全球数据储存库，旨在收集、分析和宣传关于全世界肿瘤筛查方案和倡议的相关信息，以提高筛查质量、监测筛查过程和评估筛查结果[53]。

3.1 疾病风险评估

理想的早期肿瘤筛查项目应该识别患癌风险较大的个体。因此，药师应充分了解患者的高危因素和纳入筛查人群的标准。

可控的高危因素是那些与生活习惯相关的因素，如果减少这些因素的影响，可能会有利于肿瘤的预防[54]。这些风险因素包括吸烟、缺乏运动、肥胖和久坐不动、不健康的膳食和饮酒以及阳光和污染物的暴露[54]。相关信息可在第2章中找到。

不可改变的风险因素包括年龄、性别、种族、家族史、合并症和遗传异常等是无法避免的。然而，具有这些高危因素的患者可以迅速被筛选进入肿瘤筛查项目。

目前临床上应用了多种肿瘤风险评估工具，包括自我问卷调查或协作工具，以及基于网络的、基于纸张的和多方位的工具等，以帮助指导患者和照护人员识别高危患者。例如基于网络的在线工具，包括My Cancer IQ、乳腺癌风险评估工具和结直肠癌风险评估工具[56-61]。

3.2 早期筛查

3.2.1 方案实施

早期筛查项目并非完美，因为其结果可能会严重影响患者自身健康和医疗资源的利用。此外，为确保收益大过于风险，此类项目需具备以下条件：

在个体和集体中产生明显的收益，如减少发病率和死亡率[49]。在早期阶段发现肿瘤，可能采用更温和的治疗手段从根本上减少不良反应的发生[49]。

另外，筛查项目本身也有可能造成伤害，如接受筛查有关的疼痛以及对身体影响，如乳房X线检查可能构成潜在的辐射风险[49]。再者，错误的阳性结果可能导致更多的检查、过度诊断和过度治疗，而错误的阴性结果则可能延误诊断和治疗，这些都是需要考虑的[49]。

成功实施筛查计划的必要条件[49]：

• 管理规定：肿瘤筛查计划的人力分配、临床管理、资金来源和监测能力、筛查和转诊等均需遵守相应的规定。

• 多学科合作：对于优化工作流程，整合不同医疗团队机构是非常重要的。

• 人员培训：确保患者在接受筛查时得到专业的支持。药师应具备相关的专业技能。

• 数据更新：卫生信息系统和登记系统需实时更新，储存重要的文件，保持记录的完整性，形成质量保证和效果监测的数据库。

• 资金投入：筛查计划除了必要的设备和卫生系统的支持外，还应该包括获得专业医疗服务，这些都要依靠充足的资金投入来保障。

• 筛查宣教：药师们还需要教育工具和各种媒介来告知患者接受筛查项目的安全性、必要性。

筛查项目的成功实施有赖于这些条件的不断完善，药师有望在项目的任何环节都发挥其重要作用。

3.2.2　筛查指南

WHO在研究了成本效益数据后，根据其应对非传染性疾病的方法确定了宫颈癌、乳腺癌和结直肠癌的筛查指南[49, 51]。

3.2.2.1　宫颈癌

WHO最近在倡导预防和治疗宫颈癌的方面做出了巨大努力。近年来，它发布了消除宫颈癌的呼吁，并启动了加速消除宫颈癌的全球战略计划，目标是到2030年对70%符合条件的患者进行高效筛查，让适龄妇女一生中至少进行两次筛查，并为90%筛查结果呈阳性的宫颈癌妇女提供治疗建议[62]。

鉴于这些工作，WHO还在2021年发布了关于筛查和治疗宫颈癌前病变以预防宫颈癌的最新指南，其中包括[62]：

• 使用HPV DNA检测筛查测试作为初级筛查（由医疗机构或患者本人取样），代替巴氏涂片法。主要原因是由于HPV DNA检测结果与宫颈癌的相关性更好。

• 在30岁及以上的普通妇女中开始定期进行宫颈癌筛查，在使用HPV DNA检测筛查试验时，间隔时间为5～10年。

• 继续进行筛查，直到50岁以后有连续两次阴性的筛查结果[62]。额外的筛查建议可能因特定人群或亚群的不同而改变[62]。

3.2.2.2 乳腺癌

在乳房X线筛查项目中，低剂量的X线被用来生成乳房的图像。乳房X线的定期检查提高了乳腺癌检出和治疗成功的机会，同时减少了更激进的治疗方案的使用[63]。

一项系统性研究分析了来自11个国家或地区的20多份乳腺癌筛查指南，其中大多数指南都同意对40~74岁有患乳腺癌风险的妇女，每年或每两年进行一次乳房X线检查[64]。在推荐的筛查年龄、方法和时间间隔方面，各指南之间存在差异[64]。风险预测模型包括Gail模型和BOADICEA模型也可以用于减少乳腺癌的发展[64]。作者还指出，中低收入国家发表的指南很少，主要原因是他们对乳腺癌筛查的证据不足，以及缺乏制订指南所需的资源[64]。

因为缺乏强有力的证据，临床乳腺检查和乳房自我检查不是可靠的常规筛查方法[63, 64]。然而，建议妇女熟悉自己乳房的外观，并应将任何症状或变化报告给她们的医疗保健专业人员以便进一步评估。

一般来说，患者的乳房大小、形状和颜色应正常而且均匀，没有任何明显的肿块、肿胀或变形[65]。如果出现以下状况，患者应进一步寻求关注[65]：

• 皮肤出现凹陷、起皱或隆起；

• 乳头内陷或乳头位置改变；

• 乳头溢液；

• 发红、酸痛、皮疹或肿胀。

3.2.2.3 肠癌

对一般风险的个体进行肠癌筛查有助于降低其发病率和相关

死亡率[66]。筛查工具/方法包括[67]：

• 粪便隐血试验（guaiac，FOBT）或粪便免疫化学试验（faecal immunochemical test，FIT）——检测粪便中是否有血，可能与息肉或肿瘤或胃肠道出血或进食特定食物相关。

• 乙状结肠镜检查——将一根轻柔的管子插入直肠和结肠以寻找息肉和肿瘤，并钳取息肉或组织样本待进一步检查。

• 结肠镜检查——这与乙状结肠镜检查相似，管子可以检查到整个结肠。

• 其他方法——这些方法包括计算机断层扫描结肠造影（虚拟结肠镜）、双对比钡灌肠和粪便DNA测试等。

一项系统性回顾评估了15个全球肠癌筛查指南的建议[66]。总体来说，大多数指南都建议根据筛查项目以不同的间隔对50~75岁的平均风险患者进行筛查，即每年或每两年一次FIT或FOBT，每五年一次乙状结肠镜检查，每十年一次结肠镜检查[66]。研究者注意到在筛查间隔、筛查方法和目标年龄范围方面存在较大差异[66]。

3.2.2.4　其他肿瘤

其他针对不同类型肿瘤的筛查计划正在研究中，包括肝癌、肺癌、口腔癌、卵巢癌、前列腺癌、皮肤癌、胃癌和甲状腺癌[49]。

与乳腺癌类似，某些肿瘤的自我检查也是必要的。例如，患者可以进行睾丸的自我检查，并注意任何肿块或肿胀，或睾丸的大小、形态的变化[68]。皮肤癌的自我检查是使用ABCDE法，通过寻找痣的以下症状来识别任何早期的病变[69]：

• 不对称（Asymmetry）；

• 边界不规则，呈扇形，或界定不清（Borders）；

• 颜色变化（Colours）；

• 尺寸较大（Diameters）；

• 痣长大（Evolution）。

3.3　早期诊断

早期诊断及干预措施旨在识别肿瘤最初迹象和症状（或"危险信号"），以及通过早期治疗或转诊服务等减少晚期肿瘤患者的数量[48]。换句话说，这些措施的目的是保证在出现肿瘤的早期患者迅速获得转诊、检查和治疗等医疗服务。早期诊断通常与许多类型的肿瘤有关，包括乳腺癌、宫颈癌、口腔癌、喉癌、结肠癌、直肠癌和皮肤癌[48]。

作为一线的医疗专业工作者，药师经常收到药品使用以外的医疗咨询。因此，药师需确保患者出现任何令人担忧或"危险信号"时转诊以获取进一步的检查。例如，在对非处方药或传统药物、膳食补充剂或替代药物进行咨询时，就可以加强这方面的药学服务。参考文献如NICE的《疑似肿瘤识别和转诊指南》等，可帮助药师为早期诊断提供参考[70]。

3.4　药师参与的工作

药师通过参与早期筛查项目在肿瘤全程管理发挥了关键作用。药师可以通过各种方式向患者提供肿瘤早期筛查方面的教育，如在处方药包装中加入特有的肿瘤筛查推荐，健康生活方式干预、用药咨询，还可以提供教育材料，如在药房等候区进行传单或视频展示等。

药师也可以通过风险评估工具或标准化的调查问卷来确定筛查人群，并可以将他们转诊至其他机构接受进一步的检查。药师应该了解当地、地区和国家的肿瘤筛查计划，包括如何获得教育资源、快筛试剂盒和转诊途径的相关信息。当患者出现需要进一步检查的症状或体征时，应及时识别处理，这是药师在早期肿瘤筛查中的核心职责。

另外，如果有必要的资源和条件来确保肿瘤筛查项目的落地，那么肿瘤筛查可以在社区药店进行。例如，在瑞士的一个以社区药房为基础的结直肠癌筛查是通过使用问卷调查来评估患者高危因素来进行的[18]。那些高风险的个人被转给医生做进一步评估，而其余的个人则接受FIT测试和问诊服务[18]。FIT测试结果呈阳性的个人也会被及时转给医生[18]。在爱尔兰，社区药房通过网络提供筛查工具时，结直肠癌筛查的接受率有所提高[18]。同样，在西班牙，药师也经常参与肠癌筛查活动。目标人群在附近药房获得有关结直肠癌筛查的信息以及检测工具[18]。待患者在家里收集了样本后，就把收集了样本的检测试剂盒送回药店，药店再把样本送去进行实验室检测分析[18]。这些活动的分析结果显示，筛查接受率有所提高，而且患者对药房提供的服务的满意度也很高[18]。

　　挪威开展了一项基于社区药房的皮肤癌筛查计划。患者在药房咨询室拍摄皮肤照片，然后药店送到专家那里进行分析[18]。由于药店距离近，交通便利，被认为是开展此类筛查服务的理想场所。

🏛 案例分享

　　Yasmina 是一名社区药师，她认为与她的所有患者建立和保持信任关系是很重要的。一天早上，Yasmina 准备去为一位开始使用阿那曲唑治疗乳腺癌的患者提供咨询服务。当 Yasmina 走到咨询台前时，Yasmina 看到了她的一位老患者。

　　在咨询过程中，Yasmina 了解到患者是为她最近被诊断患有乳腺癌的姐姐来取药的。在提供药物咨询后，Yasmina 告知患者需要进行乳腺癌患病风险评估，因为 Yasmina 现在已经得知她有一个患乳腺癌的一级亲属。所以 Yasmina 向患者介绍了不同的乳腺癌筛查方法，包括自我检查和乳房 X 线检查以及基因检测，并强调了筛查对患者的重要性。在征得患者的同意后，Yasmina 起草了一封给患者的全科医生的信，告知他们应该对她进行进一步的风险评估。Yasmina 还为患者提供了教育资料，以便了解患者更多关于乳腺癌筛查的相关信息，她还表示可以回答患者的任何其他问题。

　　由于 Yasmina 与她的患者关系密切并建立了信任关系，因此她能够及时发现一个敦促患者接受乳腺癌筛查的机会，此外，她还利用作为一线医疗专业人员的工作角色，将患者转介至其他专家那里接受进一步的风险评估和筛查。

4 肿瘤全程管理

肿瘤的全程管理是复杂的，往往需要不同的专家和医护人员的协作。在药物选择方面，肿瘤学仍然是一个不断变化的领域，新的治疗方案层出不穷。

作为药物专家和医疗团队的重要组成部分，药师在肿瘤全程管理中发挥着关键作用，尤其是在优化药物治疗方案方面。药师了解肿瘤的临床表现、诊断标准和非药物治疗方案可以实现以患者为中心的全程管理。

4.1 临床表现和诊断

肿瘤的临床表现是多样的，根据疾病的发生部位表现出不同的症状和体征。这些体征和症状通常是非特异性的，也可能是由其他疾病或损伤引起的，这就需要仔细辨别，如发病时间、持续时间和进展情况，以提供尽可能准确的病史[71]。婴幼儿和儿童可能无法确定或说明他们的真实感受，这给病情的评估增加了一层复杂性。

肿瘤的常见症状包括[71, 72]：

• 头痛、视力或听力变化、癫痫发作；

• 睡眠或休息不能缓解的疲劳和极度疲倦；

• 疼痛没有改善甚至恶化；

• 不明原因的发热或盗汗；

• 没有改善的咳嗽或声音嘶哑；

• 原因不明的体重增加或体重下降至少4.5kg（或10磅）；

• 食欲改变，如食欲不振、吞咽困难、腹痛、恶心或呕吐；

• 肠道习惯的改变（腹泻或便秘），大便失禁或便血；

• 舌头或口腔有溃疡，嘴唇或口腔有出血、疼痛或麻木的情况；

• 膀胱功能变化，如排尿困难或血尿；

• 身体内有肿块；

• 乳房内有肿块，乳头变化、乳头分泌物；

• 皮肤的变化，如流血、肿块或鳞片状，新出现的痣或现有痣的变化，长时间不愈合的疮；

• 原因不明的不正常的出血或瘀伤。

肿瘤专家和医生可能采用不同方法来诊断肿瘤[73]：

• 实验室检查：对血液、尿液或其他体液进行检查，可能会检测由癌细胞产生的较高水平的肿瘤标志物，如甲胎蛋白、CA199、癌胚抗原和前列腺特异性抗原[74]。

• 影像学检查：如计算机断层扫描、磁共振成像、单光子发射计算机断层扫描、正电子发射断层扫描、核素和骨扫描、超声波和X线。

• 活检：医生通过针吸、内窥镜检查(如在结肠镜或支气管镜检查中)或手术取出组织样本，然后由病理学家检查该组织样本并进行分级[4]。

除了这些信息外，如果确认是肿瘤，医生还将确定肿瘤所处的阶段，这会决定治疗方案和预后的评估[5]。

4.2 药物治疗方案

肿瘤治疗方案有很多。一方面，治疗方案以治愈肿瘤为目的的被认为是根治性的，而以维持适当的生活质量为目的的治疗是有姑息性。另一方面，如果治疗目标是在其他治疗(如手术或放疗)之前减少肿瘤的大小，则称为新辅助治疗。如果治疗的目标是在其他形式的治疗之后用以消灭剩余的癌细胞，则称为辅助治疗。

4.2.1 激素治疗

激素治疗，也被称为激素或内分泌治疗，用于抑制或改变激素的水平以终止或减缓肿瘤的生长。这种类型的治疗主要用于乳腺癌和前列腺癌，但也可用于其他激素依赖性的肿瘤，如子宫内膜癌和肾上腺癌。应根据肿瘤类型使用不同类型的药物（表1）。

表1　用于肿瘤治疗的激素制剂[75, 76]

肿瘤类型	药品类别和名称	
乳腺癌	芳香化酶抑制剂	阿那曲唑，依西美坦，来曲唑
	选择性雌激素受体调节剂	他莫昔芬，雷洛昔芬
	雌激素受体拮抗剂	氟维司群，托瑞米芬
	黄体生成素释放激素（LHRH）激动剂	戈舍瑞林，布舍瑞林，亮丙瑞林，曲普瑞林
	雄激素治疗	睾酮
前列腺癌	雄激素剥夺疗法（抗雄性激素）	阿帕他胺，恩扎卢胺，达罗他胺，比卡鲁胺，氟他胺，尼鲁米特
	雄激素生物合成抑制剂（CYP17抑制剂）	阿比特龙，酮康唑
	LHRH激动剂	戈舍瑞林，Buserelin，曲普瑞林，组氨瑞林
	LHRH拮抗剂	地加瑞克，Relugolix

其他药物包括生长抑素类似物（兰瑞肽、奥曲肽）、促甲状腺激素激动剂、孕激素（甲羟孕酮、甲地孕酮）和降低催乳素的药物（溴隐亭、卡麦角林、喹高利特）。

大多数用于激素治疗的药物通常是通过口服、肌内注射或皮下注射等途径给药[75]。最常见的不良反应包括性欲减退、潮热和疲劳。在女性中，激素治疗还可能导致骨折、血栓、脑卒中和心脏病的风险增加[75]。即便如此，他莫昔芬是一种用于治疗激素依赖性乳腺癌的选择性雌激素受体调节剂，可增加子宫内膜癌的风险，呈现剂量和时间依赖性关系[77]。然而，治疗的益处可能大于风险，除非患者是子宫内膜癌的高危人群，否则不建议进行常规子宫内膜监测[77]。在开始使用LHRH激动剂治疗时也可能出现肿瘤复发，可能需要添加抗雄激素提升治疗效果[78]。

也可以考虑采取手术干预去除产生激素的器官如睾丸切除术或卵巢切除术，作为激素治疗的补充[75]。

4.2.2 化疗

化疗通过抑制快速分裂的细胞的生长和增殖而发挥作用，也可用于缓解肿瘤相关症状[79]。它的特异性不强，会对周围的健康细胞产生毒性作用。采用精确的剂量，监测相关不良反应和定期随访是药师的重要工作内容[79]。化疗药物可分为不同类别（表2）。

表2　肿瘤治疗中常用的化疗药[76]

类别	作用机制	药品名称
烷化剂	抑制脱氧核糖核酸（DNA）、核糖核酸（RNA）或蛋白质的合成	氮芥（环磷酰胺、苯达莫司汀），铂类药物（卡铂、顺铂、奥沙利铂），羟基脲
抗代谢物	由于与DNA和RNA的结构相似，在细胞合成时会中断DNA和RNA的合成	嘧啶类似物（阿扎胞苷、卡培他滨、氟尿嘧啶），腺苷类似物（克拉屈滨），嘌呤类似物（巯嘌呤）和叶酸拮抗剂（甲氨蝶呤、培美曲塞）
抗微管类	通过干扰微管的功能和形成来防止细胞的生长	长春生物碱（长春碱、长春新碱），紫杉类药物（多西紫杉醇、紫杉醇、卡巴他赛）
拓扑异构酶Ⅰ和Ⅱ抑制剂	抑制拓扑异构酶，该酶负责维持DNA的结构	伊立替康，托泊替康，依托泊苷，蒽环类药物（多柔比星、柔红霉素、伊达比星）

其他化疗药物包括天冬酰胺酶、博莱霉素、地西他滨、罗米地辛和伏立诺他[76]。

化疗通常是作为治疗方案的一部分与其他药物一起周期性给药。许多化疗药物通过静脉注射给药，但也有其他给药途径，包括口服、肌内注射、皮下注射、鞘内注射、腹膜内注射、动脉内注射和局部注射途径[79]。一些化疗方案需要通过中心静脉通路安全给药。鉴于这些药物潜在的细胞毒性，在配制这些药物时需要特别注意遵守相关标准和建议以防污染和意外暴露。

化疗药物的不良反应范围很广，其发生率和严重程度因化疗类别和具体药理作用而异。需要采取合理的预防措施来帮助预防不良反应，降低其严重程度，并坚持对肿瘤患者进行药学监护，使患者能够保持理想的生活质量。

4.2.3 靶向治疗

靶向治疗与化疗不同，化疗的作用是杀灭所有快速分裂的细胞，包括癌细胞和健康细胞。肿瘤靶向治疗的作用主要是影响特定的突变蛋白质的功能，这些突变通常会使肿瘤在体内生长和复制[80]。靶向治疗可通过不同的机制发挥作用，如支持免疫功能消灭肿瘤细胞、抑制肿瘤细胞生长、抑制肿瘤细胞的血管生成、向靶向细胞输送细胞毒性物质，以及防止激素依赖性生长[80]。靶向治疗药物可分为小分子抑制剂和单克隆抗体，前者主要针对细胞内靶点，后者附着在细胞表面的靶点受体上发挥作用[80]。通常在开始使用这些药物之前，需要进行药物基因学检测，以确认是否存在目标蛋白突变。

目前市场上有多种靶向治疗药物，每种药物都有特定的突变的目标蛋白。这些药物作用于不同的蛋白质、受体和配体，如HER2（如曲妥珠单抗）、CD20（如利妥昔单抗）、人类表皮生长因子受体（EGFR）或酪氨酸激酶（如厄洛替尼、舒尼替尼、伊马替尼、达沙替尼）、雷帕霉素靶蛋白（mTOR）（如依维莫司）、聚ADP-核糖聚合酶（PARP）（如奥拉帕利）、细胞周期蛋白依赖性激酶（CDK）（如palociclib、ribociclib、阿贝西利）和JAK1和JAK2（卢可替尼）[76, 81]。

另一种类型的靶向治疗是抗体-药物偶联物，它将一种抗体与一种药物结合起来。这类药物的作用是让抗体与肿瘤细胞结合，然后让偶联的药物进入细胞发挥其作用，从而减少对周围细胞的损害，如曲妥珠单抗-美坦新偶联物和维布妥昔单抗[82]。

该类药物的后缀提示了其类别[76]：

• -mab——单克隆抗体

• -佐米——蛋白酶体抑制剂

• -Nib——激酶抑制剂

• -olimus——mTOR抑制剂

这些药物可以通过口服、静脉注射或皮下注射途径给药[81]。常见的不良事件包括腹泻、肝毒性和皮肤反应[80, 81]。靶向治疗也可能产生耐药，因此，与单独的靶向治疗相比，靶向治疗与化疗或放疗一起的联合治疗可能会取得更好的治疗效果[80]。

4.2.4 免疫疗法

免疫疗法提高了患者自身的免疫功能，以对抗恶性肿瘤细胞。它以不同的机制发挥作用，如激活免疫系统杀伤特定的癌细胞，促进和加强免疫功能和免疫反应等[83]。目前临床上有不同类型的免疫疗法可供选择[76, 83]：

• 免疫检查点抑制剂：这类药物阻断了免疫检查点，这些检查点通常会阻止免疫反应的过度激活。通过阻断这些检查点，免疫细胞可以完全发挥其正常功能，对癌细胞做出更强烈的反应。目前，有几种针对特定的免疫检查点的药物，如PD-1（如帕博丽珠单抗、纳武利尤单抗、西米普利单抗），PD-L1（阿替利珠单抗、阿维单抗、度伐利尤单抗）和CTLA-4（如伊匹木单抗）。

• 免疫调节剂：这类药物能提高人体对肿瘤的免疫反应。可分为：细胞因子（白细胞介素、干扰素、长效干扰素）；卡介苗（具有抗肿瘤作用的减毒活菌）；免疫调节药物或生物反应调节剂如

（沙利度胺、来那度胺、泊马度胺）。这一类的其他药物还包括维生素A衍生物和咪喹莫特。

•单克隆抗体：如前所述，也称为免疫疗法。

•T细胞免疫疗法：肿瘤浸润淋巴细胞疗法和嵌合抗原受体治疗（CAR-T）修饰T细胞，主要针对血液系统恶性肿瘤。通过这些疗法，患者自身的免疫细胞被收集起来，然后在体外大量培养，再回输给患者。

免疫疗法通常通过静脉注射或口服途径给药，但也可能通过局部给药[83]。由于免疫疗法提高了机体的免疫反应，其相关的不良反应大多以炎症的形式出现[83]。这些不良反应被称为免疫相关的不良反应，有可能变得相当严重，甚至是致命的，需要住院治疗，并使用皮质类固醇或生物制剂来减轻免疫反应。

4.3 其他治疗方案

4.3.1 放射治疗

放射治疗，也叫放疗，既用于肿瘤治疗，也可用于肿瘤相关症状的缓解，通常与其他治疗联合使用[84]。这种疗法通过使用高剂量的辐射来杀死癌细胞并减少肿瘤的大小[84]。辐射可以通过体外放射治疗在体外进行，也可以把固体或液体的辐射源植入体内在体内进行[84]。外部放射治疗和固体放射源（近距离治疗）的内部放射治疗被认为是局部治疗，而液体放射源的内部放射治疗被认为是系统性治疗[84]。一旦DNA被充分破坏，细胞就会在放疗后的几天或几周内死亡[84]。

放射治疗除了对局部起治疗作用以外，附近的健康细胞也有被损害和破坏的风险[84]。人的一生中，某部位能耐受的辐射量是有极限的。为避免或减少放疗对附近正常组织器官的杀伤作用，可能有时候患者不能在同一部位接受再次放疗[84]。

4.3.2 手术

手术是为了切除肿瘤或缓解因肿瘤引起的疼痛或压迫症状[85]。手术可以是开放性的，也可能是微创的；有时可能不需要切开，采用冷冻、激光、热疗或光动力疗法等手段就可以完成[85]。

手术包括乳房切除、子宫切除、卵巢和输卵管切除、肺叶切除、前列腺切除、肠道切除等。手术并非没有风险，因此有必要根据患者的意愿和特征，分析手术的风险和收益。手术相关的常见并发症为疼痛、感染和出血[85]。

4.3.3 造血干细胞移植

造血干细胞移植（haematopoietic stem cell transplantation，HSCT）或骨髓移植是将健康的造血干细胞给予患者，常用于白血病、骨髓瘤或淋巴瘤治疗中[86]。该疗法包括以下步骤[86, 87]：

• 一旦患者被认为是造血干细胞移植的合适人选，第一步就是采集健康的干细胞进行储存。这些干细胞可以从血液、骨髓（通常来自髋骨）或脐带血（来自新生儿的胎盘和脐带）中获取。根据干细胞的来源，造血干细胞移植分为自体的（干细胞来自患者本身）、异体的（干细胞来自捐赠者），或同源的（干细胞来自患者的同卵双胞胎）。

• 此后，患者接受预处理（通常包括大剂量的化疗或合并放疗）以破坏现有的骨髓和癌细胞，并抑制免疫系统的功能。由于预处理引起的免疫功能下降，在移植期间和移植后要进行抗微生物（抗细菌、抗真菌或抗病毒）预防。

• 最后，健康的干细胞被移植到患者体内，它们将取代被预处理破坏的细胞，支持骨髓功能的恢复。在某些异体移植的情况下，移植的干细胞可能通过移植物抗肿瘤效应直接抑制癌细胞的增殖。

造血干细胞移植的并发症包括骨髓抑制和感染，以及所实施的化疗和放疗方案所带来的不良影响[86, 87]。异体移植完成后还可能发生移植物抗宿主病，即移植的干细胞识别出宿主的细胞是外来的，并开始攻击、损害器官，如皮肤、肝脏和肠道[86]。寻找干细胞与受体更匹配的捐赠者，以及使用免疫抑制剂有助于减少移植物抗宿主病的风险[86]。

4.3.4 补充或替代治疗

目前还没有有力的数据支持补充或替代治疗的应用对肿瘤治疗的益处。然而，某些措施用来缓解与肿瘤有关的身体和心理症状[88]。体育锻炼被推荐并被证明可有效改善生活质量[88]。其他措施，如冥想和压力管理（正念）、催眠、瑜伽、音乐疗法、认知行为疗法、放松、按摩、穴位刺激、通过想象和创作来进行纾解，也已被运用在实际的临床工作中[88-90]。

4.4 药师参与的工作

4.4.1 患者评估和药品管理

药师确保治疗方案的安全有效并发现和解决患者存在的问题，在患者评估和药品管理方面发挥着重要作用。药师应该在患者患病的整个过程中陪伴他们，在与患者接触的各个环节对其进行药学监护，如对新处方药的教育、非处方药和膳食补充剂或替代药物的教育、处方药的续方和用药咨询等。所有问诊信息应该详细记录在患者的就医档案中。如果患者出现任何症状恶化或危险信号时，应及时转诊。药学监护的主要内容包括：

• **治疗计划的有效性**：药师拥有丰富的专业知识和工具来理解治疗方案的适应证和治疗路径。虽然治疗团队主要负责确定治疗方案、选择合适剂量，但药师可以充当最后的"安全网"，确保药物方案符合患者的诊断、临床表现和预后。药师对口服药或那些可能在家中使用的药物应该尤其重视药物的配制和储存。

- **治疗计划的安全性**：对患者进行相关的不良事件的教育，并在治疗过程中对其进行监护，是药师确保安全和合理用药的关键环节。监护内容包括监测治疗过程中可能出现的不良事件和并发症，包括如何采用支持性措施来预防或处理这些事件的发生。在进行安全性评估时，药师也有责任适时将患者转给其他医疗专业人士，以便患者得到进一步的管理。

- **相互作用的风险**：药师需关注药物与药物、药物与食物以及药物与其他膳食补充剂之间相互作用的风险。接受肿瘤治疗的患者可能存在较大的发生不良事件和并发症的风险。因此，药师应进行彻底的药物重整，以确定肿瘤治疗药物和其他药物之间的相互作用，防止任何潜在的药物相互作用所带来的伤害。

- **用药依从性**：药师在评估患者的用药依从性方面发挥着重要作用。在肿瘤全程管理中，许多因素可能会影响患者规律服药。药品的可及性、成本和复杂的剂量方案等诸多问题可能都会影响患者用药是否能坚持。儿科患者可能无法完全表述自己的问题，他们在服药方面可能会遇到更多的挑战。因此，药师需充分评估这些因素，并鼓励患者坚持用药，最终达到确保疗效的目的。

- **成本和供应**：肿瘤治疗的治疗方案可能很昂贵，而且很难获得，这对患者来说可能是治疗的重大障碍之一。药师可以利用他们对医疗卫生系统的了解，指导患者通过特殊途径或慈善计划来选择合适的药品。

患者评估和用药管理是药师作为一线医疗保健专业人员的重要工作内容。肿瘤的诊断和治疗尤其会对患者的身心健康和医疗资源造成重大影响。因此，药师是支持肿瘤治疗和帮助他们保持生活质量的重要盟友。FIP的出版物《2022心理健康全程管理药师手册》可能是支持有心理问题困扰患者的一个宝贵的专业性资源。

4.4.2　药品的调配、储存和处置

4.4.2.1　危险药品

许多用于治疗肿瘤的药物可能对这些药物的操作者构成了重要的健康风险。据报告，因职业原因接触这些药物的工作人员对健康均表现出急性和慢性影响，从皮疹到不良的生殖结果，包括不育和先天性畸形[91]。

根据美国卫生系统药师协会之前的定义，美国国家职业安全与健康研究所（National Institute for Occupational Safety and Health，NIOSH）制订了危险药品（或危险药物）的定义，有助于建立关于药品处理、储存和调配的规则。该定义在全世界的卫生系统中被广泛使用[92]。

危险药品的定义是：在人类或动物身上呈现出以下一个或多个特征[92]：

- 致癌性；
- 致畸性或其他影响发育的毒性；
- 生殖毒性；
- 低剂量下的器官毒性；
- 遗传毒性；
- 具有类似结构或毒性特征的新药，按上述标准确定为危险药品。

危险药品包括用于肿瘤治疗的药物，但也包括一些抗病毒药物、抗生素、激素和可能干扰细胞生长和功能的生物制剂[38, 92]。细胞毒药物是危险药物的一个子分类[38]。它们通常影响细胞生长和增殖，对恶性肿瘤细胞和健康细胞都有毒性作用[38]。

接触危险药物时可以通过不同的途径发生，例如在刺破药瓶或安瓿后吸入飞沫、微粒或蒸汽，静脉注射药物，从注射器或输液管中排气，或处理输液设备或注射器时发生泄漏[38]。皮肤接触、意外口服和意外针刺伤是其他潜在的接触途径[38]。

虽然危险药品根据其特性被认为具有潜在的危险性，但是可以通过一些措施如改善操作方法、减少接触、开启通风或净化设置、使用个人防护设备等，来避免对操作者造成损害[92]。明确的规定和指引是必要的，可以尽可能减少这种污染和意外接触的发生。

NIOSH公布并更新了一份危险药品清单，可用于制订和指导有关处理、储存和调配这些药品的安全操作流程[91, 92]。国际肿瘤研究机构和威尔士州肿瘤研究所的eviQ也持有危险药品的清单[93, 94]。

4.2.2.2 医疗机构及零售机构安全用药指引

应采取明确的措施，限制与危险药品的直接接触，减少意外污染和暴露的风险。这对于直接经常接触细胞毒药品和其他危险药品的药师来说尤其重要。

国际肿瘤药学执业协会和欧洲肿瘤药学协会等机构已经制订了一系列关于处理细胞毒药品的详尽标准[38, 95]。关于医疗机构中危险药品的处理，安全指引建议包括[38]：

• 使用容器来运输危险药品，以降低泄漏导致的损害；

• 用于运输和储存危险药品的容器贴上清晰的标签和标识[95]；

• 使用独立的、一次性的包装，提供避光和破损保护；

• 实施有关危险药品泄漏或溢出的标准流程，包括提供防护包；

• 严格的卫生措施，在处理和调配危险药品时禁止吃喝或佩戴首饰；

• 关于危险药品、药品的细胞毒性风险、安全处理、无菌技术和使用个人防护设备的培训和教育；

• 定期检查用于配制危险药品的设备，包括控制适当的温度、通风、气流和空气质量。

关于药房中危险药品的处置、储存和调配，应采取不同的措施和预防措施，例如[38]：

• 个人防护设备，如处理危险药品人员需使用口罩、手套、头罩和保护衣；

• 使用专用的药品柜、储存箱、贴纸和其他标记来储存危险药品，设立专用区域；

• 调剂危险药品的专用设备，包括专用药丸计数器、药罐和清洁设备；

• 处置危险药品的专用设备和废物的无害化管理；

• 用于运输和调配的包装及标识采用清晰、不易损坏的包装材料；

• 溢出包或净化包的配备；

• 对药房人员进行有关处理、储存和调配危险药品的培训和教育。

4.4.2.3　居家安全用药指引

化疗药物可以通过各种途径给药，传统上是在肿瘤门诊和卫生机构用药。然而，通过肠外装置或口服自行给药的情况已越来越多。因此，应充分教育患者在家中如何正确储存和处置危险药品。

在家输液治疗肿瘤具有诸多好处。对于一些患者来说，在家输液可能是首选，因为它不受时间的限制。此外，在需要保持社交距离的情况下，如COVID-19大流行期间，在家输液更是一种避免治疗延误或中断的解决方案[96]。然而，这种输液方法也带来了挑战，包括输液设备故障的处理，以及在发生不良事件时缺乏有效管理[96]。

社区患者越来越多地使用口服抗肿瘤药物，因此，药师有责任教育患者如何正确储存和处置药物，以避免意外接触和污染。建议如下[38, 97]：

• 将药品安全地存放在儿童和宠物接触不到的地方，并远离食物和饮用水；

• 确保药品不受光线、极端温度和湿度的影响，最好是保存在其原包装中；

- 接触药品时要戴上手套，戴上手套前和摘下手套后要洗手；
- 使用药物专用药盒；
- 采取预防性的卫生措施，如小便时坐着，冲水时关闭马桶盖，并进行两次冲水；
- 将患者的衣物和床单等与其他家人的物品分开清洗；
- 避免将药品丢进厕所或垃圾桶，而是将弄脏的、损坏的、未使用的、停用的或过期的药品送回药房或医院妥善处理；

在操作危险药品和细胞毒药品时，必须确保采取适当的措施以避免污染和暴露。然而，在中低收入国家，在安全处理细胞毒药品方面存在着巨大的差异和差距[98]。我们应持续努力在全球范围内为医患双方的安全性提供必要的组织、后勤、资金和人力资源等多方位的支持[98]。

Ⅲ 案例分享

Nia 在一个小镇的社区药房工作。一位老年妇女来到药房柜台，说来取她的新药。药房助理邀请患者到咨询室，并通知 Nia。

在与患者见面之前，Nia 查看了患者的档案和药物清单。她发现这个患者最近被诊断为慢性骨髓性白血病，并对这个新肿瘤诊断表现出恐慌。在等待开始新的伊马替尼治疗周期时，她一直感到焦虑不安。

Nia 与患者见面，首先回顾了她的诊断，并解释了药物治疗方案，讨论了给药方式和可能出现的不良反应风险。患者对是否能够吞下药片表示担忧，于是 Nia 向她解释：如果她在吞咽方面有任何困难，她可以把药片溶解在一杯水或果汁中服用。

在咨询过程中，Nia 还注意到患者手中拿着一瓶圣约翰麦芽汁。当被问及该饮料时，患者解释说，她的诊断给她带来了巨大的困扰，影响了她的生活质量。因此，一位邻居推荐了这种非处方药来缓解她的负面情绪。

Nia 对药物相互作用的风险非常谨慎，她向患者解释道，不建议在服用伊马替尼的同时服用圣约翰草，因为伊马替尼的血浆浓度会明显地、不可预测地下降，从而影响她的肿瘤治疗。在整个讨论过程中，Nia 一直关注患者的反应，并提供了有益的建议，强调从事有规律的日常活动有助于保持生活质量。最后，Nia 安排患者在下次伊马替尼续方时进行随访。如果患者仍然存在焦虑等情况可以与她联系，如果需要进一步处理，Nia 会与她的治疗团队沟通。

5　治疗方案的优化

肿瘤治疗方案是复杂且日新月异的，不仅仅体现在给药方式和作用机制的不同，每种药品的安全性和耐受性也存在巨大的差异。作为药学专家，药师的工作目标除了帮助患者治疗肿瘤本身，还要保证这个治疗手段对患者来说是可控和可耐受的。

5.1　不良事件

5.1.1　术语和分类

美国国家肿瘤研究所已经制订并公布了与肿瘤治疗相关的不良事件通用术语标准（common terminology criteria for adverse events，CTCAE）[99]。CTCAE针对不同类型的不良事件的严重程度进行描述并分级[99]。

- 1级——轻度或无症状的不良事件；无须干预措施。
- 2级——中度不良事件；需要较少、局部或非侵入性干预措施。
- 3级——严重或显著的不良事件，不会立即危及生命，但需要住院或延长住院时间来处理。
- 4级——危及生命；需要紧急干预措施。
- 5级——死亡。

例如，口腔黏膜炎（一种以口腔黏膜溃疡或炎症为特征的疾病）这一不良事件在CTCAE第5版中定义如下[99]：

- 1级——无症状或症状轻微；没有干预指征。
- 2级——中度疼痛或溃疡，不影响口服；可能需要调整进食种类。
- 3级——严重的疼痛；影响经口摄入。

- 4级——危及生命，需要紧急干预。
- 5级——死亡。

5.1.2 药师的参与

作为药物治疗专家，药师可以高效地帮助预防、处理与肿瘤治疗有关的不良事件。例如，药师可以识别药品、替代药物或膳食补充剂、食物和疾病状态之间的潜在相互作用。通过审方和药学监护等服务，药师可以与患者合作，分析药品信息，并降低被其他医疗保健专业人员忽略的与药物相关的风险。通过咨询和随访为患者提供充分的用药教育，以确保患者能够关注和报告在肿瘤治疗过程中潜在的不良反应。

此外，药师是社区基础医疗保健提供者。因此，药师有机会充分收集患者的相关信息并筛查出潜在的严重不良事件。作为知识渊博的医疗保健专业人员，药师可以利用各种来源的医学资讯，包括指南、参考文件和医学文献等来帮助患者改善症状，或将他们转介给相关的医疗保健专业人员接受进一步处置。对于不太严重的不良事件，药师可以推荐患者采用非药物措施或非处方药，并教会患者进行自我监护以确保密切监测和随访。药师在某些地区还可以通过签约实践协议来独立启动治疗，及时帮助患者管理不良事件，作为支持性药学监护的工作内容。

药师要在优化肿瘤治疗方案中发挥全部作用，必须得到全方位的支持。例如，他们可以获取收集不同的临床信息，包括用药史、影像学结果、实验室检查和临床文件的许可，以帮助完成数据收集并支持他们临床决策。药师也应该在多学科团队中工作，如协助患者转诊至肿瘤科医生或护士以获得及时处理。

5.1.3 不良事件管理的临床实践

肿瘤的过程中出现相关的不良反应会对患者健康产生巨大影

响，可能导致治疗的中断甚至停止。药师是管理肿瘤治疗相关的不良事件的关键，通常在用药教育、识别与判断、转诊等全程药学管理过程中各环节发挥着重要作用。

5.1.3.1 情绪变化和疲劳

情绪变化和疲劳是常见的肿瘤治疗相关的不良反应[100]。虽然疲劳可能由不同类型的治疗肿瘤的药物本身引起，但也可能是由于疾病本身对个人的影响，如乳腺癌和前列腺癌影响激素分泌[100]。情绪变化和疲劳也可能由肿瘤患者所处的不同健康状况引起，包括焦虑和抑郁、贫血和营养需求的变化[100]。充足的休息和睡眠有时候能无法完全缓解这种与肿瘤治疗有关的疲劳，从而严重干扰日常生活、人际关系和工作状态[100]。

药师可在患者就诊或复诊时，通过问诊有关患者对日常活动的参与程度和疲劳感来筛查和判断肿瘤治疗相关的疲劳。药师还可以对患者的用药方案进行审方，以排除引发疲劳的潜在健康状况；寻找缓解疲劳感的有效措施[100]。药师应在适当的时机将患者转介至其他肿瘤治疗专家处接受处置。

5.1.3.2 恶心和呕吐

恶心和呕吐是一种不良反应，可能会严重影响患者的生活质量和幸福感。高达80%的接受化疗的患者会出现恶心和呕吐的情况[101]。如果恶心和呕吐没有得到很好的控制，可能会出现并发症，包括代谢和营养异常、厌食、食管撕裂、影响心理健康等[101]。

不同的高危因素包括肿瘤类型和治疗方案等因素都会影响不良反应的风险等级[101]。患者的风险因素包括既往化疗期间恶心和呕吐的发生和严重程度、年轻、女性、妊娠期间有孕吐史[101]。恶心和呕吐包括急性、延迟性（晚期）、预期性、突破性、顽固性和慢性等多种类型[101]。治疗方案根据恶心和呕吐的临床表现不同而有所不同。

一方面，多项研究正在观察多种非药物干预措施以应对恶心和呕吐；另一方面，大量的药物被用于治疗恶心和呕吐，如5-HT$_3$受体拮抗剂、NK-1受体（或P物质）拮抗剂、皮质激素和竞争性多巴胺（D$_2$）拮抗剂等。这些药物有望成为某些化疗方案的固定内容[101]。目前还有多项临床试验正在进行以探索更多的有效治疗方案。

药师是治疗患者恶心和呕吐的关键角色。从患者教育的角度来看，药师完全有能力对患者进行合理应用止吐方案的教育，并确保药物的准确使用；药师还可以就特定的肿瘤治疗方案向患者提供相关信息，协助患者预判恶心和呕吐的风险。此外，药师还可以对患者进行密切的随访，推荐非药物治疗措施，并在需要医疗介入时及时转诊患者。在医疗机构中，药师还可以在协定的实践协议或当地专业法规范围内，决定或开具止吐用药。同时，药师还可以参加各种临床工作如会诊，以指导这些常见不良反应的管理。

关于化疗引起的恶心和呕吐的管理的多个指南已经发布，为药师提供了相关的医学资讯来帮助那些需要干预的患者[102-105]。

5.1.3.3 预防感染

某些肿瘤治疗方案，如化疗，会杀伤体内不同血细胞，包括构成人体免疫系统主要部分的白细胞。因此，接受肿瘤治疗的患者可能更容易发生感染，其高风险时期通常是化疗后7~10天[106]。感染预防措施，包括在患者接受治疗时同时使用抗细菌、抗病毒或抗真菌药物，并在最后一次治疗结束后持续给药。粒细胞集落刺激因子可用于治疗中性粒细胞减少症。及时判断患者可能的感染迹象和症状并及时处理感染和防止并发症，是药学监护工作的关键。

在预防感染方面，为患者提供优质的用药教育很重要。药师应充分教育患者如何识别潜在的感染和相应的感染预防措施，以及何种状态下及时获取转诊服务。药师还可以审核抗微生物药品预防方案的剂量和给药途径是否合理，并教会患者正确的服用方法。

5.1.3.4 皮肤反应

不同类型的肿瘤治疗方案均可能导致患者皮肤和指甲的发生变化，并且临床表现的形式和严重程度也有巨大的差异[107]。因此，药师在教育患者采用非药物措施和非处方药进行对症处理方面发挥了关键作用。这些建议可用于降低相关不良反应，缓解这些不良反应的严重程度，实现对不良反应的用药管理。药师可以建议患者使用无刺激性的护肤产品和完善的紫外线防护进行干预。尤其是在使用表皮生长因子受体（EGFR）靶向治疗的情况下，需要通过抗菌预防和外用皮质类固醇来主动预防皮肤反应，包括痤疮样暴发和皮疹[108]。

5.1.3.5 其他不良事件

根据肿瘤治疗方案的不同，还可能出现其他不良反应，包括脱发、食欲不振、黏膜炎、腹泻和便秘[109]。首先，建立顺畅的沟通和协作机制以便监测患者的不良事件的发生。一旦发生，患者可以在第一时间联系到他的主管药师或者治疗团队成员，以便在必要时得到及时的评估和转诊。

5.2 并发症

药师在管理不良事件方面发挥着重要作用，因为如果不及时、合理地管理这些并发症，可能会导致不良反应加重甚至死亡，因此他们也是肿瘤全程管理医疗团队中不可或缺的一部分。

• **肿瘤溶解综合征（tumour lysis syndrome，TLS）**：这是血液系统恶性肿瘤患者中最常见的疾病相关急症[110]。当大量细胞在短时间内死亡，从而释放出大量细胞内容物时，就会发生TLS[111]，表现为：尿酸、钾和磷酸盐水平升高并伴有低钙血症，从而影响不同的器官如肾脏、心脏、肌肉和中枢神经系统等功能[111]。目前常用静脉补液水化和别嘌呤醇、拉布立酶、阳离子交换树脂和磷结合剂等药物来治疗TLS[111]。

- **发热性中性粒细胞减少症**：表现为患者发热（体温大于38℃或100.3°F）和中性粒细胞减少症（绝对中性粒细胞计算低于500/μl全血）[112]。此时，患者发生严重感染的风险更大。对接受抗肿瘤治疗的中性粒细胞减少高危患者应及时给予生长因子、粒细胞集落刺激因子或粒细胞-巨噬细胞集落刺激因子处理，以降低中性粒细胞减少的持续时间和发生风险[112]。

- **肿瘤相关的高钙血症或恶性高钙血症**：继发于骨形成和丢失失衡的血清钙水平升高（大于2.6mmol/L或10.5mg/dl，白蛋白调整后），高达30%的肿瘤患者均可出现[113, 114]。在轻度升高的病例中，患者可能没有明显症状，但可能出现嗜睡和肌肉骨骼疼痛[113]。高钙血症进一步加重的情况下，除了可能出现神经认知功能障碍甚至昏迷外，还可能导致血容量不足和肾损伤[113]。可使用双膦酸盐、地舒单抗和皮质类固醇来进行治疗[113]。

- **免疫治疗相关不良事件**：发生在接受免疫检查点抑制剂治疗的患者中，由于他们的免疫系统错误地识别其健康细胞，并在身体的许多不同部位引起炎症反应，如皮疹、肺炎、结肠炎、关节炎或肝炎等[115]。这些不良事件发生概率约为20%，如有必要，可以使用皮质类固醇或其他生物制剂进行处理[115]。

- **血栓栓塞**：治疗引起的血管损伤、高凝状态和癌细胞释放的凝血因子等均可导致患者血栓栓塞的出现[116]。应根据患者的治疗史、基础情况、合并症、肿瘤类型和治疗方案等因素，对其进行充分的血栓发生风险评估。预测模型和风险评估工具如Khorana评分，均可用来预估患者血栓栓塞的风险[116]。低分子肝素和直接口服抗凝剂已经成为预防和治疗血栓栓塞事件的首选药物。

肿瘤相关治疗带来的并发症可能会进一步加重治疗对患者造成的重大伤害。因此，药师需要及时判断患者出现的任何可能与其治疗相关的体征或症状。药师可以通过耐心的用药教育来帮助患者预防药物相关的不良反应，如预防感染。此外，在住院患者中，药师可以直接参与患者监护团队的工作，通过审查用药方案的安全性和有效性并实施监护计划来合理管理并发症。

5.3 特殊人群的治疗

5.3.1 肥胖患者

肥胖或病态肥胖的患者会给肿瘤全程药学监护服务带来挑战。有研究数据显示，体内脂肪含量高与患肿瘤风险增加有关[26]。这可能是通过多种机制来实现的：激素表达增加、高胰岛素血症和胰岛素抵抗、炎症增加引起的氧化应激，以及对生长和代谢调节的影响[26]。关键在于，肿瘤药物的剂量通常是根据体重或体表面积来确定的。因此，对于那些超过正常体重范围的患者，其给药策略可能更加复杂。药师在需要为患者选择合适剂量的同时，兼顾治疗方案的有效性和安全性。此外，药师作为一线医疗保健专业人员，需积极向肥胖患者提供健康生活方式的教育以降低他们患肿瘤和非传染性疾病的潜在风险。

5.3.2 有生育需求的患者

肿瘤治疗方案如化疗和放疗等对性腺均可能会产生毒性效应[117]。因此，针对如何保护患者的生育能力已经开展了多项研究，目前实施保留生育能力手术和冷冻保存生殖细胞均可选择[117, 118]。在这些情况下，药师需在患者教育中发挥积极作用，并及时将患者转介给生育专家。此外，药师还应就抗肿瘤药品的正确处置对患者进行用药教育以减少药品带来的污染。

5.3.3 儿科肿瘤患者

药师可能会遇到接受抗肿瘤治疗的儿科患者。事实上，据估计，每年大约有40万例儿童和青少年肿瘤病例被确诊，其中最常见的类型是白血病、脑癌、淋巴瘤和某些实体瘤，如神经母细胞瘤和肾母细胞瘤[119]。

儿童肿瘤很难通过筛查来预防和早期诊断，因此，针对儿科肿瘤患者的全程监护是一项复杂的工作[119]。而监护工作对于他们的生长发育以及对其照护人员的必要支持起着非常重要的作用。

🏛 **案例分享**

Lee是一名药师，在一家位于繁忙的肿瘤中心附近的社区药房工作。他的一位患者即将开始转移性非小细胞肺癌的治疗方案，因此患者还收到了定期的止吐药处方。在讨论止吐药的合理使用时，Lee注意到在妊娠期间有明显的妊娠剧吐史。

考虑到该患者有较高的出现恶心和呕吐的风险，Lee征得了患者的同意，并与医院的肿瘤科药师进行联系。Lee发现该患者将接受具有高致吐风险的化疗方案，这将进一步增加她在治疗期间出现恶心和呕吐的风险。幸运的是，肿瘤科药师通过医疗机构实施的合作协议为患者开具并向Lee的药房发出了新的"需要时使用"的止吐药处方。

在接收处方后，Lee配发了额外的"按需"止吐药，并安排了患者第一个化疗周期结束后的几天内的随访计划。

6 其他需考虑的因素

6.1 肿瘤预后和临终关怀

尽管在肿瘤的筛查、治疗和管理方面均取得了长足的进步，但患者的基础疾病、肿瘤分期和并发症的不同可能影响其预后。目前可采用预测模型，如姑息表现量表（palliative performance scale）、姑息预后指数（palliative prognostic index）和姑息预后评分（palliative prognostic score）等来判断其预后情况[120]。患者和家属的意愿也会影响肿瘤治疗方案：选择姑息性、舒适性抑或终末期支持治疗方案。保持生活质量，减轻症状，解决精神和心理困扰，提高对疾病和预后的认知，以及在患者走向生命终点的过程中为他们提供帮助等可能比医疗手段的介入更为重要[121]。

肿瘤终末期患者通常具有错综复杂的生理、心理和精神需求，需要包括药师在内的多学科团队的协作配合来帮助解决。他们可能会经历各种终末期症状，包括疼痛、精神错乱、疲劳、恶心、呼吸困难、咳嗽、便秘、吞咽困难和死亡恐惧等诸多痛苦的症状[120, 122]。因此，适当的管理措施对于确保患者舒适至关重要[120, 123]。为充分缓解症状，患者经常需要使用非常规的给药途径、给药方案和药物配方，这都需要药师的参与来实现[123, 124]。

进行药品合理性审核以确保当前的治疗方案与临终关怀治疗目标一致。在患者生命的最后时刻，通常会停止肿瘤治疗[122]。药师还应注意取消那些可能不再需要或不再有效的药物，尤其是那些可能导致不良反应而对患者造成进一步伤害的品种[120, 122, 124]。终末期患者也可能出现吞咽困难以及肾脏和肝脏功能的恶化，这都可能会影响药物的合理使用[122]。

姑息治疗可以在医院、临终关怀机构和患者自己的家中实施。

因此，社区药师可以在支持肿瘤患者的姑息治疗方面发挥重要作用。除了优化药物方案外，他们还在为患者提供用药监护服务如不良反应症状的识别管理，还与医疗团队成员合作，在姑息治疗期间为患者及其亲属提供药物使用方面的支持[123, 124]。

6.2　转诊

转诊意味着患者治疗过程中的发生了重要医学事件，并可能存在药物相关伤害的风险，包括处方调剂时无意/有意差错引起的不良事件和用药错误，对于肿瘤患者来说尤其如此。他们可能会在不同的医院住院和门诊就诊，并且可能会接受多位不同专家开具的不同内容的非药物和药物处方。

因此，药师通过提供各种药学服务（包括药品核对、药物审方、患者教育和出院后的沟通）来减少转诊期间药物相关不良事件的发生。当患者在住院和门诊之间转诊时，药师应获得完整的用药史并进行药品核对，以判断治疗方案中的问题。获取用药史还可以帮助药师判断当前和潜在的药物相互作用，尤其是那些与非处方药、传统药物、膳食补充剂或替代药物有关的相互作用，从而提供有价值的信息。定期药物重整对于确保药物治疗方案的合理性也是非常重要的，因为患者肾脏或肝脏功能也会发生变化，因此需要调整其药物治疗方案。此外，患者通常到同一间药房购买所有的药物使得药师可查阅患者当前和过去用药方案的记录。当有多个处方医生参与患者的治疗方案设定时，这一点很重要，并使药师成为评估药物治疗方案和避免用药错误（例如重复治疗或引起患者过敏的药物处方）的理想人选。为了提供更多的相关信息，FIP已经出版了《药品核对：药师的工具包》和《药物审方和用药重整：药师的工具包》。

对肿瘤患者来说，药师为其提供用药教育和保障住院患者和门诊医生之间的顺畅沟通是至关重要的。患者可能正在接受几种不同药物的治疗，每一种药物都有自己复杂的给药注意事项，因此可能会增加用药错误的风险。其他障碍，例如有限的健康知识和语言障碍，也会影响患者对其肿瘤治疗的理解[125]。药师在提供患者教育方面发挥着重要作用，最好是在出院前就告知患者住院期间发生的药物变化，包括肿瘤治疗方案的改变。充分利用各种工具如化疗日历或用药时间表，都有助于说明用药方案的细节，并最终提高患者的用药依从性[125]。最后，加强出院后的沟通，例如医院和社区药师之间的沟通，对于确保无缝的全程药物管理至关重要。

6.3　障碍与挑战

虽然药师在肿瘤全程监护中发挥着重要的作用，但实际工作中还存在障碍和挑战，限制了药师自身能力的发挥。

获取患者完整的诊疗信息是一个棘手的障碍，如果无法获得医疗评估和精确诊断、在不同就诊环境中（例如在门诊诊所）获得的治疗方案以及实验室测试结果，就很难对患者进行全面评估以确保肿瘤治疗方案的有效性和安全性，也阻碍了药师开展药学监护工作。因此，有必要建立相应的法规和制度以确保药师拥有访问临床电子病历和临床数据库等信息的权限。

必须建立合理的薪酬机制，以确保药师为患者提供优质肿瘤全程监护时获取合理的回报。药师能够在肿瘤全程监护的多个环节发挥主导作用，例如预防、筛查和治疗方案的优化。合理的报酬不仅可以确保全程监护服务的可持续性，也是对药师工作贡献的认可。

如前所述，在卫生工作者人手短缺和全球肿瘤对卫生系统造成巨大负担的背景下，多学科合作是确保提供最佳肿瘤全程监护的关键部分。药师应该被纳入医疗团队，因其作用应该超越药品的供应和调配。药师在肿瘤预防、筛查、治疗管理和用药方案优化方面的影响也应得到认可。应建立顺畅的转诊途径和沟通渠道，以利于药师能够及时有效地转诊那些需要其他医疗手段干预的患者。此外，应实施相关法规和协作实践协议，以扩大药师的执业范围，包括但不限于独立的剂量调整、支持性治疗药物的启用和实验室测试的开具。

患者对药师的认同感可能是现存的另外一个重大挑战。药师对于确保肿瘤药物的安全运输和调剂方面至关重要，但他们也拥有必要的专业知识、专业技能为患者进行全方位的肿瘤用药教育、实施预防策略和筛查措施、药物治疗管理和优化药物治疗方案等。药师全面参与以患者为中心的肿瘤全程监护，将有助于改善患者的健康状况和预后。

6.4　肿瘤全程监护中的药学服务模式

对于在不同工作场景下从事肿瘤全程监护的药师，可以遵循不同的药学服务模式。然而，需要注意的是，在不同的城市或国家，当地的法规、专业文化的差异以及资源和劳动力的可用性可能会影响肿瘤全程监护中的药学服务。

在社区药房中，药师的角色是多种多样的：药师可以与其他医疗保健专业人士（如营养师、护士和物理治疗师）合作组织或带头开展预防、筛查、教育等干预措施；药师还可以针对开始启动肿瘤治疗方案的患者制订个性化的监护方案并随访，以及时判断潜在的不良反应或并发症；为了确保治疗方案的安全性，药师可以被授权为患者开具实验室检查申请，并记录用药史和疗效。随着更多口服化疗药物的研究和开发，预计社区药师的工作内容会越来越丰富。

门诊工作环境中的药师拥有更明确的工作内容[12, 13]：药师负责肿瘤药物的运输和配置，为患者提供肿瘤治疗方面的咨询，并关注实验室检查结果，直接与医生、护士和多学科团队的其他成员合作，以确保安全有效地使用肿瘤治疗方案。根据当地法规和合作实践协议的限定范围，他们甚至可以自主决定某些药物治疗方案的启动。

医院的肿瘤专科药师在为住院患者进行用药方案调整和用药管理方面发挥着重要作用。他们与其他机构的药师、主治医生和医疗团队的其他成员通力协作，以确保患者的医疗问题得到解决。患者出院时，药师可以将其医疗信息传送给社区药师以保证药学监护的连续性。

药师能够根据他们的工作环境调整其工作内容，最根本的目标就是确保患者能获得持续性的健康管理和药物治疗方案的监护。

6.5　理论知识培训和临床技能提升

提供最佳肿瘤全程监护服务需要经过培训以获取应对复杂的病理生理学情况和治疗方案的知识和技能。此外，随着时间的推移，药师不经常与接受肿瘤治疗的患者打交道可能会导致其肿瘤及其治疗相关临床知识的匮乏。数据显示，社区药师对肿瘤的认知亦有较大差异[17, 126, 127]。因此，建立培训和继续教育的规范条例可确保所有的药师都能正确应用肿瘤全程监护的药学知识。

FIP提供了一份支持药师参与肿瘤全程监护的知识和技能指南计划。它提出的应对策略与本手册的内容相辅相成，以支持药师在肿瘤全程监护服务中业务能力的提升。

6.6　基因检测结果的解读

基因检测为个体提供的生物信息包含可能增加其肿瘤风险的特定基因变化[128]。基因检测提供的信息可帮助临床医生判断罹患的肿瘤是否是遗传和综合因素的结果，或者确定其尚未患癌的家庭成员是否拥有与患者相同的遗传变异[128]。

在所有肿瘤中，5%～10%的类型被确认与50多种遗传性基因变异有关，这凸显了基因检测的重要性[128]。通常建议参考遗传咨询师的专业意见来对遗传性肿瘤风险进行充分评估，并确保患者了解基因检测相关的风险和益处。

肿瘤DNA测序可被视为一种基因检测手段，可以确定肿瘤标志物以帮助指导治疗方案的选择。针对某些特定标志物的治疗药物已经广泛应用，这也是抗肿瘤治疗方案中的重要部分。

6.7　临床试验和药物警戒

肿瘤治疗的进展不仅依赖于药物研发的创新，也取决于临床实践、治疗方案和药物治疗监测过程中的新发现。因此，药师在临床试验和药物警戒领域做出贡献是肿瘤全程监护的一个关键领域。

遗憾的是，部分患者可能对一线治疗方案完全没有反应。当基于循证医学证据的治疗方案已经全部使用的情况下，通常推荐患者进入临床试验，有助于患者提高治疗效果。

因此，药师可以通过参与临床试验的不同步骤，从计划和组织到患者注册、药品分配以及结果测量和分析，发挥关键作用。

为了进一步推动肿瘤全程监护，药师在药物警戒方面也发挥了重要作用。他们定期监测患者在肿瘤治疗过程中的潜在不良事件和并发症。抗肿瘤药物种类繁多，发生与这些药物相关的不良事件的可能性很大。作为药学专家，药师完全有能力在收集数据、评估患者情况和不良反应事件的严重性以及通过不良事件报告将相关信息上传给相关部门来发挥主导作用[129]。

6.8　肿瘤全程管理中电子和移动设备的应用

科技的进步改变了医疗保健服务的提供方式，尤其是在

COVID-19大流行可能对肿瘤全程监护造成限制。通过电子设备和移动医疗端口可以实现多项医疗数据的互通。例如，电子平板电脑或其他设备被用来收集患者的临床表现、社会心理问题和医疗需求等常规信息[130]。这些结果被输入电子病历，并直接向医疗保健专业人员发送相关的通知提醒[130, 131]。这些对晚期肿瘤患者或正在接受高毒性风险治疗的患者尤为重要[130]。一些数据表明，这些措施可以减少急诊人次数、住院率，从而改善患者的生存结局和生活质量，带来更高的成本效益[130]。

此外，还可以使用智能手机、平板电脑或其他电子设备为患者提供教育材料、自我管理的指导和虚拟咨询[130]。农村或医疗服务欠缺的社区的患者也可以从中受益[130]。电子设备和移动医疗端口的使用也可以推行健康的生活方式，从而降低肿瘤发展的风险。计步器等移动应用程序已被广泛用于提高健身强度、减少与肿瘤相关的症状，如疲劳[131]。营养和体重管理的应用程序和网络服务也已应用于肿瘤患者[131]。在提供高质量的肿瘤全程监护方面，可以继续利用电子设备和移动医疗端作为沟通、教育、监测和支持的工具。

6.9　医疗资源信息的获取

目前有不同的药学相关知识与临床实践的资源可用于指导肿瘤全程监护：

·国际肿瘤药学执业协会发布了关于药学服务模式和妥善处理细胞毒性药物的肿瘤全程监护的药学相关文件。

·欧洲肿瘤药学学会在肿瘤药学实践的各个领域发布用药教育和工作指导文件，包括定期更新的肿瘤药学实践质量标准。

·美国国家综合肿瘤网络（National Comprehensive Cancer Network，NCCN）制订了大量的指南和实用文件，包括临床实践指南和患者指南。NCCN还制订了一个全球计划，通过该计划与全球不同地区的科学机构和医疗机构合作，来制订针对特定地区的临床实践指南。

• 欧洲肿瘤内科学会为各种不同类型的肿瘤制订了一套完善的临床实践指南，包括幻灯片、患者指南和区域性的指导意见。

• 美国临床肿瘤学会公布了临床实践指南、专家共识和指南认可。

• 世界卫生组织下属的国际肿瘤研究机构公布了全球范围内有关肿瘤统计数据和肿瘤预防的研究结果的相关文件。

• 世界肿瘤研究基金国际组织公布了有关营养、锻炼和体重管理方面预防肿瘤的详尽信息、数据和建议。

• OnTarget（加拿大）是一个专门针对靶向治疗的药师资源指南。

• 多国肿瘤支持治疗协会为正在接受肿瘤治疗的患者提供最新的、基于证据的临床实践指南。

7 总结

肿瘤全程管理是精细和复杂的，尤其是随着疾病进展或出现合并症时，需要多学科团队的协调努力来实现以患者为中心的最佳治疗模式。在整个肿瘤全程管理过程中，药师是治疗团队中不可或缺的一部分。药师通过宣传教育来倡导健康的生活方式，从而实现对生活方式的干预，最终实现预防肿瘤的目标；以药师为主体的早期筛查项目可以协助患者及时转诊或获取有效的检测服务，从而提升早期诊断率、治疗耐受性和患者生存率；药师还可通过监护治疗方案的安全性和有效性并积极协助处理不良事件和并发症。多场景的工作内容使得药师成为肿瘤患者的重要盟友。

此外，社区药师在提供广泛的肿瘤全程管理服务方面具有巨大的潜力，尤其是在贫困或医疗资源不足的地区中，患者获得专业咨询的机会非常有限。药师在社区中深受患者的信任，还与医疗团队的不同成员通力合作。因此，药师可以全方位优化患者治疗方案，改善患者的健康状况和生活质量，最终实现整个社会层面的医疗资源的最优化。

8 参考文献

[1] Union for International Cancer Control. The economics of cancer prevention & control. Geneva (CH): Union for International Cancer Control [Internet] . 2014. [Cited: 7 August 2022] . Available at: https://www.uicc.org/sites/main/files/atoms/files/WCLS2014_economics_of_cancer_FINAL.pdf.

[2] World Health Organization. Cancer [Internet] . Geneva (CH): World Health Organization; 2022. [Cited: 1 August 2022] . Available at: https://www.who.int/news-room/fact-sheets/detail/cancer.

[3] National Cancer Institute. What is cancer? [Internet] . Bethesda (US): National Cancer Institute; 2021. [Cited: 1 August 2022] . Available at: https://www.cancer.gov/about-cancer/understanding/what-is-cancer.

[4] National Cancer Institute. Tumor grade [Internet] . Bethesda (US): National Cancer Institute; 2022. [Cited: 1 August 2022] . Available at: https://www.cancer.gov/about-cancer/diagnosis-staging/diagnosis/tumor-grade.

[5] National Cancer Institute. Cancer staging [Internet] . Bethesda (US): National Cancer Institute; 2015. [Cited: 1 August 2022] . Available at: https://www.cancer.gov/about-cancer/diagnosis-staging/staging.

[6] Cancer Research UK. Stages of cancer [Internet] . London (GB): Cancer Research UK; 2020. [Cited: 19 September 2022] . Available at: https://www.cancerresearchuk.org/about-cancer/what-is-cancer/stages-of-cancer.

[7] ECOG-ACRIN Cancer Research Group. ECOG Performance Status Scale [Internet] . Philadelphia (US): ECOG-ACRIN Cancer Research Group; c2022. [Cited: 28 August 2022] . Available at: https://ecog-acrin.org/resources/ecog-performance-status/.

[8] International Agency for Research on Cancer. Cancer today [Internet] . Geneva (CH): World Health Organization; 2020. [Cited: 1 August 2022] . Available at: https://gco.iarc.fr/today/.

[9] American Cancer Society. The Cancer Atlas: The burden of cancer [Internet] . Atlanta (US): American Cancer Society; c2022. [Cited: 7 August 2022] . Available at: https://canceratlas.cancer.org/the-burden/the-burden-of-cancer/.

[10] American Cancer Society. The Cancer Atlas: Cancer survival [Internet] . Atlanta (US): American Cancer Society; c2022. [Cited: 7 August 2022] . Available at: https://canceratlas.cancer.org/the-burden/cancer-survival/.

［11］World Cancer Research Fund International. Cancer survival statistics［Internet］. London （GB）: World Cancer Research Fund International; 2020.［Cited: 1 August 2022］. Available at: https://www.wcrf.org/cancer-trends/cancer-survival-statistics/.

［12］Segal EM, Bates J, Fleszar SJ et al. Demonstrating the value of the oncology pharmacist within the healthcare team. J Oncol Pharm Pract. 2019, 25（8）:1945-1967.［Cited: 3 August 2022］. Available at: https://pubmed.ncbi.nlm.nih.gov/31288634/.

［13］Colombo LRP, Aguiar PM, Lima TM et al. The effects of pharmacist interventions on adult outpatients with cancer: A systematic review. J Clin Pharm Ther. 2017;42 （4）:414-24.［Cited: 3 August 2022］. Available at: https://pubmed.ncbi.nlm.nih. gov/28556392/.

［14］Faqeer N, Mustafa N, Abd Al-Jalil N et al. Impact of clinical pharmacists in an inpatient medical oncology service: A prospective study at a comprehensive cancer center in Jordan. J Oncol Pharm Pract. 2021, 27（4）:897-901.［Cited: 28 August 2022］. Available at: https://pubmed.ncbi.nlm.nih.gov/32703083/.

［15］Havlicek AJ, Mansell H. The community pharmacist's role in cancer screening and prevention. Can Pharm J（Ott）. 2016, 149（5）:274-282.［Cited: 3 August 2022］. Available at: https://pubmed.ncbi.nlm.nih.gov/27708673/.

［16］Konya J, Neal RD, Clark C et al. Can early cancer detection be improved in deprived areas by involving community pharmacists? Br J Gen Pract. 2022, 72（717）:153-154. ［Cited: 3 August 2022］. Available at: https://pubmed.ncbi.nlm.nih.gov/35361584/.

［17］Mensah KB, Mensah ABB, Yamoah P et al. Knowledge assessment and barriers to cancer screening among Ghanaian community pharmacists. J Oncol Pharm Pract. 2022, 28（1）:64-73.［Cited: 3 August 2022］. Available at: https://pubmed.ncbi.nlm.nih. gov/33430692/.

［18］Pharmaceutical Group of the European Union. PGEU position paper on cancer: The community pharmacy contribution to Europe's Beating Cancer Plan. Brussels（BE）: Pharmaceutical Group of the European Union［Internet］. 2020.［Cited: 3 August 2022］. Available at: https://www.pgeu.eu/publications/the-community-pharmacy-contribution-to-europes-beating-cancer-plan/.

［19］World Health Organization. Global strategy on human resources for health: Workforce 2030. Geneva（CH）: Organization WH［Internet］. 2016.［Cited: 19 September 2022］. Available at: https://www.who.int/publications/i/item/9789241511131.

［20］World Cancer Research Fund International. Diet, nutrition, physical activity, and cancer: A global perspective-A summary of the third expert report.［Internet］.

2018. [Cited: 1 August 2022]. Available at: https://www.wcrf.org/wp-content/uploads/2021/02/Summary-of-Third-Expert-Report-2018.pdf.

[21] American Society of Clinical Oncology. Obesity and cancer: A guide for oncology providers. [Internet]. 2014. [Cited: 1 August 2022]. Available at: https://www.asco.org/sites/new-www.asco.org/files/content-files/blog-release/documents/2014-Obesity-Cancer-Guide-Oncology-Providers.pdf.

[22] Steed L, Sohanpal R, Todd A et al. Community pharmacy interventions for health promotion: Effects on professional practice and health outcomes. Cochrane Database Syst Rev. 2019, 12 (12) :CD011207. [Cited: 7 August 2022]. Available at: https://pubmed.ncbi.nlm.nih.gov/31808563/.

[23] World Cancer Research Fund International. Meat, fish, dairy and cancer risk [Internet]. London (GB): World Cancer Research Fund International; 2018. [Cited: 22 August 2022]. Available at: https://www.wcrf.org/diet-activity-and-cancer/risk-factors/meat-fish-dairy-and-cancer-risk/.

[24] Molina-Montes M, Ubago-Guisado E, Petrova D et al. The role of diet, alcohol, BMI, and physical activity in cancer mortality: Summary findings of the EPIC study. Nutrients. 2021, 13 (12) :4293. [Cited: 22 August 2022]. Available at: https://pubmed.ncbi.nlm.nih.gov/34959845/.

[25] Alberta Health Services. Alcohol and health: Cancer and other chronic disease. Edmonton (CA): Alberta Health Services [Internet]. 2018. [Cited: 22 August 2022]. Available at: https://www.albertahealthservices.ca/assets/info/amh/if-amh-alcohol-cancer-other-chronic-disease.pdf.

[26] National Cancer Institute. Obesity and cancer [Internet]. Bethesda (US): National Cancer Institute; 2022. [Cited: 1 August 2022]. Available at: https://www.cancer.gov/about-cancer/causes-prevention/risk/obesity/obesity-fact-sheet.

[27] National Cancer Institute. Harms of cigarette smoking and health benefits of quitting [Internet]. Bethesda (US): National Cancer Institute; 2017. [Cited: 1 August 2022]. Available at: https://www.cancer.gov/about-cancer/causes-prevention/risk/tobacco/cessation-fact-sheet.

[28] Saba M, Diep J, Saini B et al. Meta-analysis of the effectiveness of smoking cessation interventions in community pharmacy. J Clin Pharm Ther. 2014, 39 (3) :240-247. [Cited: 1 August 2022]. Available at: https://pubmed.ncbi.nlm.nih.gov/24749899/.

[29] Brown TJ, Todd A, O'Malley C et al. Community pharmacy-delivered interventions for public health priorities: A systematic review of interventions for alcohol reduction,

smoking cessation and weight management, including meta-analysis for smoking cessation. BMJ Open. 2016, 6（2）:e009828.［Cited: 22 August 2022］. Available at: https://pubmed.ncbi.nlm.nih.gov/26928025/.

［30］World Health Organization. Toolkit for delivering the 5A's and 5R's brief tobacco interventions in primary care. Geneva（CH）: World Health Organization［Internet］. 2014.［Cited: 28 August 2022］. Available at: https://apps.who.int/iris/bitstream/hand le/10665/112835/9789241506953_eng.pdf.

［31］Pinto GS, Ben-Ajepe T. Mitigating the impact of air pollution on health: The role of community pharmacists-Global survey report. International Pharmaceutical Federation ［Internet］. 2020.［Cited: 1 August 2022］. Available at: https://www.fip.org/ file/4807.

［32］Straif K, Cohen A, Samet J. Air pollution and cancer. Paris（FR）: International Agency for Research on Cancer［Internet］. 2013.［Cited: 22 August 2022］. Available at: https://www.iarc.who.int/wp-content/uploads/2018/07/AirPollutionandCancer161.pdf.

［33］National Cancer Institute. Radiation［Internet］. Bethesda（US）: National Cancer Institute; 2019.［Cited: 1 August 2022］. Available at: https://www.cancer.gov/about-cancer/causes-prevention/risk/radiation.

［34］International Atomic Energy Agency. Radon［Internet］. Vienna（AT）: International Atomic Energy Agency; c2022.［Cited: 19 September 2022］. Available at: https:// www.iaea.org/topics/radiation-protection/radon.

［35］World Health Organization. 9 out of 10 people worldwide breathe polluted air, but more countries are taking action［Internet］. Geneva（CH）: World Health Organization; 2018.［Cited: 1 August 2022］. Available at: https://www.who.int/news/item/02-05-2018-9-out-of-10-people-worldwide-breathe-polluted-air-but-more-countries-are-taking-action.

［36］Canadian Centre for Occupational Health and Safety. Occupational cancer［Internet］. Ottawa（CA）: Canadian Centre for Occupational Health and Safety; 2022.［Cited: 1 August 2022］. Available at: https://www.ccohs.ca/oshanswers/diseases/occupational_ cancer.html.

［37］Canadian Centre for Occupational Health and Safety. Occupations or occupational groups associated with carcinogen exposures［Internet］. Ottawa（CA）: Canadian Centre for Occupational Health and Safety; 2022.［Cited: 1 August 2022］. Available at: https:// www.ccohs.ca/oshanswers/diseases/carcinogen_occupation.html.

［38］ISOPP standards for the safe handling of cytotoxics. J Oncol Pharm Pract. 2022, 28

（3（Supplement））:1-26.［Cited：7 August 2022］. Available at：https://journals. sagepub.com/doi/full/10.1177/10781552211070933.

［39］World Health Organization. Ultraviolet radiation［Internet］. Geneva（CH）：World Health Organization; 2022.［Cited：22 August 2022］. Available at：https://www.who. int/news-room/fact-sheets/detail/ultraviolet-radiation.

［40］Guerra KC, Zafar N, Crane JS. Skin cancer prevention［Internet］. Treasure Island（FL）: StatPearls Publishing; 2021.［Cited：22 August 2022］. Available at：https://www.ncbi. nlm.nih.gov/books/NBK519527/.

［41］Centers for Disease Control and Prevention. Genital HPV infection-basic fact sheet ［Internet］. Atlanta（US）：Centers for Disease Control and Prevention; 2022.［Cited：1 August 2022］. Available at：https://www.cdc.gov/std/hpv/stdfact-hpv.htm.

［42］Centers for Disease Control and Prevention. Viral hepatitis and liver cancer［Internet］. Atlanta（US）：Centers for Disease Control and Prevention; 2016.［Cited：1 August 2022］. Available at：https://www.cdc.gov/nchhstp/newsroom/docs/factsheets/viral-hep-liver-cancer.pdf.

［43］Enokida T, Moreira A, Bhardwaj N. Vaccines for immunoprevention of cancer. J Clin Invest. 2021, 131（9）:e146956.［Cited：22 August 2022］. Available at：https:// pubmed.ncbi.nlm.nih.gov/33938446/.

［44］International Agency for Research on Cancer. World Immunization Week 2022：Spotlight on vaccination to reduce the global cancer burden［Internet］. Geneva（CH）：World Health Organization; 2022.［Cited：22 August 2022］. Available at：https://www.iarc. who.int/news-events/world-immunization-week-2022-spotlight-on-vaccination-to-reduce-the-global-cancer-burden/.

［45］Dorji T, Nopsopon T, Tamang ST et al. Human papillomavirus vaccination uptake in low-and middle-income countries：A meta-analysis. EClinicalMedicine. 2021;34:100836.［Cited：22 August 2022］. Available at：https://pubmed.ncbi.nlm. nih.gov/33997733/.

［46］Lindsey L, Husband A, Nazar H et al. Promoting the early detection of cancer：A systematic review of community pharmacy-based education and screening interventions. Cancer Epidemiol. 2015, 39（5）:673-681.［Cited：4 September 2022］. Available at：https://pubmed.ncbi.nlm.nih.gov/26272518/.

［47］Berry DA, Cronin KA, Plevritis SK et al. Effect of screening and adjuvant therapy on mortality from breast cancer. N Engl J Med. 2005, 353（17）:1784-1792.［Cited：29 July 2022］. Available at：https://pubmed.ncbi.nlm.nih.gov/16251534/.

［48］World Health Organization Regional Office for Europe. Cancer-Screening and early detection［Internet］. Geneva（CH）: World Health Organization; 2010.［Cited: 4 September 2022］. Available at: https://www.who.int/europe/news-room/fact-sheets/item/cancer-screening-and-early-detection-of-cancer.

［49］World Health Organization Regional Office for Europe. A short guide to cancer screening: Increase effectiveness, maximize benefits, and minimize harm. Copenhagen（DK）: World Health Organization［Internet］. 2022.［Cited: 29 July 2022］. Available at: https://apps.who.int/iris/bitstream/handle/10665/351396/9789289057561-eng.pdf.

［50］Royal Pharmaceutical Society. Utilising community pharmacists to support people with cancer. London（GB）: Royal Pharmaceutical Society［Internet］. 2020.［Cited: 4 September 2022］. Available at: https://www.rpharms.com/Portals/0/RPS%20document%20library/Open%20access/Policy/00207%20001a%202001%20Cancer%20Paper%20WEB.pdf.

［51］World Health Organization. Tackling NCDs: 'Best buys' and other recommended interventions for the prevention and control of noncommunicable diseases. Geneva（CH）: World Health Organization［Internet］. 2017.［Cited: 29 July 2022］. Available at: https://apps.who.int/iris/bitstream/handle/10665/259232/WHO-NMH-NVI-17.9-eng.pdf.

［52］American Cancer Society. American Cancer Society guidelines for the early detection of cancer［Internet］. Atlanta（US）: American Cancer Society; 2022.［Cited: 29 July 2022］. Available at: https://www.cancer.org/healthy/find-cancer-early/american-cancer-society-guidelines-for-the-early-detection-of-cancer.html.

［53］International Agency for Research on Cancer. CanScreen5［Internet］. Geneva（CH）: World Health Organization; c2021.［Cited: 29 July 2022］. Available at: https://canscreen5.iarc.fr/.

［54］Canadian Cancer Society. Prevention: a key strategy for tackling cancer［Internet］. Montreal（CA）: Canadian Cancer Society; c2022.［Cited: 29 July 2022］. Available at: https://cancer.ca/en/about-us/stories/2020/prevention-a-key-strategy-for-tackling-cancer.

［55］Walker JG, Licqurish S, Chiang PPC et al. Cancer risk assessment tools in primary care: a systematic review of randomized controlled trials. Ann Fam Med. 2015, 13（5）:480-489.［Cited: 29 July 2022］. Available at: https://pubmed.ncbi.nlm.nih.gov/26371271/.

［56］Cancer Care Ontario. My CancerIQ［Internet］. Toronto（CA）: Cancer Care Ontario;

2022. [Cited：29 July 2022]. Available at：https://www.mycanceriq.ca/.

[57] Cancer Australia. Cancer risk online assessment tools [Internet]. Sydney (AU)：Australian Government; c2022. [Cited：29 July 2022]. Available at：https://www.canceraustralia.gov.au/impacted-cancer/check-your-cancer-risk-online.

[58] Cancer Research UK. Cancer decision support tools overview [Internet]. London (GB)：Cancer Research UK; 2020. [Cited：29 July 2022]. Available at：https://www.cancerresearchuk.org/health-professional/diagnosis/suspected-cancer-referral-best-practice/clinical-decision-support-tools-overview.

[59] National Cancer Institute. The Breast Cancer Risk Assessment Tool [Internet]. Bethesda (US)：National Cancer Institute; c2022. [Cited：29 July 2022]. Available at：https://bcrisktool.cancer.gov/.

[60] National Cancer Institute. The Colorectal Cancer Risk Assessment Tool [Internet]. Bethesda (US)：National Cancer Institute; c2022. [Cited：29 July 2022]. Available at：https://ccrisktool.cancer.gov/.

[61] Nieroda ME, Lophatananon A, McMillan B et al. Online decision support tool for personalized cancer symptom checking in the community (REACT)：Acceptability, feasibility, and usability study. JMIR Cancer. 2018, 4 (2)：e10073. [Cited：4 September 2022]. Available at：https://pubmed.ncbi.nlm.nih.gov/29973334/.

[62] World Health Organization. WHO guideline for screening and treatment of cervical pre-cancer lesions for cervical cancer preventio：Second edition. Geneva (CH)：World Health Organization [Internet]. 2021. [Cited：29 July 2022]. Available at：https://www.who.int/publications/i/item/9789240030824.

[63] American Cancer Society. American Cancer Society recommendations for the early detection of breast cancer [Internet]. Atlanta (US)：American Cancer Society; 2022. [Cited：29 July 2022]. Available at：https://www.cancer.org/cancer/breast-cancer/screening-tests-and-early-detection/american-cancer-society-recommendations-for-the-early-detection-of-breast-cancer.html.

[64] Ren W, Chen M, Qiao Y et al. Global guidelines for breast cancer screening：A systematic review. Breast. 2022, 64:85-99. [Cited：4 September 2022]. Available at：https://pubmed.ncbi.nlm.nih.gov/35636342/.

[65] Boraas M, Gupta S. Breast self-exam [Internet]. Ardmore (US)：Breastcancer; 2022. [Cited：28 August 2022]. Available at：https://www.breastcancer.org/screening-testing/breast-self-exam-bse.

[66] Bénard F, Barkun AN, Martel M et al. Systematic review of colorectal cancer screening guidelines for average-risk adults：Summarizing the current global recommendations.

World J Gastroenterol. 2018, 24（1）:124-138.［Cited: 4 September 2022］. Available at: https://pubmed.ncbi.nlm.nih.gov/29358889/.

［67］ American Society of Clinical Oncology. Colorectal cancer: Screening［Internet］. Alexandria（US）: American Society of Clinical Oncology; 2022.［Cited: 29 July 2022］. Available at: https://www.cancer.net/cancer-types/colorectal-cancer/screening.

［68］ Victoria State Government. Testicular self examination［Internet］. Melbourne（AU）: Victoria State Government; 2019.［Cited: 28 August 2022］. Available at: https://www.betterhealth.vic.gov.au/health/conditionsandtreatments/testicular-self-examination.

［69］ Canadian Cancer Society. Skin exam［Internet］. Montreal（CA）: Canadian Cancer Society; c2022.［Cited: 28 August 2022］. Available at: https://cancer.ca/en/treatments/tests-and-procedures/skin-exam.

［70］ National Institute for Health and Care Excellence. Suspected cancer: Recognition and referral. London（UK）: National Institute for Health and Care Excellence［Internet］. 2015.［Cited: 4 September 2022］. Available at: https://www.nice.org.uk/guidance/ng12/resources/suspected-cancer-recognition-and-referral-pdf-1837268071621.

［71］ National Cancer Institute. Symptoms of cancer［Internet］. Bethesda（US）: National Cancer Institute; 2019.［Cited: 3 August 2022］. Available at: https://www.cancer.gov/about-cancer/diagnosis-staging/symptoms.

［72］ American Cancer Society. Signs and symptoms of cancer［Internet］. Atlanta（US）: American Cancer Society; 2020.［Cited: 3 August 2022］. Available at: https://www.cancer.org/treatment/understanding-your-diagnosis/signs-and-symptoms-of-cancer.html.

［73］ National Cancer Institute. How cancer is diagnosed［Internet］. Bethesda（US）: National Cancer Institute; 2019.［Cited: 3 August 2022］. Available at: https://www.cancer.gov/about-cancer/diagnosis-staging/diagnosis.

［74］ National Cancer Institute. Tumor markers in common use［Internet］. Bethesda（US）: National Cancer Institute; 2021.［Cited: 3 August 2022］. Available at: https://www.cancer.gov/about-cancer/diagnosis-staging/diagnosis/tumor-markers-list.

［75］ American Cancer Society. Hormone therapy［Internet］. Atlanta（US）: American Cancer Society; 2020.［Cited: 3 August 2022］. Available at: https://www.cancer.org/treatment/treatments-and-side-effects/treatment-types/hormone-therapy.html.

［76］ Kalyn R. Cancer drug pharmacology table［Internet］. Vancouver（CA）: BC Cancer; 2022.［Cited: 3 August 2022］. Available at: http://www.bccancer.bc.ca/pharmacy-site/Documents/Pharmacology_Table.pdf.

[77] American College of Obstetricians and Gynecologists. Tamoxifen and uterine cancer [Internet]. Washington, DC (US): American College of Obstetricians and Gynecologists; 2014.[Cited: 24 August 2022]. Available at: https://www.acog.org/clinical/clinical-guidance/committee-opinion/articles/2014/06/tamoxifen-and-uterine-cancer.

[78] Thompson IM. Flare associated with LHRH-agonist therapy. Rev Urol. 2001;3 (Suppl 3):S10-4.[Cited: 24 August 2022]. Available at: https://www.ncbi.nlm.nih.gov/pmc/articles/PMC1476081/.

[79] National Cancer Institute. Chemotherapy to treat cancer[Internet]. Bethesda (US): National Cancer Institute; 2015.[Cited: 3 August 2022]. Available at: https://www.cancer.gov/about-cancer/treatment/types/chemotherapy.

[80] National Cancer Institute. Targeted therapy to treat cancer[Internet]. Bethesda (US): National Cancer Institute; 2022.[Cited: 3 August 2022]. Available at: https://www.cancer.gov/about-cancer/treatment/types/targeted-therapies.

[81] Cancer Council NSW. Targeted therapy [Internet]. Sydney (AU): Cancer Council NSW; c2021.[Cited: 3 August 2022]. Available at: https://www.cancercouncil.com.au/cancer-information/cancer-treatment/targeted-therapy/.

[82] National Cancer Institute. Antibody-drug conjugate [Internet]. Bethesda (US): National Cancer Institute; c2022.[Cited: 28 August 2022]. Available at: https://www.cancer.gov/publications/dictionaries/cancer-terms/def/antibody-drug-conjugate.

[83] National Cancer Institute. Immunotherapy to treat cancer[Internet]. Bethesda (US): National Cancer Institute; 2019.[Cited: 3 August 2022]. Available at: https://www.cancer.gov/about-cancer/treatment/types/immunotherapy.

[84] National Cancer Institute. Radiation therapy to treat cancer[Internet]. Bethesda (US): National Cancer Institute; 2019.[Cited: 3 August 2022]. Available at: https://www.cancer.gov/about-cancer/treatment/types/radiation-therapy.

[85] National Cancer Institute. Surgery to treat cancer[Internet]. Bethesda (US): National Cancer Institute; 2015.[Cited: 3 August 2022]. Available at: https://www.cancer.gov/about-cancer/treatment/types/surgery.

[86] National Cancer Institute. Stem cell transplants in cancer treatment[Internet]. Bethesda (US): National Cancer Institute; 2015.[Cited: 3 August 2022]. Available at: https://www.cancer.gov/about-cancer/treatment/types/stem-cell-transplant.

[87]National Health Service. Stem cell and bone marrow transplants[Internet]. London (GB): National Health Service; 2021.[Cited: 3 August 2022]. Available at: https://www.nhs.

uk/conditions/stem-cell-transplant/.

［88］Tan JB, Zhai J, Wang T et al. Self-managed non-pharmacological interventions for breast cancer survivors: Systematic quality appraisal and content analysis of clinical practice guidelines. Front Oncol. 2022;12:866284.［Cited: 3 August 2022］. Available at: https://pubmed.ncbi.nlm.nih.gov/35712474/.

［89］Duncan M, Moschopoulou E, Herrington E et al. Review of systematic reviews of non-pharmacological interventions to improve quality of life in cancer survivors. BMJ Open. 2017, 7（11）: e015860.［Cited: 3 August 2022］. Available at: https://pubmed.ncbi.nlm.nih.gov/29187408/.

［90］National Cancer Institute. Complementary and alternative medicine［Internet］. Bethesda（US）: National Cancer Institute; 2022.［Cited: 3 August 2022］. Available at: https://www.cancer.gov/about-cancer/treatment/cam.

［91］National Institute for Occupational Health and Safety. Hazardous drug exposures in healthcare［Internet］. Atlanta（US）: Center for Disease Control and Prevention; 2020.［Cited: 7 August 2022］. Available at: https://www.cdc.gov/niosh/topics/hazdrug/default.html.

［92］National Institute for Occupational Safety and Health. NIOSH list of antineoplastic and other hazardous drugs in healthcare settings. Cincinnati（US）: National Institute for Occupational Safety and Health［Internet］. 2016.［Cited: 24 August 2022］. Available at: https://www.cdc.gov/niosh/docs/2016-161/pdfs/2016-161.pdf? id=10.26616/NIOSHPUB2016161.

［93］International Agency for Research on Cancer. IARC monographs on the idenficiation of carcinogenic hazards to humans［Internet］. Geneva（CH）: World Health Organization; c2022.［Cited: 7 August 2022］. Available at: https://monographs.iarc.who.int/cards_page/publications-monographs/.

［94］Cancer Institute of New South Wales. Hazardous drugs table［Internet］. Alexandria（AU）: Government of New South Wales; 2019.［Cited: 7 August 2022］. Available at: https://www.eviq.org.au/clinical-resources/administration-of-anti-cancer-drugs/909-hazardous-drugs-table.

［95］European Society of Oncology Pharmacy. Quality standard for the oncology pharmacy service. Hamburg（DE）: European Society of Oncology Pharmacy［Internet］. 2018.［Cited: 28 August 2022］. Available at: https://esop.li/wp-content/uploads/2020/01/QuapoS_english-6.pdf.

［96］American Society of Clinical Oncology. American Society of Clinical Oncology Position

Statement Home Infusion of Anticancer Therapy [Internet] . Alexandria (US): American Society of Clinical Oncology; 2020. [Cited: 24 August 2022] . Available at: https://www.asco.org/sites/new-www.asco.org/files/content-files/advocacy-and-policy/ documents/2020_Home-Infusion-Position-Statement.pdf.

[97] Goodin S, Griffith N, Chen B et al. Safe handling of oral chemotherapeutic agents in clinical practice: Recommendations from an international pharmacy panel. J Oncol Pract. 2011, 7:7-12. [Cited: 24 August 2022] . Available at: https://pubmed.ncbi.nlm.nih. gov/21532802/.

[98] von Grünigen S, Geissbühler A, Bonnabry P. The safe handling of chemotherapy drugs in low-and middle-income countries: An overview of practices. J Oncol Pharm Pract. 2022, 28 (2) :410-420. [Cited: 7 August 2022] . Available at: https://pubmed. ncbi.nlm.nih.gov/33622088/.

[99] US Department of Health and Human Services. Common terminology criteria for adverse events (CTCAE): Version 5.0. Washington, DC (US): US Department of Health and Human Services [Internet] . 2017. [Cited: 29 July 2022] . Available at: https:// ctep.cancer.gov/protocoldevelopment/electronic_applications/docs/CTCAE_v5_Quick_ Reference_5x7.pdf

[100] National Cancer Institute. Fatigue (PDQ®) [Internet] . Bethesda (US): National Cancer Institute; 2022. [Cited: 29 July 2022] . Available at: https://www.cancer.gov/ about-cancer/treatment/side-effects/fatigue/fatigue-hp-pdq.

[101] National Cancer Institute. Nausea and vomiting related to cancer treatment (PDQ®) [Internet] . Bethesda(US): National Cancer Institute; 2022. [Cited: 29 July 2022] . Available at: https://www.cancer.gov/about-cancer/treatment/side-effects/nausea/ nausea-hp-pdq.

[102] Hesketh PJ, Kris MG, Basch E et al. Antiemetics: ASCO guideline update. J Clin Oncol. 2020, 38 (24) :2782-2797. [Cited: 28 August 2022] . Available at: https://pubmed.ncbi.nlm.nih.gov/32658626/.

[103] Berger MJ, Ettinger DS, Aston J et al. NCCN guidelines insights: Antiemesis, version 2.2017. J Natl Compr Canc Netw. 2017, 15 (7) :883-893. [Cited: 28 August 2022] . Available at: https://pubmed.ncbi.nlm.nih.gov/28687576/.

[104] Molassiotis A, Aapro M, Herrstedt J et al. MASCC/ESMO antiemetic guidelines: Introduction to the 2016 guideline update. Support Care Cancer. 2017, 25 (1) :267-269. [Cited: 28 August 2022] . Available at: https://pubmed.ncbi.nlm.nih.gov/27501964/.

[105] Razvi Y, Chan S, McFarlane T et al. ASCO, NCCN, MASCC/ESMO: A comparison

of antiemetic guidelines for the treatment of chemotherapy-induced nausea and vomiting in adult patients. Support Care Cancer. 2019, 27（1）:87-95.［Cited: 28 August 2022］. Available at: https://pubmed.ncbi.nlm.nih.gov/30284039/.

［106］National Cancer Institute. Infection and neutropenia during cancer treatment［Internet］. Bethesda（US）: National Cancer Institute; 2020.［Cited: 29 July 2022］. Available at: https://www.cancer.gov/about-cancer/treatment/side-effects/infection.

［107］National Cancer Institute. Skin and nail changes during cancer treatment［Internet］. Bethesda（US）: National Cancer Institute; 2019.［Cited: 29 July 2022］. Available at: https://www.cancer.gov/about-cancer/treatment/side-effects/skin-nail-changes.

［108］Alberta Health Services. Prevention and treatment of acneiform rash in patients treated with EGFR inhibitor therapies. Edmonton（CA）: Alberta Health Services［Internet］. 2020.［Cited: 28 August 2022］. Available at: https://www.albertahealthservices.ca/assets/info/hp/cancer/if-hp-cancer-guide-supp003-egfri-rash.pdf.

［109］National Cancer Institute. Side effects of cancer treatment［Internet］. Bethesda（US）: National Cancer Institute; c2022.［Cited: 29 July 2022］. Available at: https://www.cancer.gov/about-cancer/treatment/side-effects.

［110］Howard SC, Jones DP, Pui C. The tumor lysis syndrome. N Engl J Med. 2011;364（19）, 1844-1854.［Cited: 29 July 2022］. Available at: https://pubmed.ncbi.nlm.nih.gov/21561350/.

［111］Gupta A, Moore JA. Tumor lysis syndrome. JAMA Oncol. 2018, 4（6）:895.［Cited: 29 July 2022］. Available at: https://pubmed.ncbi.nlm.nih.gov/29801143/.

［112］Patel K, West HJ. Febrile neutropenia. JAMA Oncol. 2017, 3（12）:1751.［Cited: 29 July 2022］. Available at: https://pubmed.ncbi.nlm.nih.gov/28750112/.

［113］Goldner W. Cancer-related hypercalcemia. J Oncol Pract. 2016, 12（5）:426-432.［Cited: 29 July 2022］. Available at: https://pubmed.ncbi.nlm.nih.gov/27170690/.

［114］Cancer Institute of New South Wales. Hypercalcaemia of malignancy［Internet］. Alexandria（AU）: Government of New South Wales; 2019.［Cited: 29 July 2022］. Available at: https://www.eviq.org.au/clinical-resources/oncological-emergencies/486-hypercalcaemia-of-malignancy-hcm.

［115］Brown TJ, Mamtani R, Bange EM. Immunotherapy adverse effects. JAMA Oncol. 2021, 7（12）:1908.［Cited: 29 July 2022］. Available at: https://pubmed.ncbi.nlm.nih.gov/34709372/.

［116］Citro R, Prota C, Resciniti E et al. Thrombotic risk in pancer Patients: Diagnosis and management of venous thromboembolism. J Cardiovasc Echogr. 2020, 30（Suppl

1）:S38-44.［Cited：7 August 2022］. Available at：https://pubmed.ncbi.nlm.nih. gov/32566465/.

［117］Rodriguez-Wallberg KA, Oktay K. Fertility preservation during cancer treatment: clinical guidelines. Cancer Manag Res. 2014, 6:105-117.［Cited：29 July 2022］. Available at：https://pubmed.ncbi.nlm.nih.gov/24623991/.

［118］Oktay K, Harvey BE, Partridge AH. Fertility preservation in patients With cancer: ASCO clinical practice guideline update. J Clin Oncol. 2018, 36（19）:1994-2001. ［Cited：29 July 2022］. Available at：https://pubmed.ncbi.nlm.nih.gov/29620997/.

［119］World Health Organization. Childhood cancer［Internet］. Geneva（CH）: World Health Organization; 2021.［Cited：28 August 2022］. Available at：https://www.who.int/ news-room/fact-sheets/detail/cancer-in-children.

［120］National Cancer Institute. Last days of life（PDQ®）［Internet］. Bethesda（US）: National Cancer Institute; 2022.［Cited：3 August 2022］. Available at：https://www. cancer.gov/about-cancer/advanced-cancer/caregivers/planning/last-days-hp-pdq.

［121］Agarwal R, Epstein AS. The role of palliative care in oncology. Semin Intervent Radiol. 2017, 34（4）:307-312.［Cited：4 September 2022］. Available at：https:// pubmed.ncbi.nlm.nih.gov/29249853/.

［122］Crawford GB, Dzierżanowski T, Hauser K et al. Care of the adult cancer patient at the end of life: ESMO clinical practice guidelines. ESMO Open. 2021, 6（4）:100225. ［Cited：3 August 2022］. Available at：https://pubmed.ncbi.nlm.nih.gov/34474810/.

［123］Krzyzaniak N, Pawłowska I, Bajorek B. An overview of pharmacist roles in palliative care: A worldwide comparison. Medycyna Paliatywna w Praktyce. 2016, 10（4）:160-173. ［Cited：4 September 2022］. Available at：https://journals.viamedica.pl/palliative_ medicine_in_practice/article/view/51103.

［124］American Society of Health-System Pharmacists. ASHP guidelines on the pharmacist's role in palliative and hospice care. Bethesda（US）: American Society of Health-System Pharmacists［Internet］. 2016.［Cited：4 September 2022］. Available at：https:// www.ashp.org/-/media/assets/policy-guidelines/docs/guidelines/pharmacists-roles- palliative-hospice-care.pdf.

［125］Shank BR, Nguyen PA, Pherson EC. Transitions of care in patients with cancer. Am J Manag Care. 2017, 23（7 Spec No.）:SP280-284.［Cited：4 September 2022］. Available at：https://pubmed.ncbi.nlm.nih.gov/28882050/.

［126］Uygun A, Caliskan ND, Tezcan S. Community pharmacists' knowledge on cancer and screening methods. J Oncol Pharm Pract. 2022:10781552211073822.［Cited：7 August

2022］. Available at: https://pubmed.ncbi.nlm.nih.gov/35018843/.

［127］Shawanha R, Awawdeh H. Pharmacists' knowledge, attitudes, beliefs, and barriers toward breast cancer health promotion: A cross-sectional study in the Palestinian territories. BMC Health Serv Res. 2021, 21 (1) :429.［Cited: 7 August 2022］. Available at: https://pubmed.ncbi.nlm.nih.gov/33952277/.

［128］National Cancer Institute. Genetic testing for inherited cancer susceptibility syndromes ［Internet］. Bethesda (US): National Cancer Institute; 2019.［Cited: 7 August 2022］. Available at: https://www.cancer.gov/about-cancer/causes-prevention/genetics/genetic-testing-fact-sheet.

［129］Baldo P, Fornasier G, Ciolfi L et al. Pharmacovigilance in oncology. Int J Clin Pharm. 2018, 40 (4) :832-841.［Cited: 7 August 2022］. Available at: https://pubmed.ncbi.nlm.nih.gov/30069667/.

［130］Penedo FJ, Oswald LB, Kronenfeld JP et al. The increasing value of eHealth in the delivery of patient-centred cancer care. Lance Oncol. 2020, 21 (5):e240-251.［Cited: 7 August 2022］. Available at: https://pubmed.ncbi.nlm.nih.gov/32359500/.

［131］Schinkothe T. Individualized eHealth support for oncological therapy management. Breast Care (Basel). 2019, 14 (3) :130-134.［Cited: 7 August 2022］. Available at: https://pubmed.ncbi.nlm.nih.gov/31316310/.

《2022 肿瘤患者全程管理药师手册》
配套手册

鸣谢

FIP感谢作者和审稿人对本出版物的贡献！

FIP和作者感谢专家组成员对本参考指南提出的宝贵意见和建议！

专家姓名	所属机构和国家
Kofi Boamah Mensah博士	Kwame–Nkrumah Science and Technology大学药学实践系讲师，加纳 KwaZulu–Natal大学制药科学学科研究员 Komfo Anokye教学医院高级专家（肿瘤学药师）
Irene–Weru博士	Kenyatta国立医院临床药师，肯尼亚 Nairobi大学健康科学学院药学系荣誉讲师 国际肿瘤学药学执业协会秘书
Mina Kovačević博士	Ljubljana肿瘤研究所助理教授和临床药学专家，斯洛文尼亚 欧洲肿瘤学药学协会教育委员会主席
Benyam Muluneh博士	North Carolina大学Eshelman药学院助理教授，美国 UNC Lineberger综合癌症中心临床药师
Evelyn Handel博士	国际肿瘤药学执业协会主席 国家综合癌症网络药物和生物制品项目主任，费城，美国

FIP感谢欧洲临床药学协会和国际肿瘤药学执业协会的专家对本出版物的贡献！

ISOPP International Society of Oncology Pharmacy Practitioners
A global community of oncology pharmacy practitioners striving for excellence in cancer care.

ESCP European Society of Clinical Pharmacy

目录

1 背景

世界卫生组织（World Health Organization，WHO）的数据显示，肿瘤是全球排名第二的死因。在 2018 年，全球有 960 万人因肿瘤而死亡，约占六分之一的死亡人口[1]。全球的肿瘤负担只增不减，面对如此沉重的负担，全世界的医疗保健系统亟需做出更有力的应对。与高收入国家相比，大约 60% 的肿瘤人口分布于中低收入国家，并且其发病率和死亡率不断攀升[2]。尽管肿瘤治疗取得了长足的进步并延长了患者的预期寿命，但肿瘤全程管理仍需要在医疗保障系统内实现更多有机的协调[2]。WHO 通过了一项"肿瘤预防和控制的综合策略"的决议，鼓励各国制订诊疗目标、收集医疗数据和改善患者预后，其中实施建议包括动员和授权药师参与临床工作等[1]。

FIP 是代表全球药师、药学工作者和药学教育工作者的国际组织。作为支持联合会《阿斯塔纳宣言》（Astana Declaration）的一部分，FIP 鼓励世界各地的药师在肿瘤全程管理领域等非传染性疾病（non-communicable diseases，NCDs）领域进行干预，内容包括：开展肿瘤的预防和早期筛查活动，以药师为主导、以患者为中心的 NCD 全程管理等。FIP 的工作成果包括：已出版的《2022 肿瘤患者全程管理药师手册》，该手册建议将药师纳入肿瘤全程管理工作团队，并总结了药师在肿瘤治疗的重要作用。

药师的工作内容包括提升预防和筛查措施的可及性，就复杂的治疗方案和肿瘤治疗过程中使用的相关支持性治疗药物提供用药咨询等。

肿瘤全程管理实践的主要困难在于药师本身的业务能力和当地政策法规的支持，药师需要更多政策的支持和多种业务能力的提升途径来参与肿瘤全程管理。如果药师缺乏有效的培训则无法主动地参与相应的工作，这可能影响患者对药师工作的信任；如果药学课程中没有充分涵盖与肿瘤相关的内容，那么药学生在毕业时就会缺乏必要的临床技能，最终导致医疗系统中缺乏训练有素的药师来为那些病情复杂且需要进行治疗方案管理的患者提供药学服务。然而这些问题是可以通过持续继续教育（continuing professional development，CPD）来改善并解决的[4]。

为支持全世界的药师在肿瘤全程管理中安全有效地提供药学服务并实施干预措施，本指南旨在：

- 给药师推荐肿瘤全程管理中应掌握的知识和技能要点。
- 提供药师在肿瘤全程管理方面的继续教育计划。
- 为肿瘤全程管理领域专业能力培训者和教育者提供参考，以支持药师的专业能力发展。

2 FIP 全球能力和专业发展框架

作为药学专家，药师是医疗保健团队中的关键成员。通过继续教育（CPD），药师可以保持和拓展他们的专业技能以应对日益复杂的医疗环境。FIP将CPD定义为：药师个人有责任维持、发展和拓展自身的专业知识和实践技能，以确保其业务能力在整个职业生涯中的持续提升[5]。维持和发展专业技能水平的方法之一就是接受以临床技能为基础的继续教育培训，通过系统化的培训和考核来达到既定的目标。因此，如何帮助药师获得相应的知识和技能，并使他们能够完成相应的培训任务达到培训的标准是我们一直以来都在关注的问题[5]。在培训过程中培训者需明确指出培训的目标，被培训者需清晰了解培训的内容，这需要让双方都重视"执行"，而不仅仅是"知道"[6, 7]。

在医疗卫生行业中实践能力的持续培训已经成为共识，本能力培训框架可用于组织继续教育课程、规范职业技能、作为衡量专业能力的标准来促进专业知识持续发展[5]。FIP已经制订了两个适用于全球药师的培训框架，分别涵盖了基础和高级药学技能培训内容[6, 8]。

2020年更新的FIP全球专业能力框架（GbCF）是一份专业能力清单，它适用于全世界范围内的药学工作者，尤其是初入职场的药师[8]。GbCF包含124项知识技能清单，涵盖23个主要专业技能和4个拓展技能方面的内容，包括医药公共卫生、药学监护、组织和管理以及专业和个人竞争力。

FIP全球高级能力发展框架（GADF）是FIP GbCF的一个补充。GADF旨在支持药师和药学专家在高级实践阶段的专业能力发展，并涵盖了职业发展不同阶段的能力要求[9]。GADF有6个能力模块，专业实践能力，与他人协作能力，领导能力，管理能力，教育、培训和自我发展能力，开展科学研究能力。

FIP GbCF和FIP GADF可以指导个人在职业领域持续发挥其各方面的潜力，并为未来的高级专业实践技能培训铺平道路，在个人理论知识和实践技能提升的同时，灵活拓展其职业规划内容[8]。

因此，FIP建议大家把本手册与《FIP能力和发展框架指南》合并使用，以支持大家培养临床实践应用中所需的知识和技能（图1）。药师需充分利用其获取的新知识与技能并将其应用于目前的工作中去。FIP的系列指南将为不同主题的知识和技能提升提供参考。FIP提供的资源包括专业能力框架以及知识和技能参考指南，为继续教育的实施提供了翔实的信息，也可以作为药师资格注册的自我评估的标准，或是指导自身专业发展和自习的参考书。

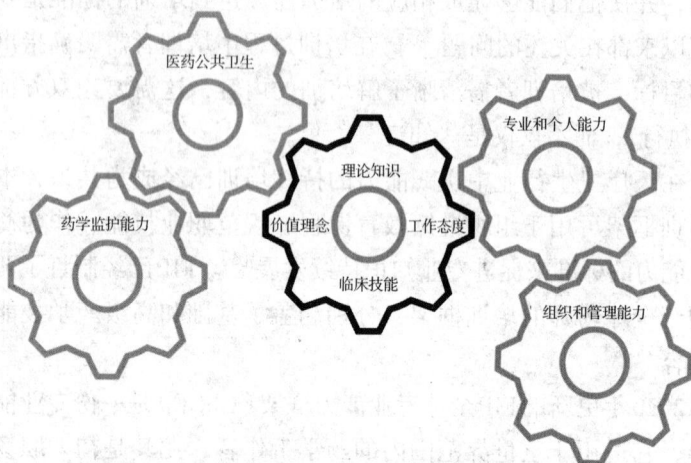

图1　能力群组是基于FIP全球专业能力框架，涵盖理论知识、临床技能、工作态度和价值理念等多个维度的综合表现[8]

3 药师职业发展：知识和技能参考指南

3.1 关于指南

本指南提供了全面的药学服务所需知识和技能清单，以帮助药师在肿瘤药学工作中提高专业技能和更新知识体系。本指南是对FIP《肿瘤患者全程管理药师手册》的补充，由专家组讨论后确定（见致谢）。

表1和表2列出了FIP建议的药师在肿瘤全程管理工作领域所需的能力清单[8,9]，并由具有肿瘤药学专业知识背景的专家组成员进行了内容审查。

3.2 指南内容

本指南包括两部分：

第一部分（表1）描述了药师提供肿瘤全程管理药学服务所需的知识内容。在指南中，知识领域被分为三类（图2）。

广泛领域——内容涵盖临床指标、药品调配、公共卫生和用药宣传；伦理和合作。其中许多类别都与FIP全球专业能力框架（GbCF）的能力组相关联。

核心领域——确定了与肿瘤全程管理中药师的角色及其提供的服务相关的关键知识要点。

特殊领域——某些特定工作场景下所需的临床技能。

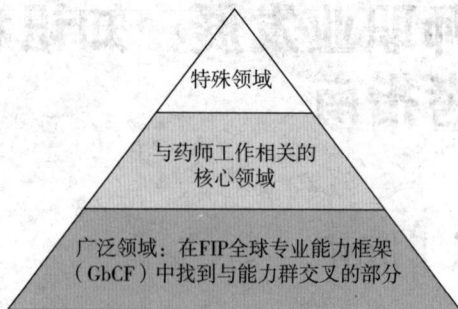

图2　知识指南中主题分组的层次结构

　　第二部分（表2）描述了药师在肿瘤全程管理方面所需的临床技能。

3.3　适用人群

　　本参考指南旨在为药师参与肿瘤全程管理的工作提供参考信息，适用于所有参与肿瘤全程管理的药师，并可根据个人情况结合其职业发展阶段，调整其工作内容。指南还提供了实施策略来支持药师履行职责，并为药师的继续教育提供肿瘤领域的课程和项目来支持药师的职业技能提升。

3.4　合理使用

本参考指南可用于：
- 作为职业发展目标，支持药师提高肿瘤全程管理的服务技能；
- 帮助药师在肿瘤全程管理的工作中完善其药学服务内容；
- 为继续教育提供者设计培训计划提供参考。

3.5　资格认证

至关重要的是要认识到：药师的执业必须遵循当地、国家和管辖区对培训、认证的监管，以及专业和道德标准的要求，这些要求可能包括：

- 在肿瘤全程管理的工作内容与培训内容的匹配；
- 药师职业行为准则；
- 国家规定的培训计划或资质认证；
- 执业注册的要求；
- 专业培训机构的资质要求；
- 药师和其他医疗保健专业人员的工作范围对应的法律规定。

表1　肿瘤全程管理中药师的知识指南[11-30]

治疗领域	
病理生理学基础	对以下方面的知识和意见：
医学基础知识	• 肿瘤患者的生理学、免疫学、激素水平和驱动/靶向基因特征 • 肿瘤的发生、侵袭和转移的机制 • 肿瘤的分类和分期 • 肿瘤的诊断、分期和分级所涉及的常见放射、实验室和病理检查的意义 • 良性肿瘤和恶性肿瘤的区别 • 肿瘤的体征和症状 • 肿瘤治疗的一般原则，包括手术和放射治疗
细胞学特征	• 在恶性肿瘤的进展过程中恶性变细胞的结构和功能等特征 • 不同类型化疗药对肿瘤细胞的作用 • 与肿瘤相关细胞水平或基因水平的突变
血液学特征	• 实体瘤中血液学指标和血管特征 • 骨髓的生理特征和肿瘤对骨髓的影响 • 相关的实验室检查，如白细胞计数、血红蛋白、中性粒细胞计数等范围及意义
免疫学	• 免疫系统的基本功能以及对肿瘤发生发展的影响 • 免疫系统来源的肿瘤标志物

续表

公共卫生和宣传	
公共卫生战略	对以下方面的知识和意见：
预防	• 对患者进行肿瘤预防的相关教育：例如均衡营养和酒精摄入、体重管理等 • 教育患者烟草和肿瘤的相关性以及烟草的替代 • 教育患者采取安全性行为来减少性传播相关肿瘤的发生 • 教育患者接种疫苗对降低特定肿瘤发生率的意义
筛查	• 教育患者积极参与患癌风险因素评估 • 促进以药为基础的筛查活动，以提高早期筛查服务的参与度和可及性
基于实践的科学研究	对以下方面的知识和意见：
循证医学证据	• 用地方和国家标准评价和评估当前的药学实践内容是否合理 • 设计并推动质量评价方案来保障患者和医务人员的安全 ○ 肿瘤相关的循证医学证据参考内容如下： ○ 美国临床肿瘤学会（American Society of Clinical Oncology） ○ 欧洲医学肿瘤学会（European Society of Medical Oncology） ○ 国家综合肿瘤网络（National Comprehensive Cancer Network） ○ 肿瘤支持性治疗多国协会（Multinational Association of Supportive Care in Cancer）
药学监护	
基础情况	对以下方面的知识和意见：
一般情况	• 用Karnofsky Scale等量表评估肿瘤患者的身体状态以及如何根据评分调整药物治疗方案[12] • 评估治疗药物对肿瘤患者身体状态和预期治疗效果的可能影响[12]
肿瘤类型	对以下方面的知识和意见：
肿瘤类型	以下肿瘤的高危因素、病理生理学特征和常见临床表现： ○ 肉瘤 ○ 原位癌 ○ 白血病 ○ 淋巴瘤 ○ 多发性骨髓瘤 ○ 黑色素瘤 ○ 脑和脊髓肿瘤 ○ 生殖细胞肿瘤 ○ 神经内分泌肿瘤

续表

药学监护	
患者药学监护	• 针对肿瘤患者个体化的药学监护 • 评估治疗方案的有效性和安全性 • 明确以患者为中心的近期和远期的治疗目标 • 对患者进行化疗药物毒性反应的教育以及应对措施 • 为医护人员提供与肿瘤治疗相关常用药物的准确信息 • 基因和药物代谢酶相关的检测和应用 • 制订随访计划预防和监测中至重度不良反应的发生，以改善用药依从性、提升患者的生活质量
支持性药学服务	对以下方面的知识和意见：
与肿瘤相关的感染性疾病	• 根据肿瘤患者的个体情况设计不同的支持性治疗方案和药学监护重点 • 抗病毒、抗细菌或抗真菌药物的特点 • 抗菌药物的合理使用和耐药性管理
止吐	• 化疗药物的致吐风险评估 • 影响呕吐的高危因素 • 呕吐的分类：急性、延迟性、预期性、突破性和难治性 • 止呕药的分类：5-HT3拮抗剂、NK1拮抗剂、多巴胺受体拮抗剂、皮质类固醇、苯二氮䓬类、吩噻嗪类和其他类型的药物 • 用于止吐的口服和肠外制剂的药学特征，包括：作用机制、药理学、药代动力学、药效学、不良反应、禁忌证和相互作用、常规剂量和给药途径、治疗地位以及监测要求
肿瘤相关的静脉血栓栓塞性疾病	• 血栓栓塞性疾病的高危因素识别 • 药物和非药物抗凝措施的使用与管理 • 口服抗凝药和肠外制剂的药学特征：作用机制、药理学、药代动力学、药效学、不良反应、禁忌证和相互作用、常规剂量和给药途径、治疗地位以及监测要求
肿瘤相关的疼痛	• 神经病理性疼痛的个体化治疗方案 • 口服镇痛药和肠外制剂的药学特征：作用机制、药理学、药代动力学、药物不良反应、禁忌证和相互作用、常规剂量和给药途径、治疗地位以及监测要求
戒烟	• 尼古丁替代疗法 • 尼古丁替代疗法的药物干预措施 • 访谈和咨询
患者	• 用适当的方式与患者及其照护人员进行沟通 • 在健康管理领域，制订患者生存照护的目标

药学监护	
姑息治疗	• 针对临终关怀目标定制治疗计划 • 姑息治疗的原则和药师在姑息治疗中的作用
药品	对以下方面的知识和意见：
所有细胞毒性药物，包括： • 烷化剂 • 抗代谢药 • 抗肿瘤抗生素 • 拓扑异构酶抑制剂 • 有丝分裂抑制剂 • 植物来源抗肿瘤药物等	• 口服和肠外制剂的所有药学特征，包括：作用机制、药理学、药代动力学、药效学、不良反应、禁忌证和相互作用、常规剂量和给药途径、治疗地位以及监测要求 • 根据指南、专家共识等信息，肾脏和肝脏功能以及体重，计算患者的给药剂量 • 药品的安全性和不良反应
免疫检查点抑制剂	• 口服和肠外制剂的所有药学特征，包括：作用机制、药理学、药代动力学、药效学、不良反应、禁忌证和相互作用、常规剂量和给药途径、治疗地位以及监测要求 • 与免疫治疗有关的不良事件，需要及时识别和治疗
小分子抑制剂和靶向治疗	• 口服和肠外制剂的所有药学特征，包括：作用机制、药理学、药代动力学、药效学、不良反应、禁忌证和相互作用、常规剂量和给药途径、治疗地位以及监测要求
单克隆抗体	• 肠外制剂的所有药学特征，包括：作用机制、药理学、药代动力学、药效学、不良反应、禁忌证和相互作用、常规剂量和给药途径、治疗地位以及监测要求 • 关注其安全性和不良反应，并采取合理的应对措施 • 根据指南、专家共识等信息，肾脏和肝脏功能以及体重，计算患者的给药剂量
造血干细胞移植	• 移植的过程和患者接受移植的要求 • 免疫抑制剂在造血干细胞移植中的作用 • 充分利用相关数据和安全结果，设计合理的治疗、监测和支持性药学监护计划 • 采取合理的应对措施来预防和治疗移植前化疗相关毒性反应 • 建立移植物抗宿主病和免疫反应的管理预案
CAR-T（Chimeric Antigen Receptor T-Cell Immunotherapy，嵌合抗原受体T细胞）疗法	• 治疗方案的所有内容，包括：作用机制、药理学、药代动力学、药效学、不良反应、禁忌证和相互作用、常规剂量和给药途径、治疗地位以及监测要求 • CAR-T疗法的过程和该制作技术的其他产品 • 监测并制订神经中毒的管理计划，确保解救药物的供应 • 监测细胞因子释放综合征（cytokine release syndrome，CRS）的迹象并提供咨询

药学监护	
其他治疗方法	• 放射治疗的原则和毒副作用 • 手术干预的原则和毒副作用
健康和医药信息	对以下方面的知识和意见：
药品的调配、储存和处置	• 确定哪些类别的药品是危险的，在处理时需要尤其注意 • 就如何正确处理和处置危险药品向患者和照护人员提供咨询服务，以减少有害药物的影响 • 调配和处置危险药品时，应确保遵守相关的政策，切实做好预防措施 • 教育患者正确储存药品，以防止温度偏高或偏低而导致药品崩解 • 恰当的安全处理、储存和处置细胞毒药物的具体措施可参照欧洲肿瘤药学学会的Yellow Hand安全标签[30]
药物不良反应	对以下方面的知识和意见：
血液系统毒性	• 患者的全血细胞计数的基线水平 • 合理使用粒细胞集落刺激因子 • 在实体瘤患者和恶性肿瘤患者中的抗凝策略 • 中性粒细胞减少、贫血和血小板减少的管理
消化道毒性	• 在治疗过程中，引起急性、延迟性、预期性、难治性和突破性恶心呕吐的药物种类、剂量和监测指标 • 采取适宜的措施来预防和治疗黏膜炎 • 其他消化道毒性（如便秘、腹泻）的预防和管理，及其对用药依从性和生物利用度的影响 • 消化道毒性如何导致体重大幅下降并影响患者营养状况以及相应的药物剂量调整
肿瘤急症	• 采取适宜的措施来治疗和预防： ○ 肿瘤溶解综合征（tumor lysis syndrome，TLS） ○ 中性粒细胞减少引起的发热 ○ 高钙血症 ○ 细胞因子释放综合征 ○ 黏膜炎 ○ 药物外渗 ○ 超敏反应综合征 ○ 脊髓压迫 ○ 上腔静脉综合征 ○ 恶性胸腔积液

药学监护	
神经毒性	• 传统化疗引起的神经毒性 • 与CAR-T治疗相关的免疫效应细胞相关的神经毒性综合征（immune effector cell associated neurotoxicity syndrome，ICANS） • 与基线相比的变化程度以及对药物使用和用药剂量的调整
皮肤毒性	• 了解预防化学治疗药物在注射时发生外渗的给药方法，以及在外渗发生时的处理措施 • 制订和监测发生急性过敏反应（如皮疹或Stevens-Johnson综合征）的应急措施 • 对脱发的药学和非药学建议
其他药物不良反应	• 实验室结果的异常情况以及恰当的干预时间和方法 • 可能导致周围神经病变的化疗方案以及应对策略 • 适当的药学和非药学措施来应对患者肌肉骨骼疼痛 • 肿瘤患者中的阿片类药物的合理使用
癌症的非药物治疗支持	对以下方面的知识和意见：
社会心理支持	• 强调患者被诊断为癌症时，对其精神心理健康关注的重要性。 • 在患者癌症诊断和治疗过程中，与精神心理健康服务提供者、社会工作服务者和患者照护人员三方共同协作
自我健康教育	• 指导患者自我监测的指标，以及在何时、在何种情况下（如病情恶化或出现症状时）向医务人员寻求帮助 • 在肿瘤全程管理的背景下，用非药物疗法解决药物不良反应和保持心理健康
生活方式的调整	• 调整生活方式以满足患者的营养需求和选择适宜的体育活动 • 患者的社会关系、周边环境以及这些因素与治疗计划的兼容性
对肿瘤患者的支持	对以下方面的知识和意见：
用药依从性	• 用药依从性评估方法 • 可能导致依从性不佳的因素，包括社会经济、卫生系统/卫生保健团队、病情、治疗方案和患者自身等因素，如行为或健康理念和心理状态等 • 不规律用药的影响（有证据表明与复发和较差的治疗结果有关） • 提升依从性的方法，如提供咨询与访谈、患者自我教育、确保患者能获得相应的医疗服务、医疗团队的协作、让患者了解治疗的好处、减少治疗的障碍（如费用的考量、地点的选择、互联网的应用），以及教育患者使用健康信息化工具等

续表

药学监护	
制订和实施全程管理计划	• 以证据为基础的全程管理，制订医疗服务全程管理计划，评估治疗方案、进行处方审核 • 为患者及其社区提供专业服务，实现：选药合理、剂量合适、疗程合适、成本最佳
监测	• 监测患者的疾病状况：制订监测指标，确定监测指标的优先顺序，提出合理建议确保患者能得到恰当的监测 • 其他监测指标，包括体重、腰围、体重指数、用药依从性、血压、肝肾功能、是否存在 Q-T 间期延长的心电图、骨密度、药物不良反应、全血检查、电解质、维生素 D、维生素 B_{12}、叶酸、锌和镁等
患者沟通	对以下方面的知识和意见：
沟通	• 评估可能的存在的沟通障碍，包括文化和语言障碍 • 用药咨询的频率和必要的手段 • 需要定期对患者及其照护者进行再教育 • 需要对患者及其照护者进行持续的随访跟踪 • 在口头和书面沟通中均使用通俗易懂的表达方式
文化方面的考虑	• 加入文化方面的考量，有利于更好地与患者互动，让患者感到舒适和可信，患者会更愿意进一步寻求专业帮助和健康管理的信息；如何帮助少数民族社区使用医疗保健服务 • 存在沟通障碍时，考虑采用跨文化和跨语言沟通策略和技巧 • 了解患者在自我保健管理方面的个人偏好，应尊重患者的种族特性和文化特征
患者信息	• 改善疾病状态和生活质量的药学和非药学建议
特殊风险群体	对以下方面的知识和意见：
新生儿	• 评估这一人群的治疗风险和获益 • 新生儿群体中的药物不良事件 • 在新生儿群体中罕见的癌症以及相关研究和医疗服务 • 新生儿群体中最常见的肿瘤发生背景
儿童和青少年	• 癌症的病理生理学和不同癌症类型的预后差异 • 化疗药物的剂量和安全性评估 • 常见的可能罹患癌症的类型

续表

药学监护	
妊娠期和哺乳期妇女	• 化疗药物的致畸性和对生育的影响 • 保护育龄期妇女生育能力的方法和咨询建议 • 与化疗药物治疗相关的胎儿毒性风险 • 接受化疗的哺乳期妇女的药物选择，以及哺乳期用药确保婴儿安全的咨询建议 • 为有生育能力的男性和女性提供有效避孕的措施，并就给药剂量和疗程提供咨询建议
老年人	• 对患者化疗耐受性进行评估 • 根据肝脏和肾脏功能建议适宜的药物剂量
临终关怀	• 收集癌症晚期患者的临终监护所需的具体信息，包括制订药物治疗的最佳目标。在生命的最后几天，癌症治疗的目的是尽可能减少患者的不适 • 需认识到癌症临终关怀中，姑息治疗可能因时间和环境的改变而不同，比如在临终关怀不同阶段考察有临床意义的药物相互作用，寻找适宜的停药时机
组织和管理	
预算和报销	对以下方面的知识和意见： • 有关药品预算和报销的相关法律、法规和指南，新型医疗服务和报销协议的落实（如合作医疗协议、初级保健临床药师设置） • 现行的癌症治疗方案的费用和报销方法，并为患者提供简化的援助方案的相关信息
政策和法规	对以下方面的知识和意见：
政策制订	• 研究和分析药品使用的相关数据，以支持药品政策变化和新的管理方法及管理模式的实施 • 通过宣传和改进法律法规等相关政策来实现以药师为主导的药学服务内容的落地 • 为肿瘤药学实践和安全用药制订医疗机构管理政策和标准操作流程
规章制度	• 向患者提供应用于各种场景的肿瘤治疗相关医药法律、法规的信息

续表

专业人员	
用药错误	对以下方面的知识和意见：
剂量	• 计算肌酐清除率、估计肾小球滤过率用于调整肾功能不全患者的用药剂量 • 分析和解释肝功能检验结果，用于调整肝功能不全的患者的用药剂量 • 根据体重或体表面积计算化疗药物的剂量，并根据体重和身高的变化进行调整 • 合理推荐并使用dose-banding原则（预装的固定剂量的药品）
药品安全	• 常见的调剂差错和规避措施 • 检查名称相似和外观相似的药名 • 识别调剂差错和制订减少差错的规范流程 • 准确地识别、处理和报告药品的不良反应 • 参与用药监护、促进用药管理
药物相互作用	• 识别和分析药物之间的相互作用 • 识别和分析药物与草药之间的相互作用 • 识别和分析药物与食品之间的相互作用
药物警戒	• 药物不良事件报告相关规定和数据库的维护 • 预防和处理误报的信息 • 参与和推动临床试验中的用药教育，以提高对不良事件的认知
跨专业的药学实践	对以下方面的知识和意见：
药师在多学科团队中的作用	• 优化药物治疗方案、药品调剂、提供药物信息、对医疗团队的其他成员进行药学教育、开展药学门诊等新兴角色 • 确保药物的安全使用，以保护患者和医护人员免受危险药品的影响 • 充分了解药师工作相关的法律、法规等，药师作为医疗团队的核心成员，通过这些法律法规合理获得所需的培训和薪酬 • 用药监护如处方审核的实施 • 药师、患者、医疗团队的其他成员在合作过程中，发挥共同决策的作用
道德与伦理	对以下方面的知识和意见：
患者健康管理	• 在开始治疗任何疾病之前获得患者知情同意授权 • 临床医生在评估肿瘤患者特别是儿童或临终患者的知情同意的能力时，要考虑到患者自身的能力和相关的法律、法规 • 与治疗团队其他成员共同为患者的治疗计划做决策 • 将临终关怀的医疗服务目标纳入治疗计划

续表

专业人员	
临床研究	• 临床试验注册和伦理审核 • 合理揭晓与患者有关的医疗信息 • 与团队其他成员共同决策

专业/个人	
专业/个人特质	对以下方面的知识和意见：
	• 医生、护士、药师和其他医护人员之间的跨学科合作 • 通过发展个人专业技能，如自我评估、领导力、创新和创业精神以及专业素养为患者提供全面的药学服务 • 药师需要成为终身学习者
继续教育和职业发展	对以下方面的知识和意见：
	• 需要掌握最新的临床药学知识和技能，以便在一系列医疗行为中识别、优先处理和解决复杂的药学问题 • 充分利用临床参考资料和数据库查找有关药物、药物相互作用等药学信息 • 阅读和解释原始文献和临床试验数据的意义

表2　肿瘤全程管理中药师的相关技能 [14, 31-33]

公共卫生和宣传	
宣教	• 强调药师在癌症预防和治疗中的作用，提高医疗资源不足的地区，患者获得专业服务的可及性 • 与医生、癌症专家、护士、患者支持团体、制药公司、医疗保险公司和其他在提供癌症服务方面发挥作用的人员形成战略伙伴关系 • 建立一个综合的医疗健康服务生态系统，包括肿瘤患者的社区评估和转诊，处方审核与重整，依从性评估和用药咨询，以解决目前实际工作模式中的不足，改善医疗服务质量 • 在对肿瘤患者的全程管理中，寻找典型案例作为示范 • 关注政策变化，关注药师的自主权，提升其影响力，以便实施有效的干预 • 在适当的时候开展药学工作（如患者转入药师所在社区寻求医疗服务时） • 对遭遇和面临心理健康问题的患者提供支持，如提供相匹配的医疗资源或纳入服务计划；向其他医护人员或照护人员进行宣教，让他们重视癌症诊断后患者心理健康的重要性

续表

公共卫生和宣传	
癌症筛查	• 根据当地或医疗专业机构的指导原则，实施癌症筛查 • 向相关人员（如医保部门、药事管理部门、卫生管理部门等）报告癌症的患病数据和早期筛查结果 • 发起和推广以社区为基础的癌症筛查计划
药学监护	
预防措施	• 识别有癌症风险的人群（如吸烟者）并鼓励他们参与咨询活动 • 在药房或社区环境中与患者交流时，倡导预防肿瘤的措施，如体育锻炼和适宜的营养摄入
临床技能	• 解读相关检验结果，如白细胞、血红蛋白、中性粒细胞计数，并了解正常和异常的范围 • 按照治疗方案计算给药剂量，必要时建议调整相关剂量 • 在执业范围内建议患者使用支持性药物，如止吐药
沟通技巧	• 应用主动访谈的策略和技巧，提高患者依从性，并促进预防性的健康措施的应用 • 在为患者提供咨询和药学监护时表现出同理心
道德与伦理	
考虑因素	• 为每一个人的知情同意提供所有相关信息，包括： 　○ 治疗的目的 　○ 治疗的具体细节，包括治疗频率和给药方式 　○ 治疗的利弊 　○ 是否有替代方案 　○ 不良反应或治疗过程可能对患者的日常生活产生的潜在影响 　○ 治疗的费用或保险覆盖范围 　○ 放弃治疗的后果 　○ 医疗服务的提供者 • 考虑到患者的精神心理状况 • 尊重其隐私，注意保密 • 在必须采取强制治疗时，依然要尊重患者的自身意愿 • 确保在采取强制治疗时采用限制性最小的医疗手段 • 确保向所有患者提供公平和公正的医疗资源
政策和法规	
	• 为政策制订做出贡献，支持药师在处方权、患者管理和临床服务其他工作领域的拓展 • 向政府机构提供药学相关讯息

专业/个人	
教育和培训	• 参与制订、实施教育或培训计划，以提高药师在执业范围内的肿瘤全程管理的服务技能 • 发展患者与药师之间的伙伴关系，支持药师在健康管理和癌症预防方面的教育和工作
工作场所中自己和同事的身心健康	• 重视自己和同事的身心健康 • 通过有效手段来管理和减轻压力 • 重视肿瘤患者的情感和精神需求 • 与患者、同事之间保持良好的关系 • 保持工作与生活的平衡
临床治疗决策	• 把日常工作和临床工作流程相整合 • 向患者宣教医疗专业知识，帮助他们理解并参与医疗服务团队治疗和管理计划 • 将新的研究数据拓展到相关人群时重视药物的安全性 • 与医学专家合作，提升患者对治疗的信心

4　继续教育机构应考虑的因素

FIP认识到，药师和卫生工作者的培训内容和专业计划能在提升肿瘤全程管理服务能力方面发挥着关键作用。建议设置培训内容和专业计划时参照持续专业发展（CPD）的形式，教育材料和培训内容包括药师在肿瘤全程管理中的作用等。参考《2022肿瘤患者全程管理药师手册》和本知识与技能参考指南手册第三章内容，培训计划应侧重于药师在肿瘤全程管理中的角色和服务。在完成培训后，药师应能在以下领域运用其专业知识和临床技能：

- 调剂；
- 治疗方案重整；
- 药学管理；
- 审方；
- 用药咨询和用药教育；
- 依从性宣教；
- 通过药物警戒相关规定监测化疗药物的安全性和有效性；
- 与化疗药物有关的药物毒性管理；
- 推广癌症早期筛查服务；
- 参与癌症治疗团队；

药师在肿瘤全程健康管理工作领域包括但不限于：

- 对癌症进行早期干预，普及癌症早期筛查；
- 获得抗肿瘤新型药物的信息；
- 治疗方案管理；
- 在与初级保健提供者的合作协议范围内开具协定处方和制订监护计划；
- 参与专科门诊工作（如儿科肿瘤门诊、白血病门诊、乳腺癌门诊等）；
- 作为医疗团队的一员开展工作；

• 在社区提供癌症的预防服务。

培训者制订并实施变革性的持续发展培训计划，从而提高药师在肿瘤全程肿瘤管理工作中的能力和水平，应考虑到以下因素。

4.1 基于对药学服务的实际需求来设定继续教育和拓展培训的目标

肿瘤全程管理能力的持续发展应满足当地的需求，并反映个人的专业发展目标，需要给予充分的学习热情。

• 卫生系统和就医环境的多样性可能会妨碍患者获得癌症保健服务。药师应根据当地的实际情况，在管理癌症和癌症相关疾病方面发挥关键作用。

• 持续发展是终身行为，而且必须与个人的工作领域相关。因此，肿瘤全程管理方面的持续发展应着重于解决个人的专业知识提升的需求，并提供一个全面的路径来获取理论知识、临床技能并建立与职业匹配的工作态度和价值观。

• 基于实际需求的专业提升，应该考虑本科生理论课程与临床实际工作中的差异，然后通过继续教育课程和技能培训，为不同水平的药师分别设置专业提升计划。

4.2 在肿瘤全程管理的培训项目上促进国内外合作

在肿瘤全程管理药师培训项目上进行国际以实现：

• 资源共享；

• 提升相关国际组织的参与度，如WHO、联合国、FIP和国际肿瘤学药学执业协会（International society of oncology pharmacy practitioners，ISOPP），推动具备相应知识和技能的药师参与到患者肿瘤管理多学科医疗团队的工作。

4.3　培训项目的质量保证和认证

药师在肿瘤管理方面持续发展项目需要得到认证，以证明其学习活动已达到专业机构所规定的要求。获得认证可以确保其学习成果是高质量的，并符合药师、医疗机构和社区的期望。培训课程和项目的认证也利于实现管理所需的关键知识和技能的标准化。持续专业能力发展课程应与支持药师在肿瘤全程管理环境中的工作内容相一致，以满足他们的学习需求和发展目标。为持续发展提供指导的医疗机构可参见表1和表2的内容。

5 FIP Seal 认证和 CPD 提供者

FIP（Provision Partnerships Programme，PPP）计划提供了一个全球平台，帮助FIP成员根据当地的需求来促进药学队伍的专业建设。FIP提供了通过培训达到职业发展目标的机会。FIP可以与成员抓住变革性的机会，加速推动所有药学部门和药学队伍角色的发展。

2021年，FIP制订了标准，确保专业发展和培训计划的质量与FIP的使命、愿景和21项发展目标相一致[34]。FIP Seal是对培训计划的整体质量与FIP目标、愿景、使命的一致性的认可。有意者可索取申请表和应遵循的规定，进行自我评估[34]。

本指南所概述的知识和技能为药师提供了一个参考，他们可以据此评估自己在与肿瘤药学工作相关的能力。结合FIP的全球专业能力框架，本指南也是设计和实施持续培训计划的参考工具。尽管本指南很全面，但我们承认它可能不完全适用于所有的药学实践领域。因此，我们鼓励药师和专业继续教育机构将课程个性化以满足不同需求。

6　参考文献

[1] Cancer. World Health Organization. 2022. [accessed: 20 August 2022]. Available at: https://www.who.int/newsroom/fact-sheets/detail/cancer.

[2] Shah SC, Kavambav, Peek RM Jr, Heimburger D. Cancer control in low-and middle-income countries: ls it time toconsider screening? .J Glob Oncol, 2019;5:1-8.[accessed: 20 August 2022], Available at:https://www.ncbi.nlm.nih.gov/pmc/articles/PMC6452918/

[3] Sousa Pinto G, Bader L, Billberg K, et al. Beating non-communicable diseases in primary health care: The contribution of pharmacists and guidance from FIP to support WHO goals. Res Social Adm Pharm. 2020, 16 (7):974977.doi:10.1016/j.sapharm.2019.10.008

[4] Cancer. World Health Organization. Geneva (CH): World Health Organization. 2022. [accessed: 26 September 2022] Available at https://www.who.int/health-topics/cancer#tab=tab 1

[5] FIP. Continuing Professional Development/Continuing Education in Pharmacy: Global Report. The Hague: International Pharmaceutical Federation; 2014.[accessed: 20 August 2022. Available at: https://www.fiporg/file/1407.

[6] Udoh A, Bruno-Tome A, Ernawati Dk et al. The development, validity and applicability to practice of pharmacy-related competency frameworks: A systematic review. Res Social Adm Pharm.2021, 17 (10):1697-1718.[accessed:18 September 2022].Available at: https://dx.doi.org/10.1016/i.sapharm.2021.02.014.

[7] UNESCO-UNEVOC. Competency-based training (CBT): 2022.[accessed 20 August 2022. Available at: https://unevoc.unesco.org/home/TVETipedia+Glossary/lang=en/filt=all/id=103.

[8] International Pharmaceutical Federation (FIP). FIP Global Competency Framework. The Hague: International Pharmaceutical Federation; 2020.[accessed: 27 September 2022]. Available at: https://www.fip.org/file/5127

[9] International Pharmaceutical Federation (FIP). FIP global advanced development framework handbook: supporting the advancement of the profession-version 1. The Hague: International Pharmaceutical Federation: 2020.[accessed: 16 September 2022] Available at: https://www.fip.org/file/4790

[10] Sung H, Siegel RL, Torre LA et al. Global patterns in excess body weight and the associated cancer burden.CA Cancer J Clin.2019, 69 (2):88-112.doi:10.3322/

caac.21499

[11] Cooper GM. The development and causes of cancer. The cell: A molecular approach. 2nd edition. Natl Lib of Med Sinauer Associates: 2000 [accessed: 20 August 2022]. Available at: https://www.ncbi.nlm.nih.gov/books/NBK9963/

[12] Peyret LE.Performance scales: Karnofsky & ECOG scores. OncologyPRO; 2008. [accessed: 20 August 2022] Available at: https://oncologypro.esmo.org/oncology-in-practice/practice-tools/performance-scales

[13] Alfaar AS, Hassan WM, Bakry MS, Oaddoumil. Neonates with cancer and causes of death; lessons from 615 cases in the SEER databases. Cancer Med.2017, 6 (7):1817-1826.doi:10.1002/cam4.1122

[14] American Society of Health System Pharmacists. Oncology pharmacy specialty review course, workbook chapters. American Society of Health System Pharmacists; 2022. [accessed: 30 August 2022]. Available at:https://elearning.ashp.org/products/9716/oncology-pharmacy-specialty-review-course-workbook-chapters-no-recert-credit-cert-I229087

[15] National Cancer Institute. What is cancer? Bethesda (US): National Cancer Institute; 2021.[accessed: 20 August 2022]. Available at: https://www.cancer.gov/about-cancer/understanding/what-is-cancer

[16] International Agency for Research on Cancer, Cancer today. Geneva (CH): World Health Organization; 2020 [accessed: 1 August 2022]. Available at: https://gco.iarc.fr/today/.

[17] Marsh S, McLeod HL. Cancer pharmacogenetics. Br J Cancer. 2004, 90 (1):8-11. doi:10.1038/sj.bic.6601487

[18] Segal EM, Bates), Fleszar S)et al. Demonstrating the value of the oncology pharmacist within the healthcare team. J Oncol Pharm Pract. 2019, 25 (8):1945-1967.[accessed: 3 August 2022.]Available at: https://pubmed.ncbi.nm.nih.gov/31288634/

[19] Cancer Research UK. Cancer decision support tools overview [Internet]. London (GB):Cancer Research UK; 2020 [accessed: 29 July 2022] Available at: https://www.cancerresearchuk.org/healthprofessional/diagnosis/suspected-cancer-referral-best-practice/clinical-decision-support-tools-overview

[20] Krikorian S, Pories S, Tataronis G et al. Adherence to oral chemotherapy: Challenges and opportunities. J Oncol Pharm Pract.2019, 25 (7):1590-1598. doi:10.1177/1078155218800384

[21] Klemencic S, Perkins J. Diagnosis and management of oncologic emergencies. West J

Emerg Med. 201g;20（2）:316-322.doi:10.5811/westjem.2018.12.37335

［22］Higdon ML, Atkinson CJ, Lawrence KV. Oncologic emergencies: Recognition and initial management. Am Fam Physician.2018, 97（11）:741-748.［accessed:20 August 2022］.Available at:https://www.aafp.org/pubs/afp/issues/2018/0601/p741.html

［23］Aydin Y, Turkyilmaz A, lntepe YS, Eroglu A. Malignant pleural effusions: Appropriate treatment approaches. Eurasian J Med. 2009, 41（3）:186-193.［accessed: 26 September 2022］Available at: https://www.ncbi.nlm.nih.gov/pmc/articles/PMC4261269/

［24］Goldner W. Cancer-related hypercalcemia, J Oncol Pract.2016, 12（5）:426-432.［accessed: 29 July 2022）. Available at https://pubmed.ncbi.nlm.nih.gov/27170690/.

［25］National Cancer lnstitute. Surgery to treat cancer. Bethesda（US）: National Cancer Institute; 2015.［accessed: 3 August 2022］.Available at: https://www.cancer.gov/about-cancer/treatment/types/surgery.

［26］Amjad MT, Chidharla A, Kasi A. Cancer Chemotherapy. Treasure lsland（FL）: StatPearls; 2022.［accessed: 26 September 2022］Available at: https://www.ncbi.nlm.nih.gov/books/NBK564367/

［27］National Cancer lnstitute Types of Chemotherapy Drugs. U.S. National Cancer lnstitute's Surveillance Epidemiology and End Results（SEER）Program.［accessed: 22 August 2022］Available at:https://training.seer.cancer.gov/treatment/chemotherapy/types.html

［28］American Cancer Society. American Cancer Society guidelines for the early detection of cancer. Atlanta（US）American Cancer Society; 2022.［accessed: 29 July 2022］Available at: http://www.cancer.org/healthy/find-cancer-early/american-cancer-society-guidelines-for-the-early-detection-of-cancer.htm

［29］Kalyn R. Cancer drug pharmacology table. Vancouver（CA）: BC Cancer; 2022.［accessed: 3 August 2022］. Availableat: http://www.bccancer.bc.ca/pharmacy-site/Documents/Pharmacology Table.pdf

［30］Crawford GB, Dzierzanowski T, Hauser K et al. Care of the adult cancer patient at the end of life: ESMO clinical practice guidelines. ESMO Open.2021, 6（4）:100225.［accessed: 3 August 2022］, Available at:https://pubmed.ncbi.nlm.nih.gov/34474810/

［31］World Health Organization Regional Office for Europe. A short guide to cancer screening: increase effectiveness, maximize benefits, and minimize harm. Copenhagen（DK）: World Health Organization［internet］. 2022.［accessed 29 July 2022］. Available at: https://apps.who.int/iris/bitstream/handle/10665/351396/9789289057561-eng.pdf

［32］Boechler L, Despins R, Holmes J, et al. Advocacy in pharmacy: Changing "what is" into "what should be." " Can Pharm Journal 2015, 148（3）:138-141.doi:10.77/1715163515577693

[33] American Pharmacists Association（APhA）. Pharmacist burnout hits breaking point, impacting patient safety. 2021.［accessed: 27 August 2022］. Available at: https://pharmacist.com/APhA-Press-Releases/apha-pharmacist-burnout-hits-breaking-point-impacting-patient-safety.

[34] International Pharmaceutical Federation（FIP）. The FIP handbook for providers of programmes-supporting the FIP platform for provision through partnerships-advancing pharmacy worldwide. The Hague: International Pharmaceutical Federation. 2021,［accessed: 01 September 2022］. Available at: https://www.fip.org/file/5109

2023

戒烟和烟草依赖治疗
药师手册

国际药学联合会（FIP） **著**

广东省药学会 **组织翻译**

魏 理 喻鹏久 **主译**

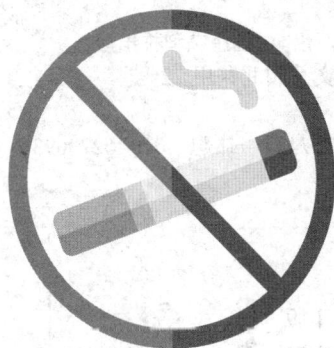

中国医药科技出版社

图书在版编目（CIP）数据

国际药学联合会慢病药师管理手册 . 3, 2023 戒烟和烟草依赖治疗药师手册 / 国际药学联合会（FIP）著；魏理等译 . –– 北京 : 中国医药科技出版社 , 2025. 3.
ISBN 978–7–5214–5106–1

Ⅰ. R192.8–62

中国国家版本馆 CIP 数据核字第 2025ZK3878 号
北京市版权局著作权合同登记 图字 01–2025–0613 号

国际药学联合会（FIP）　　　Andries Bickerweg 5　　　2517 JP The Hague
The Netherlands　　　www.fip.org

美术编辑　陈君杞
版式设计　友全图文

出版　**中国健康传媒集团**｜中国医药科技出版社
地址　北京市海淀区文慧园北路甲 22 号
邮编　100082
电话　发行 : 010–62227427　邮购 : 010–62236938
网址　www.cmstp.com
规格　880 × 1230 mm $^1/_{32}$
印张　24 $^3/_8$
字数　629 千字
版次　2025 年 6 月第 1 版
印次　2025 年 6 月第 1 次印刷
印刷　北京印刷集团有限责任公司
经销　全国各地新华书店
书号　ISBN 978–7–5214–5106–1
定价　**99.00 元（全 5 册）**

获取新书信息、投稿、为图书纠错，请扫码联系我们。

译者委员会

广东省药学会　组织翻译

主　译　魏　理　喻鹏久

译　者　（以姓氏笔画为序）

万利梅（广东药科大学附属第一医院）

卞晓岚（上海交通大学医学院附属瑞金医院）

刘紫萱（广州医科大学附属第一医院）

吴耀洲（广州医科大学附属第一医院）

周露茜（广州医科大学附属第一医院）

赵志刚（首都医科大学附属北京天坛医院）

徐惠茵（广州医科大学附属第一医院）

喻鹏久（广州医科大学附属第一医院）

曾英彤（广东省人民医院）

温炳钦（广州医科大学附属第一医院）

魏　理（广州医科大学附属第一医院）

摘要

根据世界卫生组织（WHO）的数据，烟草使用是全世界可预防的主要死因之一，每年有800多万人死亡，令人震惊的是，这些死亡人数中每年有700多万与烟草使用直接相关，而每年有120万是由"二手"烟或吸入他人吸烟的烟雾造成的。全世界13亿烟草使用者中的绝大多数都生活在中低收入国家（LMICs）。2020年，世界上22.3%的人口普遍使用烟草，全世界有36.7%的男性和7.8%的女性消费烟草制品。在如此高的流行率下，烟草使用显然是一个重大的全球健康威胁，造成广泛的发病率和死亡率。

使用烟草对健康的负面影响是有据可查的。然而，放弃烟草和戒烟可能是一个具有挑战性的过程，但在正确的支持下，实现无烟生活的旅程可以变得更容易。药师在帮助烟草使用者戒烟和保持节制方面可以发挥重要作用。药师具有专业知识和可及性，因为他们被认定为那些希望戒除烟瘾和烟草依赖的人提供基于证据的建议、药物和支持的理想提供者。

本手册是药师支持个人戒烟的全面而实用的资料，强调了药师在为寻求戒烟的患者提供全面而协调的管理中起到的关键作用。它涵盖了最新的以证据为基础的做法、技术和策略，以帮助患者戒烟并不再复吸。这本手册所包含的信息是切实可行的，并且是为该领域工作的药师的需要而定制的。通过使用手册中的信息和策略，药师可以为改善公共卫生和减少烟草使用给医疗系统带来的负担做出贡献。

该手册涵盖了戒烟的各个方面，包括烟草使用给公共卫生带来的负担、药师在戒烟和烟草依赖治疗中的作用，以及为患者提供有效管理的策略。它为如何进行患者评估、制订治疗计划和选择适当的药物控制戒断症状提供实用的指导。该手册涵盖了提供患者教育和支持、监测和调整治疗计划以及在必要时将患者转介至其他医疗专业人士的策略。手册还强调了跨专业合作的重要性，将戒烟服务纳入常规初级卫生保健，以及需要考虑烟草使用对有潜在疾病患者的影响。

药师有很多机会参与到戒烟工作中，如果掌握了适当的知识和技能（在配套出版物《2023戒烟和烟草依赖治疗药师手册》配套手册中有所规定），药师完全可以与医疗团队的其他成员合作，为吸烟者提供从预防和筛查到管理和治疗优化的服务。

鸣谢

FIP和作者感谢那些为本出版物做出贡献的人以及专家咨询小组的所有成员，他们的名字列在下面，感谢他们对本手册的宝贵审查、评论和建议。

Darush Attar-Zadeh先生，英国帝国学院健康伙伴的临床研究员，国际初级保健呼吸组治疗烟草依赖性学院

Long Chiau Ming教授，马来西亚双威大学医学与生命科学学院

傅东波博士，世界卫生组织健康促进部医疗官员

Charis Girvalaki博士，欧洲吸烟和烟草预防网络，比利时布鲁塞尔

Angie Leon-Salas教授，哥斯达黎加大学药学院

Jacqueline Maimin女士，独立社区药房协会，南非

Jamuna Rani Appalasamy博士，马来西亚莫纳什大学药学院

本手册的内容是由作者和编辑独立制作的，没有受到外部各方或合作伙伴的影响。

FIP感谢世界卫生组织对本出版物的专家贡献。

前言

FIP非传染性疾病（NCDs）实践转型计划旨在为FIP成员组织提供工具和战略支持，以发展和实施药学服务，在NCDs的预防、筛查、管理和治疗优化方面产生持续的积极影响，并改善患者结果和卫生系统的效率及可持续性。该计划的愿景是促进全球药学实践的转变和服务质量的提高，以改善NCDs患者的健康结果和生活质量。

该计划包括编制实践支持手册、知识和技能指南、实施指南和支持，以及在五个主要NCDs领域（糖尿病、精神健康、慢性呼吸道疾病、癌症和心血管疾病）及其风险因素（包括烟草使用）的能力发展培训。

全世界有13亿烟草使用者，其中一半将死于与烟草有关的疾病[1]。据报道，烟草使用是各种非传染性疾病共同的主要风险因素，特别是慢性呼吸道疾病、心血管疾病、癌症和糖尿病——联合国定义的五个主要关注的NCDs中的四个。在全世界范围内，30岁及以上的成年人中，14%的NCDs相关死亡可归因于烟草[1]。WHO《烟草控制框架公约》，包括治疗烟草使用和依赖的第14条，已被纳入联合国可持续发展目标[2, 3]。

戒烟（尤其是戒烟）是降低NCDs流行率的最重要干预措施之一。WHO已将戒烟作为六项关键的具有成本效益和高影响力的措施之一，以帮助各国在MPOWER框架下减少烟草需求[4, 5]。在WHO看来，包括药师在内的卫生专业人员在社会上任何群体中都具有促进减少烟草使用的极大潜力[6]。

1998年，WHO承认药师在帮助个人戒烟和防止潜在吸烟者开始吸烟方面的关键作用[7]。2003年，FIP理事会批准了FIP关于药师在促进无烟未来中的作用的政策声明。2009年，FIP出版的《遏制烟草流行》中也强调了药师在戒烟服务中的重要贡献：《药房的全球作用》和2015年FIP的出版物《建立无烟社区：药师的实用指南》。这本出版物描述了世界各地成功的戒烟药房干预措施，并概述了药师参与的不同戒烟活动。然而，考虑到全球烟草使用的流行程度和负担，特别是作为非传染性疾病的一个风险因素，必须扩大和巩固药剂师及专业组织（包括FIP）在这一领域的作用，支持从业人员实施和提供这一领域的一系列服务。这对那些生活在中低收入国家的人来说尤其重要，在这些国家，烟草使用的流行率占全世界吸烟者的80%以上，而针对烟草使用的戒烟服务却很有限[4]。

总体来说，通过提供以人为本的医药服务，药师在医疗保健系统中发挥着关键作用，通过整体方法来确保健康的生活和福祉，以及促进NCDs患者更有效、合理和经济地使用药物。药师可以通过管理让人们避免和预防包括烟草使用在内的风险因素，以此作为其日常工作的一部分，为预防NCDs做出贡献。

在FIP关于NCDs的工作背景下，特别是作为FIP在2021年启动的NCDs实践转型计划的一部分，建议该计划帮助患者避免NCDs的风险因素，如烟草使用。

总之，药师可以通过以下方式为戒烟做出贡献和支持戒烟：

• 健康促进和教育；
• 询问烟草使用情况；
• 与希望戒除烟草使用的个人接触；
• 行为改变的支持；
• 药物干预和治疗优化；
• 转诊和跨专业协作实践；
• 帮助制定公共政策。

本手册介绍了世界各地的药师以证据为基础的戒烟干预的成功案例，这些案例使戒烟者健康状况得到了改善，并给社会带来经济效益。我们相信，这些案例会给那些致力于支持个人戒烟的药师带来启发，并提供宝贵的指导。

FIP致力于与世界各地的成员组织和个人药师合作，加强和扩大药师在戒烟和治疗烟草依赖方面的作用，从而为公共卫生做出有意义的贡献。我们鼓励您花时间阅读这本手册，熟悉其中提供的资源和策略。我们可以共同帮助患者实现无烟生活，降低他们患NCDs的风险，并改善他们的整体健康和幸福。

Dominique Jordan

FIP主席

目录

1 简介

1.1 世界各地的烟草使用负担

烟草包括一系列通过加工 *Nicotiniana tabacum* 和 *Nicotiniana rustica* 植物的叶片获得的物质。除燃烧的烟草制品外，烟草还可以各种方式被使用，包括电子香烟和咀嚼烟草。烟草燃烧时，会释放出有毒的烟雾，含有大约7000种化学物质，其中一些被广泛认为对健康有害，包括焦油和尼古丁等有毒物质，以及一氧化碳[8]。尼古丁是一种高度成瘾的物质，是导致烟草成瘾的关键，世界卫生组织（WHO）认为这是一种慢性和复发性的疾病。烟草依赖影响着全球大约13亿人[9, 10]。

烟草使用是一个重要的公共卫生问题，给全世界的个人、社区和经济带来了沉重的负担。它是全世界可预防的死亡的首要原因，导致了各种疾病并造成过早死亡[9]。它也是肺癌、心血管疾病和慢性阻塞性肺疾病（COPD）等非传染性疾病的一个直接原因。

根据WHO的数据，烟草使用每年导致800多万人死亡。其中约有120万人的死亡是由生活在慢性烟草使用者附近而导致的二手或三手烟暴露[10, 11]。二手烟草烟雾，是指从香烟或其他烟草制品燃烧端释放的烟雾，以及吸烟者呼出的烟雾[10]。第三手烟草烟雾，指的是吸烟停止后残留在房间里的烟草烟雾，以及人们离开充满烟雾的环境后残留在衣服上的烟草烟雾[11]。烟草使用是一个重大的公共卫生挑战，它不仅影响使用者和周围人的健康，而且对个人、社区的经济和社会地位也有负面影响[12]。烟草使用的后果在中低收入国家尤为严重，因为这些国家对烟草使用的控制措施往往不严，而且烟草业拥有巨大的影响力[13]。值得关注的是，世界上80%以上的烟草使用者都在中低收入国家[10]。例如，印度是第二大烟草消费国，该国29%的成年人使用烟草。孟加拉国的烟草使用率也很惊人，35%的成年人使用烟草制品，43%的人在工作场所接触到二手烟[14]。烟瘾带来的经济负担对烟草使用者来说尤其具有挑战性，因为烟草产品价格昂贵，家庭可能难以平衡基本生活用品的费用和烟草相关疾病的医疗费用[10]。

除了直接的健康影响外，烟草使用还具有重大的经济和社会影响[12]。烟草使用是可预防的死亡和疾病的主要原因，它是世界上许多国家面临的主要公共卫生挑战。数据显示，烟草使用者将其可支配收入的5%~10%用于购买烟草制品[12]。这不仅会影响烟草使用者，也会影响他们的家庭，因为这增加了他们的经济负担，导致生活质量下降。烟草使用会影响一个人的社会生活，因为在很多情况下，烟草使用有负面的污名，会影响人际关系和社会对烟草使用者的看法[12]。

烟草使用不仅给人类健康带来严重风险，而且对环境有不利影响。烟草生产和消费对环境有重大影响。烟草种植需要大量的土地、水和农药，导致森林砍伐和土壤退化[15]。烟草种植还涉及有毒化学品的使用，会污染水源并伤害野生动物。烟草产品的生产也产生了大量的污染物，从包装、运输产品到处理烟蒂和其他与烟草有关的污染物[16]。烟蒂是世界上最常见的污染物，可能需要多年才能分解，并向环境释放有毒的化学物质。香烟、无烟烟草和电子烟等烟草制品会造成塑料污染的积累，含有微塑料的香烟过滤嘴是全球第二大塑料污染源[17]。烟草烟雾也造成了空气污染。WHO估计，烟草业对环境的影响是毁灭性的，每年将造成6亿棵树、20万公顷土地和220亿吨水的损失，以及8400万吨二氧化碳排放[18]。这些影响在中低收入国家尤其令人担忧，这些国家的资源已经很有限，需要用于粮食生产，但这些资源不是用来种植可以养活当地社区的农作物，而是被转用于烟草生产[17]。

烟草使用不仅对使用者，而且对他们周围的人同样是一种威胁，唯一被证明有效的消除风险的方法就是戒烟。由于烟草的高度成瘾性，许多使用者发现自己很难戒烟，需要医疗机构的专业支持才能成功实现戒烟。只有4%的使用者能够自行戒烟[10]。

WHO已宣布烟草使用是一种全球流行病，需要各国政府、卫生组织和其他利益攸关方采取强有力的持续行动。2003年，WHO成员国通过了《烟草控制框架公约》(WHO FCTC)，以解决全球烟草流行的问题[3, 19]。此后，该公约得到了FIP的支持。迄今为止，已有182个国家签署并批准了这一具有法律约束力的条约，努力解决尚未满足的烟草控制需求[10, 20]。WHO《烟草控制框架公约》的成功实施面临一个重大障碍，即来自烟草业的干扰，特别是在中低收入国家[21, 22]。为了应对这一挑战，必须对系统和结构进行重大改革。然而，药师个人或通过药学协会集体可以在促进烟草控制和戒烟方面发挥作用，动员药学行业支持WHO的MPOWER措施[23]。WHO的MPOWER战略遵循WHO《烟草控制框架公约》的指导方针，并已被证明在拯救生命和减少医疗费用方面是有效的[10]。MPOWER是以下内容的首字母缩写[4, 5]：

- 监测烟草使用和预防政策；
- 保护人们免受吸烟危害；
- 提供戒烟的帮助（戒烟）；
- 警示烟草的危害；
- 执行对烟草广告、促销和赞助的禁令；
- 提高烟草税。

WHO关于2019年全球烟草流行情况的报告显示，烟草管控政策的实施力度加大，有50亿人，即世界人口的65%，至少被一项全面的烟草控制措施所覆盖，是2007年的4倍多[24]。有效的烟草管控措施，如增加烟草产品的税收，实施无烟政策，以及提供戒烟服务，可以帮助减少烟草使用的负担。然而，需要在个人、社区和政府层面协调做出一致的努力来应对这一全球健康挑战。多个国家已经实施并持续资助反对烟草使用的运动，其中包括烟草产品包装上的图形警告和禁止营销活动等策略。由于烟草依赖在低收入国家更为普遍，对产品实施更高的税收一直是鼓励戒烟的最有效方式。事实表明，烟草价格提高10%，高收入国家的烟草使用就会减少4%，中低收入国家则会减少5%[10]。持续努力减少烟草使用，是改善全球健康和减少疾病负担的重要措施。

1.2　烟草和尼古丁产品的范围及其对健康的影响

烟草和烟草相关产品种类繁多，包括传统产品，如香烟、雪茄、自制卷烟、烟斗和水烟。还有一些较新的产品，如电子尼古丁输送系统（ENDS），也被称为电子烟或Vape笔，以及HEETS，也被称为HeatSticks，在不同的容器中加热烟草[13]。其他烟草产品包括无烟烟草产品，如咀嚼烟草、干鼻烟、湿鼻烟和可溶解烟草产品[13, 25]。无论是哪种产品，它们总是带有极大的健康风险，因为烟草本身就是有毒的。

香烟是使用最多的烟草制品，由切得很细的烟草卷在纸上制成。可燃烧的香烟含有烟草，燃烧后产生烟雾，被人吸入。烟草烟雾含有7000多种化学物质，其中250种已知会造成伤害，至少有69种是已知的致癌物[26]。烟草烟雾会造成负面的健康影响，如加重哮喘症状和呼吸道感染症状。它增加了患慢性疾病的风险，如癌症、慢性呼吸道疾病和心血管疾病。接触烟草烟雾和烟草制品越多，对健康产生不利影响的风险就越大[12]。

雪茄是圆柱形的烟草制品，通常比香烟大，由自然风干和发酵的烟叶混合制成。长时间的老化和发酵过程会产生高浓度的致癌化合物。有几种不同形状和大小的雪茄，包括Cigarillos、Double coronas、cheroots、stumpen、chuttas和dhumtis[25]。无论哪种类型，雪茄都含有烟草和有毒化学品，对健康有损害。雪茄中的毒素和刺激物的浓度比香烟中高[25]。抽雪茄时，烟草被燃烧，产生的烟雾被吸入肺部。雪茄的烟至少含有69种已知的致癌物，包括有毒的化学物质，如一氧化碳、铅和重金属[26]。抽雪茄与一些严重的健康问题有关，包括口腔、喉咙、喉部、食管和肺部的癌症[27]。

烟斗烟草是一种专门用于在烟斗中抽吸的烟草。它通常以散装形式出售，有各种口味和强度。有几种不同类型的烟斗烟草，包括芳香型烟斗烟草、英式烟斗烟草、弗吉尼亚烟斗烟草和伯利烟斗烟草[28]。

电子输送系统：有两种类型的电子输送系统，即电子尼古丁输送系统（ENDS）和电子非尼古丁输送系统（ENNDS）。ENNDS的功能是通过加热液体来产生气溶胶，供使用者吸入。这些电子液体可能包含一系列添加剂、香料和化学品，可能损害人类健康，但不包含烟草。ENNDS和ENDS可能难以区分，因为它们都经常采用吸引年轻人的口味，而且通常被认为不会成瘾，比传统烟草产品更安全。此外，对于某些产品来说，同一个装置可以用于含尼古丁的液体和不含尼古丁的液体，而且有些产品的外观相似。ENNDS被设计为不含尼古丁，但实际上，一些标为"零尼古丁"的电子液体在测试时却发现含有尼古丁[29]。

ENDS也被称为电子香烟或电子烟，是以电池为动力的设备，以气溶胶的形式提供尼古丁，然后吸入肺部。电子烟通过加热通常包括尼古丁、香料和其他化学品（如甘油和丙二醇）的液体溶液进行操作。使用者会吸入一种气溶胶，通常称为蒸汽，因此称为"vaping"。这些产品具有与传统烟草产品不同的化学成分[30]。产品在设计、功能、形状、尺寸以及所含尼古丁和（或）香料的数量方面有所不同。如一些产品包含一次性雾化器烟弹；有些产品则类似于传统的香烟、电子烟笔和水烟筒、水烟笔[13]。

通常情况下，烟草和相关行业宣传和推广ENDS是传统香烟的更安全替代品（因为它们不含烟草），导致许多用户认为它们对健康的危害明显小于烟草制品，特别是香烟；然而，它们的安全性和长期影响仍在调查之中[13, 31]。

电子烟或吸食产品使用相关的肺损伤（EVALI）是美国疾病控制和预防中心（CDC）在2019年发现的一种疾病，此前在美国全国范围内暴发了与电子烟产品或吸食相关的严重肺部疾病。EVALI的症状可能与其他呼吸系统疾病的症状相似，并可能包括咳嗽、呼吸急促、胸痛、恶心、呕吐或发热。在严重的情况下，患者可能需要通气，有些病例是致命的。截至2020年2月18日，所有50个州、哥伦比亚特区和两个美国领土［波多黎各和美属维尔京群岛］已向CDC报告2807例住院EVALI病例或死亡病例；在29个州和哥伦比亚特区已确认68人死亡[32]。维生素E醋酸酯是一种存在于一些含有THC的电子烟或电子烟产品中的添加剂，与EVALI的爆发密切相关[32]。虽然EVALI病例的数量在2019年达到高峰后有所下降，但这种情况仍然是一个重要的公共卫生问题[31, 33]。

证据表明，在全球许多国家，包括澳大利亚、英国和美国，ENDS产品在年轻人中越来越受欢迎[34-36]。一些研究表明，使用这些设备可能有助于戒烟[37]。然而，需要更全面的证据来证实这一发现。另外，一些证据表明，使用ENDS与希望戒烟或防止复吸的吸烟者的成功率提高没有关系[38-42]。

尽管人们认为电子烟是比传统香烟更安全的替代品，但其潜在的健康影响仍不清楚，越来越多的证据表明ENDS的有害影响（表1）[13]。香料等成分没有得到很好的研究，但根据现有证据，这些成分可能会导致产品的毒性水平[13]。使用ENDS的一些短期影响包括头痛、呼吸道影响、咳嗽以及对喉咙和口腔的刺激[37]。电子烟对健康的影响是持续研究和辩论的主题。然而，WHO和其他卫生组织已经对使用电子烟的潜在负面健康影响表示关切[13, 41]。WHO关于ENDS的一些关键信息如下[13]：

- ENDS会让人上瘾，而且并非没有伤害；

- 为了最大限度地保护公众健康，应对ENDS进行严格监管；
- 使用ENDS的儿童和青少年会使他们吸食香烟的风险增加1倍；
- 烟草控制工作必须继续专注于减少烟草使用，避免烟草和相关行业造成的干扰。

表1　电子烟的一些实际或潜在健康影响

健康影响	描述
尼古丁成瘾	电子烟含有尼古丁，这是很容易上瘾的[43]。治疗剂量的尼古丁可以通过尼古丁替代疗法，有利于人们摆脱尼古丁成瘾，帮助人们戒烟[44]。然而，当儿童、青少年或从未吸烟的人使用时，电子烟可能导致尼古丁成瘾[13]。已经发现标签上的尼古丁浓度和实际浓度之间存在重大差异，许多产品的尼古丁含量比标签上显示的多，甚至所谓的不含尼古丁的产品也含有尼古丁。此外，一些电子液体含有的尼古丁比普通香烟还要多[45]
呼吸系统问题	电子烟产生的气溶胶可能含有重金属和挥发性有机化合物等有害化学物质，会伤害肺部和呼吸道，增加患肺癌和慢性阻塞性肺疾病等疾病的风险，并加剧哮喘症状。电子烟与呼吸道问题有关，如咳嗽、喘息和呼吸短促[43]
心血管问题	使用电子烟会增加心率和血压，这可能导致心血管问题，如心脏病发作和中风。每天使用ENDS与心肌梗死的风险增加有关[13]
化学接触	电子液体含有一系列化学品，其中一些已知是有害的[13]。其中一个例子是在有香味的电子烟中发现的双乙酰，吸入后会导致闭塞性支气管炎，通常被称为"爆米花肺"[46]
接触精神活性物质	除了尼古丁之外，在一些电子烟中还发现了精神活性物质［如大麻二酚（CBD）、合成大麻素受体激动剂（SCRAs）和四氢大麻酚（THC）］。吸食四氢大麻酚有可能导致运动功能受损、判断力改变，以及记忆和认知方面的问题。它还可能导致一些人成瘾。此外，吸食四氢大麻酚还与EVALI有关[47]
第二手接触	电子烟产生的气雾会让非使用者接触到有害的化学物质（包括尼古丁和致癌物），这导致每年有120万人死亡。二手蒸气可能会提高患心脏病和肺癌的风险[13]
吸烟的风险增加	与不使用ENDS的儿童和青少年相比，使用ENDS的儿童和青少年使用传统香烟和其他烟草制品的可能性至少是2倍[13]

总体来说，电子烟有潜在的健康风险，任何吸烟并考虑使用

电子烟作为替代品的人都应该意识到这些风险，并与他们的医疗保健提供者，包括他们的药师，讨论戒烟和使用其他戒烟工具。

1.3 尼古丁和成瘾机制

尼古丁是一种高度成瘾的刺激物质，不仅存在于烟草植物中，也存在于各种形式的烟草制品中，包括香烟、不燃烧的香烟、无烟烟草（如蘸料、鼻烟、鼻烟和咀嚼烟草）、水烟以及大多数电子烟[48]。它是烟草中最主要的成瘾物质，导致反复使用，并可能造成身体依赖。利用时，尼古丁迅速到达大脑并导致肾上腺素的释放，从而导致心率加快、血压升高和警觉性提高[49]。随着时间的推移，大脑变得习惯使用尼古丁，当突然停止使用尼古丁时，会出现戒断症状。戒断症状可能包括易怒、焦虑、难以集中注意力和对尼古丁的强烈渴望[50, 51]。

尼古丁成瘾的病理生理学涉及重复接触尼古丁后大脑发生的变化。尼古丁在分子、神经解剖学和药理学特性方面与其他成瘾药物有许多相似之处。它主要通过与大脑中特定的尼古丁乙酰胆碱受体结合来发挥其作用，这反过来又刺激了乙酰胆碱的释放和代谢。尼古丁还刺激多巴胺能系统，导致大脑中与奖励和强化有关的区域——伏隔核中的多巴胺浓度增加。尼古丁的这一特性被认为在行为变化和对尼古丁的依赖性发展中发挥了重要作用。除多巴胺能系统外，其他神经系统如GABA能、5-羟色胺能、去甲肾上腺素能和脑干胆碱能也可能参与调解尼古丁的影响。导致尼古丁依赖的神经生物学途径可能涉及尼古丁对尼古丁乙酰胆碱受体的依附、对多巴胺能系统的刺激和激活导致尼古丁成瘾的一般药理变化[52]。

随着时间的推移，大脑会适应尼古丁的反复出现和释放神经递质，导致大脑奖励系统的变化，从而导致成瘾的发生。在停止使用烟草后的1~2个小时内，大脑的奖励系统会发生变化，并依赖尼古丁来感觉正常，导致渴望和戒断症状。一些人群更容易对尼古丁成瘾；例如，患有精神疾病的人吸烟的可能性是其他人群的2倍。烟草使用在低收入的少数民族人口中也更常见[53]。

尼古丁戒断症状是戒烟或其他形式的尼古丁使用后出现的生理和心理症状。最严重的症状通常发生在戒烟的第一周。这些症状从轻微到严重不等，可持续数天至数周。常见的尼古丁戒断症状包括[54, 55]：

- 对尼古丁的渴望；
- 焦虑；
- 烦躁不安；
- 情绪变化；
- 难以集中注意力；
- 心率下降；
- 失眠或睡眠紊乱；
- 食欲增强或体重增加；
- 抑郁症；
- 烦躁不安；
- 头痛。

尼古丁戒断的最严重症状可能因人而异，但一些最难处理的症状包括[56, 57]：

- 对尼古丁的强烈渴望；
- 抑郁症和焦虑症；
- 烦躁和不安；
- 难以入睡和集中注意力；
- 食欲增强和体重增加；
- 头痛和恶心。

戒烟可能是非常具有挑战性的，因为尼古丁是一种高度成瘾的物质，会出现戒断症状[12]。大多数人发现，如果没有专业医疗人员或尼古丁替代产品的帮助，自己戒烟难度较大。根据WHO的数据，卫生专业人员的简短建议可使戒烟成功率提高30%，而强化建议可使戒烟概率提高84%[6]。

烟草使用往往与负面情绪有关，因此，识别增加烟瘾的情绪和社会诱因很重要[12]。戒烟可能是一个挑战，但如果有本手册中所述的正确工具和支持，也是可以做到的。

1.4　戒烟的好处

减少健康风险和改善整体健康的最好方法是戒烟和完全停止使用所有烟草制品。研究表明，肺功能和血液循环在戒烟后2~12周内得到改善，戒烟1年后患冠心病的风险下降50%。越早停止使用烟草，可以获得的健康益处就越多（表2）。此外，烟草使用者的家庭也可以从较低的医疗费用中获益，因为二手烟暴露会导致妇女的生殖健康缺陷，增加儿童患呼吸道疾病概率[12]。

表2　戒烟的健康益处[12]

戒烟后的时间	有利于健康的影响
20分钟	心率和血压下降
12小时	一氧化碳血液水平降低到正常水平
2~12周	循环得到改善，肺功能得到提高
1~9个月	咳嗽和呼吸急促减少
1年	冠心病的风险降低到大约一半
5年	戒烟后5~15年，中风的风险会降低到不吸烟者的水平
10年	肺癌的风险减少一半，口腔、咽喉、食管、膀胱、宫颈和胰腺癌症的风险也会减少
15年	冠心病的风险降低到不吸烟者的水平

戒烟不仅对健康有积极影响，对社会生活、经济责任也有积极影响，并能减轻一个人的医疗负担。戒烟每年能为烟草使用者节省资金。例如，在美国，平均而言，戒掉每天一包烟，每年平

均可节省1380~2540美元。对于吸烟量较大的人来说，戒烟所节省的费用甚至更大[58]。这些额外的资金可以产生重大影响，特别是在大多数吸烟者所在的低收入地区。吸烟者的医疗费用明显高于非吸烟者。例如，中国报告称，每年因吸烟而产生的医疗费用约为452.8亿美元[59]。戒烟还可以对个人的社会生活产生积极影响，因为他们不再需要去有可用空间的地方吸烟或抽烟休息[12, 58]。

2 烟草使用和特殊风险人群

烟草使用是一个重要的公共卫生问题，因为它的持续使用对个人和社会产生负面影响。烟草对健康的众多严重影响是有据可查的，包括增加患心脏病、中风和癌症的风险。烟草使用大大增加了获得慢性呼吸道疾病的风险，并将加剧其症状。接触二手烟和三手烟会对健康产生不利影响，特别是对高风险人群，包括儿童、老年人和患有基础疾病的人。

2.1 癌症患者

烟草制品含有广泛的致癌物。长期使用烟草会导致癌症控制基因受损，增加患多种类型癌症的风险，包括肺癌和口腔癌[26, 60]。被诊断为癌症后继续使用烟草的人，治疗效果较差[61]。因此，戒烟对于提高癌症治疗期间的积极效果至关重要，这就是为什么许多国家发起了戒烟运动，以提高人们的认识并鼓励个人戒烟[62-64]。

药师可以为吸烟或使用烟草制品的癌症患者提供全面的支持，包括与烟草使用相关的健康风险教育、戒烟的行为策略和药物干预，如尼古丁替代疗法。这种多方面的方法可以大大改善戒烟效果，并最终为癌症患者带来更好的健康结果。关于药师在预防和管理癌症中的作用的更多信息可在这里找到。

链接背后的机制

烟草产品中至少有69种化学物质是已知的致癌物。一种产品的致癌成分取决于其配方。所有烟草制品都含有亚硝胺，这是烟草固化阶段产生的致癌化合物。最明显的致癌亚硝胺就是 N'-nitrosonornicotine和4-（甲基亚硝胺）-1-（3-吡啶基）-1-丁酮。在香烟烟雾中还发现了多种致癌化合物，因为高温会产生多环芳烃，可导致癌症并对肾脏和肝脏产生不利影响[60]。

烟草使用和癌症之间的联系已被证实，这种关系背后的机制已被广泛研究。烟草烟雾中的有害化学物质可导致DNA损伤和突变，从而导致癌细胞的发展。此外，烟草烟雾中含有致癌物质，可以直接损害肺部和其他器官的内衬细胞。吸烟还削弱了免疫系统，降低了身体抵抗癌细胞的能力。使用烟草引起的慢性炎症会进一步促进癌症的发展[65]。

继续使用烟草制品的后果

长期使用任何烟草制剂都有患不同类型癌症的风险，包括影响肺、口腔、喉、咽、食管、鼻腔、胰腺、膀胱、胃、肝、肾、输尿管、宫颈、结直肠和卵巢的癌症，它还可能导致急性髓系白血病[26]。在接受癌症确诊后继续吸烟会增加肿瘤药物副作用的风险，并可能降低其中一些治疗的效果，包括厄洛替尼和氯丙嗪[66, 67]。

戒掉烟草制品的使用

戒掉烟草制品是消除烟草带来的癌症风险和避免癌症治疗期间可能出现的并发症的唯一途径。癌症诊断引起的精神和情绪反应可能会使戒烟更加困难，这就是为什么医护人员的支持对戒烟至关重要[68]。癌症患者可以与药师、护理人员和他们的肿瘤医生合作，讨论戒烟方案。

2.2　心血管疾病患者

烟草使用是全世界心血管疾病（CVD）发展、过早死亡和残疾最突出的可预防风险因素之一。在全球与心血管疾病有关的死亡中，约有12%是由吸烟造成的[69]。女性吸烟者患冠心病的风险比男性吸烟者高25%。在确诊心血管疾病后继续吸烟会阻碍治疗或控制心血管疾病的努力[69, 70]。

药师应鼓励已确诊的患者或有患心血管疾病风险者戒烟。他们应该提供资源，如咨询和关于获得尼古丁替代疗法的建议。关于药师在预防和管理心血管疾病中的作用的更多信息可在这里找到。

链接背后的机制

烟草使用通过干扰内皮细胞功能、影响凝血系统和诱发血管功能障碍等机制导致心血管疾病。研究显示，有烟草使用史的患者血清总胆固醇、低密度脂蛋白和血清甘油三酯水平明显增加。有烟草使用史的人还显示白细胞数量明显增加，这与某些动脉硬化斑块的形成直接相关[71]。

继续使用烟草制品的后果

烟草使用与心血管疾病的药物发生相互作用。这可能导致普萘洛尔、氟卡尼和华法林等药物的有效性降低。此外，吸烟已被证明对心血管健康有许多负面影响，并可增加不良事件的风险[66]。

戒掉烟草制品的使用

研究表明，戒烟和继续保持无烟状态可以改善内皮功能[71]。戒烟是降低风险和尽量减少烟草使用所诱发的并发症的唯一途径。戒烟一年后，患心脏病的风险降低了50%[72]。患有心血管疾病者，或有获得心血管疾病高风险的人应该制订戒烟计划，并与他们的心脏病专家和初级保健医生讨论他们的选择[71, 73]。

2.3 慢性呼吸道疾病患者

患有慢性呼吸道疾病（CRDs）者极易受到烟草的负面健康影

响；特别是吸入的药物[68]。吸烟和吸食是许多CRDs的风险因素，包括慢性阻塞性肺疾病（COPD）和哮喘[13, 74]。吸烟会加剧呼吸道症状，如气短、咳嗽、喉咙痛和增加感染的风险[74]。在一些国家，戒烟运动专门针对减少患呼吸道疾病的风险[75-78]。关于药师预防和管理在CRDs中的作用的更多信息可在这里找到。

链接背后的机制

吸入香烟导致气道上皮内的氧化应激，这可能导致气流的限制，是COPD发病的直接因素[79]。影响呼吸系统的其他机制包括损害纤毛功能，导致感染的风险增加，而且有多种成分是呼吸道刺激物，如丙烯醛、乙酸、环己酮和萘[80, 81]。

继续使用烟草制品的后果

患有CRDs的人继续吸烟将进一步增加疾病并发症的风险、降低治疗的有效性并增加感染的风险。吸烟对呼吸系统疾病患者的不利影响会加剧，并使症状难以控制。茶碱等药物的疗效也会因烟草使用而降低[66]。

戒掉烟草制品的使用

戒烟是消除烟草对CRDs的并发症和风险的唯一途径。患有CRDs的人应该与他们的药师、肺科医生和初级保健医生合作，制订一个全面的戒烟计划。这个计划可以帮助减少病情加重和相关并发症的风险。

2.4 糖尿病患者

糖尿病患者特别容易受到烟草使用的负面健康影响。研究表明，吸烟会增加患2型糖尿病的风险，并使已经患有糖尿病的人的血糖控制难度加大[82, 83]。药师在帮助糖尿病患者戒烟方面可以发挥重要作用。他们可以推荐非处方产品来帮助戒烟，对任何药物进行咨询，并提供有关在哪里接受额外戒烟服务的资源。关于药师在预防和管理糖尿病中的作用的更多信息可这里找到。

链接背后的机制

烟草使用和糖尿病之间联系的确切机制并不完全清楚。然而，有证据表明，接触烟草烟雾会导致氧化应激和炎症，这些都是已知的2型糖尿病发展的风险因素[84]。此外，烟草使用还可能影响胰岛素敏感性、葡萄糖代谢和血糖水平，使糖尿病的管理更加复杂[84, 85]。

继续使用烟草制品的后果

患有糖尿病时继续吸烟会产生严重的后果。它增加了发展严重并发症的风险，包括心血管疾病、神经损伤、肾脏疾病和视网膜病变。糖尿病周围血管疾病和神经病变还可能导致糖尿病足感染或溃疡，以及潜在的脚趾、脚甚至四肢截肢风险[86]。此外，吸烟也会干扰某些糖尿病药物的效果，使糖尿病症状更难控制[85]。

戒掉烟草制品的使用

戒烟是减少发生与糖尿病相关的严重并发症风险的最佳途径。有各种资源可以帮助人们戒烟，包括尼古丁替代疗法、行为改变疗法、支持小组和咨询。此外，糖尿病患者应与他们的医疗服务提供者（包括药师）密切合作，制订一个全面的计划来管理他们的糖尿病并减少发生并发症的风险。

2.5 精神疾病患者

烟草使用与精神障碍之间的联系常常被忽视。研究表明,烟草使用与一系列的精神健康状况密切相关,包括抑郁症、焦虑症和药物滥用障碍[87]。患有精神疾病的人比一般人更有可能使用烟草,而且已经发现精神疾病在患者无法戒烟或抵抗复吸方面起着积极作用[87]。

链接背后的机制

精神障碍与烟草使用之间的联系很复杂,主要与尼古丁依赖有关,因为这种具有精神活性和成瘾性的物质可以起到增强情绪的作用,暂时缓解焦虑和抑郁的症状[88]。然而,随着时间的推移,烟草使用会使这些情况恶化,并增加患其他精神障碍的风险[89]。

继续使用烟草制品的后果

继续使用烟草制品的精神疾病患者面临着一系列的负面后果。烟草使用会加重精神疾病的症状,导致住院率上升,治疗效果下降,预期寿命降低。烟草使用也会与精神药物发生作用,有可能导致不良反应、药物相互作用和降低药效[89]。

戒掉烟草制品的使用

烟草使用与精神疾病之间的联系,突出了将戒烟作为精神健康治疗一部分的重要性。戒烟可以改善心理健康的结果,提高心理健康治疗的效果。此外,戒烟计划可以为希望停止使用烟草制品的精神疾病患者提供支持和资源[90]。关于药师在心理健康护理中的作用的更多信息可以在这里找到。

2.6 青春期 / 青少年

全世界13~15岁的青少年中约有1/10是烟草使用者[91]。从年轻时开始使用烟草，有可能提高日后罹患多种疾病的风险，如癌症、心血管疾病和糖尿病。接触二手烟和第三手烟也有可能增加这些疾病的风险并造成有害影响。根据美国疾病控制中心的数据，自2014年以来，电子烟已成为美国青少年最常使用的烟草产品[92]。由于法定年龄限制和潜在的影响，青少年不太可能寻求戒烟帮助。

药师应该为青少年提供一个安全的空间来谈论戒烟问题，并通过提供可能有利于他们的方案和其他资源来鼓励他们戒烟。一些国家已经实施戒烟运动和其他协议，以限制青少年对烟草的接触和使用[93-96]。

链接背后的机制

尽管青少年时期接触烟草的长期影响还没有被完全了解，但研究表明，一个人吸烟的时间越长，其患一系列威胁生命的疾病的风险就越大。此外，接触二手烟会导致内皮细胞的变化，这可能使接触二手烟的青少年面临负面健康影响的风险。因此，劝阻青少年使用烟草，创造无烟环境以保护他们的健康非常重要[71]。

继续使用烟草制品的后果

青少年持续使用烟草会增加他们出现各种相关健康问题的风险。对于患有哮喘的青少年来说，烟草使用会导致病情加重和症状加重。此外，年轻时的烟草使用是日后发展为慢性阻塞性肺疾病和肺癌的主要风险因素。因此，减少这些风险的最有效方法是鼓励年轻人戒烟。

戒掉烟草制品的使用

越早停止使用烟草，身体就有越多的时间恢复，获得烟草引起的疾病的风险就越低。因此，鼓励年轻人戒烟并支持他们的戒烟努力，对于促进长期健康结果和改善他们的生活质量至关重要。同伴支持小组的跟进可能是激励青少年自行戒烟的一种有希望的方法[92]。

2.7　妊娠期妇女

妊娠期间的烟草使用率因所研究的国家和人口的不同而有很大差异。一项研究发现，在全球范围内，妊娠期间吸烟的流行率为1.7%。尽管这似乎是一个相对较低的流行率，但在许多国家，妊娠期间吸烟仍然很普遍，如爱尔兰（38.4%）、乌拉圭（29.7%）和保加利亚（29.4%）。在欧洲地区观察到的妊娠期间吸烟率最高（8.1%），而在非洲地区观察到的吸烟率最低（0.8%）[97]。

妊娠期间使用烟草是一个重要的公共卫生问题，因为它可能对母亲和发育中的胎儿产生严重后果。烟草是一种已知的致畸物，妊娠期间使用烟草与出生缺陷和疾病有关，如认知迟缓、畸形、早产、低出生体重、死胎、婴儿猝死综合征和其他一系列对孩子不利的健康结果[98]。使用烟草不仅有可能伤害胎儿，也有可能伤害母亲，因为它可能导致母亲的并发症，如焦虑或抑郁症的风险增加，前置胎盘和流产[99,100]。

所有妊娠期妇女都应该接受烟草使用的评估，并在妊娠期妇女初期和整个孕期为她们提供戒烟选择[68]。基于妊娠期妇女期间使用烟草的风险，药师应鼓励妊娠期妇女戒烟，并提供资源和支持帮助她们戒烟。在许多国家，也有一些公共卫生运动，旨在减少妊娠期妇女的烟草使用，并提高对妊娠期妇女期间烟草使用相关风险的认识[101-103]。妊娠期妇女戒烟干预流程图可在这里找到。

链接背后的机制

烟草影响妊娠的确切机制尚不清楚。研究表明，烟草可能对输卵管内的平滑肌运动产生负面影响，也可能影响上皮细胞的功能[104]。虽然烟草使用影响妊娠的机制还不太清楚，但已经证明其影响对母亲和胎儿都是有害的。

继续使用烟草制品的后果

妊娠期间继续吸烟不仅会增加婴儿的风险，也会增加母亲的风险。吸烟有可能增加先天性畸形的比率，增加并发症的风险，并可能促成涉及不孕的因素[105]。继续吸烟还可能使某些药物的效力降低，如氟伏沙明和氯丙嗪[66]。

戒掉烟草制品的使用

尽管建议在受孕前戒烟；但事实证明，在妊娠的前20周内戒烟可以改善母亲和孩子的结果。有一些重要的因素可能会使妊娠期间戒烟变得困难，如压力增加、激素变化和心理健康问题，这些都会增加渴望。妇女应该与她们的产科医生或医疗保健提供者交谈，因为他们可以提供与妊娠相适应的戒烟方案[106]。

2.8　老年人

老年人很容易受到多种随年龄增长而产生的疾病的影响，如心血管疾病和认知障碍。心血管疾病是全球死亡的主要原因，每年约有1790万人死亡[107]。烟草有能力与多种药物相互作用，并可能使某些疾病状态的症状管理复杂化。

研究表明，一些医疗服务提供者不太可能向老年患者提供戒烟方案[108]。因此，药师鼓励并强调向老年患者提供戒烟选择是至关重要的。有许多选择可以提供给这一人群，如尼古丁替代疗法和咨询选择。

链接背后的机制

很少有研究探讨长期使用烟草对老龄人口的确切机制。烟草确实会改变某些药物的代谢和疗效，如某些降压药和抗抑郁药。向医护人员报告烟草使用情况是至关重要的[66]。

继续使用烟草制品的后果

与年轻群体相比，老年人通常使用更多的处方药，并可能服用更多的非处方药。吸烟可能会影响这些药物的疗效。老年人也更容易出现认知功能的变化和心理变化，这可能使戒烟更加困难[109]。烟草使用与认知障碍和过早死亡的风险较高有关[110]。

戒掉烟草制品的使用

戒烟是防止任何进一步的并发症和发展任何新的健康问题的最佳途径。任何年龄段的戒烟都有能力改善健康结果。老年人应该与他们的医疗服务提供者和家庭成员或照顾者讨论戒烟的选择，包括尼古丁替代疗法，可以根据任何当前的药物治疗方案进行调整。

3 由药房主导的戒烟干预措施

在20世纪初，当烟叶由于药用原因在药店销售时，尼古丁和药店之间便出现了历史性的联系。随着时间的推移，由于尼古丁的高需求和强效作用，这种做法演变成了"香烟销售药店"的概念。然而，随着吸烟的危害和不利影响变得明显并得到验证，药店的作用转向"戒烟药店"。这种转变发生在20世纪60年代，将社区药房的模式从销售烟草香烟过渡到提供戒烟指导和帮助。这种情况导致了1984年美国FDA批准的第一个尼古丁替代疗法的发展[111]。

几十年来，药师在帮助患者戒烟和预防未来吸烟方面发挥了关键作用。他们提供咨询和监测，配发帮助戒烟管理的药物，并支持个人克服烟瘾[111]。

以药房为主导的戒烟干预措施，指的是药师在协助想要戒烟的患者方面的作用，在世界各地都可以看到[111-117]。这些干预措施可以从简要建议到更细致的计划，取决于患者的需求和喜好。由药房主导的戒烟干预措施在挽救生命和减少烟草相关疾病的负担，包括预防非传染性疾病方面具有成本效益[111, 116, 118, 119]。

有效的戒烟策略应主要涉及行为咨询，以提高戒烟过程中的动机并提供支持。行为干预可以采用建议、讨论、鼓励和其他行动的形式，帮助患者成功戒烟[120]。也可以推荐药物干预，以帮助减少尼古丁的强化作用，并缓解通常与戒烟有关的戒断症状。由药房主导的干预措施的主要目标应该是防止复吸，并在复吸时向患者提供支持，鼓励他们在未来进行戒烟尝试[121, 122]。值得注意的是，动机在戒烟的成功中起着重要作用，行为咨询和药物治疗相结合的方法可以大大增加实现长期戒烟的机会[123, 124]。

在药房推广戒烟计划可以使更多的患者接受该服务。西班牙的一项研究认为，药物管理是实现戒烟的成功方法，43%的患者在12个月后实现了完全戒烟，与其他医疗环境相比，这是一个更好的结果。该研究的作者建议，应在机构层面系统地推广药房戒烟服务，以帮助减少烟草对健康的负面影响[125]。

在加拿大实施以社区为基础的药师主导的戒烟计划，与未参加该计划的患者相比，等待全关节置换手术的患者的戒烟率较高。因此，推荐使用这些社区资源，并可将其作为接受选择性手术的个人的护理标准[126]。

另一项在泰国进行的研究表明，社区药房的戒烟服务，结合呼出的一氧化碳水平的自我报告来衡量患者的戒烟情况，成功地帮助了患者戒烟[127]。

在尼日利亚，一项关注社区药师在戒烟方面的态度和做法的研究表明，许多药师愿意在他们的诊所提供戒烟服务，但他们可能需要专门的培训来有效地执行这一任务[128]。

如前所述，WHO已将戒烟列为六项MPOWER措施之一（提供戒烟帮助）[4, 5]。这意味着WHO鼓励为戒烟提供支持并相信包括药师在内的卫生专业人员在促进社会减少烟草使用方面有很大的潜力[6]。

为帮助培训戒烟方面的卫生专业人员，WHO创建了一个自学课程，可供初级保健医生和其他卫生专业人员在线免费学习[129]。这一资源对有意将提供戒烟服务作为其日常工作一部分的药师尤其有帮助。关于初级保健提供者培训的更多信息：简短的烟草干预（WHO电子学习课程）可在此获得；欧洲吸烟和烟草预防网络提供烟草治疗的认证课程。这一在线培训项目为欧洲的医疗卫生专业人员提供了接受最新循证实践培训的机会，以帮助他们的患者戒烟。

3.1　简要建议

根据WHO的规定，简要建议指的是对所有烟草使用者提出的停止使用烟草的建议，通常只需要几分钟的时间，在与医生或医护人员的常规咨询或交流过程中提出（图1）。简短戒烟建议的目的是让烟草使用者进行戒烟尝试[130]。

社区环境中的药师在指导患者戒烟方面有很大的优势。药师很容易接触到公众，并提供一系列的预防服务来帮助改善患者的健康状况。医院里的药师也能帮助患者，为有特殊医疗条件或并发症的住院患者提供建议。医院药师在住院期间与患者的亲属和护理人员直接接触方面具有优势。这是药师为患者及其家属提供建议和必要支持以促进戒烟的大好时机。就戒烟的重要性、对健康结果的影响以及对其他风险和疾病的预防进行咨询，为烟草使用者提供他们所需的戒烟资源[111]。

包括药师在内的初级卫生保健专业人员可以通过询问患者的烟草使用状况来帮助他们实行戒烟。如果初级卫生保健人员持续询问烟草使用情况并鼓励烟草使用者戒烟，他们每年有可能接触到80%以上的烟草使用者。这种方法可以促使40%的使用者尝试戒烟，并帮助2%~3%的接受简要建议的人成功戒烟[12]。

药师可以通过利用不同的基于证据的工具来协助改变人们的行为。因此，药师必须定期询问烟草使用情况并提供支持。最简单的方法是非常简单的建议（VBA）或3As模式（询问、建议、行动）[131]。VBA+是一个更广泛的选择，可以由药师推荐，他们有机会建议进行药物干预[132]。当有更多时间时，药师应鼓励他们的团队利用WHO的5As和5Rs方法更有效地提供戒烟干预[12]。

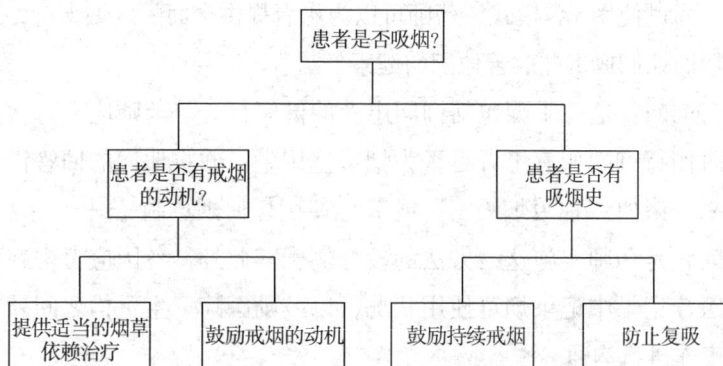

图1 提供简要戒烟干预措施的算法[12]

3.1.1 对准备戒烟者进行简要烟草干预（5As 模式）

5As模型（图2）是一个很有价值的工具，药师可以通过在患者进入医疗机构的3~5分钟内提供简要建议来帮助准备戒烟的患者。当任何患者走到药房柜台时，药师都应该执行这个模式，以确保遵循正确的流程，引导患者做出积极的行为改变。该模式包括五个步骤：询问、建议、评估、协助和安排。

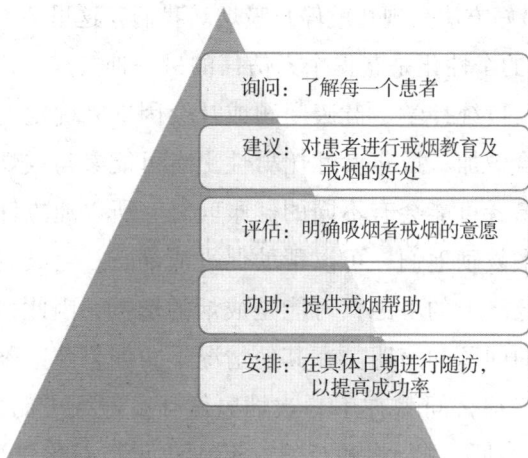

图2 帮助准备戒烟的患者的5As模式[12]

通过使用5As模式，药师可以为患者提供全面的戒烟支持，最终帮助他们戒烟并改善他们的健康[12, 133]。

询问：这一步骤包括询问患者的健康行为。药师应在每次接诊时例行询问所有患者是否为烟草使用者，并将他们的回答记录下来。诸如"你吸烟吗？"或"你使用任何烟草制品吗？"这样的问题是药师实施这一方法的较好例子。此外，各国应考虑在所有医疗记录中记录烟草使用状况，以鼓励医疗卫生机构之间就戒烟工作进行沟通[12]。

建议：这一步骤包括就需要改变的行为以及为什么要改变的原因提供清晰而简明的建议。药师应鼓励所有人了解戒烟的重要性，并在与他们交谈时，确保他们的建议是清晰、有力和个性化的。清晰的建议可以包括这样的陈述："重要的是，你要明白你现在应该停止使用烟草，我可以帮助你"或"偶尔或轻微使用烟草仍然对你的健康有危险"。坚定的语气可以表明药师有意帮助患者，并建立患者与提供者之间的可信度。举一个例子："作为您的药师，我需要您知道，使用烟草会导致许多未来的问题，保护您健康的最好方法是现在就停止吸烟。我们在这里会为您提供帮助"。建议的个性化是获得个人信任的另一种方式。建议可以根据患者的人口统计学、健康问题或社会因素来确定。例如，由于生育风险增加，成年女性比男性更有可能参与戒烟。药师遇到的许多患者可能会有不同的健康问题，所以通过针对他们需求的建议来鼓励他们，可以帮助促进戒烟。社会决定因素，如生孩子或经济上的考虑，可能是戒烟的动机，因此强烈建议制订个性化的问题和声明。在其他情况下，如果药师不能为患者提供建议，那么问"你不喜欢烟民做什么？"可能会有帮助，不仅可以让他们进行自我反思，药师也可以获得更多的理解，继续引导谈话[12]。

评估：这一步骤可以让药师确定患者对戒烟的准备程度。在这里，药师应该问患者两个基本问题："你愿意成为一名非吸烟者吗？""你认为你有机会成功戒烟吗？"这些问题将关注患者的戒烟愿望和能力。如果问题一的答案是"不确定"或"不"，而问题二的答案是"不"，这意味着患者还没有准备好戒烟，药师应该使用5Rs方法进行干预。如果两个答案都是"是"，那么患者已经准备好开始戒烟，药师应该采"协助"和"安排"的例子来进行提问[12]。

协助：这一步骤包括与患者一起制订他们愿意遵守的戒烟计划。药师可以帮助患者制订戒烟计划，提供有用的咨询、社会支持、补充材料和其他有用的资源，并在需要时推荐使用经批准的药物。药师可以用STAR法协助患者制订戒烟计划[133]。这个方法可以让患者：

• 在2周内确定一个戒烟日期；

• 告诉他们的家人、朋友和同事有关戒烟的情况，并要求提供更多的支持；

• 预测在戒烟过程中可能出现的挑战；

• 从患者所处环境中清除所有烟草制品，创造一个无烟空间。

药师还应提供咨询，重点是帮助患者识别并练习认知和行为应对方法，以控制任何危险的发生，因为这些活动可能增加烟草使用或复吸的风险。药师还应提供有关戒烟益处的信息和社会支持团体，以鼓励戒烟尝试。药师应以关心和关注的态度进行沟通，并让患者放心，讲述自己的戒烟历程。我们鼓励药师准备一份服务清单，以便在患者求助时随时提供指导。这些服务可以包括戒烟热线、戒烟诊所或支持小组等资源[12]。

安排：这一步骤包括建立一个后续随访计划，以监测患者的进展，并根据需要提供持续支持。药师应安排与患者进行面谈或电话联系，进行后续访问，如果需要额外的帮助，可以考虑转介至专家。第一次随访联系需要安排在戒烟日期前一周，第二次可以在戒烟日期后一个月内完成。药师应该帮助所有的患者认识和预测当前或未来的挑战，以及可以获得的额外资源和支持。药师还应该评估患者的药物使用情况，并解决任何疑虑，为他们的后续联系制订随访计划。对于保持戒断的患者，应该向他们表示祝贺，以促进鼓励。在复吸的情况下，药师应该提醒患者可以从他们的经验中吸取教训，并将其应用于未来的戒烟尝试。如果有必要，药师还可以建议患者接受额外的强化治疗或由专家提供更多支持[12]。

5As模式被设计为一种简短、有效和实用的行为改变方法。它经常被用于初级保健环境和其他保健环境，以帮助个人改善其健康行为并预防或控制慢性病。我们鼓励药师在与患者的每一次交流中都要实践这一模式。如果时间有限，药师应该考虑从每个类别中提出几个问题来解决任何问题[12]。

这种模式也是接近任何来药房的接触过二手烟的患者的一种简单方法。询问所有不吸烟的人周围是否有人吸烟，然后教育他们避免接触。确定患者是否愿意减少易感性，并协助他们将环境改造成无烟空间。最后，确保安排一周后的后续联系，以支持患者[12]。

简要建议示例 1：烟草使用和高血压

客户（C）：你好！

药师（P）：你好，欢迎！今天有什么可以帮助你？

C：我是来取药的。

P：我在这里看到你的药物是治疗高血压的。如果你不介意我问，你是否吸烟或使用任何烟草制品？

C：谢谢你的询问。我每隔一天就抽一次烟。我知道吸烟对我没有好处，所以我正在努力减少。

P：你是对的。我很高兴听到你正在努力减少。吸烟是心血管疾病的一个很大的风险因素。继续吸烟会使你的高血压恶化，还可能对你的心脏造成进一步的损害和并发症。我强烈建议你戒烟。在 1~10 的范围内（其中 1 为低，10 为高），你现在有多大的动力去完全戒烟？

C：目前，我认为我有 9 分的戒烟动机。你能解释一下吸烟与我的高血压有什么关系吗？

P：这很好。我看到你对戒烟很感兴趣，在药房里我们可以帮助你。你吸烟时吸入的尼古丁和化学物质会损害心脏和血管，导致一种叫作斑块的黏性物质在你的动脉中堆积。吸烟已被证明会使您的血压升高，所以我需要你知道，现在戒烟是改善你未来健康状况的最好方法。

C：我没有意识到我的吸烟与我的高血压有关。吸烟是否会给我的药物治疗带来一些问题？

P：当然会。吸烟会与你的药物发生相互作用，导致药物不能发挥预期作用。这种情况会使你的病情恶化，也可能导致潜在的住院风险。如果你的血压不能得到控制，你将来可能需要更高剂量的药物，这可能导致药物副作用的风险增加。

C：那么，我还可以做其他事情来帮助保护我的心脏和控制我的血压吗？

P：是的。除了不吸烟之外，你还可以采取健康的生活方式。这可以通过食用健康的食物，保持健康的体重，以及参加适当的体育活动来实现。体育活动也显示可以减少对吸烟的渴望。记住，重要的是你要知道吸烟会对你的身体造成其他风险，如心脏病发作、中风甚至死亡。现在戒烟将增加你的预期寿命，是改善你心血管健康的最好方法。你喜欢做什么样的事情来改善健康？

C：我喜欢在大自然中散步。我想我会在日常工作中加入更多这样的活动。我从今天与你的交流中学到了很多。我打算和我的配偶谈谈戒烟的事，然后再来药房和你讨论进一步的计划。

P：这是个好消息。我很高兴能帮助你，我很期待你能回来。你想先和你的配偶谈谈，这真是太棒了。告知你的家人和朋友关于戒烟的事情，可以让你在这段戒烟旅程中获得支持。我将给你这些读物和资源，其中包括我们今天讨论的信息和关于戒烟好处的其他细节。如果你同意，我将在这一周内给你打电话，跟进任何问题。如果你有任何问题或疑虑，请回来拜访我们的药房。我们一直在这里帮助你。

C：我会看一下这份材料，并在本周来拜访你。谢谢你的帮助。

P：很高兴能提供帮助。再见了。

简要建议示例 2：帮助戒除烟草使用

C：你好。我想戒烟，我希望你能帮助我。

P：你好。是的，当然，我很愿意帮助你停止使用烟草，这是你现在和将来可以采取的保护健康的最佳行动。你多长时间吸一次烟或使用一次烟草制品？

C：在过去10年中，我每天至少抽4~5支烟。我过去曾试图戒烟，但我不知道为什么不能成功。

P：我理解这可能是一个很难改掉的习惯，但这并不是不可能的。每一次戒烟尝试都是一个机会，能让你了解哪些情况会促进或阻碍你戒烟。你能找出其中的一些原因吗？

C：是的，我把吸烟与我以前的工作联系在一起，那份工作压力很大。另外，因为我所有的同事都是烟草使用者，所以在他们身边不抽烟很困难。但是现在我可能很容易尝试，因为我最近换了一份压力较小的工作，而且我在家里工作。因此，我不必面对这两种情况。

P：这听起来不错。我很高兴你能够确定这两种情况，一旦它们不再出现在你的生活中，你在这次新的尝试中就有可能戒烟。能够识别戒烟中的挑战和困难是非常重要的，一旦这些挑战和困难被消除，戒烟就会变得更容易。干得好。

C：我认为这次我可以成功。我明白它对我的身体可能产生的影响，而且我想保护我的身体，因为我正在变老。我怎样才能开始呢？

P：很高兴听到这个消息。在你的戒烟过程中，我将全力帮助你。让我们制订一个戒烟计划来帮助你准备。首先，我们将设定一个戒烟日期。在那之前，你应该告诉家人和朋友你的戒烟情况，并请求他们的支持。这段经历并不容易，会有一些挑战，但有别人的帮助会引导你完成这个过程。同样重要的是，你要把所有的烟草制品从家里拿出来，确保你的家和工作空间保持无烟环境。在以前的戒烟尝试中，你尝试过什么样的事情？你自己有什么想法吗？

C：其他时候我试图在没有帮助的情况下戒烟。当我一个人的时候，我可以减少吸烟，但是当我去上班，周围的人都吸烟，最后我也吸烟了，所以我从来没有成功过。而且当我感到无聊，在家里没有事情可做时，我也会抽得更多。当我感到无聊的时候可以做什么，我并没有什么想法。

P：我可以理解这可能与你的吸烟有关。你想让我分享一些其他人发现的有用的想法吗？

C：是的，请。

P：有些人考虑从事一项新爱好。这将使你把时间花在你喜欢的活动上，并分散你的注意力，使你不会因为无聊而想抽烟。你喜欢做什么样的事情？

C：我喜欢园艺。现在我在家里待的时间多了，我会尝试花更多时间在花园里。谢谢你的提醒。我想这将是一个调整，但我已经准备好戒烟并想保护我的身体。有什么地方我可以去寻求额外的支持吗？

P：是的。你可以随时到我们的药房来询问任何问题和疑虑。我还会向你提供额外的材料，其中含有关于戒烟热线和支持小组的信息。这些资源在帮助你戒烟方面有很大的好处，里面有更多关于如何到达当地社区的免费帮助热线和方案的信息。

C：好的，这很好。在这个过程中，你会对我进行随访管理吗？

P：当然可以。让我们在本周安排一次后续访问，这样我们就可以讨论你的经历，解决你可能有的任何问题或担忧。然后，在未来，我们可以在一个月内或你认为有必要的时候跟进。你有什么问题要问我？

C：如果我没能成功戒烟怎么办？

P：这没关系。记住，即使你这次没有成功，你也可以从这次经验中吸取教训，并在将来继续努力戒烟。如果需要的话，我们还可以研究能够帮助你戒烟的专家支持或药物产品。踏出第一步，承认戒烟的重要性是很重要的，你已经做得很好了。继续相信你自己，并清楚有额外的帮助在等着你。如果你有任何问题，请联系我或药房的同事。

C：好的，我会的，非常感谢你的帮助。

3.1.2　对尚未准备好戒烟者进行简要烟草干预（5Rs模式）

5Rs模型（图3）是根据动机访谈原则开发的一个简短的动机干预模式，用于帮助那些还没有准备好改变行为的人。

该模式可提高戒烟的积极性，包括激励性咨询干预的五个基本要素：相关性、风险、益处、障碍和重复性。药师可利用该模型将信息个性化，帮助患者认识到戒烟与他们健康的相关性，识别与烟草使用相关的风险，强调戒烟的回报，预测成功的路障，并通过重复强化信息。通过使用5Rs模式，药师可以有效地提高戒烟的积极性，并帮助个人取得长期的戒烟成功[12]。5Rs代表的是：

• 相关性：这一步骤包括确定改变行为的原因是重要的，以及它与个人的目标和价值观有什么关系。药师在处理疾病状况、风险、健康问题、以前的戒烟经历或个人戒烟障碍时，激励性信息是一种有效的策略，可以实施。像"戒烟与您个人有什么关系"这样的问题就是专业人士鼓励患者分享他们对戒烟想法的一个例子[12]。

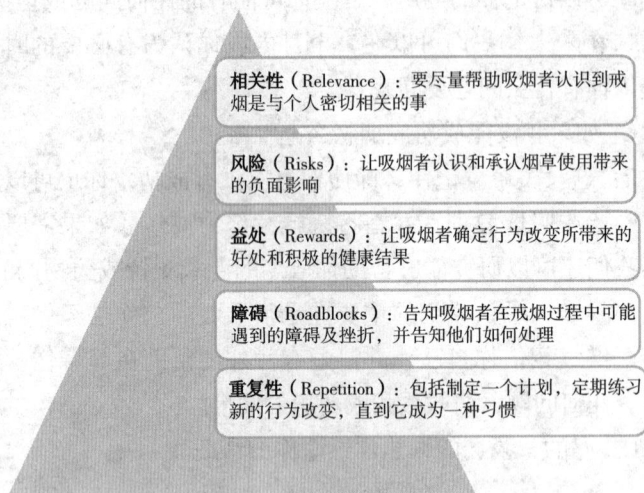

相关性（Relevance）：要尽量帮助吸烟者认识到戒烟是与个人密切相关的事

风险（Risks）：让吸烟者认识和承认烟草使用带来的负面影响

益处（Rewards）：让吸烟者确定行为改变所带来的好处和积极的健康结果

障碍（Roadblocks）：告知吸烟者在戒烟过程中可能遇到的障碍及挫折，并告知他们如何处理

重复性（Repetition）：包括制定一个计划，定期练习新的行为改变，直到它成为一种习惯

图3 提高戒烟积极性的5Rs模式[12]

•风险：这一步骤中，药师应协助患者识别和认识与他们个人相关的烟草使用的负面影响。在这里，药师可以问："你对烟草使用可能带来的健康风险了解多少？""你具体担心什么？"以评估他们的担忧。风险可以是急性的、长期的或环境的。急性风险，可分为呼吸急促、哮喘加重、呼吸道感染风险增加、对妊娠和不育的危害。长期风险，可能包括心脏病发作、中风、癌症、慢性阻塞性肺疾病和需要持续护理。环境风险，如伴侣患肺部和心脏疾病的风险增加、低出生体重、婴儿猝死综合征、哮喘和烟草使用者子女的呼吸道感染，是烟草使用的负面后果的例子[12]。

•益处：这一步骤包括确定个人在行为改变后将获得的好处和积极结果。药师应要求患者认识到戒烟的好处，如问"你知道戒烟对你的健康有什么好处吗？"常见的正面例子可能包括健康状况的改善、经济上的节省、成为孩子和家庭成员的榜样、嗅觉和味觉的改善以及体育活动中表现的提高。戒烟还有利于改善身体外观、减少皱纹和衰老带来的影响、牙齿变白，这可能会使人对自己感觉更好。药师应鼓励烟草使用者戒烟，帮助他们了解戒烟的意义[12]。

•障碍：这一步骤中，药师可能会要求患者找出戒烟的特殊障碍，并提供可以帮助管理这些障碍的解决方案。常见的障碍可能包括戒断症状、体重增加、抑郁症、缺乏支持和害怕失败。诸如"对您来说，戒烟有什么困难？"这样的问题可以帮助患者认识到他们的障碍，药师可以通过提供咨询和药物管理帮助指导患者[12]。

•重复性：这一步骤包括制订一个定期练习新行为的计划，直到它成为一种习惯。药师应继续评估患者戒烟的准备情况。鼓励没有积极性的患者每次就诊走到药房柜台前时，都要进行重复练习。药师可以说"现在我们已经谈过这个问题了，让我们看看你是否有不同的感觉"。在这里，药师应该思考5As模型，在这个模型中，我们要评估患者是否准备好进行戒烟尝试。药师应该向患者提出两个必要的问题来确定其意愿，如果患者准备好了，就按照5As模式，实施这些策略来评估戒烟。如果患者还没有准备好，就用积极的评价来结束互动，如"我明白这是一个困难的过程，但我知道你可以做到，我们在这里帮助你"。以鼓励的话语结束，将鼓励患者在决定改变其行为时再来找你[12]。

总体来说，5Rs模式是一种实用而灵活的行为改变方法，可以应用于广泛的习惯和行为，包括与健康有关的行为、生活习惯和个人发展。通过解决影响行为改变的关键因素，5Rs模式可以帮助个人提高他们的动机和信心，并最终实现他们的目标。药师应将这一模式和策略应用于那些尚未准备好戒烟的患者。

3.2 强化行为支持/咨询

行为改变的重点是如何有效地帮助个人改变其行为，以实现特定的目标或改善其福祉。它通常侧重于培养支持积极变化的新习惯和技能，以及提高动机和自我效能感。这可能包括关于如何做出持久改变、如何克服障碍和诱惑、如何跟踪进展以及如何长期保持积极行为的建议。行为干预采取建议、讨论、鼓励和其他活动的形式，旨在帮助戒烟尝试取得成功[120]。

强化行为支持或咨询是一种全面的、多学科的行为改变方法，重点是帮助个人克服复杂或持久的行为问题。这种类型的支持通常包括个人咨询或治疗、家庭或同伴/团体支持以及基于社区的干预，并使用针对特定人群（如弱势群体）需求的特定工具。药师在为患者提供支持和咨询方面发挥着关键作用，他们可以随时向社区中的各种群体提供咨询、鼓励、资源和治疗建议[90]。

强化行为支持通常用于解决复杂或持续的行为问题，如药物滥用、饮食紊乱和其他精神健康状况。它也可用于帮助有发育障碍、孤独症或其他神经发育状况者提高其社会和适应能力[90]。

强化行为支持的目标是通过解决导致问题的根本因素，帮助个人实现其行为的持久、有意义的改变。这可能包括解决心理健康问题、改善社会技能和关系，以及发展新的应对策略和习惯[120]。

强化行为支持通常包括与个人、其家庭和其他医疗保健专业人员密切合作，制订一个全面的、个性化的治疗计划，以满足其独特的需求和目标。这种类型的支持通常在一个较长的时期内提供，并定期跟进和监测，以确保正在取得进展，并确保正在解决任何阻碍变化的障碍。

强化行为支持是帮助个人戒烟的一种行之有效的方法。它涉及咨询、辅导和药物管理的结合，以解决烟瘾的生理和心理问题。行为支持可以包括一些策略，如识别诱因和应对机制，设定可实现的目标，并提供持续的鼓励和支持。强化行为支持可以通过各种渠道提供，包括面对面的或虚拟的辅导课程，基于电话的辅导或团体辅导方案。研究表明，接受强化行为支持的人更有可能成功戒烟并长期保持戒烟[120]。强化行为支持的一些例子包括：

•团体咨询：旨在为正在尝试戒烟的人提供支持和指导。参与者可以分享他们的经验，提出问题，并从正在经历同样过程的其他人那里获得反馈[120]。

•个人咨询：旨在为试图戒烟的个人提供个性化的支持和指导。在这些咨询中，个人可以讨论他们在戒烟方面的具体挑战和障碍，并与辅导员一起制订一个克服这些障碍的计划[120]。

•电话咨询：是接受戒烟强化行为支持的一种方便、便捷的方式。个人可以拨打戒烟热线，与训练有素的辅导员交谈，以便获取有关戒烟的建议、支持和信息[120]。

3.2.1　激励性访谈

动机访谈是一种咨询方式，主要是帮助个人提高改变的动机。在这些会谈中，个人可以探讨他们对戒烟的想法和感受，并制订一个计划来克服任何改变的障碍。鼓励患者改变动机的一个基本咨询工具是使用封闭式和开放式的问题。在与患者的每一次互动中，包括他们的首次就诊和任何后续会议，都应该强制使用这些问题。封闭式问题允许药师收集有关患者的重要信息以进一步帮助他们。这些问题一般以"什么""哪里""如何""有""何时"和"是否"等词开始。一旦药师了解了情况，他们就可以过渡到开放式的问题，以了解患者的关切和感受。诸如"你的治疗进展如何？"或"告诉我你对这整个过程的看法"这样的问题，可以从患者那里得到更多的单字答案，并可能让他们进行自我认识和反思自己的想法，以促进积极的改变[133, 134]。

要进行一次成功的动机性谈话，有必要包括四个不同的过程：接触、聚焦、唤起和计划。接触过程是服务提供者用来了解患者的情况，并为他们创造一个环境，使他们在讨论行为改变时感到舒适。在接触过程中，药师应该确保支持、安慰患者并与他们建立关系。聚焦过程经常被用来指导对话，在这个过程中，患者应该确立目标，如目标行为和行为改变的障碍。唤起过程使药师能够引导患者进行积极的改变，并帮助他们建立动机。它也允许反思患者是否愿意变得更好，药师应该通过谈话帮助患者发展内部动机。规划过程利用了改变和解决冲突的想法或关注点所需的奉献精神。药师应该制订一个明确的行动计划，包括设定目标、形成计划和建立对患者的支持[134]。

此外，有四种核心的动机访谈技能，被称为OARS——开放式提问、肯定、反思和总结。这些技能在咨询和协助患者戒烟时是必不可少的：

•开放式问题：使患者有机会分享他们对特定情况的看法和任何可能有用的重要信息。如果向患者提供开放式的问题，他们在行为改变方面会获得更多的信任和接受。开放式问题要求患者的回答不仅仅是"是"或"不是"，而且常常允许他们反思自己的想法，以实施积极的改变。适当时考虑使用封闭式问题也很重要，因为这些问题可以为简单的问题提供快速的答案[135]。

•肯定：在动机访谈中，肯定是在患者身上建立积极行为改变的信心的关键因素。药师应提供有效的、真诚的、适当的肯定，使患者感到被认可和理解[135]。

•反思：是激励式面谈中的一项主要技能，用于建立对患者的兴趣、同情和理解。反思性倾听使药师能够参与到患者所说的话中，澄清任何问题或关切，并处理冲突，以影响积极的行为改变[135]。

•总结：是一种策略，它允许药师用三或四句话来总结所遇到的谈话内容。在这段时间里，应该向患者强调所讨论的信息，以显示积极的倾听，并确保双方都同意所讨论的信息。总结也提供了一个避免误解、纠正信息和解决关切的机会[135]。

3.2.2　支持戒烟的认知和行为策略

药师在实施认知和行为策略以支持烟草使用者的戒烟努力中可以发挥关键作用。认知策略包括使用逻辑思维来帮助克服烟瘾，挑战烟草使用的感知益处，以及应对烟瘾。药师可以通过提供有关烟草使用的风险和戒烟的益处等信息，鼓励烟草使用者考虑烟草使用的后果。他们还可以对烟草使用的预期好处质疑，如缓解压力或控制体重，并展示烟草使用者如何在没有香烟的情况下应对他们的压力水平[136]。

事实证明，在戒烟日之前保持几天的烟草使用日记对一些患者是有益的，因为这有助于他们更清楚自己的烟草使用模式。通过追踪他们的烟草使用诱因和高风险情况，患者可以制订替代活动和应对策略。例如，如果患者发现早上的一杯咖啡会触发他们的烟草使用冲动，就可以考虑换成茶或果汁，以减少心理上的联想。烟草使用者可能与他们的烟草使用习惯有着多年的复杂关系。因此，戒掉这个终生的习惯需要大量的努力和时间。认知策略也可以帮助前烟草使用者处理他们的欲望。药师可以指导患者停止思考，有意识地不去想烟草的使用，或进行思想替代，即选择思考其他事情来转移注意力[136]。

可以推荐几种行为策略，帮助烟草使用者应对高风险的情况和诱因。药师可以建议一些策略，并支持烟草使用者寻找自己的替代品和替代活动。例如，"4D"是一个有用的策略，它建议延迟、深呼吸、慢慢喝水，以及做一些其他事情来转移注意力。建议延迟对吸烟的冲动采取行动，因为这种冲动通常在5分钟后就会减弱，而且戒烟的动机会重新出现。缓慢地进行长距离呼吸，在慢慢释放之前保持几秒钟，可以帮助平复心境，减少焦虑。慢慢地喝水，品味其味道，可以提供与烟草使用相似的感觉，有助于缓解使用烟草的冲动。找一个分散注意力的活动，如做运动，可以帮助转移注意力，减少使用烟草的欲望。这些策略对试图戒烟的烟草使用者很有用，药师可以建议并支持实施这些行为策略，帮助患者戒烟[136]。

示例：后续访问

C：你好。很高兴再次见到你。我又回来找你复诊了。

P：你好。再次见到你真是太好了。你最近过得怎么样？

C：我做得很好。有些时候，不吸烟是很困难的，但我在尽力。

P：你的工作做得很好。你已经成功戒烟了吗？

C：是的。如果我有想抽烟的时候，我会尽量站起来，做一些有意义的事情来代替。

P：恭喜你。寻找策略和爱好来转移自己的注意力，重新引导这些情况，是预防吸烟的好方法。告诉我更多关于你在做什么样的生产活动来代替吸烟。

C：嗯，我喜欢骑自行车。它使我忘记了吸烟的冲动，我甚至觉得我在改善我的身体健康。

P：这很好！告诉我，你喜欢戒烟的什么？

C：我从未意识到我在香烟上浪费了这么多钱。戒烟后，我能够把每天花在香烟上的钱全部省下来，我计划在年底买些好东西。

P：这是奖励自己的一个绝妙方法。戒烟可能很难，但你正走在一条通往成功的伟大道路上。我很高兴能在你的旅程中提供帮助。那么，告诉我这个过程对你来说是如何进行的。

C：就像你说的，有时会很难。我知道改善我的整体健康和进一步降低健康问题风险的最好方法就是我需要继续戒烟。我的咳嗽和呼吸有所改善，我也在减少使用吸入器。我喜欢因为我戒掉了一个坏习惯而省钱。我知道这依然具有挑战性，但在家人和药房的支持下，我知道我可以做到这一点。

P：我们是来帮助你的。我很高兴你明白不吸烟的好处，并看到你的症状有所改善。你正在实践良好的行为改变，你所取得的进展已经产生变化。减少使用吸入器表明你的呼吸正在变好，继续戒烟可以防止任何药物的相互作用。你有什么问题要问我？

C：我读了你在我们上次访问时提供给我的材料，当时我们制定了一个戒烟计划。你告诉我关于服务、支持团体和戒烟基本知识的信息。如你所知，我正在使用尼古丁替代疗法产品。我一直在使用第1步，即21mg的贴片，我的医生建议现在转到第2步。

P：是的，你将从21mg的第一步贴片过渡到14mg的第2步贴片。医生已经减少了你的药量。你的用药情况如何？

C：补片的效果很好。我没有注意到我的睡眠和梦境受到干扰，但我确实注意到我的皮肤在使用部位发红。这正常吗？

P：很高兴听到你在服用NRT后情况良好。使用贴片时，皮肤刺激是完全正常的。为了防止刺激恶化，确保每天更换贴片的部位，把它贴在没有毛的皮肤上。祝贺你到目前为止走完的旅程。你在保护健康和参与更健康的生活方式方面采取了很多措施。让我们设定一个月后的下一次个人访问跟进。在那之前，当你需要帮助时，请致电药房。我们将在这里解决任何问题或疑虑。

C：这很完美。我很快就会再见到你。我为我所取得的成就感到骄傲，我期待着继续我的积极行为。谢谢你。

3.3　烟草依赖的药物治疗

　　药物干预在烟草依赖的管理中起着重要作用，因为它们可以帮助减少戒断症状和欲望，从而增加戒烟的概率。戒烟药物分为一线药物（最有效且副作用小）：尼古丁替代疗法（NRT）、安非他酮SR（缓释）和伐尼克兰；以及二线药物（效果较差且副作用大）：去甲替林[121, 137]。一线药物在帮助烟草使用者戒烟方面是有效的，它们通常与行为干预结合使用，以提高其疗效[121]。可以建议所有的患者进行药物治疗，特别是那些每天抽10支或更多烟的患者，或者那些在起床后30~60分钟内开始吸烟的患者[123, 138]。

　　大约70%的香烟吸烟者希望戒烟，然而，通常平均需要6次的尝试才能实现长期戒烟。虽然每一种方法单独使用时都可能有效，但将行为咨询和使用NRT产品、安非他酮或伐尼克兰的药物治疗结合起来，可以大大增加戒烟的可能性。根据一项对19488名烟草使用者的荟萃分析，药物治疗和行为咨询的结合在6个月内达到15.2%的戒烟率，而简要建议或标准护理的戒烟率则为8.6%[124]。

　　作为药物专家，药师在支持戒烟工作中发挥着至关重要的作用，他们向患者介绍各种可用的药物，评估尼古丁依赖，推荐适当的药物治疗，监测药物的使用，并提供咨询以支持戒烟。此外，药师可以与其他医疗服务提供者合作，确保患者得到全面和协调的烟草依赖治疗。

3.3.1　一线治疗

　　烟草依赖的一线药物治疗包括NRT和非尼古丁药物，如伐尼克兰和安非他酮[121]。一项名为EAGLES的临床试验进行了随机双盲研究，涉及8144名烟草使用者，以评估伐尼克兰、安非他酮、尼古丁贴片和安慰剂的功效和安全性。结果表明，与安非他酮（16.2%）和尼古丁贴片（15.7%）相比，伐尼克兰的6个月戒烟率明显更高，达到21.8%。每个治疗方案都比安慰剂（9.4%）更有效。将不同的NRT产品结合使用，如将尼古丁贴片与其他NRT产品结合使用，比使用单一NRT产品更有效。此外，与使用单一产品相比，将具有不同作用机制的药物（如伐尼克兰和NRT）结合使用，在一些研究中已被证明可以提高戒烟率。因此，NRT和非尼古丁药物是治疗烟草依赖的有效一线药物治疗方法，但重要的是，需要将这些治疗方法与行为支持和咨询相结合，以达到最佳效果[124]。

值得注意的是，患者应根据其个人需要和病史，接受适当的指导，以决定使用哪种药物。还要注意的是，在一些国家，药师开具或发放伐尼克兰和安非他酮可能受到限制，它们可能需要医生的处方。药师必须了解各自国家有关戒烟药物处方和配药的法律法规。

尼古丁替代疗法（NRT）：是一种提供受控数量的尼古丁以帮助控制戒断症状和戒烟时产生的渴望的疗法。NRT有多种形式，如咀嚼胶、锭剂、贴片、吸入器和鼻腔喷雾剂，所有这些产品都会逐渐释放尼古丁，从而降低症状和渴望的强度。由于有多种选择，患者可以根据他们的具体要求、容忍度和预算选择最合适的NRT产品。NRT产品通过提供含有尼古丁的替代品，在提供烟草的替代物方面已经显示出有效性。因此，选择合适的NRT产品对成功戒烟至关重要，需要考虑患者的喜好和个人情况[121]。

联合NRT疗法涉及使用多种形式的NRT，对于使用单一形式NRT不成功的患者来说可能是一个合适的选择，因为它提供了一个更全面和个性化的方法来管理戒断症状和渴望[137]。混合型NRT包括同时使用尼古丁贴片（一种长效NRT形式）和短效尼古丁产品，如尼古丁口香糖或尼古丁锭，由患者选择。戒烟贴片可在24小时内持续缓解戒断症状，而短效产品则根据需要用来控制任何意外的欲望或戒断症状。组合式NRT是推荐的NRT方法，但根据成本、副作用和患者的偏好等因素，使用单一形式的NRT也可能是一种可接受的选择[121]。表3列出可用于戒烟的NRT产品的例子[121, 133, 137]。

表3　尼古丁替代疗法产品[121, 133, 137]

NRT产品	剂量	初始剂量	用法用量	不良反应	药学干预/特殊考虑
咀嚼胶	• 2mg • 4mg	• 对于在醒后30分钟内吸烟的烟草使用者，建议使用4mg的剂量 • 对于醒后吸烟超过30分钟的烟草使用者，建议使用2mg的剂量	• 最多：24片/天 • 每天每1~2小时1片，持续6周 • 每天每2~4小时1片，持续2周 • 每天每4~8小时1片，持续2周	• 头痛 • 咳嗽 • 口腔刺激征 • 打嗝 • 颚部疼痛 • 消化不良	• 每个口香糖持续时间约为30分钟 • 咀嚼胶不应该像普通口香糖那样不断咀嚼 • 缓慢地咀嚼可以使咀嚼胶释放出一种"辛辣"般的刺痛感，这意味着咀嚼胶应该放在牙龈和脸颊之间，以便吸收尼古丁 • 旋转牙龈在口腔中"停放"的位置 • 当刺痛感消失后，慢慢咀嚼咀嚼胶以重新激活尼古丁释放 • 30分钟后或感觉消失后丢弃咀嚼胶 • 治疗可能持续长达12周
锭剂	• 2mg • 4mg	• 对于在醒来后30分钟内开始吸烟的烟草使用者，建议使用4mg的尼古丁锭剂 • 对于醒后超过30分钟才吸第一支烟的烟草使用者，推荐使用2mg的锭剂	• 在治疗的前6周，患者可每隔1~2小时使用1片 • 最大剂量：每6小时5片或每天20片 • 在接下来的6周内逐渐减少每天使用的锭剂数量	• 恶心 • 打嗝 • 咳嗽 • 头痛 • 消化不良	• 对于不希望或不能咀嚼尼古丁咀嚼胶的患者（例如，由于颚下颌关节疾病）来说是一种替代方案 • 吸收发生在整个口腔旋转的时候 • 应将该锭剂放入口中，让其在30分钟内溶化 • 请勿咀嚼或吞咽锭剂 • 治疗可能持续长达12周

续表

NRT产品	剂量	初始剂量	用法用量	不良反应	药学干预/特殊考虑
贴剂	• 7mg • 14mg • 21mg 3 个步骤的方法： 步骤1 =21mg/24h 步骤2 =14mg/24h 步骤3 =7mg/24h	• 最初治疗剂量取决于每天吸烟数量： • 重度吸烟者 >10 支/天 • 轻度吸烟者 ≤10 支/天	• >10 支/天 =6 周的步骤1，然后 2 周的步骤2，再 2周的步骤 3 • ≤10 支/天 =6 周的步骤2，然后 2 周的步骤 3	• 异常梦境 • 失眠 • 皮肤刺激（使用部位的一过性瘙痒、烧灼感、刺痛）	• 贴剂以各种剂量生产，并遵循 3 个步骤的方法，如剂量栏中解释的那样 • 应每天在清洁的皮肤上贴单片 • 贴在颈部和腰部之间的无毛皮肤上 • 贴的部位应每天轮换 • 不要把贴剂切成小块
鼻腔喷剂	0.5mg/喷雾	• 每隔1~2 小时在每个鼻孔喷一次	• 建议剂量为每小时喷 1 或 2次 • 最大剂量是每小时喷 10次，每天喷量不超过80喷	• 鼻腔刺激 • 喉部刺激 • 鼻炎 • 打喷嚏 • 撕裂	• 不建议有反应性气道疾病的患者使用 • 鼻腔喷雾剂产生的尼古丁峰值水平高于其他NRT产品 • 为确保尼古丁的充分吸收，告诉患者在灌注时将头向后倾斜 • 治疗可能持续 3 ~ 6 个月
吸入器	4mg/盒	• 最初的剂量是"根据需要"进行个性化设定，并在治疗过程中逐渐递减 • 在治疗的前6~12 周，患者每天可使用6~16个药液匣	• 使用头 3 个月后剂量逐渐减少	• 口腔和喉咙的刺激 • 鼻炎 • 咳嗽	• 每个药盒可提供80 次吸入 • 治疗可能持续长达6个月

非尼古丁药物：有几种非尼古丁药物已经被批准用于治疗烟草依赖（表4）。安非他酮是一种抗抑郁药，有助于减少戒断症状

和欲望。安非他酮缓释剂被认为可以通过两种不涉及尼古丁的方法帮助个人戒烟。它的作用是阻碍大脑神经细胞对去甲肾上腺素和多巴胺的重吸收，这可以减少戒断症状、尼古丁欲望和吸烟的冲动。此外，它还具有阻碍某些尼古丁乙酰胆碱受体的次要作用，尽管这种活动的全部意义还没有被完全理解[133]。

伐尼克兰的作用是部分阻断尼古丁受体的活动，这可以减少尼古丁的愉悦效果，也可以减轻戒断症状。这意味着，如果使用伐尼克兰的患者选择吸烟，他们可能会发现尼古丁的效果不那么令人愉快。许多临床研究表明，接受伐尼克兰的患者比接受安慰剂的患者在戒烟方面更成功[133]。

联合疗法：包括使用两种或更多的药物来增加成功的概率和提高戒断率。例如，可以使用NRT和安非他酮的组合来提高治疗效果，减少戒断症状和欲望的严重程度。由于其部分尼古丁拮抗剂机制，伐尼克兰不应该与NRT联合使用[133]。

表4 非尼古丁类药物[133, 136]

非尼古丁药物	初始剂量	剂量增加	副作用	禁忌证	药师干预/特殊考虑
安非他酮	• 150mg，每天1次，连用3天	• 从第4天起：150mg，每天2次 • 最大剂量：300mg	• 失眠 • 口干 • 头痛 • 减肥 • 恶心 • 呕吐 • 心动过速	• 癫痫病发作 • 有饮食失调史（目前或以前有暴食症或神经性厌食症史） • 同时使用单胺氧化酶抑制剂或在过去14天内服用过这些药物 • 突然停用酒精、苯二氮䓬类药物、巴比妥类药物或抗癫痫药物	• 可与NRT产品结合使用。 • 在戒烟日期前1～2周开始用药，持续7～12周 • 剂量要分开8小时 • 出现失眠的患者应考虑提前给药时间 • 出于对成本的考虑，可提供非专利制剂 • 对于较重的烟草使用者，有些治疗时间可能会持续到6个月

续表

非尼古丁药物	初始剂量	剂量增加	副作用	禁忌证	药师干预/特殊考虑
伐尼克兰	• 第1～3天=0.5mg,每天1次 • 第4～7天=0.5mg,每天2次	• 每周滴定维持剂量 • 第8天及以后=1mg,每天2次 • 继续该剂量11周(共12周治疗)	• 恶心 • 异常梦境 • 头痛 • 失眠 • 烦躁不安 • 自杀想法	• 严重超敏反应	• 剂量滴定发生在1周内 • 应在戒烟日期前1周服药 • 治疗可能持续12周;成功完成前3个月治疗的患者可能需要额外的12周治疗,以增加戒断的概率 • 由于其部分尼古丁拮抗剂的机制作用,不应与NRT产品一起使用

需要再次指出的是,烟草依赖的药物治疗应与行为支持和咨询结合使用,因为这些药物与全面的戒烟计划结合使用时最为有效[120]。

3.3.2 二线治疗

烟草依赖的二线药物治疗方案通常在一线治疗不成功或个人不能很好耐受时使用。这些选择包括替代药物,它们针对不同的作用机制。用于治疗烟草依赖的替代药物包括去甲替林。

去甲替林是一种三环类抗抑郁药,已被证明在减轻戒断症状和减少吸烟冲动方面有一定的疗效(表5)[121]。

表5 戒烟的二线药理治疗[139, 140]

	起始剂量	剂量增加	副作用	禁忌证	药师干预/特殊考虑
去甲替林	• 第1～3天= • 每日1次,每次25mg,睡前服用 • 第4～7天=50mg,每天睡前1次	维持剂量: • 第8天及以后=75mg,每天睡前1次	• 便秘 • 腹泻 • 口干 • 恶心 • 尿潴留 • 噩梦 • 视物模糊	• 超敏反应 • 使用MAOIs(同时使用或在停用去甲替林或MAO后的14天内)	• 在计划戒烟日期前>2周开始服药 • 妊娠 • 治疗的长度为8～12周

需要注意的是，使用去甲替林治疗烟草依赖应该在医疗服务提供者的密切监督下进行。这是因为这种药可能有副作用，而且可能不适合具备某些医疗条件的人。此外，考虑使用二线治疗方法的人在做出决定前应充分了解其风险和益处。

3.3.3 效益有限或未经证实的治疗方法

除了烟草依赖的一线和二线药物治疗外，还有其他已经研究或用于这种情况的选择，但其益处有限或未被证实。这些方法包括可乐定、金雀花碱（野靛碱）和电子香烟。

• 可乐定：主要用于治疗高血压。然而，经研究它也有治疗烟草依赖的潜力，因为已被证明对减少戒断症状有一定效果，包括易怒、焦虑和不安。可乐定通过减少交感神经系统的活动而发挥作用，交感神经系统负责调节身体的战斗或逃跑反应。在烟草依赖的情况下，可乐定可能通过降低该系统的活动来帮助减少戒断症状，从而降低症状的严重程度[124]。可乐定通常以小剂量处方，可以是片剂或透皮贴剂，通常每天给药两次。可乐定可能有副作用，如嗜睡、口干和头晕。此外，它还可能与其他药物发生相互作用，并且可能不适合患有某些疾病的人，如心脏病或肝病[121, 124]。

• 金雀花碱（野靛碱）：是一种植物性生物碱，是一种针对 α-4β-2尼古丁乙酰胆碱受体的部分激动剂。多年来，金雀花在一些东欧、中欧和中亚国家和地区被用于戒烟，但在美国或西欧尚未上市[121, 124]。

• 电子香烟：是一种手持式电子烟具，通过产生气溶胶加热含有尼古丁的液体来模拟吸烟（见第1.2节）。这种设备产生的气溶胶被吸入肺部，可能含有有害物质，如致癌的化学品和微粒[37, 121]。电子香烟含有毒素，会让人上瘾，对身体有害。这些产品仍然是新推出的，需要进行许多额外的研究，以显示其长期的健康影响[142]。重要的是要明白，电子香烟的作用机制还不清楚，长期的好处还没有显示出来[121]。电子烟会带来健康风险，特别是对非烟草使用者、年轻人和儿童，虽然它们可能帮助烟草使用者戒烟，但需要更好的证据来了解它们对健康的影响、安全性和对戒烟的功效[31]。包括WHO在内的各种卫生组织都对使用电子烟可能带来的不良健康后果表示关切[43]。

药学专业人员可以在减轻使用电子烟的危害方面发挥关键作用，他们可以告知并指导患者电子烟对健康的潜在影响，以及对经证实的干预措施不成功的吸烟者在戒烟方面的潜在用途。在一些国家，如澳大利亚，药师已经为希望戒烟并有处方的成年人配发这些产品并提供建议[143]。

药师还可以在监测和管理使用电子烟的潜在不利影响方面发挥作用，如尼古丁成瘾或肺部损伤。他们可以为试图戒烟的患者提供咨询和支持，并为他们提供适当的资源和经过验证的戒烟辅助工具。

总体来说，药师可以发挥重要作用，帮助患者在使用电子烟方面做出知情决定，并为他们提供所需的支持和资源，以管理与电子烟使用相关的潜在风险。药师应告知患者电子香烟对健康的影响，并解释其长期影响尚不清楚[121]。电子烟也会带来健康风险，特别是对非烟草使用者、年轻人和儿童，虽然它们可能在帮助一些吸烟者戒烟方面发挥作用，但也可能会阻碍一些人的戒烟，从而延长或增加对尼古丁的成瘾。因此，需要更好的证据来了解它们在烟草和戒烟方面的健康影响、安全性和有效性[31]。

3.3.4 提高药物接受度和依从性

吸烟是一个很难戒除的习惯，许多人需要尝试6次才能成功戒烟[124]。通过药师提供有关药物依从性和管理的支持和建议，可以改善健康结果。为了提供有效的药物治疗管理，我们需要认识到一些注意事项，并与患者进行讨论。至关重要的是，患者要理解他们愿意做出积极行为改变的重要性。戒烟药物有助于缓解戒断症状；但是，药物并不能解除烟瘾。药师应该提供有关戒烟的潜在影响和治疗管理的信息。此外，确保患者服用正确的剂型和剂量也很重要。这将减少不良反应带来的风险。如果剂量太低，药物的效果就会下降，导致戒断症状，而如果剂量太高，患者可能会出现更多的副作用。同样重要的是，患者要知道他们需要服用药物多长时间。有些NRT产品在服药一段时间后，会有一个递减的剂量。在这段时间内，应鼓励患者继续改变行为。此外，患者可以考虑通过心理支持来进一步优化治疗，因为专业的帮助会提高成功率[125]。

药师可以利用COM-B（能力、机会、动机、行为）模型来设计他们的戒烟服务。这个模型是制订和实施行为改变干预措施的指南。具体来说，通过利用COM-B，药师可以创建有针对性的干预措施，以促进戒烟。"能力"指的是一个人参与戒烟活动所需的知识和技能。"机会"指的是超越个人的外部因素，可以促进行为的改变。"动机"与改变行为的愿望有关，包括情感、习惯和分析决策。能力、机会和动机共同作用，影响和推动行为改变。COM-B模型还可以帮助确定作为坚持尼古丁替代疗法的促进因素或障碍的因素。2020年的一项系统综述分析了26项研究，这些研究利用COM-B模型来确定影响坚持使用NRT的因素。从这一回顾中获得的见解可以帮助指导药师主导的干预措施的发展，旨在改善NRT的依从性[144]。

有几种药物已被证明可通过药代动力学或药效学机制与烟草烟雾发生作用。药代动力学相互作用可影响其他药物的吸收、分布、代谢和消除，可能导致超出预期的药理反应。药效学相互作用可以改变其他药物的预期效果或作用。触发相互作用所需的准确吸烟量是未知的，而且假定所有烟草使用者都同样容易发生相同程度的相互作用[145]。在许多发生相互作用的情况下，患者可能需要调整剂量以达到足够的药效和安全。已证实与烟草烟雾发生相互作用的药物包括氯氮平、茶碱、奥氮平、普萘洛尔、胰岛素、肝素、苯二氮䓬类药物如阿普唑仑、阿片类药物和三环类抗抑郁药、β-阻断剂、氟哌啶醇、吸入型皮质激素和激素类避孕药[145, 146]。激素类避孕药的组合是最需要考虑的相互作用，因为35岁或以上的妇女如果每天吸烟15支或更多，其严重的心血管副作用的风险就会增加，这使得所有激素类避孕药的使用成为禁忌[145]。药师了解这些药物的相互作用是很重要的，这样他们可以向患者提供有效的建议，并酌情与其他服务提供者联系。关于如何优化治疗效果的更多信息可在此查阅。

4 支持戒烟的其他资源和工具

4.1 戒烟的数字工具

近年来，用于戒烟的数字工具变得越来越流行。这些工具可以非常有效地帮助个人戒烟和克服烟草依赖。一些最常用的戒烟数字工具有戒烟APP、在线支持小组、NRT应用程序、短信方案、虚拟咨询和社交媒体活动。

• 戒烟APP：戒烟应用程序是为烟草使用者提供戒烟资源和支持的移动应用程序。它们提供一系列的功能，如跟踪进度、设定目标和提供激励信息。药师可以推荐使用移动应用程序和数字工具，为戒烟提供个性化的支持和资源，如WHO的戒烟应用程序。

• 在线支持小组：是虚拟社区，人们可以在这里与经历同样戒烟过程的人联系。这些团体提供同伴支持、建议和鼓励，以帮助烟草使用者保持良好状态。在线支持小组的例子包括BecomeAnEX和QuitNet。

• NRT应用程序：为使用尼古丁替代产品（如尼古丁咀嚼胶或贴片）的人提供支持和资源。它们提供的功能包括剂量跟踪、提醒和关于NRT好处的信息。

• 短信方案：是一种简单而有效的方式，人们可以定期接受戒烟支持和鼓励。每天或每周发送短信，提供提示、提醒和激励信息，帮助烟草使用者保持良好状态。SmokefreeTXT就是一个短信计划的例子。

• 虚拟咨询：提供训练有素的咨询师或教授的在线支持，可以帮助烟草使用者戒烟。他们提供个性化的支持、建议和指导，帮助烟草使用者克服障碍，保持动力。虚拟咨询项目的例子有

MyQuit Coach 和 Florence。Florence 由 WHO 与 Soul Machines、亚马逊网络服务和谷歌云合作开发，是一个人工智能机器人，作为一个全天候的虚拟卫生工作者，为试图戒烟的人提供数字建议。

• 社会媒体活动：可以成为促进戒烟的有效方式，并为试图戒烟的个人提供支持。这些活动可以提供激励性信息，通过视频叙述分享成功故事，并提供资源和支持。

总体来说，用于戒烟的数字工具可以成为戒烟的有效途径。它们可以帮助正在尝试戒烟的人保持动力和方向，使戒烟的过程更容易管理，压力更小。表6和表7列出了一些可用于戒烟的数字和在线工具、移动应用和基于网络的项目。

表6 可用于支持个人停止使用烟草的数字和在线工具

组织机构	资源
美国癌症协会（ACS）	ACS戒烟指南
美国心脏协会（AHA）	AHA的戒烟资源
美国肺脏协会（ALA）	ALA 免于吸烟的自由
无烟儿童运动	无烟儿童资源
美国疾病控制和预防中心（CDC）	CDC的戒烟资源
欧洲吸烟和烟草预防网络（ENSP）	ENSP的戒烟资源
美国国家癌症研究所（NCI）	NCI无烟组织
美国国立卫生研究院（NIH）	NIH无烟化
真理倡议	成为一个执行者
美国退伍军人事务部（VA）	VA 烟草与健康
世界卫生组织（WHO）	WHO的戒烟资源 WHO戒烟工具包

表7　可用于支持个人停止使用烟草的移动应用程序

移动应用程序	iOS/Android/基于网络	是否基于订阅
ALA 免于吸烟的在线计划	基于网络的（移动友好）	没有
成为一个执行者	基于网络的（移动友好）	没有
国民保健服务局戒烟	安卓/iOS/基于网络	没有
摆脱困境——永远戒烟	基础设施	免费（有应用内购买的免费）
点击率	iOS/Android	是
渴望戒烟	iOS/Android	是（可免费试用）
弗拉米	安卓	免费（有应用内购买的免费）
佛罗伦萨（WHO）	基于网络的（移动友好）	没有
ismokay–戒烟	iOS/Android	免费（有应用内购买的免费）
Kwit	iOS/Android	免费（有应用内购买的免费）
我的戒酒伙伴	iOS/Android	没有
我的戒烟教练（LIVESTRONG）	基础设施	没有
国民保健服务局戒烟	iOS/Android	没有
现在就戒烟：马克斯-克尔斯登	iOS/Android	免费（有应用内购买的免费）
戒烟指南	iOS/Android	没有
现在退出	iOS/Android	免费（有应用内购买的免费）
辞职	iOS/Android	没有
戒烟追踪器：停止吸烟	安卓	免费（有应用内购买的免费）
无烟	iOS/Android	免费（有应用内购买的免费）
SmokeFree28	iOS/Android	没有
无烟：减少或戒掉	iOS/Android	没有
戒烟–EasyQuit 免费	安卓	没有
世卫组织戒烟应用程序	iOS/Android	没有

4.2　电话支持

电话支持为个人尝试戒烟提供了一种便捷的方式。这种支持也被称为戒烟热线，远程提供咨询服务，包括由合格的医疗服务提供者提供建议、指导和激励，以克服戒烟挑战[147]。电话支持使有沟通障碍、无法获得其他资源、行动不便或生活在偏远地区的人受益。此外，具有强化视频会议服务的远程医疗提供了与电话支持相当的效果。然而，所涉及的费用、戒烟中心的准备情况和宽带接入问题限制了远程医疗的使用，特别是在农村社区[148, 149]。

4.3　自助材料

自助材料可以有效地帮助那些在没有医护人员或辅导员协助的情况下需要戒烟干预的个人[150]。从这些材料中获得的信息包括与烟草使用相关的健康风险、关于戒烟尝试的提示、管理烟瘾的策略或监测戒断症状。然而，强烈建议为个别烟草使用者提供有针对性的信息、强化项目的可用性取决于一个国家的财政支持[151, 152]。这些材料作为独立或辅助治疗提供，使个人能够按照自己的条件和速度自我管理戒烟尝试。自助材料包括书籍、传单、多媒体和在线资源。大多数材料也可以从干预措施中获得，这些干预措施涉及通过个人方式或基于电话服务的支持小组以及各种关于戒烟的社区活动。

4.4　烟草依赖性评估的工具

烟草依赖表现在三个方面：身体依赖、心理依赖以及行为和社会依赖。因此，在评估患者时必须考虑这三个方面。有几种简单易行的工具，包括药师在内的医护人员常用于烟草依赖性评估。这些工具都是为评估烟草依赖的不同方面而设计的，可以提供有价值的信息，帮助指导治疗决策。药师可以很容易地使用这些工具来评估患者的尼古丁依赖程度和戒烟动机，并根据评估结果提供适当的支持以帮助个人克服烟草依赖[153]。

4.4.1　尼古丁依赖检测量表

Fagerstrom耐受性问卷最初由Karl-Olov Fagerstrom开发，1991年由Todd Heatherton等人进行了修改，成为广泛使用的Fagerstrom尼古丁依赖检测量表（FTND）[154]。FTND已被普遍用于研究和临床，以评估尼古丁依赖性并监测依赖性随时间的变化。它还可用于识别可能从NRT或其他戒烟干预措施中受益的人。

FTND是一份自制的、有6个问题的问卷，用来评估身体对尼古丁成瘾的强度。该测试询问有关烟草使用行为的问题，如一个人醒来后多久吸烟，每天吸多少支烟，使用的强迫性和依赖性。这些问题根据个人的回答进行评分，其结果可用于确定尼古丁依赖的程度，并指导药师对患者进行最佳治疗（见附录1）[154]。FTND的一个变种被用来测量无烟烟草（ST）使用者的依赖性[155]。

4.4.2　烟草依赖量表

烟草依赖量表（TDS）是一个用于识别烟草依赖者的工具。它被设计成一种快速而简单的方式来评估烟草依赖程度，并提供适当的戒烟干预措施，如NRT和咨询[156]。

该筛选器由一系列10个问题组成，用于评估个人的尼古丁依赖程度、烟草使用行为和戒烟历史。问题的例子包括"你每天抽多少支烟？""你以前是否尝试过戒烟？""你是否使用过尼古丁替代疗法或其他药物来戒烟？"（见附录2）。根据个人对这些问题的回答，筛查器提供一个分数，表明烟草依赖的程度。然后，药师可以利用这个分数来确定适当的干预或治疗水平[156]。

TDS是基于《诊断与统计手册》第4版（DSM-Ⅳ）和《国际疾病分类》第10版（ICD-10）中概述的依赖性定义。TDS在与吸烟有关的研究中通常被用作烟草依赖的筛查工具，但在ST使用者中也表现出可接受的可靠性和有效性[157]。

4.4.3 香烟依赖性量表

香烟依赖性量表（CDS）是一个用于评估烟草使用者中香烟依赖性严重程度的工具。该工具包括12个项目的量表，称为CDS-12，以及该量表的5个项目版本（CDS-5）。CDS-12涵盖了DSM-Ⅳ和ICD-10定义的依赖性的主要内容，即强迫性、戒断症状、失控、时间分配、忽视其他活动和不顾伤害坚持使用。CDS-5具有类似的测量特性，但只包括前5个问题（见附录3）[158]。CDS对于识别高度依赖并可能需要更密集的干预措施来戒烟的烟草使用者特别有用，如NRT或二线药物治疗。

4.4.4 烟碱依赖综合征量表

烟碱依赖综合征量表（NDSS）是一个由19个项目组成的多维度量表，对尼古丁成瘾的5个方面进行评估："驱动力"评估渴望、戒断症状和吸烟的强迫性；"优先性"评估与其他强化形式相比对吸烟的偏爱程度；"耐受性"评估对吸烟影响的敏感性降低；"连续性"评估吸烟习惯的规律性；"刻板性"评估吸烟模式的一致性[159, 160]。

4.4.5 烟碱成瘾清单

烟碱成瘾清单（HONC）是一个由10个项目组成的调查表，用于确定青少年烟草依赖的开始和程度[161]。检查表上的每个项目都可能是自主性丧失开始时出现的第一个症状，因此，将问卷中的所有10个项目都包括在内，对检测丧失的程度非常重要[162]。

对HONC中任何问题的积极回答都表明自主性的丧失和依赖性

的开始，其中积极回答的数量表明依赖性的程度。目前，HONC问卷只用于青少年，但建议进一步测试以确定对成年烟草使用者的适用性[161]。

4.4.6 烟草依赖评估量表和吸烟严重度指数

烟草依赖评估量表和吸烟严重度指数（HSI）是一个由2个项目组成的问卷，源自法格斯特伦的尼古丁依赖性测试，用于评估烟草使用的强度和频率[163]。这个自我报告测试的问题集中在个人吸第一支烟的时间和每天吸烟的数量上，以估计吸烟的强度和烟草的依赖性。然后将尼古丁依赖性分为3个类别水平：低（0~1）、中（2~4）和高（5~6）（见附录4）[164]。

4.4.7 威斯康星吸烟依赖动机清单（WISDM）

威斯康星吸烟依赖动机清单表是一个包含68个项目的问卷，旨在评估13种不同的吸烟动机。这个测试所包括的不同领域是附属依恋、自动性、失去控制、行为选择、认知增强、欲望、线索暴露、负强化、正强化、社会/环境目标、味道/感官特性、容忍和体重控制[165, 166]。

4.5 评估戒烟动机或准备情况的工具

4.5.1 为什么测试

"为什么测试"是在加拿大药师协会的帮助下开发的，现在它被广泛使用和推广，比如成瘾和精神健康中心。这个测试允许患者从吸烟原因的不同类别中回答一组简短的问题。每个答案都会显示一个分数，以确定个人的烟草使用动机。这个测试为药师提供了一个优势，帮助患者识别和了解他们吸烟的原因和诱因[167]。

4.5.2 变化阶段的评估工具

1983年，普罗查斯卡和迪克莱门特提出了"变化阶段"，作为"行为变化理论模型"（transtheoretical model of behaviour change）的一个组成部分，也被称为TTM[168]。TTM概述了测量变化的过程、阶段和方法。变革阶段模型包括5个阶段：沉思前、沉思、准备、行动和维持。第6个阶段，即复发，常常被加入，因为在改变过程中出现挫折是正常的。最初，变化阶段模型是为了帮助个人克服成瘾行为，如吸烟、吸毒或酗酒和暴饮暴食。然而，它后来已成为改变疗法的标准，并可应用于一系列行为。

要对吸烟的患者进行分类，一种方法是确定他们的"变化阶段"，这包括评估患者的戒烟准备情况。确定这一点的一个简单方法是患者是否以及何时愿意考虑戒烟[169]。这个工具可以让药师通过患者可能遇到的成瘾的5个行为阶段来确定烟草使用者的改变准备程度。这个模型中的各个阶段（图4）包括：预想、沉思、准备、行动和维持。以下是可能发生的情况，以及通过适当对话可能实施的潜在干预[167, 169]。

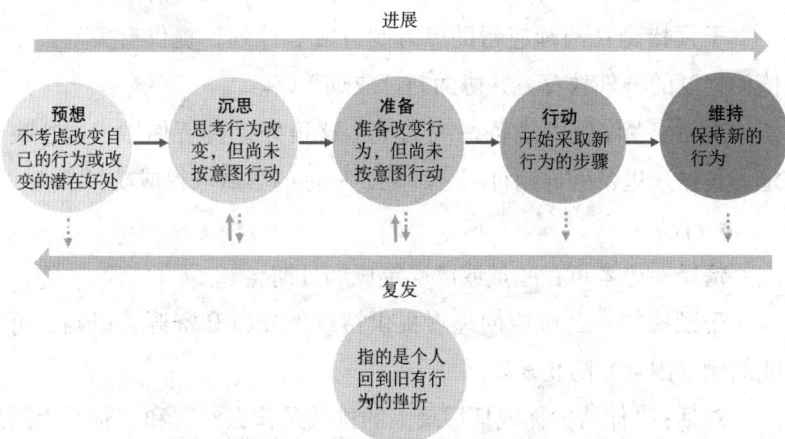

图4 修改后的变化阶段（改编自Prochaska & DiClemente）[168]

- 预想

情景：患者走到药房柜台前，不愿意停止使用烟草，当被问及戒烟问题时，患者表现出防御性。患者说"从来没有"或"超过6个月"。

干预措施：药师应征得同意，开启关于戒烟的谈话，并提供关于戒烟的好处和任何必要的额外帮助的建议。

对话："如果有一天，你准备好讨论你的烟草使用习惯，我将很乐意帮助你。"

- 沉思

情景：患者希望停止吸烟，但没有考虑采取下一步措施。患者说"在1个月以上，6个月以下"。

干预措施：药师可以利用动机访谈的策略，帮助患者识别诱因，了解潜在的戒烟障碍。

对话："你认为什么因素可能阻碍你考虑戒烟？"和"你有什么理由要戒烟？"

- 准备

情景：患者准备在下个月尝试戒烟，并已决定承诺采取行动。

干预措施：药师应帮助患者制订戒烟计划，提供有关尼古丁依赖程度的额外教育，并协助制订戒烟策略。

对话："你已经准备好戒烟了，这很好，祝贺你做出这个决定。我在这里帮助你制订一个计划，使你的尝试取得成功。"

- 行动

情景：患者正在减量或已确定戒烟日期。

干预措施：药师应向患者提供持续的支持和资源，以确定可能的触发因素，防止复发。

对话："你认为你戒烟后最大的挑战是什么？"和"你是否因

为药物或戒断症状而出现了任何副作用？"

● 维持

情景： 患者已经保持无烟状态至少6个月。

干预措施： 药师应该在患者的整个过程中提供支持和鼓励。还应该对健康结果的改善进行监测。

对话："自从你停止使用烟草后，你注意到了哪些积极的变化？"和"哪些方法对你停止使用烟草有帮助？"

4.5.3　激励的标尺

戒烟准备度尺（RCR）是一个可以用于戒烟咨询的工具例子，它可以评估患者的戒烟准备程度，并容易引导关于戒烟动机和障碍的对话[170]。RCR是一个有用的工具，因为它承认患者通常处于不同的戒烟准备阶段，干预措施应根据他们的准备程度进行调整。

RCR通常包括一个0~10的刻度，0代表"完全没有准备好戒烟"，10代表"完全准备好戒烟"。患者被要求在标尺上给自己的戒烟准备情况打分，这个分数有助于药师确定患者的变化阶段，并据此进行咨询。接下来，药师会问患者为什么不把标记放在更靠右的位置。这些信息可以帮助确定患者正在经历的潜在障碍，并让药师提出克服这些障碍的策略建议。最后，药师应该问患者为什么不把标记放在左边。这可以为激励性声明提供信息，并将其传递给患者[170, 171]。

根据问题的不同，RCR不仅可以测量戒烟的准备情况，还可以测量戒烟对患者的重要性以及他们对戒烟的信心（见图5）。通过使用RCR评估患者的戒烟动机，药师可以提供更加个性化的建议，增加患者成功戒烟的概率。动机规则是支持动机访谈的有用工具[170, 171]。

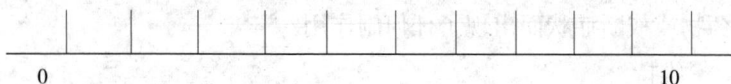

图5 RCR——视觉模拟量表

	问题	对结果的解释	
准备情况	你对在下个月内戒烟的准备程度如何?	0 = 完全没有	10 = 100%准备就绪
重要性	戒烟对你来说有多重要?	0 = 完全不重要	10=我生命中最重要的目标
信心	你对在下个月内戒烟的信心如何?	0 = 完全没有	10 = 100%的信心

4.6　帮助核实戒烟的工具

4.6.1　评估尼古丁或代谢物浓度的工具

尼古丁在体内被代谢成可替宁、反式−3'−羟基可替宁和诺尼丁[49]。在这些代谢物中，可替宁是检测尼古丁暴露的最常用的标志物。吸烟量和可替宁水平之间的关系受香烟中尼古丁量的改变、香烟产品的使用和吸烟模式的影响[172]。由于可替宁的血浆半衰期较长，因此检测可替宁水平比检测尼古丁水平更受欢迎[173]。实验室的尿液检测可以根据检测到的尼古丁及其代谢物的浓度，帮助区分主动和被动尼古丁暴露。然而，应该注意的是，这些结果并不总是结论性的。对于确定最近的暴露，检测血浆或血清可能是必要和有用的[174]。

4.6.2　评估呼出气体中的一氧化碳浓度

评估呼出气体中的一氧化碳（CO）浓度是一种无创的、快速的、相对便宜的、可靠的和常用的方法，用于评估吸烟状况和烟草烟雾暴露。CO是一种有毒气体，由包括烟草在内的有机材料的不完全燃烧产生。吸入后，CO与红细胞中的血红蛋白结合，减少了可带入组织的氧气量。对呼出气体中CO浓度的检测反映了已经吸入并吸收到血液中的CO数量[175]。

评估呼出气体中的CO浓度通常使用CO呼吸分析仪，也称为CO监测器。接受测试的人对连接在分析仪上的口罩呼吸，分析仪测量呼出气体中的CO量，通常为百万分之一[176]。

在烟草使用者中，呼出气体中的CO浓度明显高于非烟草使用者。一个典型的非吸烟者的CO浓度低于10ppm，而吸烟者的浓度可能在10~30ppm，这取决于吸烟的数量和其他因素。此外，接触二手烟也会导致呼出气体中CO浓度的增加[177]。

评估呼出气体中的CO浓度在一些情况下是有用的，包括戒烟计划、关于吸烟行为和暴露的研究，以及职业健康和安全评估[175]。

4.7　支持戒烟尝试和促进长期戒烟的工具

药师可以提供常规的后续干预和评估，以支持患者的戒烟之旅。他们有机会与患者进行更频繁的互动，因此在公共卫生领域获得戒烟服务方面发挥着重要作用。随访是成功戒烟和保持无烟生活方式的最相关步骤之一。图6提供了一个戒烟计划的例子，使患者能够看到并了解有效戒烟和保持无烟生活方式的步骤。

药师可以在这个过程的任何阶段进行干预，提供支持和资源以确保患者的成功。随访协议是成功的关键。因此，药师应始终保持警惕，鼓励有烟草使用史的患者到药房或医疗卫生机构进行随访，以确保他们得到所有可能的戒烟选择和支持[167]。

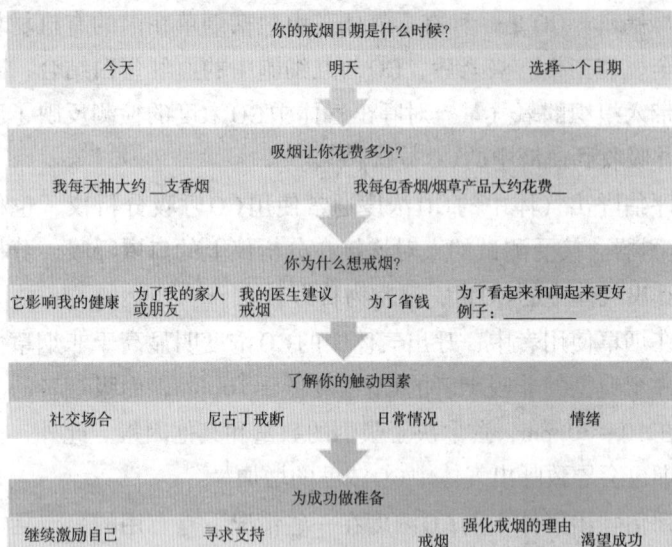

图6　个人化戒烟计划的步骤[179]

　　戒烟可能是一种挑战。然而，制订一个个性化的戒烟计划可以简化这一过程，帮助患者在困难时期保持专注和坚定，并最终成功戒烟。重要的是要准确地确定患者要戒掉的是什么，这样药师才能和他们一起制订最准确的计划。不同的产品，如烟枪、香烟和无烟产品，含有不同含量的尼古丁，使用这些产品的时间会影响戒断症状的严重程度。确定患者想要戒烟的确切日期、戒烟的动机和可能引起欲望的诱因也很重要。在戒烟的头几天，重要的是要确定患者可能遇到的任何困难或戒断症状，以便在欲望产生时有对策，并与保健专业人员进行跟进[178, 179]。图6显示了制订个性化戒烟计划的主要步骤。患者可以在此制订自己的戒烟计划。

　　我们建议药师定期审查和评估他们由药师领导的项目和活动。这将使药房团队能够确定优势、劣势、机会和威胁。药师在消除烟草使用对公众健康的负面影响方面发挥着至关重要的作用，确保这些项目能满足参与项目的患者的需求。后续管理是帮助患者戒烟的一个重要部分，为了提供最佳管理，往往需要多次上门服务。加拿大药师协会的"戒烟和吸入烟草"（QUIT）项目就是一个多疗程强化戒烟项目的例子，该项目为患者提供了一个后续计划的建议大纲（图7）[167]。

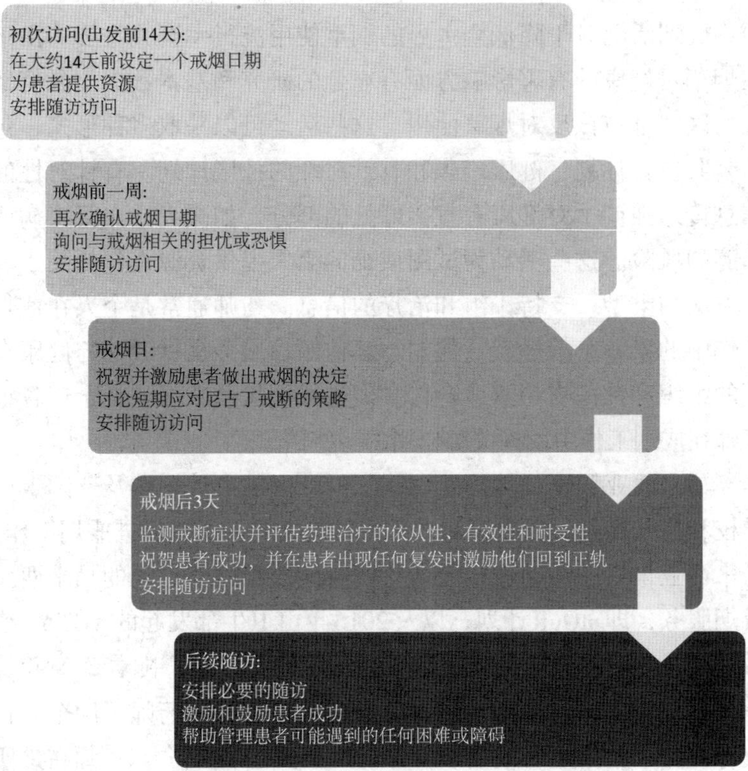

初次访问(出发前14天):
在大约14天前设定一个戒烟日期
为患者提供资源
安排随访访问

戒烟前一周:
再次确认戒烟日期
询问与戒烟相关的担忧或恐惧
安排随访访问

戒烟日:
祝贺并激励患者做出戒烟的决定
讨论短期应对尼古丁戒断的策略
安排随访访问

戒烟后3天
监测戒断症状并评估药理治疗的依从性、有效性和耐受性
祝贺患者成功，并在患者出现任何复发时激励他们回到正轨
安排随访访问

后续随访:
安排必要的随访
激励和鼓励患者成功
帮助管理患者可能遇到的任何困难或障碍

图7 戒烟和开始吸烟（QUIT）的后续计划[167]

药师应确保在戒烟的整个过程中为患者提供服务。对患者进行定期随访可以让药师发现潜在的障碍，并在复吸前进行干预。改善随访的一个有用策略是在每次互动中安排下一次预约，这样可以减少在这个过程中失去患者的风险。统计显示，大约22%的烟草使用者在3个月内复吸[180]；而在戒烟后的第1~5年，35%~40%的烟草使用者会复吸[181]。因此，药师为所有有烟草使用史的患者提供长期的随访管理是非常重要的，有助于防止复吸，确保成功戒烟。

5 戒烟活动和方案

戒烟活动对于降低全世界的烟草使用流行率至关重要。由于在烟草对健康的有害影响方面有充分的研究和基本数据，所有地区的国家都应该反对烟草使用。这些活动可以采取多种形式，包括公共教育计划、健康广告和有针对性的社区计划。有针对性的信息传递强调了对健康有直接好处的部分，如减少心血管疾病或肺癌的风险。这些活动为试图戒烟的个人提供资源，包括关于治疗方法的类型、支持小组和治疗的信息。药师通常是个人在戒烟工作中的第一个接触点。他们与其他医疗服务提供者、与健康有关的组织和社区支持团体合作，促进戒烟运动。以下是全球各地药师在戒烟工作中发挥关键作用的一些例子。

马来西亚和新加坡等亚洲国家的社区推广计划涉及药师走访学校和公共场所，以提高对烟草使用危害的认识并促进戒烟工作。马来西亚最近的活动包括无烟一代倡议；2015年启动的马来西亚戒烟服务，即mQuit计划，以及2016年由卫生部发起的KOTAK或Kesihatan Oral Tanpa Rok（无烟口腔健康）[182-184]。随着2004年认证戒烟服务提供者认证的推出，许多医院和社区药师帮助个人在政府医院设施指定的戒烟诊所寻求戒烟治疗[185, 186]。药师在诊所提供咨询服务和NRT。在新加坡，国家戒烟计划（IQuit）提高了戒烟意识，有10000人报名参加该计划。健康促进委员会报告说，医疗机构和社区零售药店的200多个戒烟"接触点"已经成功招募了他们。这一举措包括为寻求戒烟帮助的人传播免费戒烟热线的信息，以及在学校为年轻人提供咨询[187, 188]。

澳大利亚药房公会支持全国烟草活动，该活动旨在降低该国的烟草使用率[189]。澳大利亚的药师通过提供有关戒烟产品的信息并提供咨询和团体支持，鼓励烟草使用者戒烟。除了全国性的运动和戒烟热线外，许多独立的药店也接受了挑战，将戒烟服务作为他们自己的反烟草行动。澳大利亚药师加强了对原住民和托雷斯海峡岛民社区的文化适应性服务，提供低价、有补贴的戒烟药物[190]。同样，在新西兰，诸如《奥特亚罗瓦无烟2025行动计划》这样的健康计划为药师提供了持续的支持，以消除吸烟烟草制品带来的危害。药师提供个性化的戒烟计划，并提供戒烟包和戒烟卡，烟草使用者可据此获得补贴的NRT产品，如尼古丁贴片、咀嚼胶和锭剂[191, 192]。

2012年，在英国发起的"Stoptober"活动提高了人们对停止吸烟的认识和愿望[193]。这项活动包括28天戒烟挑战，是一场社会性活动，涉及通过社交网络的各种方法，利用个人故事的激励策略，以及为行为改变设定SMART目标。药师在提供指导和建议的强化支持方面至关重要。社区药房在参与当地和全国性的活动（如无烟日）中提供简要建议。作为后续行动，训练有素的药师在他们的药店提供结构化的戒烟干预，或提供转介至当地的戒烟服务机构[194, 195]。

2018年，美国药师协会发起了"药师促进健康生活"活动，提高了人们对药师各种医疗保健服务的认识。戒烟认证计划鼓励更多药师帮助个人戒烟。其他活动，如Stay Smokefree For Good，让公众放心地通过QuitGuide、在线咨询和激励服务来获得帮助[196]。在加拿大，药师的戒烟服务或戒烟指导可以根据省和地区的情况获得。全国性运动"无烟好奇"帮助公众识别适当的资源和工具，并提供免费的戒断症状试用NRT。此外，魁北克省的药师通过奖励制度来促进戒烟服务，奖励那些能够在6周内戒烟的人[197]。最成功的活动之一是由加拿大卫生部发起的"Break It Off"活动，向年轻的成年人提供戒烟资源和支持。

更多由药师推动的运动和计划的例子可以在FIP出版物《建立无烟社区：药师的实用指南》中找到。

6　转诊和跨专业合作以支持戒烟

转诊和跨专业合作是支持个人戒烟的重要因素。药师可以通过以下方式在这个过程中发挥关键作用。

•转介至医疗服务提供者：药师可以将个人转介至医疗保健提供者，如初级保健医生、专家或戒烟热线服务，以获得额外的戒烟支持和资源。

•与其他医护人员合作：药师可以与其他医护人员（如医生、护士和心理学家）合作，为试图戒烟的人提供全面、协调的管理。

•信息和患者数据的共享：药师可以与其他医护人员分享信息和患者数据，以确保管理的连续性和改善患者的结果。

•融入初级保健：药师可与初级保健提供者合作，将戒烟服务纳入常规初级保健，确保个人得到全面和协调的管理。

•药物重整：药师可以协调戒烟者的药物管理，确保戒烟者获得适当有效的药物并监测任何不良反应。

当患者对烟草严重上瘾时，药师可能需要将他们转介至其他医疗卫生专业人员以获得额外的支持。药师考虑烟草使用对患有潜在疾病者（如心血管或呼吸系统疾病）的影响也很重要。在这些情况下，戒烟可能是管理疾病的关键。因潜在疾病而准备戒烟的患者应被转介至他们的初级保健医生处，以评估戒烟策略和跟进。

跨专业合作对于有效的戒烟支持至关重要。世界卫生专业联盟2019年更新的《跨专业合作实践声明》[198]和2010年FIP的《药学合作实践声明》[199]强调了将药师纳入医疗保健团队以改善患者结果的重要性。与其他医护人员紧密合作，使药师能协调医生或其他医护人员所制订的患者治疗护理，并有助于提高健康效果。例如，医生可能会开具药物来帮助控制戒断症状，而药师则可提供关于正确剂量和潜在副作用的建议。同时，心理健康专家可提供咨询和行为治疗，帮助患者应对与戒烟相关的压力和诱因。

　　总体来说，有效的戒烟支持需要一种合作的方式，即由多个医疗卫生专业人员共同合作，为患者提供全面的护理。药师在这一过程中发挥着关键作用，既需要为患者提供直接支持，又要在必要时将他们转介至其他专业人士。

7 总结

烟草使用被认为是世界范围内的一个主要公共卫生问题，对个人健康和医疗卫生系统都有重大影响。随着医疗费用的不断增加，医疗工作者对其干预和服务的要求也越来越高，对于认识到药师的潜在贡献及其独特的技能，以及知识对实现所有人更好的健康结果至关重要。

药师具有与公众互动的特殊性，使他们能够在整个戒烟过程中有效地接触和支持患者。从健康宣传，到筛查，到评估，到干预和随访，药师在为戒烟患者提供全面协调的护理方面发挥着重要作用。他们有能力提供个性化的、可获得的护理，这使他们成为改善公共卫生和减少烟草使用对医疗系统负担的宝贵财富。

本手册是药师戒烟的综合指南。它强调了药师在帮助人们戒烟方面的关键作用，并强调了药师在为患者提供全面、协调的管理时可以采用的不同策略。该手册强调了跨专业合作的重要性，以及药师将戒烟服务纳入常规初级卫生保健的重要性。它还强调需要考虑烟草使用，特别是吸烟对有潜在疾病的患者的影响，以及将他们转介至初级保健提供者进行评估和跟踪的重要性。

通过使用本手册中的信息和策略，药师可以有效地支持患者对戒烟做出的努力，并改善患者的治疗效果。我们希望这本手册能成为世界各地的药师在提供有效戒烟支持方面的宝贵资源。

8 参考文献

［1］NCD Alliance. Tobacco Use［Internet］. updated［accessed: 28 March 2023］. Available at: https://ncdalliance.org/why-ncds/risk-factors-prevention/tobacco-use.

［2］NCD Alliance. The NCD Alliance: Putting non-communicable diseases on the global agenda［Internet］. updated［accessed: 28 March 2023］. Available at: https://ncdalliance.org/sites/default/files/rfiles/NCDA_Tobacco_and_Health.pdf.

［3］World Health Organization. WHO Framework Convention on Tobacco Control. Geneve: Organization WH［Internet］. 2003.［accessed: 28 March 2023］. Available at: https://apps.who.int/iris/bitstream/handle/10665/42811/9241591013.pdf.

［4］World Health Organization. It's time to invest in cessation: the global investment case for tobacco cessation. Geneva: Organization WH［Internet］. 2021.［accessed: 28 March 2023］. Available at: https://www.who.int/publications/i/item/9789240039308.

［5］World Health Organization. MPOWER［Internet］. updated［accessed: Available at: https://www.who.int/initiatives/mpower.

［6］World Health Organization. Quitting tobacco［Internet］. updated［accessed: 28 March 2023］. Available at: https://www.who.int/activities/quitting-tobacco.

［7］World Health Organization. Pharmacists and action on tobacco.［Internet］. 1998.［accessed: 28 March 2023］. Available at: http://apps.who.int/iris/bitstream/10665/108128/1/E61288.pdf.

［8］Consejo General de Colegios Oficiales de Farmacéuticos. Tabaquismo y deshabituación tabáquica［Internet］. updated［accessed: 28 March 2023］. Available at: chrome-extension://efaidnbmnnnibpcajpcglclefindmkaj/https://www.cofbadajoz.com/wp-content/uploads/2018/03/TABAQUISMO-Y-DESHABITUACIO%CC%81N.pdf.

［9］World Health Organization. Tobacco［Internet］. updated［accessed: 28 March 2023］. Available at: https://www.who.int/health-topics/tobacco#tab=tab_1.

［10］World Health Organization. Tobacco: Key facts［Internet］. 2022. updated［accessed: 28 March 2023］. Available at: https://www.who.int/news-room/fact-sheets/detail/tobacco.

［11］American NonSmokers' Rights Foundation (ANRF). Thirdhand Smoke［Internet］. 2023. updated［accessed: 28 March 2023］. Available at: https://no-smoke.org/smokefree-threats/thirdhand-smoke/.

［12］World Health Organization. Toolkit for delivering the 5A's and 5R's brief tobacco interventions in primary care. Geneva. Organization WH［Internet］. 2014.［accessed: 28 March 2023］. Available at: https://www.paho.org/en/documents/toolkit-delivering-5as-and-5rs-brief-tobacco-interventions-primary-care.

[13] World Health Organization. WHO report on the global tobacco epidemic 2021: addressing new and emerging products. [Internet]. 2021. [accessed: 7 February 2023]. Available at: https://www.who.int/publications/i/item/9789240032095.

[14] World Health Organization. Tobacco control [Internet]. updated [accessed: 28 March 2023]. Available at: https://www.who.int/bangladesh/health-topics/tobacco.

[15] Hammerich A, El-Awa F, Latif NA et al. Tobacco is a threat to the environment and human health. East Mediterr Health J. 2022, 28(5):319-320. [accessed: 8 May 2023]. Available at: https://www.ncbi.nlm.nih.gov/pubmed/35670435.

[16] Centers for Disease Control and Prevention (US). Environmental Impacts of the Tobacco Lifecycle [Internet]. 2022. updated [accessed: 8 May 2022]. Available at: https://www.cdc.gov/globalhealth/infographics/tobacco/tobacco-lifecycle.html.

[17] World Health Organization. WHO raises alarm on tobacco industry environmental impact [Internet]. 2022. updated [accessed: 8 May 2023]. Available at: https://www.who.int/news/item/31-05-2022-who-raises-alarm-on-tobacco-industry-environmental-impact.

[18] World Health Organization. Tobacco: poisoning our planet [Internet]. 2022. updated [accessed: 8 May 2023]. Available at: https://www.who.int/publications/i/item/9789240051287.

[19] World Health Organization. The WHO Framework Convention on Tobacco Control: an overview [Internet]. 2021. updated [accessed: 28 March 2023]. Available at: https://fctc.who.int/publications/m/item/the-who-framework-convention-on-tobacco-control-an-overview.

[20] World Health Organization. WHO Framework Convention on Tobacco Control: Parties [Internet]. 2023. updated [accessed: 28 March 2023]. Available at: https://fctc.who.int/who-fctc/overview/parties.

[21] Bialous S, Da Costa ESVL. Where next for the WHO Framework Convention on Tobacco Control? Tob Control. 2022, 31(2):183-186. [accessed: 28 March 2023]. Available at: https://www.ncbi.nlm.nih.gov/pubmed/35241586.

[22] Matthes BK, Robertson L, Gilmore AB. Needs of LMIC-based tobacco control advocates to counter tobacco industry policy interference: insights from semi-structured interviews. BMJ Open. 2020, 10(11):e044710. [accessed: 28 March 2023]. Available at: https://www.ncbi.nlm.nih.gov/pubmed/33243822.

[23] Kaur J, Rinkoo AV, Gouda HN et al. Implementation of MPOWER Package in the South-East Asia Region: Evidence from the WHO Report on the Global Tobacco Epidemic (2009-2021). Asian Pac J Cancer Prev. 2021, 22(S2):71-80. [accessed: 28 March 2023]. Available at: https://www.ncbi.nlm.nih.gov/pubmed/34780141.

[24] World Health Organization. WHO report on the global tobacco epidemic 2019: offer help to quit tobacco use [Internet]. 2019. updated [accessed: 28 March 2023]. Available

at: https://www.who.int/publications/i/item/9789241516204.

［25］ World Health Organization. Towards tobacco-free young people in the African Region
［Internet］. 2014. updated ［accessed: 5 May 2023］. Available at: https://www.afro.
who.int/publications/towards-tobacco-free-young-people-african-region.

［26］ National Cancer Institute (NCI). Harms of Cigarette Smoking and Health Benefits of
Quitting ［Internet］. 2017. updated ［accessed: 28 March 2023］. Available at: https://
www.cancer.gov/about-cancer/causes-prevention/risk/tobacco/cessation-fact-sheet.

［27］ Yoshida K, Gowers KHC, Lee-Six H et al. Tobacco smoking and somatic mutations in
human bronchial epithelium. Nature. 2020, 578(7794):266-272. ［accessed: 28 March
2023］. Available at: https://www.ncbi.nlm.nih.gov/pubmed/31996850.

［28］ Pipe Tobacco - A Complete Guide ［Internet］. updated ［accessed: 28 March 2023］.
Available at: https://www.enjoydokha.com/guide/pipe-tobacco-guide/.

［29］ Raymond BH, Collette-Merrill K, Harrison RG et al. The Nicotine Content of a Sample of
E-cigarette Liquid Manufactured in the United States. J Addict Med. 2018, 12(2):127-
131. ［accessed: 28 March 2023］. Available at: https://www.ncbi.nlm.nih.gov/
pubmed/29280749.

［30］ World Health Organization. Heated tobacco products: information sheet - 2nd edition
［Internet］. 2020. updated ［accessed: Available at: https://www.who.int/publications/i/
item/WHO-HEP-HPR-2020.2.

［31］ Banks E, Yazidjoglou A, Brown S et al. Electronic cigarettes and health outcomes:
umbrella and systematic review of the global evidence. Med J Aust. 2023, 218(6):267-
275. ［accessed: 11 April 2023］. Available at: https://www.ncbi.nlm.nih.gov/
pubmed/36939271.

［32］ Centers for Disease Control and Prevention (CDC) in the United States. Outbreak of lung
injury related to the use of electronic cigarette (or Vaping) products [Internet]. In 2020.
Update [accessed on May 29, 2023].Available at: https://www.cdc.gov/tobacco/basic_
information/e-cigarettes/severe-lung-disease.html#:~:text=As%20of%20February%20
18%2C%2020,of%20February%2018%2C%2020.

［33］ Sund LJ, Dargan PI, Archer JRH et al. E-cigarette or vaping-associated lung injury
(EVALI): a review of international case reports from outside the United States of America.
Clin Toxicol (Phila). 2023, 61(2):91-97. ［accessed: 18 May 2023］. Available at:
https://www.ncbi.nlm.nih.gov/pubmed/36636876.

［34］ Barrington-Trimis JL, Urman R, Berhane K et al. E-Cigarettes and Future Cigarette Use.
Pediatrics. 2016, 138(1). ［accessed: 28 March 2023］. Available at: https://www.ncbi.
nlm.nih.gov/pubmed/27296866.

［35］ Bhatt JM, Ramphul M, Bush A. An update on controversies in e-cigarettes. Paediatr
Respir Rev. 2020, 36:75-86. ［accessed: 28 March 2023］. Available at: https://www.
ncbi.nlm.nih.gov/pubmed/33071065.

[36] Hava C. Shocking health hazards of vaping for young people. Australian Pharmacist. 2023. [accessed: 11 April 2023]. Available at: https://www.australianpharmacist.com.au/shocking-health-hazards-vaping-young-people/?utm_source=Pharmaceutical+Society+of+Australia&utm_campaign=3796ada2c8-EMAIL_CAMPAIGN_2023_03_29&utm_medium=email&utm_term=0_4aee916820-3796ada2c8-85220939.

[37] Hartmann-Boyce J, McRobbie H, Lindson N et al. Electronic cigarettes for smoking cessation. Cochrane Database Syst Rev. 2021;4(4):CD010216. [accessed: 28 March 2023]. Available at: https://www.ncbi.nlm.nih.gov/pubmed/33913154.

[38] Weaver SR, Huang J, Pechacek TF et al., Does electronic nicotine delivery system help cigarette smokers quit smoking? Evidence from a prospective cohort study of adult smokers in the United States from 2015-2016.PLoS One.2018，13(7):e0198047. [accessed on May 29, 2023].Available at：https://www.ncbi.nlm.nih.gov/pubmed/29985948.

[39] Kalkhoran S, Glantz SA. E-cigarettes and smoking cessation in real-world and clinical settings: a systematic review and meta-analysis.Lancet Respir Med.2016,4(2):116-128.[accessed on May 29, 2023].Available at:https://www.ncbi.nlm.nih.gov/pubmed/26776875.

[40] Wang RJ, Bhadriraju S, Glantz SA. Use of electronic cigarettes and cessation of adult smokingA Meta-Analysis.Am J Public Health.2021,111(2):230-246.[accessed on May 29, 2023].Available at：https://www.ncbi.nlm.nih.gov/pubmed/33351653.

[41] Chen R, Pierce JP, Leas EC et al.,The effectiveness of electronic cigarettes as smoking cessation aids: evidence from the PATH study cohort, 2017-2019.Tob Control.2022.[accessed on May 29, 2023].Available at: https://www.ncbi.nlm.nih.gov/pubmed/35131948.

[42] Al-Delaimy WK, Myers MG, Leas EC et al.,Past use of electronic cigarettes and future smoking cessation behavior: a population-based study.Am J Public Health.2015,105(6):1213-1219.[accessed on May 29, 2023].Available at: https://www.ncbi.nlm.nih.gov/pubmed/25880947.

[43] World Health Organization. E-cigarettes are harmful to health. [Internet]. 2020. [accessed: 7 February 2023]. Available at: https://www.who.int/news/item/05-02-2020-e-cigarettes-are-harmful-to-health.

[44] Attar-Zadeh D. The role of e-cigarettes in treating tobacco dependence. Primary Care Respiratory Update. 2019，10(18). [accessed: 5 May 2023]. Available at: https://www.pcrs-uk.org/sites/default/files/pcru/articles/2019-Autumn-Issue-18-RoleofECigs.pdf.

[45] Taylor A, Dunn K, Turfus S. A review of nicotine-containing electronic cigarettes-Trends in use, effects, contents, labelling accuracy and detection methods. Drug Test Anal. 2021，13(2):242-260. [accessed: 18 May 2023]. Available at: https://www.ncbi.nlm.nih.gov/pubmed/33450135.

[46] American Lung Association. Popcorn Lung: A Dangerous Risk of Flavored E-Cigarettes

〔Internet〕. 2016. updated〔accessed: 18 May 2023〕. Available at: https://www.lung. org/blog/popcorn-lung-risk-ecigs.

〔47〕 Frinculescu A, Coombes G, Shine T et al. Analysis of illicit drugs in purchased and seized electronic cigarette liquids from the United Kingdom 2014-2021. Drug Test Anal. 2022.〔accessed: 18 May 2023〕. Available at: https://www.ncbi.nlm.nih.gov/ pubmed/35466538.

〔48〕 US Food & Drug Administration (FDA). Nicotine Is Why Tobacco Products Are Addictive 〔Internet〕. 2022. updated〔accessed: 5 May 2023〕. Available at: https://www.fda.gov/ tobacco-products/health-effects-tobacco-use/nicotine-why-tobacco-products-are- addictive.

〔49〕 Benowitz NL. Nicotine addiction. N Engl J Med. 2010, 362(24):2295-2303.〔accessed: 28 March 2023〕. Available at: https://www.ncbi.nlm.nih.gov/pubmed/20554984.

〔50〕 National Institute on Drug Abuse. Mind Matters: The Body's Response to Nicotine, Tobacco and Vaping〔Internet〕. 2019. updated〔accessed: 28 March 2023〕. Available at: https://nida.nih.gov/research-topics/parents-educators/lesson-plans/mind-matters/ nicotine-tobacco-vaping#:~:text=How%20does%20nicotine%20work%3F,good%20 feelings%20all%20at%20once.

〔51〕 Linneberg A, Jacobsen RK, Skaaby T et al. Effect of Smoking on Blood Pressure and Resting Heart Rate: A Mendelian Randomization Meta-Analysis in the CARTA Consortium. Circ Cardiovasc Genet. 2015, 8(6):832-841.〔accessed: 28 March 2023〕. Available at: https://www.ncbi.nlm.nih.gov/pubmed/26538566.

〔52〕 Tiwari RK, Sharma V, Pandey RK et al. Nicotine Addiction: Neurobiology and Mechanism. J Pharmacopuncture. 2020, 23(1):1-7.〔accessed: 28 March 2023〕. Available at: https://www.ncbi.nlm.nih.gov/pubmed/32322429.

〔53〕 Martin LM, Sayette MA. A review of the effects of nicotine on social functioning. Exp Clin Psychopharmacol. 2018, 26(5):425-439.〔accessed: 28 March 2023〕. Available at: https://www.ncbi.nlm.nih.gov/pubmed/29952615.

〔54〕 National Cancer Institute (NCI). Nicotine Withdrawal〔Internet〕. updated〔accessed: 28 March 2023〕. Available at: https://smokefree.gov/challenges-when-quitting/withdrawal.

〔55〕 National Cancer Institute (NCI). Handling Nicotine Withdrawal and Triggers When You Decide To Quit Tobacco〔Internet〕. 2022. updated〔accessed: 28 March 2023〕. Available at: https://www.cancer.gov/about-cancer/causes-prevention/risk/tobacco/ withdrawal-fact-sheet.

〔56〕 American Cancer Society. Why People Start Smoking and Why It's Hard to Stop 〔Internet〕. 2022. updated〔accessed: 28 March 2023〕. Available at: https://www. cancer.org/healthy/stay-away-from-tobacco/why-people-start-using-tobacco.html.

〔57〕 American Heart Association. Why it's so hard to quit smoking〔Internet〕. 2018. updated 〔accessed: 28 March 2028〕. Available at: https://www.heart.org/en/news/2018/10/17/

why-its-so-hard-to-quit-smoking.

[58] American Lung Association. Helping Smokers Quit Saves Money: 2011. updated [accessed: 28 March 2023]. Available at: https://www.lung.org/getmedia/8d023b16-ea93-486b-a5d9-aed38c2daf4a/quit-smoking-saves-money.pdf.pdf.

[59] Huang S, Wei H, Yao T et al. The impact of smoking on annual healthcare cost: an econometric model analysis in China, 2015. BMC Health Serv Res. 2021;21(1):187. [accessed: 28 March 2023]. Available at: https://www.ncbi.nlm.nih.gov/pubmed/33639939.

[60] Hecht SS, Hatsukami DK. Smokeless tobacco and cigarette smoking: chemical mechanisms and cancer prevention. Nat Rev Cancer. 2022, 22(3):143-155. [accessed: 28 March 2023]. Available at: https://www.ncbi.nlm.nih.gov/pubmed/34980891.

[61] Togawa K, Bhatti L, Tursan d' Espaignet E et al. WHO tobacco knowledge summaries: tobacco and cancer treatment outcomes. Geneva: World Health Organization [Internet]. 2018. [accessed: 28 March 2023]. Available at: https://www.who.int/publications/i/item/WHO-NMH-PND-TKS-18.1.

[62] Tammemagi MC, Berg CD, Riley TL et al. Impact of lung cancer screening results on smoking cessation. J Natl Cancer Inst. 2014, 106(6):dju084. [accessed: 28 March 2023]. Available at: https://www.ncbi.nlm.nih.gov/pubmed/24872540.

[63] Golcic M, Tomas I, Stevanovic A et al. Smoking Cessation after a Cancer Diagnosis: A Cross-Sectional Analysis in the Setting of a Developing Country. Clin Pract. 2021, 11(3):509-519. [accessed: 28 March 2023]. Available at: https://www.ncbi.nlm.nih.gov/pubmed/34449569.

[64] deRuiter WK, Barker M, Rahimi A et al. Smoking Cessation Training and Treatment: Options for Cancer Centres. Curr Oncol. 2022, 29(4):2252-2262. [accessed: 28 March 2023]. Available at: https://www.ncbi.nlm.nih.gov/pubmed/35448157.

[65] Vineis P, Caporaso N. Tobacco and cancer: epidemiology and the laboratory. Environ Health Perspect. 1995, 103(2):156-160. [accessed: 28 March 2023]. Available at: https://www.ncbi.nlm.nih.gov/pubmed/7737063.

[66] Molden E, Spigset O. [Tobacco smoking and drug interactions]. Tidsskr Nor Laegeforen. 2009, 129(7):632-633. [accessed: 28 March 2023]. Available at: https://www.ncbi.nlm.nih.gov/pubmed/19337332.

[67] Petros WP, Younis IR, Ford JN et al. Effects of tobacco smoking and nicotine on cancer treatment. Pharmacotherapy. 2012, 32(10):920-931. [accessed: 28 March 2023]. Available at: https://www.ncbi.nlm.nih.gov/pubmed/23033231.

[68] European Network for Smoking and Tobacco Prevention (ENSP). 2020 Guidelines for treating tobacco dependence [Internet]. 2020. updated [accessed: Available at: https://ensp.network/2020-guidelines-english-edition/.

[69] World Health Organization. Regional Office for the Eastern Mediterranean. Smoking

and cardiovascular health: messages to the public, women, youth and cardiologists. World Health Organization. Regional Office for the Eastern Mediterranean [Internet]. 2018. [accessed: 28 March 2023]. Available at: https://apps.who.int/iris/handle/10665/361352.

[70] Kondo T, Nakano Y, Adachi S et al. Effects of Tobacco Smoking on Cardiovascular Disease. Circ J. 2019, 83(10):1980–1985.[accessed: 28 March 2023]. Available at: https://www.ncbi.nlm.nih.gov/pubmed/31462607.

[71] Messner B, Bernhard D. Smoking and cardiovascular disease: mechanisms of endothelial dysfunction and early atherogenesis. Arterioscler Thromb Vasc Biol. 2014, 34(3):509–515. [accessed: 28 March 2023]. Available at: https://www.ncbi.nlm.nih.gov/pubmed/24554606.

[72] World Health Organization. Tobacco responsible for 20% of deaths from coronary heart disease [Internet]. 2020. updated [accessed: 28 March 2023]. Available at: https://www.who.int/news/item/22-09-2020-tobacco-responsible-for-20-of-deaths-from-coronary-heart-disease.

[73] Prochaska JJ, Benowitz NL. Smoking cessation and the cardiovascular patient. Curr Opin Cardiol. 2015, 30(5):506–511. [accessed: 5 May 2023]. Available at: https://www.ncbi.nlm.nih.gov/pubmed/26196657.

[74] Tiotiu A, Ioan I, Wirth N et al. The Impact of Tobacco Smoking on Adult Asthma Outcomes. Int J Environ Res Public Health. 2021, 18(3). [accessed: 28 March 2023]. Available at: https://www.ncbi.nlm.nih.gov/pubmed/33498608.

[75] Qin R, Liu Z, Zhou X et al. Adherence and Efficacy of Smoking Cessation Treatment Among Patients with COPD in China. Int J Chron Obstruct Pulmon Dis. 2021;16:1203–14. [accessed: 28 March 2023]. Available at: https://www.ncbi.nlm.nih.gov/pubmed/33958864.

[76] Finocchio E, Olivieri M, Nguyen G et al. Effects of Respiratory Disorders on Smoking Cessation and Re-Initiation in an Italian Cohort Study. Int J Environ Res Public Health. 2021, 18(3). [accessed: 28 March 2023]. Available at: https://www.ncbi.nlm.nih.gov/pubmed/33494306.

[77] Garcia T, Andrade S, Biral AT et al. Evaluation of smoking cessation treatment initiated during hospitalization in patients with heart disease or respiratory disease. J Bras Pneumol. 2018, 44(1):42–48. [accessed: 28 March 2023]. Available at: https://www.ncbi.nlm.nih.gov/pubmed/29538542.

[78] Stavaux E, Goupil F, Barreau G et al. Use of a Smartphone Self-assessment App for a Tobacco-Induced Disease (COPD, Cardiovascular Diseases, Cancer) Screening Strategy and to Encourage Smoking Cessation: Observational Study. JMIR Public Health Surveill. 2022;8(2):e19877. [accessed: 28 March 2023]. Available at: https://www.ncbi.nlm.nih.gov/pubmed/35195530.

［79］Aghapour M, Raee P, Moghaddam SJ et al. Airway Epithelial Barrier Dysfunction in Chronic Obstructive Pulmonary Disease: Role of Cigarette Smoke Exposure. Am J Respir Cell Mol Biol. 2018，58(2):157-169.［accessed: 28 March 2023］. Available at: https://www.ncbi.nlm.nih.gov/pubmed/28933915.

［80］Centers for Disease Control and Prevention (US), National Center for Chronic Disease Prevention and Health Promotion (US), (US). OoSaH. 7, Pulmonary Diseases. How Tobacco Smoke Causes Disease: The Biology and Behavioral Basis for Smoking-Attributable Disease: A Report of the Surgeon General. Atlanta (GA)2010.

［81］Willis DN, Liu B, Ha MA et al. Menthol attenuates respiratory irritation responses to multiple cigarette smoke irritants. FASEB J. 2011，25(12):4434-4444.［accessed: 28 March 2023］. Available at: https://www.ncbi.nlm.nih.gov/pubmed/21903934.

［82］Willi C, Bodenmann P, Ghali WA et al. Active smoking and the risk of type 2 diabetes: a systematic review and meta-analysis. JAMA. 2007，298(22):2654-2664.［accessed: 28 March 2023］. Available at: https://www.ncbi.nlm.nih.gov/pubmed/18073361.

［83］Wei X, E M, Yu S. A meta-analysis of passive smoking and risk of developing Type 2 Diabetes Mellitus. Diabetes Res Clin Pract. 2015，107(1):9-14.［accessed: 28 March 2023］. Available at: https://www.ncbi.nlm.nih.gov/pubmed/25488377.

［84］Sliwinska-Mosson M, Milnerowicz H. The impact of smoking on the development of diabetes and its complications. Diab Vasc Dis Res. 2017，14(4):265-276.［accessed: 28 March 2023］. Available at: https://www.ncbi.nlm.nih.gov/pubmed/28393534.

［85］Keith RJ, Al Rifai M, Carruba C et al. Tobacco Use, Insulin Resistance, and Risk of Type 2 Diabetes: Results from the Multi-Ethnic Study of Atherosclerosis. PLoS One. 2016，11(6):e0157592.［accessed: 28 March 2023］. Available at: https://www.ncbi.nlm.nih.gov/pubmed/27322410.

［86］Centers for Disease Control and Prevention. Smoking and Diabetes［Internet］. 2022. updated［accessed: 28 March 2023］. Available at: https://www.cdc.gov/diabetes/library/features/smoking-and-diabetes.html.

［87］Goodwin RD, Zvolensky MJ, Keyes KM. Nicotine dependence and mental disorders among adults in the USA: evaluating the role of the mode of administration. Psychol Med. 2008，38(9):1277-1286.［accessed: 8 May 2023］. Available at: https://www.ncbi.nlm.nih.gov/pubmed/18366824.

［88］Galiatsatos P, Oluyinka M, Min J et al. Prevalence of Mental Health and Social Connection among Patients Seeking Tobacco Dependence Management: A Pilot Study. Int J Environ Res Public Health. 2022，19(18).［accessed: 8 May 2023］. Available at: https://www.ncbi.nlm.nih.gov/pubmed/36142029.

［89］Pal A, Balhara YP. A Review of Impact of Tobacco Use on Patients with Co-occurring Psychiatric Disorders. Tob Use Insights. 2016，9:7-12.［accessed: 8 May 2023］. Available at: https://www.ncbi.nlm.nih.gov/pubmed/26997871.

［90］Campion J, Hewitt J, Shiers D et al. Pharmacy guidance on smoking and mental disorder. Royal College of Psychiatrists NPAaRPS［Internet］. 2017.［accessed: 28 March 2023］. Available at: chrome-extension://efaidnbmnnnibpcajpcglclefindmkaj/https://www.rcpsych.ac.uk/docs/default-source/improving-care/better-mh-policy/policy/pharmacy-guidance-smoking-and-mental-health-2017-update.pdf?sfvrsn=6f6015ad_2.

［91］World Health Organization. Adolescent and young adult health: 2022. updated［accessed: 28 March 2023］. Available at: https://www.who.int/news-room/fact-sheets/detail/adolescents-health-risks-and-solutions.

［92］Centers for Disease Control and Prevention (US). Youth and Tobacco Use: 2022. updated［accessed: 3 May 2023］. Available at: https://www.cdc.gov/tobacco/data_statistics/fact_sheets/youth_data/tobacco_use/index.htm.

［93］Sanders A, Robinson C, Taylor SC et al. Using a Media Campaign to Increase Engagement With a Mobile-Based Youth Smoking Cessation Program. Am J Health Promot. 2018, 32(5):1273-1279.［accessed: 28 March 2023］. Available at: https://www.ncbi.nlm.nih.gov/pubmed/28925292.

［94］Sadeghi R, Mazloomy Mahmoodabad SS, Fallahzadeh H et al. Hookah is the enemy of health campaign: a campaign for prevention of hookah smoking among youth. Health Promot Int. 2020, 35(5):1125-1136.［accessed: 28 March 2023］. Available at: https://www.ncbi.nlm.nih.gov/pubmed/31687738.

［95］Hutchinson P, Leyton A, Meekers D et al. Evaluation of a multimedia youth anti-smoking and girls' empowerment campaign: SKY Girls Ghana. BMC Public Health. 2020, 20(1):1734.［accessed: 28 March 2023］. Available at: https://www.ncbi.nlm.nih.gov/pubmed/33203403.

［96］Chan L, El-Haddad N, Freeman B et al. Evaluation of 'Shisha No Thanks' – a co-design social marketing campaign on the harms of waterpipe smoking. BMC Public Health. 2022, 22(1):386.［accessed: 28 March 2023］. Available at: https://www.ncbi.nlm.nih.gov/pubmed/35197044.

［97］Lange S, Probst C, Rehm J et al. National, regional, and global prevalence of smoking during pregnancy in the general population: a systematic review and meta-analysis. Lancet Glob Health. 2018, 6(7):e769-e776.［accessed: 28 March 2023］. Available at: https://www.ncbi.nlm.nih.gov/pubmed/29859815.

［98］Tarasi B, Cornuz J, Clair C et al. Cigarette smoking during pregnancy and adverse perinatal outcomes: a cross-sectional study over 10 years. BMC Public Health. 2022, 22(1):2403.［accessed: 28 March 2023］. Available at: https://www.ncbi.nlm.nih.gov/pubmed/36544092.

［99］Schilling L, Spallek J, Maul H et al. Active and Passive Exposure to Tobacco and e-Cigarettes During Pregnancy. Matern Child Health J. 2021, 25(4):656-665.［accessed: 28 March 2023］. Available at: https://www.ncbi.nlm.nih.gov/pubmed/33211261.

［100］Pereira B, Figueiredo B, Pinto TM et al. Effects of Tobacco Consumption and Anxiety or Depression during Pregnancy on Maternal and Neonatal Health. Int J Environ Res Public Health. 2020, 17(21). ［accessed: 28 March 2023］. Available at: https://www.ncbi.nlm.nih.gov/pubmed/33158085.

［101］Tappin DM, MacAskill S, Bauld L et al. Smoking prevalence and smoking cessation services for pregnant women in Scotland. Subst Abuse Treat Prev Policy. 2010, 5:1. ［accessed: 28 March 2023］. Available at: https://www.ncbi.nlm.nih.gov/pubmed/20092650.

［102］Haviland L, Thornton AH, Carothers S et al. Giving infants a great start: launching a national smoking cessation program for pregnant women. Nicotine Tob Res. 2004, 6 Suppl 2:S181-8. ［accessed: 28 March 2023］. Available at: https://www.ncbi.nlm.nih.gov/pubmed/15203820.

［103］Harris JE, Balsa AI, Triunfo P. Tobacco control campaign in Uruguay: Impact on smoking cessation during pregnancy and birth weight. J Health Econ. 2015, 42:186-196. ［accessed: 28 March 2023］. Available at: https://www.ncbi.nlm.nih.gov/pubmed/25985121.

［104］Guo Q, Li Z, Jia S et al. Mechanism of Human Tubal Ectopic Pregnancy Caused by Cigarette Smoking. Reprod Sci. 2022. ［accessed: 28 March 2023］. Available at: https://www.ncbi.nlm.nih.gov/pubmed/35962304.

［105］Haddad A, Davis AM. Tobacco Smoking Cessation in Adults and Pregnant Women: Behavioral and Pharmacotherapy Interventions. JAMA. 2016, 315(18):2011-2012. ［accessed: 28 March 2023］. Available at: https://www.ncbi.nlm.nih.gov/pubmed/27163990.

［106］Gould GS, Havard A, Lim LL et al. Exposure to Tobacco, Environmental Tobacco Smoke and Nicotine in Pregnancy: A Pragmatic Overview of Reviews of Maternal and Child Outcomes, Effectiveness of Interventions and Barriers and Facilitators to Quitting. Int J Environ Res Public Health. 2020, 17(6). ［accessed: 28 March 2023］. Available at: https://www.ncbi.nlm.nih.gov/pubmed/32204415.

［107］World Health Organization. Cardiovascular diseases ［Internet］. updated ［accessed: 28 March 2023］. Available at: https://www.who.int/health-topics/cardiovascular-diseases#tab=tab_1.

［108］Serrano-Alarcon M, Kunst AE, Bosdriesz JR et al. Tobacco control policies and smoking among older adults: a longitudinal analysis of 10 European countries. Addiction. 2019, 114(6):1076-1085. ［accessed: 28 March 2023］. Available at: https://www.ncbi.nlm.nih.gov/pubmed/30868688.

［109］Kleykamp BA, Heishman SJ. The older smoker. JAMA. 2011, 306(8):876-877. ［accessed: 28 March 2023］. Available at: https://www.ncbi.nlm.nih.gov/pubmed/21862749.

［110］Muhammad T, Govindu M, Srivastava S. Relationship between chewing tobacco, smoking, consuming alcohol and cognitive impairment among older adults in India: a cross-sectional study. BMC Geriatr. 2021，21(1):85. ［accessed: 28 March 2023］. Available at: https://www.ncbi.nlm.nih.gov/pubmed/33514331.

［111］Fai Sui C, Chiau Ming L. Chapter 53 – Pharmacist-led Smoking Cessation Services: Current and Future Perspectives. In: Preedy VR, editor. Neuroscience of Nicotine: Mechanisms and Treatment: Academic Press; 2019. p. 441–419.

［112］Brock T, Taylor D, Wuliji T. Curbing the tobacco pandemic: The global role for pharmacy. London: The School of Pharmacy UoLaIPFF［Internet］. 2007. ［accessed: 28 March 2023］. Available at: https://www.fip.org/files/fip/news/curbing_global_pandemic.pdf.

［113］O'Reilly E, Frederick E, Palmer E. Models for pharmacist-delivered tobacco cessation services: a systematic review. J Am Pharm Assoc (2003). 2019，59(5):742–752. ［accessed: 725 November 2022］. Available at: https://www.ncbi.nlm.nih.gov/pubmed/31307963.

［114］Appalasamy JR, Selvaraj A, Wong YH et al. Effects of educational interventions on the smoking cessation service provided by community pharmacists: A systematic review. Res Social Adm Pharm. 2022，18(9):3524–3533. ［accessed: 25 November 2022］. Available at: https://www.ncbi.nlm.nih.gov/pubmed/35168890.

［115］Carson-Chahhoud KV, Livingstone-Banks J, Sharrad KJ et al. Community pharmacy personnel interventions for smoking cessation. Cochrane Database Syst Rev. 2019，2019(10). ［accessed: 28 March 2023］. Available at: https://www.ncbi.nlm.nih.gov/pubmed/31684695.

［116］Peletidi A, Nabhani-Gebara S, Kayyali R. Smoking Cessation Support Services at Community Pharmacies in the UK: A Systematic Review. Hellenic J Cardiol. 2016，57(1):7–15. ［accessed: 28 March 2023］. Available at: https://www.ncbi.nlm.nih.gov/pubmed/26856195.

［117］Brown TJ, Todd A, O'Malley C et al. Community pharmacy-delivered interventions for public health priorities: a systematic review of interventions for alcohol reduction, smoking cessation and weight management, including meta-analysis for smoking cessation. BMJ Open. 2016，6(2):e009828. ［accessed: 28 March 2023］. Available at: https://www.ncbi.nlm.nih.gov/pubmed/26928025.

［118］Saba M, Diep J, Saini B et al. Meta-analysis of the effectiveness of smoking cessation interventions in community pharmacy. J Clin Pharm Ther. 2014，39(3):240–247. ［accessed: 28 March 2023］. Available at: https://www.ncbi.nlm.nih.gov/pubmed/24749899.

［119］Perraudin C, Bugnon O, Pelletier-Fleury N. Expanding professional pharmacy services in European community setting: Is it cost-effective? A systematic review for health policy considerations. Health Policy. 2016，120(12):1350–1362. ［accessed: 28 March 2023］. Available at: https://www.ncbi.nlm.nih.gov/pubmed/28228230.

[120] Roberts NJ, Kerr SM, Smith SM. Behavioral interventions associated with smoking cessation in the treatment of tobacco use. Health Serv Insights. 2013, 6:79-85. [accessed: 28 March 2023]. Available at: https://www.ncbi.nlm.nih.gov/pubmed/25114563.

[121] Rigotti NA. Pharmacotherapy for smoking cessation in adults [Internet]. 2023. updated [accessed: 28 March 2023]. Available at: https://www.uptodate.com/contents/pharmacotherapy-for-smoking-cessation-in-adults#H13314646.

[122] Park ER. Behavioral approaches to smoking cessation [Internet]. 2023. updated [accessed: 28 March 2023]. Available at: https://www.uptodate.com/contents/behavioral-approaches-to-smoking-cessation?topicRef=16635&source=see_link.

[123] Van Schayck OCP, Williams S, Barchilon V et al. Treating tobacco dependence: guidance for primary care on life-saving interventions. Position statement of the IPCRG. NPJ Prim Care Respir Med. 2017, 27(1):38. [accessed: 28 March 2023]. Available at: https://www.ncbi.nlm.nih.gov/pubmed/28600490.

[124] Rigotti NA, Kruse GR, Livingstone-Banks J et al. Treatment of Tobacco Smoking: A Review. JAMA. 2022, 327(6):566-577. [accessed: 28 March 2023]. Available at: https://www.ncbi.nlm.nih.gov/pubmed/35133411.

[125] Marin Armero A, Calleja Hernandez MA, Perez-Vicente S et al. Pharmaceutical care in smoking cessation. Patient Prefer Adherence. 2015, 9:209-215. [accessed: 28 March 2023]. Available at: https://www.ncbi.nlm.nih.gov/pubmed/25678779.

[126] Beaupre LA, Hammal F, Stiegelmar R et al. A community-based pharmacist-led smoking cessation program, before elective total joint replacement surgery, markedly enhances smoking cessation rates. Tob Induc Dis. 2020, 18:78. [accessed: 25 November 2022]. Available at: https://www.ncbi.nlm.nih.gov/pubmed/33013274.

[127] Lertsinudom S, Kaewketthong P, Chankaew T et al. Smoking Cessation Services by Community Pharmacists: Real-World Practice in Thailand. Int J Environ Res Public Health. 2021, 18(22). [accessed: 25 November 2022]. Available at: https://www.ncbi.nlm.nih.gov/pubmed/34831660.

[128] Odukoya OO, Poluyi EO, Aina B et al. Pharmacist-led smoking cessation: The attitudes and practices of community pharmacists in Lagos state, Nigeria. A mixed methods survey. Tobacco Prevention & Cessation. 2016;2(January). [accessed: 25 November 2022]. Available at: https://doi.org/10.18332/tpc/61546.

[129] World Health Organization. Training for primary care providers: brief tobacco interventions (WHO e-Learning course) [Internet]. updated [accessed: 28 March 2023]. Available at: https://www.campusvirtualsp.org/en/node/30781.

[130] World Health Organization. WHO Framework Convention on Tobacco Control: guidelines for implementation: Article 14.:[Internet]. 2013 [accessed: 31 March 2023]. Available at: https://fctc.who.int/docs/librariesprovider12/default-document-library/

who-fctc-article-14.pdf?sfvrsn=9fdc75a_31&download=true.

[131] Baxter N. IPCRG. Desktop Helper No. 4 – Helping patients quit tobacco – 3rd edition [Internet]. 2019. updated [accessed: 28 March 2023]. Available at: https://www.ipcrg.org/desktophelpers/desktop-helper-no-4-helping-patients-quit-tobacco-3rd-edition.

[132] Papadakis S, McEwen A. Very brief advice on smoking PLUS (VBA+). Dorset, UK: [Internet]. 2021. [accessed: Available at: https://www.ncsct.co.uk/publication_VBA+.php.

[133] Boutwell L, Cook L, Norman K et al. A Pharmacist Guide for Smoking Cessation. Association AP [Internet]. 2014. [accessed: 28 March 2023]. Available at: chrome-extension://efaidnbmnnnibpcajpcglclefindmkaj/https://cdn.ymaws.com/www.aparx.org/resource/resmgr/CEs/CE_Winter_Smoking_Cessation.pdf.

[134] Lindson N, Thompson TP, Ferrey A et al. Motivational interviewing for smoking cessation. Cochrane Database Syst Rev. 2019, 7(7):CD006936. [accessed: 28 March 2023]. Available at: https://www.ncbi.nlm.nih.gov/pubmed/31425622.

[135] University of New Hampshire. Motivational Interviewing: The Basics, OARS [Internet]. updated [accessed: 28 March 2023]. Available at: https://iod.unh.edu/sites/default/files/media/2021-10/motivational-interviewing-the-basics-oars.pdf.

[136] Zwar N, Richmond R, Borland R et al. Smoking Cessation Guidelines: for Australian general practice [Internet]. 2004. updated [accessed: 28 March 2023]. Available at: https://untobaccocontrol.org/impldb/wp-content/uploads/reports/Australia_annex8_smoking_cessation_guidelines.pdf.

[137] Jiloha RC. Pharmacotherapy of smoking cessation. Indian J Psychiatry. 2014, 56(1):87-95. [accessed: 28 March 2023]. Available at: https://www.ncbi.nlm.nih.gov/pubmed/24574567.

[138] Barua RS, Rigotti NA, Benowitz NL et al. 2018 ACC Expert Consensus Decision Pathway on Tobacco Cessation Treatment: A Report of the American College of Cardiology Task Force on Clinical Expert Consensus Documents. J Am Coll Cardiol. 2018, 72(25):3332-3365. [accessed: 28 March 2023]. Available at: https://www.ncbi.nlm.nih.gov/pubmed/30527452.

[139] Lexicomp: Evidence-Based Drug Referential Content. Nortriptyline [Internet]. 2023. updated [accessed: 28 March 2023]. Available at: https://www.wolterskluwer.com/en/solutions/lexicomp.

[140] Lexicomp: Evidence-Based Drug Referential Content. Cytisine [Internet]. 2023. updated [accessed: 28 March 2023]. Available at: https://www.wolterskluwer.com/en/solutions/lexicomp.

[141] Tutka P, Vinnikov D, Courtney RJ et al. Cytisine for nicotine addiction treatment: a review of pharmacology, therapeutics and an update of clinical trial evidence for smoking

cessation. Addiction. 2019, 114(11):1951-1969. [accessed: 28 March 2023]. Available at: https://www.ncbi.nlm.nih.gov/pubmed/31240783.

[142] Centers for Disease Control and Prevention (US). About Electronic Cigarettes (E-Cigarettes) [Internet]. 2022. updated [accessed: 28 March 2023]. Available at: https://www.cdc.gov/tobacco/basic_information/e-cigarettes/about-e-cigarettes.html.

[143] Nogrady B. Australia bans all vapes except on prescription to stem use in children. BMJ. 2023, 381:1014. [accessed: 25 May 2023]. Available at: https://www.ncbi.nlm.nih.gov/pubmed/37142274.

[144] Mersha AG, Gould GS, Bovill M et al. Barriers and Facilitators of Adherence to Nicotine Replacement Therapy: A Systematic Review and Analysis Using the Capability, Opportunity, Motivation, and Behaviour (COM-B) Model. Int J Environ Res Public Health. 2020, 17(23). [accessed: 28 March 2023]. Available at: https://www.ncbi.nlm.nih.gov/pubmed/33265956.

[145] Kroon LA. Drug interactions with smoking. Am J Health Syst Pharm. 2007, 64(18):1917-1921. [accessed: 28 March 2023]. Available at: https://www.ncbi.nlm.nih.gov/pubmed/17823102.

[146] Madsen HKL, Gullov M, Farver-Vestergaard I et al. [Smoking cessation and drug interactions]. Ugeskr Laeger. 2022, 184(35). [accessed: 28 March 2023]. Available at: https://www.ncbi.nlm.nih.gov/pubmed/36065858.

[147] Matkin W, Ordez-Mena JM, Hartmann-Boyce J. Telephone counselling for smoking cessation. The Cochrane database of systematic reviews. 2019, 5(5). [accessed: 28 March 2023]. Available at: https://www.cochranelibrary.com/cdsr/doi/10.1002/14651858.CD002850.pub4/full.

[148] Richter KP, Shireman TI, Ellerbeck EF et al. Comparative and cost effectiveness of telemedicine versus telephone counseling for smoking cessation. J Med Internet Res. 2015, 17(5):e113. [accessed: 28 March 2023]. Available at: https://www.ncbi.nlm.nih.gov/pubmed/25956257.

[149] Rodriguez JA, Betancourt JR, Sequist TD et al. Differences in the use of telephone and video telemedicine visits during the COVID-19 pandemic. Am J Manag Care. 2021, 27(1):21-26. [accessed: 28 March 2023]. Available at: https://www.ncbi.nlm.nih.gov/pubmed/33471458.

[150] Lancaster T, Stead LF. Self-help interventions for smoking cessation. Cochrane Database Syst Rev. 2005(3):CD001118. [accessed: 28 March 2023]. Available at: https://www.ncbi.nlm.nih.gov/pubmed/16034855.

[151] Altendorf M, Hoving C, Van Weert JC et al. Effectiveness of Message Frame-Tailoring in a Web-Based Smoking Cessation Program: Randomized Controlled Trial. J Med Internet Res. 2020, 22(4):e17251. [accessed: 28 March 2023]. Available at: https://www.ncbi.nlm.nih.gov/pubmed/32242826.

［152］Livingstone-Banks J, Ordonez-Mena JM, Hartmann-Boyce J. Print-based self-help interventions for smoking cessation. Cochrane Database Syst Rev. 2019, 1(1):CD001118. ［accessed: 28 March 2023］. Available at: https://www.ncbi.nlm.nih.gov/pubmed/30623970.

［153］Piper ME, McCarthy DE, Baker TB. Assessing tobacco dependence: a guide to measure evaluation and selection. Nicotine Tob Res. 2006, 8(3):339-351. ［accessed: 28 March 2023］. Available at: https://www.ncbi.nlm.nih.gov/pubmed/16801292.

［154］Heatherton TF, Kozlowski LT, Frecker RC et al. The Fagerstrom Test for Nicotine Dependence: a revision of the Fagerstrom Tolerance Questionnaire. Br J Addict. 1991, 86(9):1119-1127. ［accessed: 28 March 2023］. Available at: https://www.ncbi.nlm.nih.gov/pubmed/1932883.

［155］Ebbert JO, Patten CA, Schroeder DR. The Fagerstrom Test for Nicotine Dependence-Smokeless Tobacco (FTND-ST). Addict Behav. 2006, 31(9):1716-1721. ［accessed: 28 March 2023］. Available at: https://www.ncbi.nlm.nih.gov/pubmed/16448783.

［156］Kawakami N, Takatsuka N, Inaba S et al. Development of a screening questionnaire for tobacco/nicotine dependence according to ICD-10, DSM-Ⅲ-R, and DSM-Ⅳ. Addict Behav. 1999, 24(2):155-166. ［accessed: 28 March 2023］. Available at: https://www.ncbi.nlm.nih.gov/pubmed/10336098.

［157］Mushtaq N, Beebe LA. Assessment of the Tobacco Dependence Screener Among Smokeless Tobacco Users. Nicotine Tob Res. 2016, 18(5):885-891. ［accessed: 28 March 2023］. Available at: https://www.ncbi.nlm.nih.gov/pubmed/26718743.

［158］Etter JF, Le Houezec J, Perneger TV. A self-administered questionnaire to measure dependence on cigarettes: the cigarette dependence scale. Neuropsychopharmacology. 2003, 28(2):359-370. ［accessed: 28 March 2023］. Available at: https://www.ncbi.nlm.nih.gov/pubmed/12589389.

［159］Shiffman S, Waters A, Hickcox M. The nicotine dependence syndrome scale: a multidimensional measure of nicotine dependence. Nicotine Tob Res. 2004, 6(2):327-348. ［accessed: 28 March 2023］. Available at: https://www.ncbi.nlm.nih.gov/pubmed/15203807.

［160］IARC Handbooks of Cancer Prevention. Tobacco Control, Vol. 12: Methods for Evaluating Tobacco Control Policies. Lyon, France: ［Internet］. 2008. ［accessed: 28 March 2023］. Available at: https://publications.iarc.fr/Book-And-Report-Series/Iarc-Handbooks-Of-Cancer-Prevention/Methods-For-Evaluating-Tobacco-Control-Policies-2008.

［161］National Cancer Institute (NCI). Hooked on Nicotine Checklist (HONC) ［Internet］. 2020. updated ［accessed: 28 March 2023］. Available at: https://cancercontrol.cancer.gov/brp/tcrb/measures-guide/hooked-on-nicotine-checklist.

［162］DiFranza JR, Savageau JA, Fletcher K et al. Measuring the loss of autonomy over nicotine use in adolescents: the DANDY (Development and Assessment of Nicotine Dependence in Youths) study. Arch Pediatr Adolesc Med. 2002, 156(4):397-403. [accessed: 28 March 2023]. Available at: https://www.ncbi.nlm.nih.gov/pubmed/11929376.

[163] Lim KH, Cheong YL, Sulaiman N et al. Agreement between the Fagerstr test for nicotine dependence (FTND) and the heaviness of smoking index (HSI) for assessing the intensity of nicotine dependence among daily smokers. Tobacco Induced Diseases. 2022, 20(November):1-6. [accessed: Available at: https://doi.org/10.18332/tid/155376.

[164] National Institute on Drug Abuse. Heaviness of Smoking Index [Internet]. 2016. updated [accessed: 28 March 2023]. Available at: https://datashare.nida.nih.gov/ instrument/heaviness-of-smoking-index.

[165] Piper ME, Piasecki TM, Federman EB et al. A multiple motives approach to tobacco dependence: the Wisconsin Inventory of Smoking Dependence Motives (WISDM-68). J Consult Clin Psychol. 2004, 72(2):139-154. [accessed: 28 March 2023]. Available at: https://www.ncbi.nlm.nih.gov/pubmed/15065950.

[166] Piper ME, McCarthy DE, Bolt DM et al. Assessing dimensions of nicotine dependence: an evaluation of the Nicotine Dependence Syndrome Scale (NDSS) and the Wisconsin Inventory of Smoking Dependence Motives (WISDM). Nicotine Tob Res. 2008, 10(6):1009-1020. [accessed: 28 March 2023]. Available at: https://www.ncbi.nlm. nih.gov/pubmed/18584464.

[167] International Pharmaceutical Federation (FIP). Establishing tobacco-free communities: A practical guide for pharmacists. The Hague: International Pharmaceutical Federation [Internet]. 2015. [accessed: 28 March 2023]. Available at: https://www.fip.org/ file/1358.

[168] Prochaska JO, DiClemente CC. Stages and processes of self-change of smoking: toward an integrative model of change. J Consult Clin Psychol. 1983, 51(3):390-395. [accessed: 28 March 2023]. Available at: https://www.ncbi.nlm.nih.gov/pubmed/6863699.

[169] Centre for Addiction and Mental Health (CAMH). Smoking Cessation: Assessment [Internet]. 2021. updated [accessed: 28 March 2023]. Available at: https://www. camh.ca/en/professionals/treating-conditions-and-disorders/smoking-cessation/ smoking-cessation---assessment.

[170] Boudreaux ED, Sullivan A, Abar B et al. Motivation rulers for smoking cessation: a prospective observational examination of construct and predictive validity. Addict Sci Clin Pract. 2012, 7(1):8. [accessed: 28 March 2023]. Available at: https://www.ncbi. nlm.nih.gov/pubmed/23186265.

[171] Case Western Reserve University. Readiness Ruler [Internet]. 2010. updated [accessed: 28 March 2028]. Available at: https://case.edu/socialwork/centerforebp/resources/ readiness-ruler.

[172] Keskitalo K, Broms U, Heliovaara M et al. Association of serum cotinine level with a

cluster of three nicotinic acetylcholine receptor genes (CHRNA3/CHRNA5/CHRNB4) on chromosome 15. Hum Mol Genet. 2009, 18(20):4007-4012. 〔accessed: 28 March 2023〕. Available at: https://www.ncbi.nlm.nih.gov/pubmed/19628476.

〔173〕Centers for Disease Control and Prevention (US). Cotinine〔Internet〕. 2017. updated〔accessed: 28 March 2023〕. Available at: https://www.cdc.gov/biomonitoring/Cotinine_BiomonitoringSummary.html.

〔174〕Johnson-Davis KL. Nicotine Exposure and Metabolites〔Internet〕. 2022. updated〔accessed: 28 March 2023〕. Available at: https://arupconsult.com/content/nicotine-metabolites.

〔175〕Ryter SW, Choi AM. Carbon monoxide in exhaled breath testing and therapeutics. J Breath Res. 2013, 7(1):017111.〔accessed: 28 March 2023〕. Available at: https://www.ncbi.nlm.nih.gov/pubmed/23446063.

〔176〕Queensland Government SRCN. Carbon Monoxide (CO) Monitoring for Smoking Management: A brief guide for staff. Queensland Health) SoQQ〔Internet〕. 2021.〔accessed: 28 March 2023〕. Available at: https://clinicalexcellence.qld.gov.au/sites/default/files/docs/clinical-networks/co-monitoring-guide.pdf.

〔177〕World Health Organization. Carbon monoxide. Air Quality Guidelines – Second Edition: World Health Organization, 2000.

〔178〕World Health Organization. A guide for tobacco users to quit. Geneva: World Health Organization〔Internet〕. 2014.〔accessed: 28 March 2023〕. Available at: https://apps.who.int/iris/handle/10665/112833.

〔179〕National Cancer Institute (NCI): Smokefree.gov. Quitting Starts Now. Make Your Quit Plan.〔Internet〕. updated〔accessed: 28 March 2023〕. Available at: https://smokefree.gov/build-your-quit-plan.

〔180〕Hughes JR, Solomon LJ, Naud S et al. Natural history of attempts to stop smoking. Nicotine Tob Res. 2014, 16(9):1190-1198.〔accessed: 28 March 2023〕. Available at: https://www.ncbi.nlm.nih.gov/pubmed/24719491.

〔181〕Hajek P, Stead LF, West R et al. Relapse prevention interventions for smoking cessation. Cochrane Database Syst Rev. 2009(1):CD003999.〔accessed: 28 March 2023〕. Available at: https://www.ncbi.nlm.nih.gov/pubmed/19160228.

〔182〕Southeast Asia Tobacco Control Alliance. Malaysia: No smoking campaigns having impact on the young: 2018. updated〔accessed: 28 March 2023〕. Available at: https://seatca.org/malaysia-no-smoking-campaigns-having-impact-on-the-young/.

〔183〕Ministry of Health Malaysia. KPK Press Statement 17 May 2016: Ops Puntung: 2016. updated〔accessed: 28 March 2023〕. Available at: https://kpkesihatan-com.translate.goog/2016/05/17/kenyataan-akhbar-kpk-17-mei-2016-ops-puntung/?_x_tr_sl=ms&_x_tr_tl=en&_x_tr_hl=en&_x_tr_pto=sc.

〔184〕Hassan N, Baharom N, Dawam ND et al. Strengthening quit smoking services in Malaysia through Malaysia Quit (mQuit) Program. Tobacco Induced Diseases. 2018，16(1). 〔accessed: 28 March 2023〕. Available at: https://doi.org/10.18332/tid/84344.

［185］Fai SC, Yen GK, Malik N. Quit rates at 6 months in a pharmacist-led smoking cessation service in Malaysia. Can Pharm J (Ott). 2016，149(5):303-312.〔accessed: 28 March 2023〕. Available at: https://www.ncbi.nlm.nih.gov/pubmed/27708676.

［186］Commonwealth Pharmacists Association. Training Community Pharmacists in Malaysia as Smoking Cessation Service Providers〔Internet〕. updated〔accessed: 28 March 2023〕. Available at: https://commonwealthpharmacy.org/training-community-pharmacists-in-malaysia-as-smoking-cessation-service-providers/.

［187］Singapore Government Agency. Health Promotion Board Annual Report 2015/2016 〔Internet〕. 2016. updated〔accessed: 28 March 2023〕. Available at: https://www.nas. gov.sg/archivesonline/government_records/record-details/211f1651-8632-11e6-9af5-0050568939ad.

［188］Amul GGH, Pang T. Progress in tobacco control in Singapore: Lessons and challenges in the implementation of the Framework Convention on Tobacco Control. Asia Pacific Policy Stud. 2018，5:102‑121.〔accessed: 28 March 2023〕. Available at: https:// onlinelibrary.wiley.com/doi/10.1002/app5.222.

［189］Hill D, Carroll T. Australia's National Tobacco Campaign. Tob Control. 2003;12 Suppl 2(Suppl 2):ii9-14.〔accessed: 28 March 2023〕. Available at: https://www.ncbi.nlm. nih.gov/pubmed/12878768.

［190］Zwar NA. Smoking cessation. Aust J Gen Pract. 2020，49(8):474-481.〔accessed: 28 March 2023〕. Available at: https://www.ncbi.nlm.nih.gov/pubmed/32738868.

［191］New Zealand Government. Quitting smoking〔Internet〕. 2021. updated〔accessed: 28 March 2023〕. Available at: https://www.health.govt.nz/your-health/healthy-living/ addictions/quitting-smoking.

［192］Edwards R, Hoek J, Waa A. New Zealand: Ground-breaking action plan may help country achieve its Smokefree 2025 goal〔Internet〕. 2022. updated〔accessed: 28 March 2023〕. Available at: https://blogs.bmj.com/tc/2022/01/12/new-zealand-ground-breaking-action-plan-may-help-country-achieve-its-smokefree-2025-goal/.

［193］Koshy G. How effective has Stoptober been in helping smokers to quit〔Internet〕. 2022. updated〔accessed: 28 March 2023〕. Available at: https://www.thriveagency.uk/ insights/how-effective-has-stoptober-been-in-helping-smokers-to-quit/.

［194］National Health Service (NHS) England. NHS community pharmacy smoking cessation service〔Internet〕. updated〔accessed: 28 March 2023〕. Available at: https://www. england.nhs.uk/primary-care/pharmacy/nhs-smoking-cessation-transfer-of-care-pilot-from-hospital-to-community-pharmacy/.

［195］Pharmaceutical Services Negotiating Committee (PSNC). Healthy Living Pharmacy: Holding an awareness event/campaign on smoking〔Internet〕. 2022. updated〔accessed:

28 March 2023〗. Available at: https://psnc.org.uk/national-pharmacy-services/essential-services/healthy-living-pharmacies/health-promotion-ideas-for-pharmacy-teams/holding-an-awareness-eventcampaign-on-smoking/.

〖196〗National Cancer Institute (NCI): Smokefree.gov. QuitGuide〖Internet〗. updated〖accessed: 28 March 2023〗. Available at: https://smokefree.gov/tools-tips/apps/quitguide.

〖197〗Government of Canada. Quitting smoking: Provincial and territorial services〖Internet〗. 2022. updated〖accessed: 28 March 2023〗. Available at: https://www.canada.ca/en/health-canada/services/smoking-tobacco/quit-smoking/provincial-territorial-services.html.

〖198〗The World Health Professions Alliance (WHPA). WHPA Statement on lnterprofessional Collaborative Practice〖Internet〗. 2019. updated〖accessed: 28 March 2023〗. Available at: https://www.whpa.org/news-resources/statements/whpa-statement-interprofessional-collaborative-practice.

〖199〗International Pharmaceutical Federation (FIP). FIP Statement of Policy Collaborative Practice〖Internet〗. 2009 updated〖accessed: 28 March 2023〗. Available at: https://www.fip.org/file/1418.

〖200〗Borland R, Yong HH, O'Connor RJ et al. The reliability and predictive validity of the Heaviness of Smoking Index and its two components: findings from the International Tobacco Control Four Country study. Nicotine Tob Res. 2010，12 Suppl(Suppl 1):S45-50.〖accessed: 28 March 2023〗. Available at: https://www.ncbi.nlm.nih.gov/pubmed/20889480.

9 附录

回答每个问题，在相应的方框内打"√"。

1.你在醒来后多久会抽第一支烟?	5分钟内 5~30分钟 31~60分钟 60分钟后	☐3 ☐2 ☐1 ☐0
2.你觉得在禁止吸烟的地方（例如：教堂、图书馆等）很难克制自己吸烟吗?	有 没有	☐1 ☐0
3.你讨厌放弃哪种香烟?	早上的第一支 任何其他	☐1 ☐0
4.你每天抽多少支烟?	10支或更少 11~20 21~30 31支或以上	☐0 ☐1 ☐2 ☐3
5.你在醒来后的第一个小时内吸烟的频率是否比一天中的其他时间高?	有 没有	☐1 ☐0
6.即使你一天中大部分时间生病躺在床上，你也会吸烟吗?	有 没有	☐1 ☐0
总分		
分数	<4分=最小依赖性 4~6分=中度依赖 7~10分=高度依赖	

附录2　烟草依赖量表[156]

1.吸烟量超过预期	是 否
2.戒烟努力不成功	是 否
3.对烟草有欲望	是 否
4.有戒断症状	是 否

续表

5.吸烟以避免戒断症状	是 否
6.尽管有严重的疾病，但仍然吸烟	是 否
7.不顾健康问题而吸烟	是 否
8.尽管有精神问题，但仍然吸烟	是 否
9.感到对烟草有依赖	是 否
10.为吸烟而放弃重要活动	是 否
总分	
分数	用作量表分数的"是"的答复数； 分数范围0~10； 每个问题都采用二分法回答（即"是"或"否"）。如果问题对受试者不适用（例如，关于从未戒烟者的戒断症状的问题），受试者会被指示回答"否"。

附录3 香烟依赖性量表[158]

问题	选项	设定值
1.请用0~100分来评价你的烟瘾： • 我没有烟瘾 = 0 • 我对香烟极其上瘾=100	___成瘾	0~20 = 1 21~40 = 2 41~60 = 3 61~80 = 4 81~100 = 5
2.平均而言，您每天抽多少支烟?	烟草/天	0~5 = 1 6~10 = 2 11~20 = 3 21~29 = 4 30+ = 5
3.通常情况下，你在醒来后多久会抽第一支烟?	___分钟	0~5 = 5 6~15 = 4 16~30 = 3 31~60 = 2 61+ = 1

续表

问题	选项	设定值
4.对你来说，彻底戒烟将是	不可能=5 非常困难=4 相当困难=3 相当容易=2 非常容易=1	
请指出你是否同意以下每项声明： 5.在几个小时不吸烟后，我感到有一种不可抗拒的吸烟冲动	完全不同意=1 有点不同意=2 既不同意也不反对=3 有点同意=4 完全同意=5	
6.没有香烟的想法给我带来压力	完全不同意=1 有点不同意=2 既不同意也不反对=3 有点同意=4 完全同意=5	
7.出门前，我总是确保自己带着香烟	完全不同意=1 有点不同意=2 既不同意也不反对=3 有点同意=4 完全同意=5	
8.我是一个香烟的俘虏	完全不同意=1 有点不同意=2 既不同意也不反对=3 有点同意=4 完全同意=5	
9.我抽烟太多	完全不同意=1 有点不同意=2 既不同意也不反对=3 有点同意=4 完全同意=5	
10.有时我会放下一切，出去买香烟	完全不同意=1 有点不同意=2 既不同意也不反对=3 有点同意=4 完全同意=5	

续表

问题	选项	设定值
11.我一直在抽烟	完全不同意=1 有点不同意=2 既不同意也不反对=3 有点同意=4 完全同意=5	
12.尽管对我的健康有风险，我仍然吸烟	完全不同意=1 有点不同意=2 既不同意也不反对=3 有点同意=4 完全同意=5	

附录4 吸烟重度指数[200]

问题	选项	观点
1.你通常每天抽多少支烟?	10支或更少 11~20支 21~30支 31支或以上	0分 1分 2分 3分
2.在你吸烟的日子里，你在起床后多久会抽第一支烟?	5分钟内 6~30分钟 31~60分钟 60分钟后	3分 2分 1分 0分
HSI指数得分：尼古丁依赖有3种分类方式	低成瘾性 中度成瘾 高成瘾性	0~2分 3~4分 5~6分
请注意： 询问患者的吸烟量； 询问患者在以前的戒烟尝试中都尝试了什么； 询问患者现在想尝试什么； 询问患者是否希望得到你的建议。		

《2023 戒烟和烟草依赖治疗药师手册》配套手册

鸣谢

FIP感谢作者和审稿人对本出版物的贡献。

FIP和作者感谢参考小组的成员，他们的名字列在下面，对本参考指南提出了宝贵的意见和建议。

评论员	所属机构和国家
Jamuna Rani Appalasamy博士	马来西亚莫纳什大学药学学院讲师
龙巧明教授	马来西亚双威大学医学和生命科学学院教授
傅东波博士	世界卫生组织健康促进部医疗官员

目录

1 背景

　　糖尿病、心血管疾病、癌症、慢性呼吸道疾病和其他非传染性疾病（NCDs）是全球致病和致死的主要原因，估计全球每年有74%的死亡是由NCDs造成的[1]。根据世界卫生组织（WHO）的数据，非传染性疾病也是中低收入国家86%过早死亡的原因[1]。推动全球非传染性疾病负担的力量被分为环境、遗传、社会人口、医疗和自我管理风险因素[2]。在这些类别下的许多因素中，大多数NCDs都有四个主要的可改变的风险因素：烟草使用、缺乏运动、使用有害酒精和不健康的饮食[3]。

　　过度饮酒和使用烟草在增加患非传染性疾病的风险方面起着重要作用。尽管烟草使用是最可改变的风险因素之一，但它仍然是每年约800万死亡和超过2亿残疾调整生命年的唯一原因[4, 5]。此外，过度使用酒精和药物滥用已被证明与八种不同的癌症、高血压、出血性中风、肝病、胰腺炎和糖尿病有因果关系[6, 7]。还有大量证据表明，几种慢性病与接触二手烟之间存在因果关系[8, 9]。烟草使用与其他风险因素（高胆固醇血症、糖尿病和高血压）协同作用，导致心血管疾病，因此，随着这些不同风险因素的聚集，心血管疾病的风险成倍增加。因此，烟草使用和其他行为，如过度使用酒精，仍然是可预防疾病和死亡的主要原因。

　　与吸烟有关的经济负担是巨大的。Xu及其同事对美国吸烟导致的医疗支出的研究表明，每年的支出超过2250亿美元（2010—2014年），预计这一数字将随着时间的推移逐渐增加[10]。Goodchild及其同事在全球范围内进行的一项类似研究估计，2012年吸烟的总经济成本达到了惊人的14360亿美元[10, 11]。这相当于世界年度国内生产总值的1.8%。就美国吸烟导致的估计生产力损失而言，Shrestha及其同事发现，2018年因缺勤、出勤、家庭生产力和无法工作导致的总损失达1849亿美元[12]。虽然这些发现主要集中在美国，但它们有效地指出了一个更大的潜在困境。例如，2014年的一项系统审查显示，在许多发达国家和发展中国家，吸烟造成了巨大的经济负担[13]。

毫无疑问，解决这个问题需要采取多方面、多学科的方法，需要所有部门的合作，包括卫生、金融、教育、农业和规划，以减少与非传染性疾病有关的风险，同时也促进预防措施。最重要的是，包括药师在内的医护人员可以通过鼓励戒烟来产生积极的影响。虽然在过去的十年里，包括药师在内的医护人员对戒烟的建议有所增加，但成年吸烟者仍然没有得到适当的戒烟建议[14]。药师可以帮助识别患者的药物治疗方案、疾病状态和吸烟之间的相互作用，以鼓励在护理点上戒烟。以药师为基础的戒烟计划是有效的，并能节省医疗费用[15]。

药师是在启动和维持行为改变方面发挥积极作用的理想人选。这就要求在筛查、咨询和启动促进积极行为改变的药物或行为干预方面采取积极的方法[16]。药师可以自由地进入他们的社区，并与来到药房的健康和疾病患者积极互动。这意味着他们有很多机会向患者提供建议，帮助他们戒除不良的健康习惯，同时如果经过培训，还可以提供专业的行为和药物护理[17]。此外，药师可以在成瘾行为改变周期的所有阶段提供支持，即考虑前阶段、考虑阶段、准备阶段、行动阶段、维持阶段和复发[18]。

FIP已经认识到非传染性疾病对公共卫生的影响，以及药师在管理非传染性疾病、烟草使用和其他非传染性疾病风险因素方面的作用。FIP关于建立无烟社区和管理非传染性疾病的指南重申了这一信息以及其他许多信息[19-21]。FIP还提供了一些知识和技能参考指南，以协助药师的专业发展，更好地管理NCDs[22-26]。

本出版物以《2023戒烟和烟草依赖治疗药师手册》为基础，旨在描述提供药师主导的干预措施所需的知识和技能，以支持戒烟并解决其他可改变的非传染性疾病风险因素，即缺乏运动、不健康的饮食和有害使用酒精。这将有助于个人的专业发展,也有助于提供者获得专业发展模块和课程的指导。此外,本出版物提供了一个支持和加强药师持续专业发展(CPD)的结构,同时也分享了CPD提供者的主要考虑,以更好地支持药师在戒烟和其他NCDs风险因素方面的专业发展。

2 FIP 全球能力和专业发展框架

作为药品专家，药师是更广泛的医疗保健团队的关键成员。通过持续发展，药师可以保持和提高他们的执业能力，并对日益复杂的医疗环境和要求做出反应，他们在最近的COVID-19大流行中的行动就是证明。FIP将持续发展定义为"药师个人有责任系统地保持、发展和扩大知识、技能及态度，以确保在其整个职业生涯中持续具备专业能力"[27]。发展和保持能力的方法之一是接受以能力为基础的培训，这是一种结构化的培训和评估方法，旨在实现特定的结果。因此，必须通过指导、工具包、持续发展或专业发展项目，帮助药师获得技能和知识，使他们在特定条件下按照特定标准完成任务。在基于能力的培训中，要达到的结果是明确的，这样学习者就知道他们必须能够做什么，培训者知道要提供什么样的培训或学习，组织也知道他们的员工需要什么样的技能水平。基于能力的培训强调的是"执行"（做），而不仅仅是"知道"[27]。

随着在卫生专业领域实施以能力为基础的培训和教育被广泛接受，能力框架在组织教育课程、规范职业准入、衡量实践标准和促进专业知识发展方面非常有用[27]。FIP已经制定两个全球框架，描述了基础和高级药学实践的通用能力。

2020年更新的FIP全球能力框架（GbCF）是一套能力和核心行为陈述，旨在普遍适用于全世界的药学工作者，尤其是针对早期职业（基础）药师[28]。GbCF包括124个行为陈述，分为23个能力领域和4个广泛的能力群组：医药公共卫生、药学监护能力、组织和管理、专业和个人能力。

FIP全球高级发展框架（GADF）是对2020年发布的GbCF的补充框架[29]。GADF旨在支持药师和制药科学家的专业发展和认可，并在发展能力方面映射出基础广泛的高级实践阶段。GADF中描述了6个发展能力模块：专业实践能力，与他人合作能力，领导能力，管理能力，教育、培训和自我发展能力，开展科学研究能力。

GCF和GADF的目的是用作个人实现有效和持续表现的映射工具，并为高级和专业实践铺平道路。

因此，FIP建议个人结合FIP的能力和发展框架，使用广泛的知识和技能参考指南，以确定与支持他们发展实践有关的知识、技能和行为（图1）。药师应利用他们以前获得的知识、技能、态度和价值观，可能与其他能力领域相交，以提供以患者为中心的服务。FIP参考指南为与特定主题相关的知识和技能提供指导。这鼓励了关键知识和技能的交叉学习和转移。FIP提供的工具，包括能力框架和知识技能参考指南，为持续发展和实践提供了信息，包括作为注册或许可要求中一部分的自我评估方法、专业发展和自我指导学习，以及为持续发展和培训项目的提供者提供指导。

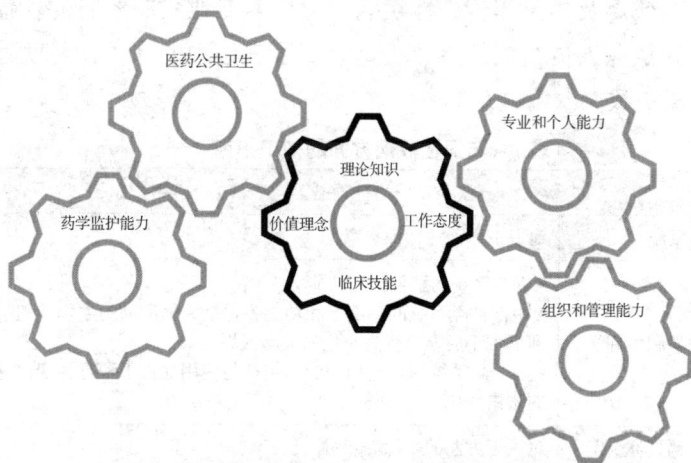

图1　能力框架是基于FIP全球专业能力框架，涵盖理论知识、临床技能、工作态度和价值理念等多个维度的综合表现[28]

3 药师职业发展：知识和技能参考指南

3.1 关于指南

本知识与技能指南提供了一份全面的药品及相关护理知识与技能的参考清单，以支持药师发展、提高和更新管理烟草成瘾患者的知识与技能。本指南是对FIP《2023戒烟和烟草依赖治疗药师手册》的补充，是在与全球参考小组协商后制订的（见致谢）。

表1和表2建立在迄今为止现有的FIP资源、当前的学习和教学工具、课程以及通过参考小组进行的专家评审的基础上[19-21, 30]。由具有戒烟及相关非传染性疾病风险因素专业发展经验的教育工作者和从业人员组成的参考小组审查了表格中的陈述，并就其内容达成一致。

表1 药师在戒烟方面的知识指南[31-47]

治疗领域	
身体系统	对以下方面的知识和意见
解剖学和生理学	• 呼吸系统的解剖学和功能 • 中枢神经系统的解剖学和功能，包括大脑活动的生理学和牵涉到尼古丁成瘾及行为变化的大脑区域 • 内分泌系统的解剖和功能，包括与使用尼古丁和行为变化有关的激素变化
疾病的具体情况	对以下方面的知识和意见
尼古丁成瘾	• 烟草产品的范围和类型，包括尼古丁吸食产品和吸食装置，以及它们对健康的影响 • 尼古丁成瘾/依赖的病理生理学 • 尼古丁成瘾的三个方面——身体依赖、心理依赖以及行为和社会依赖

续表

治疗领域	
尼古丁戒断	• 尼古丁戒断的迹象和症状，包括情绪低落、失眠、易怒、沮丧、愤怒、焦虑、渴望、注意力难以集中、不安、心率下降和食欲增加或体重增加
吸烟引起的疾病	• 不同的吸烟引起的疾病，包括癌症、心脏病、中风、肺部疾病、糖尿病和慢性阻塞性肺疾病，如肺气肿和慢性支气管炎 • 与吸烟有关的不同并发症，包括肺结核、某些眼睛疾病和哮喘 • 与吸烟有关的自身免疫性疾病，包括类风湿关节炎
公共卫生和宣传	
公共卫生战略	对以下方面的知识和意见
倡导和预防	• 有效的烟草控制措施，包括6个MPOWER战略，即监测烟草使用和预防政策，保护人们免受吸烟危害，提供戒烟帮助，警告烟草的危害，强制禁止烟草广告、促销和赞助，并提高烟草税 • 作为提供简短戒烟建议方法的路标 • 吸烟是非传染性疾病的一个可改变的风险因素，以及尼古丁导致非传染性疾病的病理生理学
筛选和转诊	• 烟草使用的危险人群，包括糖尿病患者、慢性呼吸道疾病患者、妊娠期妇女、精神病患者、癌症患者和心血管疾病患者 • Fagerstrm问卷作为尼古丁依赖的筛选工具 • DSM–Ⅳ标准作为尼古丁戒断的筛选工具 • 在自己执业领域内的转诊网络，以及何时将患者转诊至进一步的专业护理
患者教育	• 与吸烟和戒烟有关的概念，以便对患者进行适当的教育 • 戒烟的好处，包括改善心率，改善血压下降，改善一氧化碳水平，改善血液循环，改善肺功能以及减少咳嗽和呼吸短促，减少冠心病、肺癌，降低其他口腔问题、喉咙、食管、膀胱、宫颈和胰腺癌症发生的风险 • 戒烟方法，包括使用数字工具、电话支持、自助材料、药师评估烟草成瘾的工具、支持戒烟尝试和促进长期烟草戒断的工具 • 认为戒烟的障碍、吸烟的诱因和线索，如戒断症状和欲望、压力、对失败的恐惧、同伴和社会压力，以及体重增加

续表

药学监护	
特殊风险群体	对以下方面的知识和意见
儿童和青少年	• 吸烟对儿童和青少年的精神和社会影响 • 对抗青少年吸烟的考虑必须包括初级预防和戒烟 • 对有尼古丁依赖风险的儿童和青少年的循证药物治疗考虑，如个体化和与社会心理和行为干预相结合 • 以证据为基础的行为和心理干预措施，帮助有吸烟和尼古丁依赖风险的儿童和青少年 • 电子烟的有害影响
老年人	• 吸烟干预对老年人的精神和社会影响 • 对于尼古丁依赖风险较高的老年人，基于证据的药物治疗注意事项，如避免使用多种药物和考虑潜在的疾病状况 • 以证据为基础的行为和心理干预措施，以帮助有患非传染性疾病风险的老年人
妊娠期和哺乳期妇女	• 吸烟对妊娠期妇女的心理健康和社会影响及其对未出生婴儿的影响 • 由吸烟引起的或因吸烟而加重的特定妊娠状况，如先兆子痫、妊娠糖尿病、围产期心肌病、产科瘘、产后抑郁症、异位妊娠、流产、死胎、出生缺陷，如腭裂和低出生体重 • 在处理由吸烟引起的或因吸烟而加重的妊娠特定症状时，基于证据的药物治疗考虑 • 基于证据的行为和心理干预，促进妊娠期妇女戒烟 • 转诊机制以及何时转诊至更专业的护理 • 以患者为中心的护理方法，根据患者的需要制订治疗护理计划
被动吸烟者	• 被动吸烟和二手烟对个人的身体、精神和社会影响
低收入、低文化水平和残疾人士	• 对经历经济负担和低文化水平的个人的身体、精神和社会影响 • 以患者为中心的管理方法，根据患者的需要制订治疗护理计划 • 转介机制和使用设施的机会
非药物干预	对以下方面的知识和意见
个性化的咨询	• 基于药房的个性化戒烟咨询方法，包括标准化的戒烟建议 • 通过自我检查和识别对变化的矛盾心理以及随后的解决导致持续的积极行为变化的方法，提高变化的动机 • 个性化患者咨询的频率，如在计划戒烟日期前至少4周，每周一次

续表

药学监护	
团体行为治疗	• 团体行为治疗方案及其与其他非药物干预的有效性比较
电话咨询/戒烟热线	• 电话咨询可能是促进戒烟的首选干预措施的情况，例如在资源有限的情况下 • 基于证据的电话咨询实施方法具有更高的影响力，并产生更大的效益 • 将电话咨询纳入更多的戒烟服务、活动或计划
自助干预	• 自助材料，包括手册传单、录像/DVD、录音或基于互联网的材料或结构化方案，可供个人使用，以促进戒烟 • 自助材料的目标人群，特别是普通人群中的吸烟者或特殊人群，如有长期疾病或识字率低的人以及残疾人或妊娠期妇女
简要建议/干预	• 对准备戒烟的患者进行简短烟草干预的5As模式——询问、建议、评估、协助和安排随访 • 对不准备戒烟的患者进行5Rs简要建议干预——相关性、风险、益处、障碍和重复
药物干预	对以下方面的知识和意见
伐尼克兰	• 伐尼克兰用于戒烟时的药代动力学和药效学 • 使用伐尼克兰期间的复发管理 • 与使用伐尼克兰有关的可能不良反应和这些不良反应的管理 • 特定人群中的特殊考虑和使用伐尼克兰的禁忌
安非他酮	• 安非他酮用于戒烟时的药代动力学和药效学 • 与其他药物相比，安非他酮作为戒烟干预措施的优势和劣势 • 患有基础疾病的人中，安非他酮的安全状况。这包括了解可能的不良反应和对这些不良反应的管理 • 特定人群中的特殊考虑和使用安非他酮的禁忌证
尼古丁替代疗法	• 与其他药物干预措施相比，尼古丁替代疗法的主要好处
药品信息	对以下方面的知识和意见
	• 可信赖的循证医学信息来源，如教科书、数据库、网站、期刊和报告，以及它们的优势和劣势 • 提供免费咨询或辅导的帮助热线，以帮助患者戒烟

续表

组织和管理	
药品供应、供应和可负担性的管理	对以下方面的知识和意见
	• 对用于戒烟管理的药品的安全储存和运输的要求，以及如何评估和管理与建议做法的偏差 • 戒烟管理的基本药物的可用性和可负担性 • 影响药品稳定性的因素，包括与药品包装有关的因素，这些因素与产品保质期的关系，以及药品的稳定性如何受到储存和供应的影响
专业人员	
多学科管理	对以下方面的知识和意见
	• 参与戒烟管理的每个同事和医疗团队成员的专业知识、角色和责任，包括教育专家、心理学家和精神保健提供者 • 需要持续的戒烟教育和专业发展，并及时了解当前国家和国际上对戒烟管理的建议
道德实践	对以下方面的知识和意见
	• 药学道德规范及其如何适用于药师与患者的互动、知情同意、获取患者数据和分析这些数据，无论是在科学出版物方面
政策、法规和准则	
政策、法规和准则	对以下方面的知识和意见
	• 支持向有尼古丁依赖风险的人提供服务的相关政策、法规和指南
药品安全	对以下方面的知识和意见
	• 向药物警戒当局报告地方和国家事件的程序以及事件报告的适当性 • 与药品包装和标签有关的常见错误及其原因 • 与用于管理戒烟的药物的处方、供应和配药、储存和管理有关的药品风险
医疗保健系统	对以下方面的知识和意见
	• 医疗保健系统条例，以促进不间断地获得治疗和自我管理戒烟及相关并发症所需的药物、设备和用品

表2　药师关于其他非传染性疾病风险因素的知识指南[2,48-66]

治疗领域	
身体系统	**对以下方面的知识和意见**
解剖学和生理学	肝脏系统的解剖和功能，包括肝病患者可能出现的药代动力学和药效学变化 ● 中枢神经系统的解剖和功能，以及由于药物滥用而可能出现的并发症 ● 血脂异常的病理生理学以及它们与肥胖和超重的关系 ● 药物使用、滥用和成瘾的病理生理学
相关的并发症	**对以下方面的知识和意见**
酒精性肝病	● 原因、体征和症状、预防和加重因素 ● 诊断，包括酒精性肝病的筛查和评估疾病严重程度的评分系统 ● 酒精肝病的药物干预，包括通常的剂量、给药途径、在治疗中的地位与指南和证据、作用机制、药代动力学和不良反应 ● 在酒精性肝病的管理中，药物与药物、药物与患者以及药物与疾病的相互作用，以及如何提高患者的依从性 ● 临床监测参数，包括识别、确定优先次序和行动，以确保适当的监测 ● 已被证明对减少酒精肝疾病有用的非药物干预，如营养 ● 酒精性肝病的并发症，即酒精性肝硬化、酒精性肝纤维化以及如何处理出现这些并发症症状的患者
酒精依赖症	● 形成酒精依赖的原因、迹象和症状以及风险因素 ● 诊断，包括筛选测试和酒精暴露的生理指标 ● 酒精依赖的药物干预，包括通常的剂量、给药途径、在治疗中的地位与指南和证据、作用机制、药代动力学和不良反应 ● 在管理酒精依赖方面，药物与药物、药物与患者以及药物与疾病的相互作用，以及如何提高患者的依从性 ● 酒精依赖和戒断的并发症，即震颤性谵妄、Wernicke脑病、肝性脑病和Korsakoff综合征 ● 酒精依赖和戒断并发症的体征和症状 ● 已被证明有助于减少酒精依赖的非药物干预措施，如行为咨询干预、支持小组 ● 临床监测参数，包括识别、确定优先次序和行动，以确保适当的监测

治疗领域	
肥胖症	• 肥胖症的原因、征兆和症状以及患肥胖症的风险因素 • 肥胖症的诊断，包括对肥胖症患者的筛选测试 • 肥胖症的并发症，即2型糖尿病、胆囊疾病、非酒精性脂肪肝、痛风和癌症，以及如何管理有这些并发症迹象和症状的患者 • 肥胖症的药物干预，包括通常的剂量、给药途径、在治疗中的地位与指南和证据、作用机制、药代动力学和不良反应 • 在管理肥胖症中，药物与药物、药物与患者和药物与疾病的相互作用，以及如何提高患者的依从性 • 已被证明对管理肥胖症有用的非药物干预措施，如营养和运动、行为咨询、减肥手术和同伴支持 • 临床监测参数，包括识别、确定优先次序和行动，以确保适当的监测
血脂紊乱症	• 导致血脂异常的原因、症状和危险因素 • 诊断血脂异常，包括血脂和脂蛋白的实验室测量 • 血脂异常的药物干预，包括通常的剂量、给药途径、在指南和证据方面的治疗位置、作用机制、药代动力学和不良反应 • 管理血脂异常时药物与药物、药物与患者和药物与疾病的相互作用以及如何提高患者的依从性 • 已被证明有助于控制血脂异常的非药物干预措施，如生活方式的调整和膳食补充剂 • 临床监测参数，包括识别、确定优先次序和行动，以确保适当的监测 • 血脂异常的并发症，即心血管疾病、脑卒中和2型糖尿病，以及如何管理有这些并发症迹象和症状的患者
慢性营养不良	• 形成慢性营养不良的原因、迹象和症状以及风险因素 • 慢性营养不良的诊断，包括筛选和入院指标 • 对慢性营养不良的初步治疗和康复进行干预，如饮食治疗、补液、补充维生素A、预防感染，以及康复期间的情感和身体刺激 • 临床监测参数，包括识别、确定优先次序和行动，以确保适当的监测 • 慢性营养不良的并发症，即低血糖、低体温、贫血和充血性心力衰竭，以及如何处理有这些并发症迹象和症状的患者
公共卫生和宣传	
预防战略	对以下方面的知识和意见
风险因素	• NCDs的可改变的和不可改变的风险因素，以及每个主要的不可改变的风险因素在引起NCDs方面的病理生理学 • NCDs风险因素的心理健康影响及其对康复过程的影响

续表

公共卫生和宣传	
心理和行为干预	• 基于证据的心理和行为干预，可以在自己的业务领域内实施，例如，动机访谈、行为咨询、个性化的自助戒烟手册、代餐、肥胖咨询 • 健康行为改变的多理论模型，以及如何利用它来启动和维持行为改变 • 可用于增强有患NCDs风险者的行为改变过程的数字健康工具
生活方式干预	• 基于证据的生活方式干预，已被证明可以预防NCDs的发展，例如，减少体重，增加体育活动 • 以证据为基础的营养干预措施，防止NCDs的发展，例如，地中海饮食，减少盐和糖的摄入，减少加工肉类的消费
倡导	• 有组织的公共卫生预防方案和运动，以及解决NCDs风险因素的支持小组 • 健康的社会和其他决定因素，如老龄化、全球化和城市化，以及它们如何影响NCDs风险因素的普遍性和干预的有效性
筛选和转诊	• 国家基于证据的筛查测试和指南 • 风险评估和风险预测模型，用于确定那些因NCDs风险因素而出现并发症的高风险人群 • 对每个NCDs风险因素进行筛查测试 • 多学科转诊系统，包括转诊至营养师、营养学家、运动生理学家、心理学家或结构化小组方案
自我保健	• 自我护理及其在NCDs风险因素管理中的重要性 • 在管理NCDs风险因素方面的各种基于证据的自我保健做法和系统，如制订自我管理计划、药物提醒系统、饮食提醒系统、自我监测生命体征、体育活动提醒系统，以及压力管理和放松技巧
沟通	• 语言策略对核心态度改变、社会认知、对NCDs风险因素的理解、治疗结果和个人的社会心理健康的重要性 • 适当教育或评估患者对NCDs风险因素信息的需求的提问方法和可用资源，包括共同决策 • 在与患者沟迪NCDs风险因素时需要考虑的各种因素，包括文化和种族、残疾、社会经济、性别、识字和计算能力、行为、时间和紧迫性等因素 • 教学、实习和研讨会在促进患者教育过程中的重要性

续表

药学监护	
药品	显示出对以下方面的认识和理解：
治疗酒精性肝病的药物	• 治疗酒精性肝病的常用药物，即纳曲酮、阿坎酸、巴氯芬和双硫仑 • 在酒精性肝病管理中显示出前景的新的药物治疗方法，如己酮可可碱、糖皮质激素 • 药品的使用，包括药物与食物的相互作用、治疗目标、根据治疗目标优化治疗，以及药品对发病率和死亡率的影响 • 需要对患者进行教育或咨询的特定药物考虑
治疗酒精戒断的药物	• 处理酒精戒断的常用药物，即苯二氮䓬类药物、β-受体阻滞剂、可乐定、吩噻嗪类药物和抗惊厥药 • 药品的使用，包括药物与食物的相互作用、治疗目标、根据治疗目标优化治疗，以及药品对发病率和死亡率的影响 • 需要对患者进行教育或咨询的药物特定考虑
治疗超重和肥胖的药物	• 管理超重和肥胖症的常用药物，即奥利司他、芬特明-托吡酯、安非他酮-纳曲酮、利拉鲁肽、索马鲁肽 • 药品的使用，包括药物与食物的相互作用、治疗目标、根据治疗目标优化治疗，以及药品对发病率和死亡率的影响 • 需要对患者进行教育或咨询的特定药物考虑
治疗血脂异常的药物	• 治疗血脂异常的常用药物，即他汀类、树脂类、贝特类、烟酸类 • 用于治疗血脂异常的新药，如前蛋白转化酶枯草杆菌蛋白酶Kexin-9、微粒体三酸甘油酯转移蛋白抑制剂 • 药品的使用，包括药物与食物的相互作用、治疗目标、根据治疗目标优化治疗，以及药品对发病率和死亡率的影响 • 需要对患者进行教育或咨询的特定药物考虑
治疗慢性营养不良的药物	• 处理慢性营养不良引起的并发症的常用药物，如治疗感染的抗生素、治疗低钾血症的保钾利尿剂和治疗低血糖的胰高血糖素 • 药品的使用，包括药物与食物的相互作用、治疗目标、根据治疗目标优化治疗，以及药品对发病率和死亡率的影响 • 需要对患者进行教育或咨询的药物特定考虑
药品信息	显示出对以下方面的认识和理解：
药师和药房组织的作用	• 在回答有关NCDs风险因素的用药咨询时，使用常见的或有背景的信息来源，包括药物的管理、药物的不良反应、替代药物、相互作用、肠外药物的兼容性以及其优点和缺点 • 可信赖的循证信息来源，如教科书、数据库、网站、期刊和报告，以及它们的优势和劣势 • 有效利用患者和照护者的访谈来收集所有相关的背景信息，以确定药品询问的性质，并能够提供最佳和最个性化的答复

药学监护	
特殊风险群体	对以下方面的知识和意见
儿童和青少年	• NCDs风险因素对儿童和青少年的精神和社会影响 • 在初级保健环境中对儿童和青少年进行NCDs风险因素的筛查测试，例如身体质量指数（BMI）、酒精使用障碍识别测试–消费（AUDIT–C）和单一酒精筛查问题（SASQ） • 基于证据的NCDs儿童和青少年的药物治疗考虑 • 以证据为基础的行为和心理干预措施，帮助有可能患上NCDs的儿童和青少年
老年人	• NCDs风险因素对老年人的精神和社会影响 • 以证据为基础的药物治疗注意事项，适用于患NCDs风险较高的老年人 • 以证据为基础的行为和心理干预措施，以帮助有患NCDs风险的老年人
妊娠期和哺乳期妇女	• NCDs风险因素对妊娠期妇女的心理健康和社会影响，以及这可能对未出生的婴儿产生的影响 • 在初级保健环境中对妊娠期妇女进行NCDs风险因素的筛查测试，如BMI、AUDIT–C和SASQ • 由NCDs风险因素引起的或因其而加重的妊娠特定情况，如先兆子痫、妊娠糖尿病、围产期心肌病、产科瘘管和产后抑郁症 • 在管理妊娠期的特殊情况和哺乳期妇女时，基于证据的药物治疗考虑 • 基于证据的行为和心理干预措施，以防止妊娠期妇女和哺乳期妇女发生NCDs
组织和管理	
药品供应的管理、供应和可负担性	对以下方面的知识和意见
	• 对用于治疗NCDs风险因素并发症的药品的安全储存和运输的要求，以及如何评估和管理偏离建议做法的情况 • 用于管理NCDs风险因素并发症的基本药物的可用性和可负担性 • 影响药品稳定性的因素，包括与药品包装有关的因素，这些因素与产品保质期的关系，以及药品的稳定性如何受到储存和供应的影响

专业人员	
多学科护理	显示出对以下方面的认识和理解：
	• 参与管理NCDs风险因素及其并发症的医疗保健团队的每个同事和成员的专业知识、角色和责任，包括教育专家、营养师、营养学家、护士教育者、运动和康复专家以及精神保健提供者 • 需要在NCDs风险因素管理方面进行持续的教育和专业发展，并及时了解当前国家和国际上对NCDs风险因素管理的建议
道德实践	显示出对以下方面的认识和理解：
	• 药学道德规范及其如何适用于药师与患者的互动、知情同意、获取患者数据以及在科学出版物中对这些数据的分析
政策、法规和准则	
政策、法规和准则	显示出对以下方面的认识和理解：
	• 相关的政策、法规和准则，以支持向有患NCDs风险的人提供服务
药品安全	显示出对以下方面的认识和理解：
	• 向药物警戒当局报告地方和国家事件的程序以及事件报告的适当性 • 与药品包装和标签有关的常见错误，以及其原因 • 与用于管理NCDs风险因素及其并发症的药品的处方、供应和配发、储存和管理有关的药品风险
医疗保健系统	显示出对以下方面的认识和理解：
	• 医疗保健系统条例，以促进不间断地获得治疗和自我管理NCDs风险因素及相关并发症所需的药品、设备和用品

3.2 信息是如何组织的？

该指南分为两部分。

第一部分（参考表1和表2）描述了药师在戒烟角色中所需要的知识，为烟草成瘾患者提供护理，以及管理其他相关的非传染性疾病风险因素。在知识指南中，主题被分为三类（图2）。

• 广泛领域：包括主要类别，如身体系统、药学监护、公共卫生和宣传、伦理和合作。其中许多类别与GbCF的能力群组相关联。

• 核心领域：确定与烟草成瘾管理中的作用和服务相关的关键议题领域（知识领域）。

• 具体专题：描述源自核心专题的具体专题。

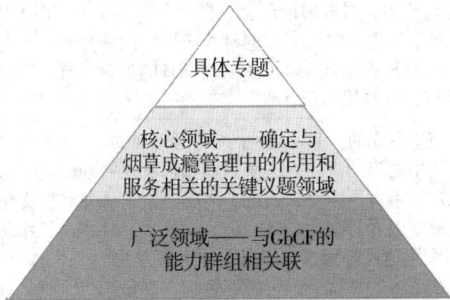

具体专题

核心领域——确定与烟草成瘾管理中的作用和服务相关的关键议题领域

广泛领域——与GbCF的能力群组相关联

图2　知识指南中主题分组的层次结构

第二部分（参考表3和表4）描述了药师在戒烟角色和其他NCDs风险因素管理方面所需的技能。

表3　药师在戒烟方面的相关技能 [67,68]

公共卫生和宣传	
倡导和预防	• 积极监测并鼓励遵守戒烟干预措施 • 为患者提供持续的教育，向公众介绍戒烟的好处 • 教育患者吸烟的相关风险 • 积极参与质量改进计划和戒烟的公共卫生运动 • 积极参与并实施烟草控制措施，包括MPOWER六项战略，即监测烟草使用和预防政策，保护人们免受烟草烟雾的影响，提供戒烟帮助，警告烟草的危害，执行烟草广告、促销和赞助禁令，以及提高烟草税 • 积极支持社区内的戒烟同伴和小组支持计划

续表

公共卫生和宣传	
患者教育	• 对患者进行与吸烟和戒烟有关的概念教育 • 教育戒烟的好处，包括改善心率、改善血压、改善一氧化碳水平、改善血液循环和改善肺功能，以及降低咳嗽和呼吸短促、冠心病、肺癌和口腔、喉咙、食管、膀胱、宫颈和胰腺癌症的风险 • 教育戒烟方法，包括使用数字工具、电话支持、自助材料、药师评估烟草成瘾的工具、支持戒烟尝试和促进长期戒烟的工具 • 教育人们认识到戒烟的障碍，吸烟的诱因和线索，如戒断症状和欲望，压力，对失败的恐惧，同伴和社会压力，以及体重增加。 • 对患者进行促进戒烟的自我护理干预教育 • 对患者进行用药依从性测量工具的教育，推广以证据为基础的干预措施，提高用药依从性
沟通	• 使用中立的、非评判性的、基于事实的、包容的和以人为本的语言 • 使用适当的提问方法来识别和解决被管理的戒烟患者的需求 • 在与来自不同背景的患者沟通时，承认并尊重文化多样性 • 根据患者的文化、社会经济、残疾、性别、识字、算术、行为、时间和紧迫性等因素，量身定制沟通方式 • 在适当的环境下进行所有咨询，尽量减少干扰，并保持语言、听觉和个人隐私
筛选和转诊	• 使用基于证据的评估工具识别并全面评估个人的尼古丁依赖风险 • 识别需要戒烟干预的患者以及有烟草使用风险的人群，包括糖尿病患者、慢性呼吸道疾病患者、妊娠期妇女、精神病患者、癌症患者或心血管疾病患者 • 向关键的利益相关者传达人口趋势和筛查结果 • 使用Fagerstrm问卷和DSM–Ⅳ标准筛选患者 • 将需要进一步治疗的患者转介至适当的全科医生或执业领域的专家
文化干预	• 识别和评估文化影响、健康的社会决定因素、健康信仰、宗教、学习偏好和障碍、识字、残疾和计算能力，以相应调整沟通和教育方法
非药物干预	• 对患者实施非药物干预，包括个性化的患者咨询、团体行为治疗、电话咨询和戒烟热线、自助干预、健康促进意识和简短疗法 • 有效地传达个性化的药房戒烟咨询，包括标准化的戒烟建议 • 促进和鼓励行为干预，包括健康行为改变的多理论模式，心理依赖的行为科学 • 在咨询过程中执行5As框架（询问、评估、建议、协助和安排随访） • 实施5Rs框架（相关性、风险、益处、障碍和重复） • 在咨询过程中识别感知到的戒烟障碍、吸烟诱因和线索 • 使用适当的技术进行激励性访谈 • 建议患者识别并比较希望（利）和不希望（弊）改变吸烟行为的原因，即决定性的平衡动机策略 • 建议患者如何避免接触吸烟行为的特定社会和环境或物理线索，包括改变每日或每周的生活习惯

续表

公共卫生和宣传	
患者随访 （预防复发）	• 确定哪些患者需要随访以及实施随访策略的最佳方式 • 制订一个何时跟进患者的时间表，仔细考虑对患者说什么 • 确定何时减少随访，并根据具体情况采取进一步措施，如转诊或成功戒烟

药品	
用于管理戒烟的药物	• 运用药物治疗知识，成为管理戒烟的药物治疗专家 • 与患者和多学科护理团队合作，简化用药方案，并在确定有需要的情况下寻找成本较低的药物 • 彻底评估戒烟处方药，并确定患者是否遇到可能与这些药物有关的任何不良反应 • 根据设定的治疗目标，监测患者对这些药物的反应 • 识别、讨论并实施解决患者对药物的担忧的策略 • 评估并向患者传达戒烟药物的风险和益处 • 对患者进行教育和咨询，使其了解其他潜在的NCDs用药的具体注意事项
药品信息	• 根据被管理的戒烟患者的需要，识别来源，评估，并提供适当的药物信息 • 对接受戒烟管理的患者进行安全合理使用药物和器械的指导，包括药物的使用、禁忌、相互作用、储存、不良反应和副作用 • 支持患者使用健康信息技术、数字通信和健康解决方案 • 为正在接受戒烟管理的患者提供准确的非药物干预的循证信息
药品使用和供应	• 教育患者正确储存药品的条件，以保持药效和保质期 • 通过检查最重要的稳定性参数，包括湿度、温度和有效期，确保戒烟药物在药房得到适当的储存 • 确保将有关适当的用药途径和时间、剂量、剂型、文件等信息有效地传达给你所护理的每个患者 • 彻底评估药品处方的真实性，以及治疗和药物的适当性 • 与患者、照顾者或处方者协商，解决处方中发现的任何问题 • 监测药品供应链，以确保供应的药品质量、合理使用和安全处置 • 在管理注射药物或监督药物剂量时，遵守国家和专业准则

药学监护计划	
患者风险评估	• 使用基于证据的风险评估工具识别和全面评估个人发展尼古丁依赖的风险
制订和实施监护计划	• 与患者/护理人员共同制订治疗和监测计划，包括为正在接受戒烟管理的患者提供治疗设施，并进行随访，以确保遵守和实现既定治疗目标

续表

药学监护计划	
监护计划	• 根据常规的患者访问或公开的患者需要，安排时间进行护理计划 • 有效沟通并记录治疗护理计划过程中的具体责任 • 及时与患者分享治疗计划文件 • 实施、开展和维护药物警戒的报告系统（如报告药物不良反应） • 预防复发的策略，旨在帮助人们避免或应对高风险的吸烟情况
特殊风险群体	
老年人	• 有效地向患者和护理人员传达对患有尼古丁依赖症的老年人进行药物和非药物治疗的具体注意事项和考虑
妊娠期和哺乳期妇女	• 在孕前保健、产前、产中和产后期间，对正在接受尼古丁依赖管理的妊娠期妇女进行一般生殖健康方面的教育 • 沟通并启动以证据为基础的药物和非药物管理，以促进妊娠期妇女戒烟 • 适当地预防和处理妊娠期妇女戒烟的并发症 • 评估给予妊娠期妇女和哺乳期妇女的戒烟药物的适当性和安全性，考虑妊娠期和哺乳期的禁忌药物
儿童和青少年	• 筛查儿科和青少年患者及其父母的烟草使用情况 • 提供一个强有力的、个性化的信息，说明完全戒烟的重要性 • 对儿童和青少年进行咨询和使用行为干预，并修改适合其年龄的内容 • 当有证据表明存在尼古丁依赖和希望戒烟时，可考虑开具安非他酮缓释剂或尼古丁替代疗法的处方 • 向家长提供戒烟建议和干预措施，限制儿童接触二手烟 • 必要时，将有尼古丁依赖的儿童和青少年转介至适当的教育和支持方案和团体 • 识别正在接受尼古丁依赖治疗的儿童和青少年中与心理健康问题有关的迹象，并将其转介至适当的心理健康专业人士 • 使用认知行为干预措施，包括改变年轻吸烟者对烟草使用的想法和信念
被动吸烟/二手烟者	• 对公众进行被动吸烟和吸入二手烟的风险筛查 • 就完全戒除被动吸烟和吸入二手烟的重要性提供强有力的、个性化的信息
专业人员	
多学科护理和跨专业合作	• 与同事和其他医护人员建立联系、尊重和信任，同时尊重个人和文化差异 • 与健康和社会护理人员进行有效沟通；使用非专业术语支持工作人员、患者、护理人员和亲属，并检查理解情况 • 与其他医护人员合作，找出护理计划中的不足之处，改善患者的治疗效果 • 作为多学科团队和组织的药物专家，并作为戒烟护理和教育相关主题的资源 • 认识到药学团队和多学科团队的价值

续表

专业人员	
多学科护理和跨专业合作	• 通过与医护人员、医疗保健利益相关者和患者的联络和适当沟通，减轻药品短缺和缺货的风险 • 促进和支持学习的机会，以提高同事、药学生和其他医疗保健专业人士在戒烟管理方面的实践 • 识别并应对他人在戒烟方面的知识、技能和专业行为的差距
道德实践	• 对患者和其他医护人员保持隐私和保密性
政策、法规和准则	
政策、法规和准则	• 掌握相关政策、法规和指南，支持为接受戒烟管理的患者提供优质医疗服务 • 参与制订戒烟管理的法规和指南，并支持将这些指南传播给其他医疗机构
医疗保健系统	• 向利益相关者和政策制订者宣传戒烟干预措施和政策对当地的影响 • 参与建立或实施旨在改善人群戒烟和预防结果的倡议和服务 • 识别并解决可能阻碍尼古丁依赖患者获得最佳护理的系统性障碍，包括个人因素、文化习俗和经济因素 • 确定组织和系统的解决方案，为克服坚持用药的障碍提供支持

表4 非传染性疾病中其他风险因素的相关技能[20, 69-76]

公共卫生和宣传	
倡导	• 积极监测并鼓励坚持用药 • 为患者、护理人员和其他医护人员提供疾病和用药教育。 • 教育患者了解NCDs的可改变的风险因素以及如何减轻这些风险因素 • 鼓励以证据为基础的生活方式干预措施，以减轻NCDs风险因素的影响，如低盐和低糖摄入、增加体育活动、减少体重和减少加工肉类的消费 • 鼓励启动基于证据的心理和行为干预措施，以协助促进健康行为的改变，如动机访谈和行为咨询 • 使用数字健康工具来增强和维持行为变化 • 积极参与质量改进计划和公共卫生运动，以应对非传染性疾病的风险因素
筛选和转诊	• 使用基于证据的筛查工具来识别和全面评估个人因NCDs风险因素而发生并发症的风险 • 在确定的高危人群中进行预防性健康检查，如体重指数、血脂、血压等 • 将需要进一步治疗的患者转介至适当的全科医生或自己业务范围内的专家

续表

公共卫生和宣传	
文化上合适的干预措施	• 识别和评估文化对健康的社会决定因素的影响，即文化对健康信念、学习障碍和沟通的影响，以及如何使干预措施适应不同的文化背景，包括弱势社区，如听障人士和盲人、被侮辱的群体和经济上处于弱势的人群 • 在与来自不同背景的患者沟通时，承认并尊重文化和种族多样性
沟通	• 在传播有关非传染性疾病风险因素的信息时，使用中立的、非评判性的、基于事实的、包容性的和以人为本的语言，并根据人口的需求来进行 • 使用过滤性问题来确定和解决有NCDs风险的患者的需求 • 在适当的场合进行所有咨询，尽量减少干扰，并保持语言、听觉和个人隐私 • 在患者教育过程中使用教学法、实习法和研讨会，以提高理解力和知识保持力
自我管理教育	• 教育患者自我管理NCDs风险因素的重要性 • 向患者传授并演示管理NCDs风险因素的各种循证自我护理方法，如自我监测生命体征
药学监护	
药品	
治疗酒精性肝病的药物	• 在酒精性肝病患者的管理中，应用治疗酒精性肝病的常用和已批准的新药知识 • 与患者合作，并在多学科护理团队内，简化酒精性肝病的治疗方案并使之合理化，在确定需要的情况下寻找成本较低的药物 • 进行药物管理评估，以确定患者是否遇到与治疗酒精性肝病的药物有关的任何不良反应或相互作用 • 在适用的情况下，根据既定的治疗目标，有效监测患者对酒精性肝病药物治疗水平的反应 • 确定、讨论并实施以患者为中心的策略，解决患者对酒精性肝病药物的担忧 • 有效地向患者传达酒精性肝病药物的风险和益处 • 在治疗酒精性肝病的过程中，就药物的具体注意事项向患者提供咨询和教育

药学监护	
治疗酒精戒断的药物	• 在酒精戒断综合征患者的管理中应用常用的和已批准的治疗酒精戒断的新药知识 • 与患者合作，并在多学科护理团队内，简化和合理化戒酒治疗方案，并在确定有需求的情况下寻找成本较低的药物 • 进行药物管理评估，以确定患者是否遇到与戒酒药物有关的任何不良反应或相互作用 • 在适用的情况下，根据既定的治疗目标，有效监测患者对戒酒药物治疗水平的反应 • 确定、讨论和实施以患者为中心的策略，以解决患者对治疗酒精戒断综合征药物的担忧 • 有效地与患者沟通戒酒药物的风险和益处 • 在治疗酒精戒断的过程中，就药物的具体注意事项对患者进行咨询和教育
治疗超重和肥胖的药物	• 在管理肥胖症患者或超重患者的过程中，应用治疗超重和肥胖症的常用和已批准的新药知识 • 与患者合作并在多学科护理团队内工作，以简化和合理化超重或肥胖症的治疗方案，并在确定需要时寻找成本较低的药物 • 进行药物管理评估，以确定患者是否遇到与治疗超重和肥胖的药物有关的任何不良反应或相互作用 • 在适用的情况下，根据设定的治疗目标，有效监测患者对超重和肥胖症药物治疗水平的反应 • 识别、讨论并实施以患者为中心的策略，以解决患者对其超重和肥胖症药物的担忧 • 有效地向患者传达治疗超重和肥胖症药物的风险和益处 • 在治疗超重和肥胖症的过程中，对患者进行药物特定考虑的咨询和教育
治疗血脂异常的药物	• 在血脂异常患者的管理中应用常用的和已批准的治疗血脂异常的新药知识 • 与患者合作，并在多学科护理团队内，简化血脂异常的治疗方案并使之合理化，在确定需要的情况下寻找成本较低的药物 • 进行药物管理评估，以确定患者是否有任何与治疗血脂异常的药物有关的不良反应或相互作用 • 在适用的情况下，根据设定的治疗目标，有效监测患者对血脂异常药物治疗水平的反应 • 识别、讨论并实施以患者为中心的策略，以解决患者对治疗血脂异常药物的担忧 • 有效地向患者传达治疗血脂异常的药物的风险和益处 • 在治疗血脂异常的过程中，对患者进行具体的药物咨询和教育

药学监护	
治疗慢性营养不良的药物	• 在慢性营养不良患者的管理中，应用治疗慢性营养不良的常用和已批准的新药知识 • 与患者合作并在多学科护理团队内工作，以简化和合理化慢性营养不良的治疗方案，并在确定有需求的情况下寻找成本较低的药物 • 进行药物管理评估，以确定患者是否有任何与治疗慢性营养不良的药物有关的不良反应或相互作用 • 在适用的情况下，根据设定的治疗目标，有效监测患者对慢性营养不良药物治疗水平的反应 • 确定、讨论并实施以患者为中心的策略，以解决患者对其慢性营养不良药物的担忧 • 有效地与患者沟通治疗慢性营养不良药物的风险和益处 • 在治疗慢性营养不良的过程中，对患者进行药物特定考虑的咨询和教育
药品信息	• 根据有NCDs风险的患者的需要，确定可靠的来源，评价、评估并提供适当的药物信息 • 支持患者使用健康信息技术、数字通信和健康解决方案 • 提供关于管理NCDs风险因素的非药物干预的准确循证信息
药品使用和供应	• 教育患者了解用于治疗非传染性疾病风险因素并发症的药物的正确储存条件，以保持疗效和保质期 • 确保用于治疗NCDs风险因素并发症的药品在药房得到适当的储存，检查并保持最重要的稳定性参数，如湿度、温度和有效期限 • 有效地与所护理的患者沟通有关适当途径、剂型、给药时间的所有信息，以及处方药品的任何文件 • 评估药品处方的真实性，以及治疗和药品的适当性 • 与患者、照护者或处方者协商，解决评估处方中发现的任何问题 • 监测药品供应链，以确保药品供应的质量、合理使用和安全处置 • 在管理注射药物或监督药物剂量时，遵守国家和专业准则
药学监护计划	
患者风险评估	• 使用基于证据的风险评估工具来识别和全面评估有患NCDs风险的个人
制订和实施监护计划	• 为NCDs风险因素患者与患者/护理人员共同制订以患者为中心的护理计划 • 对患者及其照顾者进行跟踪，以确保遵守和实现护理计划中的既定治疗目标

续表

药学监护计划	
监护计划	• 根据常规的患者访问或公开的患者需求，安排时间进行护理计划 • 有效沟通并记录治疗护理计划过程中的具体责任 • 及时与患者分享治疗计划文件 • 实施、开展和维护药物警戒报告系统
预防和处理并发症	• 识别那些因NCDs风险因素而出现并发症的高风险患者 • 有效地对有可能因NCDs风险因素而出现并发症的患者进行定期筛查 • 启动基于证据的非药物干预措施，以预防和管理非传染性疾病风险因素的并发症，例如，饮食调整、行为咨询、手术 • 适当地进行药物治疗以预防和处理NCDs的并发症 • 必要时，将出现NCDs相关并发症的患者适当地转诊至普通医生或专家 • 对心理治疗提出建议，以解决因NCDs风险因素而出现并发症的患者的社会心理问题和担忧 • 在NCDs风险因素导致并发症的高风险患者中，提供建议、启动和监测基于证据的自我护理干预措施
特殊风险群体	
儿童和青少年	• 有效地向患者和照顾者传达对儿童和青少年NCDs风险因素的药物和非药物管理的考虑 • 在初级保健环境中有效地对儿童和青少年进行NCDs风险因素的筛查测试 • 向患者和照顾者传达NCDs风险因素与它们对儿童和青少年的社会心理影响之间的联系 • 推广基于证据的非药物干预措施，防止儿童和青少年出现非传染性疾病并发症
老年人	• 教育患者和照顾者了解对老年人NCDs风险因素进行药物和非药物管理的特殊考虑 • 向患者和护理人员传达NCDs风险因素与它们对老年人的社会心理影响之间的因果关系 • 倡导和推广基于证据的行为和心理干预措施，以帮助有可能患上非传染性疾病的老年人
妊娠期和哺乳期妇女	• 明确传达暴露于NCDs风险因素与未出生婴儿的整体福祉之间的因果关系 • 在初级保健环境中有效地对妊娠期妇女进行NCDs风险因素的筛查测试 • 对妊娠期妇女进行教育，使其了解由NCD₀风险因素引起的特定妊娠状况，如妊娠糖尿病、先兆子痫、产科瘘管和产后抑郁症

续表

特殊风险群体	
妊娠期和哺乳期妇女	• 在自己的业务范围内适当处理妊娠期的特殊情况，必要时转诊至其他专家 • 倡导和推广基于证据的行为和心理干预措施，以帮助面临非传染性疾病风险因素的妊娠期妇女和哺乳期妇女 • 评估NCDs并发症的药物治疗对妊娠期妇女和哺乳期妇女的适宜性和安全性
专业人员	
多学科护理和跨专业合作	• 与同事和其他医护人员建立联系、尊重和信任，同时尊重个人、文化和种族差异 • 使用简单的语言与健康和社会护理人员、辅助人员、患者、护理人员和亲属进行有效的沟通，并根据具体的需要进行背景分析，检查是否理解 • 与其他医护人员合作，找出护理计划中的不足之处，改善患者的治疗效果 • 担任多学科团队和组织的药物专家，并作为与NCDs风险因素、NCDs护理和教育有关的主题资源 • 承认并倡导药学团队在多学科团队中的价值 • 通过与医护人员、医护人员利益相关者和患者的联络和适当沟通，减轻药品短缺和缺货的风险 • 促进和支持学习的机会，以提高同事、药学学生和其他医疗保健专业人士在管理其他NCDs风险因素方面的实践 • 识别并应对他人在管理其他NCDs风险因素方面的知识、技能和专业行为的差距
道德实践	• 对患者和其他医护人员保持隐私和保密性
政策、法规和准则	
政策、法规和准则	• 及时了解支持在管理其他NCDs风险因素及其并发症方面提供优质医疗服务的相关政策、法规和指南 • 参与制订管理其他NCDs风险因素的法规和指南，并支持向其他医疗机构传播这些指南
医疗保健系统	• 向利益相关者和决策者有效地传达NCDs风险因素的影响及其相关的并发症 • 参与建立或实施旨在改善NCDs风险因素的人口结构的倡议 • 识别并解决可能阻碍有患NCDs风险者获得最佳护理的基于系统的障碍，即个人、文化和经济因素 • 确定组织和系统的解决方案，为克服坚持用药的障碍提供支持 • 积极提高民众对药师在管理NCDs风险因素方面作用的认识

3.3　这是为谁准备的?

本参考指南旨在指导戒烟和管理其他NCDs风险因素的实践，而不是在所有情况下都必须遵守的规定性清单。它适用于专注于某一（些）实践领域的药师，也可能适用于专业发展的任何阶段，这取决于药师的角色。它旨在支持药师在戒烟和为其他NCDs风险因素提供安全有效的干预方面发挥作用。它还旨在帮助戒烟和NCDs风险因素领域的教育者和CPD提供者支持药师的专业发展。

3.4　如何使用它?

本参考指南可供使用：
- 支持药师在戒烟和NCDs风险因素方面的技能提升，并作为其专业和职业发展课程的一部分；
- 帮助有兴趣在其执业领域提供戒烟服务的药师；
- 为持续发展教育提供者设计和提供教育和培训方案提供信息。

3.5　背景情况、监管和培训要求

至关重要的是要认识到，药师必须遵守当地、国家和管辖区对培训、认证和监管/专业和道德标准的要求，以履行其特定的角色。这些要求可能包括
- 在烟草成瘾和其他非传染性疾病风险因素的管理方面，接受与他们的执业范围和专业水平相关的适当培训；
- 遵守行为准则和道德规范；
- 参加国家制订的证书培训计划或委员会认证；注册或许可身份；
- 专业组织的成员；
- 遵守有关药师和其他医疗保健专业人员的教育、能力和职责的医疗保健管辖条例。

4 对药师戒烟课程和项目的持续发展提供者的考虑

　　FIP认为，药师和药学团队的培训和专业项目在发展和保持管理烟瘾和其他NCDs风险因素的能力以及提供服务方面发挥着关键作用。建议以继续职业发展（CPD）的形式开展培训和专业计划，包括关于药师在戒烟和管理其他NCDs风险因素方面的现有和未来角色的教育材料和培训。

　　在知识和技能参考指南（第3章）的支持下，培训项目应重点关注戒烟和管理其他NCDs风险因素方面的作用和服务，在培训结束后，从业人员应能展示以下方面的知识和应用技能：

- 倡导和促进健康；
- 筛选、预防和管理尼古丁成瘾的并发症和其他NCDs的风险因素；
- 药学监护；
- 患者教育和以人为本的护理；
- 戒烟和对其他NCDs风险因素的管理；
- 多学科护理和跨专业合作；
- 对药品供应、供应和可负担性的管理；
- 政策、法规和准则。

　　以下考虑将支持制订和实施强有力的培训、指南和变革性的持续发展计划，这些计划的重点是提高从业人员管理烟瘾和其他NCDs风险因素的能力和水平。

4.1 着手采取基于需求的方法来解决教育、持续发展和培训方面的差距

戒烟和管理其他非传染性疾病风险因素方面的持续发展应满足地方和国家的需要，并反映个人的专业发展需要和学习努力。应注意以下几点：

- 由于成本和供应链问题，卫生系统和环境的多样性可能会阻碍人们获得推荐的治疗方法。药师应根据当地和国家的需求，在充分管理戒烟和非传染性疾病的其他风险因素方面发挥关键作用。

- 持续发展是终身的，而且必须与个人的实践领域相关。因此，在戒烟和管理其他非传染性疾病风险因素方面的持续发展应注重满足个人的专业需求，并提供一个全面的方法来获得知识、学习技能和接受态度和价值观，使药师能够执行他们的角色。

4.2 促进戒烟培训项目的国内和国际合作

合作开展戒烟和管理其他非传染性疾病风险因素的药师培训项目有以下好处：

- 缩小经济状况不同的国家之间在管理烟草成瘾和非传染性疾病风险因素方面的技能差距；

- 资源共享；

- 提高相关国际组织的参与度，如WHO、联合国和FIP，游说主要决策者将训练有素的药师纳入多学科医疗团队，管理有烟瘾和其他非传染性疾病风险因素的患者。

4.3 培训项目的质量保证和认证

戒烟和管理其他非传染性疾病风险因素的持续发展项目需要

认证或评估，以证明学习活动达到了监管或专业机构规定的标准和基准。认证可以确保学习的质量，满足药师、患者和社区的期望。培训课程和项目的认证促进了提高技能所需的关键知识和技能的标准化。它还为与其他卫生专业人员一起制定戒烟和管理其他非传染性疾病风险因素的多学科共识指南，以及对相关人员进行专业认证铺平了道路。

5 为课程和持续发展提供者提供的 FIP 印章

FIP提供和伙伴关系计划提供了一个全球平台，帮助FIP成员根据当地和国家的需求和优先事项，解决制药队伍的专业支持和发展。通过为成员和合作伙伴之间的合作和伙伴关系提供一个全球平台，FIP提供了一个弥补培训和专业发展差距的机会。FIP可以与会员一起确定转型的机会，加速推动所有部门和角色的药学发展。

2021年，经过专家咨询和迭代过程，FIP制定了标准，以确保专业发展和培训计划的质量，以及它们与FIP的使命、目标和发展目标的一致性。FIP印章是对一项计划的整体质量和一致性的认可。申请表和所要遵循的程序细节可供感兴趣的各方索取，以进行FIP印章的自我评估，并可在FIP的课程提供者手册中找到[77]。

6 参考文献

［1］ World Health Organization. Noncommunicable diseases ［Internet］. 2022. updated 16 September 2022. ［accessed: 22 February］. Available at: https://www.who.int/news-room/fact-sheets/detail/noncommunicable-diseases.

［2］ Budreviciute A, Damiati S, Sabir DK et al. Management and Prevention Strategies for Non-communicable Diseases (NCDs) and Their Risk Factors. Front Public Health. 2020, 8:574111. ［accessed: 27 February 2023］. Available at: https://www.ncbi.nlm.nih.gov/pubmed/33324597.

［3］ World Health Organization. Noncommunicable diseases ［Internet］. 2022. updated 16 September 2022. ［accessed: 28 February］. Available at: https://www.who.int/news-room/fact-sheets/detail/noncommunicable-diseases.

［4］ GBD 2019 Tobacco Collaborators. Spatial, temporal, and demographic patterns in prevalence of smoking tobacco use and attributable disease burden in 204 countries and territories, 1990-2019: a systematic analysis from the Global Burden of Disease Study 2019. Lancet. 2021, 397(10292):2337-23360. ［accessed: 22 February 2023］. Available at: https://pubmed.ncbi.nlm.nih.gov/34051883/.

［5］ He H, Pan Z, Wu J et al. Health Effects of Tobacco at the Global, Regional, and National Levels: Results From the 2019 Global Burden of Disease Study. Nicotine Tob Res. 2022, 24(6):864-870. ［accessed: 22 February 2023］. Available at: https://doi.org/10.1093/ntr/ntab265.

［6］ Parry CD, Patra J, Rehm J. Alcohol consumption and non-communicable diseases: epidemiology and policy implications. Addiction. 2011, 106(10):1718-1724. ［accessed: 22 February 2023］. Available at: https://www.ncbi.nlm.nih.gov/pmc/articles/PMC3174337/.

［7］ Shield K, Manthey J, Rylett M et al. National, regional, and global burdens of disease from 2000 to 2016 attributable to alcohol use: a comparative risk assessment study. Lancet Public Health. 2020, 5(1):e51-e61. ［accessed: 22 February 2023］. Available at: https://www.thelancet.com/journals/lanpub/article/PIIS2468-2667(19)30231-2/fulltext.

［8］ Naeem Z. Second-hand smoke – ignored implications. Int J Health Sci (Qassim). 2015, 9(2): V – VI. ［accessed: 03 May 2023］. Available at: https://www.ncbi.nlm.nih.gov/pubmed/26308069.

［9］ Fischer F, Kraemer A. Meta-analysis of the association between second-hand smoke exposure and ischaemic heart diseases, COPD and stroke. BMC Public Health. 2015,

15:1202. [accessed: 03 May 2023]. Available at: https://www.ncbi.nlm.nih.gov/pubmed/26627181.

[10] Xu X, Shrestha SS, Trivers KF et al. U.S. healthcare spending attributable to cigarette smoking in 2014. Preventive Medicine. 2021, 150:106529. [accessed: 22 February 2023]. Available at: https://www.sciencedirect.com/science/article/pii/S0091743521001134.

[11] Goodchild M, Nargis N, Tursan d'Espaignet E. Global economic cost of smoking-attributable diseases. Tob Control. 2018, 27(1):58-64. [accessed: 02 May 2023]. Available at: https://www.ncbi.nlm.nih.gov/pubmed/28138063.

[12] Shrestha SS, Ghimire R, Wang X et al. Cost of Cigarette Smoking.Attributable Productivity Losses, U.S., 2018. Am J Prev Med. 2022, 63(4):478-485. [accessed: 22 February 2023]. Available at: https://www.ajpmonline.org/article/S0749-3797(22)00294-X/fulltext.

[13] Rezaei S, Akbari Sari A, Arab M et al. Economic burden of smoking: a systematic review of direct and indirect costs. Med J Islam Repub Iran. 2016, 30:397. [accessed: 10 April 2023]. Available at: https://www.ncbi.nlm.nih.gov/pubmed/27579287.

[14] U.S. Department of health and human services. Smoking Cessation: A Report of the Surgeon General. Rockville, MD: [Internet]. 2020. [accessed: 21 May 2023]. Available at: https://www.hhs.gov/sites/default/files/2020-cessation-sgr-full-report.pdf.

[15] Thavorn K, Chaiyakunapruk N. A cost-effectiveness analysis of a community pharmacist-based smoking cessation programme in Thailand. Tob Control. 2008, 17(3):177-182. [accessed: 21 May 2023]. Available at: https://www.ncbi.nlm.nih.gov/pubmed/18285385.

[16] La Torre G, Tiberio G, Sindoni A et al. Smoking cessation interventions on health-care workers: a systematic review and meta-analysis. PeerJ. 2020;8:e9396. [accessed: 22 February 2023]. Available at: https://www.ncbi.nlm.nih.gov/pmc/articles/PMC7304418/.

[17] Hayden McRobbie, Andy McEwen. Helping smokers to stop: advice for pharmacists in England. United Kingdom: [Internet]. 2005. [accessed: 22 February 2023]. Available at: https://www.ncsct.co.uk/usr/pub/helping-smokers-stop-guidance-for-pharmacist-in-england.pdf.

[18] World Health Organization. Pharmacists and action on tobacco. Denmark: [Internet]. 1998. [accessed: 22 February 2023]. Available at: https://apps.who.int/iris/bitstream/10665/108128/1/E61288.pdf.

[19] International Pharmaceutical Federation (FIP). Establishing tobacco-free communities:

A practical guide for pharmacists. The Hague: 〔Internet〕. 2015. 〔accessed: 23rd February 2022〕. Available at: https://www.fip.org/file/1358.

〔20〕International Pharmaceutical Federation (FIP). Beating non-communicable diseases in the community: The contribution of pharmacists. The Hague: 〔Internet〕. 2019. 〔accessed: 20 February 2023〕. Available at: https://www.fip.org/file/4694.

〔21〕International Pharmaceutical Federation (FIP). Management of non-communicable diseases: Regulatory self-assessment and development tool for transforming pharmacy practice. The Hague: 〔Internet〕. 2022. 〔accessed: 23 February 2023〕. Available at: https://www.fip.org/file/5334.

〔22〕International Pharmaceutical Federation (FIP). Knowledge and skills reference guide for professional development in diabetes. 〔Internet〕. 2022. 〔accessed: 23 February 2023〕. Available at: https://www.fip.org/file/5181.

〔23〕International Pharmaceutical Federation (FIP). Knowledge and skills reference guide for professional development in mental health care: A companion to the FIP mental health care handbook for pharmacists. The Hague: 〔Internet〕. 2022. 〔accessed: 23 February 2023〕. Available at: https://www.fip.org/file/5174.

〔24〕International Pharmaceutical Federation (FIP). Knowledge and skills reference guide for professional development in chronic respiratory diseases: A companion to the FIP chronic respiratory diseases handbook for pharmacists. The Hague: 〔Internet〕. 2022. 〔accessed: 23 February 2023〕. Available at: https://www.fip.org/file/5231.

〔25〕International Pharmaceutical Federation (FIP). FIP knowledge and skills reference guide for professional development in cancer care: A companion to the FIP cancer care handbook for pharmacists. The Hague: 〔Internet〕. 2022. 〔accessed: 23 February 2023〕. Available at: https://www.fip.org/file/5245.

〔26〕International Pharmaceutical Federation (FIP). FIP knowledge and skills reference guide for professional development in cardiovascular diseases: A companion to the FIP cardiovascular diseases handbook for pharmacists. The Hague: 〔Internet〕. 2022. 〔accessed: 23 February 2023〕. Available at: https://www.fip.org/file/5252.

〔27〕Udoh A, Bruno-Tome A, Ernawati DK et al. The development, validity and applicability to practice of pharmacy-related competency frameworks: A systematic review. Res Social Adm Pharm. 2021, 17(10):1697-1718. 〔accessed: 20 February 2023〕. Available at: https://www.ncbi.nlm.nih.gov/pubmed/33640334.

〔28〕International Pharmaceutical Federation (FIP). FIP global competency framework - supporting the development of foundation and early career pharmacists - Version 2. The

Hague: [Internet]. 2020. [accessed: 20 February 2023]. Available at: https://www.fip.org/file/5127.

[29] International Pharmaceutical Federation (FIP). FIP global advanced development framework handbook: supporting the advancement of the profession – version 1. The Hague: [Internet]. 2020. [accessed: 20 February 2023]. Available at: https://www.fip.org/file/4790.

[30] International Pharmaceutical Federation (FIP). FIP statement of policy the role of the pharmacist in promoting a tobacco free future. The Hague: [Internet]. 2003. [accessed: 15 March 2023]. Available at: https://www.fip.org/file/1508.

[31] Baxter N. Getting the basics right: Why a carbon monoxide test is an essential part of a GP and practice nurse's kit. Primary Care Respiratory UPDATE; 2016. p. 1.

[32] Benowitz NL. Pharmacology of nicotine: addiction, smoking–induced disease, and therapeutics. Annu Rev Pharmacol Toxicol. 2009, 49:57–71. [accessed: 30 March 2023]. Available at: https://www.ncbi.nlm.nih.gov/pmc/articles/PMC2946180/.

[33] Brown TJ, Todd A, O'Malley CL et al. Community pharmacy interventions for public health priorities: a systematic review of community pharmacy–delivered smoking, alcohol and weight management interventions. Southampton: Public Health Research; 2016.

[34] Cathal Cadogan, Judith Strawbridge, Afonso Cavaco et al. Report on the development of a European competency framework for health and other professionals to support behaviour change in the self–management of chronic disease and the associated learning outcomes–based curriculum. [Internet]. 2021. [accessed: 30 March 2023]. Available at: https://www.train4health.eu/resources/casestudies/T4H_IO1%20report_v12_20211229_PUBLIC.pdf.

[35] Centers for Disease Control and Prevention. Smoking and tobacco use: Health effect: 2020. updated [accessed: 2nd March]. Available at: https://www.cdc.gov/tobacco/basic_information/health_effects/index.htm#:~:text=Smoking%20causes%20cancer%2C%20heart%20disease,immune%20system%2C%20including%20rheumatoid%20arthritis.

[36] Condinho M, Ramalhinho I, Sinogas C. Smoking Cessation at the Community Pharmacy: Determinants of Success from a Real–Life Practice. Pharmacy (Basel). 2021, 9(3). [accessed: 30 March 2023]. Available at: https://www.ncbi.nlm.nih.gov/pmc/articles/PMC8396305/.

[37] El Hajj MS, Sheikh Ali SAS, Awaisu A et al. A pharmacist–delivered smoking cessation program in Qatar: an exploration of pharmacists' and patients' perspectives of the program. Int J Clin Pharm. 2021, 43(6):1574–1583. [accessed: 30 March 2023]. Available at:

https://www.ncbi.nlm.nih.gov/pmc/articles/PMC8396305/.

［38］FDA US. Keep Your Air Clear: How Tobacco Can Harm Your Lungs: 2020. updated ［accessed: 2 March ］. Available at: https://www.fda.gov/tobacco-products/health-effects-tobacco-use/keep-your-air-clear-how-tobacco-can-harm-your-lungs.

［39］Federal Democratic Republic of Ethiopia Ministry of Health. Guidelines on Clinical and Programmatic Management of Major Non Communicable Diseases. ［Internet］. 2016. ［accessed: 30 March 2023］. Available at: https://extranet.who.int/ncdccs/Data/ETH_D1_National%20NCD%20Guideline%20June%2010,%202016%20for%20print.pdf.

［40］Gobarani RK, Zwar NA, Russell G et al. Smoking cessation intervention in Australian general practice: a secondary analysis of a cluster randomised controlled trial. Br J Gen Pract. 2021，71(707):e458-e464. ［accessed: 30 March 2023］. Available at: https://www.ncbi.nlm.nih.gov/pmc/articles/PMC8103929/.

［41］Lertsinudom S, Kaewketthong P, Chankaew T et al. Smoking Cessation Services by Community Pharmacists: Real-World Practice in Thailand. International Journal of Environmental Research and Public Health. 2021，18(22):11890. ［accessed: 30 March 2023］. Available at: https://www.mdpi.com/1660-4601/18/22/11890.

［42］Marín Armero A, Calleja Hernandez MA, Perez-Vicente S et al. Pharmaceutical care in smoking cessation. Patient Prefer Adherence. 2015，9:209-215. ［accessed: 30 March 2023］. Available at: https://www.ncbi.nlm.nih.gov/pmc/articles/PMC4319467.

［43］Odukoya OO, Poluyi EO, Aina B et al. Pharmacist-led smoking cessation: The attitudes and practices of community pharmacists in Lagos state, Nigeria. A mixed methods survey. Tobacco Prevention & Cessation. 2016，2(January). ［accessed: 30 March 2023］. Available at: https://doi.org/10.18332/tpc/61546.

［44］Pan American Health Organization. Effective Tobacco Control Measures- MPOWER: 2023. updated［accessed: Available at: https://www3.paho.org/hq/index.php?option=com_content&view=article&id=1350:medidas-efectivas-control-tabaco&Itemid=0&lang=en.

［45］RACGP. Supporting smoking cessation: A guide for health professionals- Pharmacotherapy for smoking cessation: 2023. updated ［accessed: 30 March］. Available at: https://www.racgp.org.au/clinical-resources/clinical-guidelines/key-racgp-guidelines/view-all-racgp-guidelines/supporting-smoking-cessation/pharmacotherapy-for-smoking-cessation.

［46］Sharma M, Khubchandani J, VK.. N. Applying a new theory to smoking cessation: case of multi-theory model (MTM) for health behavior change. Health Promot Perspect. 2017，5(2):102-105. ［accessed: 30 March 2023］. Available at: https://www.ncbi.nlm.nih.gov/

pmc/articles/PMC5350547.

[47] Tweed JO, Hsia SH, Lutfy K et al. The endocrine effects of nicotine and cigarette smoke. Trends Endocrinol Metab. 2012, 23(7):334-342. [accessed: 30 March 2023]. Available at: https://www.ncbi.nlm.nih.gov/pmc/articles/PMC3389568/.

[48] Royal Pharmaceutical Society. Professional knowledge guide. United Kingdom:[Internet]. 2018. [accessed: 26 February 2023]. Available at: https://www.rpharms.com/LinkClick. aspx?fileticket=CicDJnpBtEg%3D&portalid=0.

[49] Volkow ND, Michaelides M, Baler R. The Neuroscience of Drug Reward and Addiction. Physiol Rev. 2019, 99(4):2115-2140. [accessed: 26 February 2023]. Available at: https://www.ncbi.nlm.nih.gov/pubmed/31507244.

[50] Force USPST, Curry SJ, Krist AH et al. Screening and Behavioral Counseling Interventions to Reduce Unhealthy Alcohol Use in Adolescents and Adults: US Preventive Services Task Force Recommendation Statement. JAMA. 2018, 320(18):1899-1909. [accessed: 26 February 2023]. Available at: https://www.ncbi.nlm.nih.gov/pubmed/30422199.

[51] European Association for the Study of the Liver. Electronic address eee, European Association for the Study of the L. EASL Clinical Practice Guidelines: Management of alcohol-related liver disease. J Hepatol. 2018, 69(1):154-181. [accessed: 26 February 2023]. Available at: https://www.ncbi.nlm.nih.gov/pubmed/29628280.

[52] Wharton S, Lau DCW, Vallis M et al. Obesity in adults: a clinical practice guideline. CMAJ. 2020, 192(31):E875-E91. [accessed: 26 February 2023]. Available at: https://www.ncbi.nlm.nih.gov/pubmed/32753461.

[53] Mach F, Baigent C, Catapano AL et al. 2019 ESC/EAS Guidelines for the management of dyslipidaemias: lipid modification to reduce cardiovascular risk. Eur Heart J. 2020, 41(1):111-188. [accessed: 26 February 2023]. Available at: https://www.ncbi.nlm.nih. gov/pubmed/31504418.

[54] Bergeron G, Castleman T. Program responses to acute and chronic malnutrition: divergences and convergences. Adv Nutr. 2012, 3(2):242-249. [accessed: 26 February 2023]. Available at: https://www.ncbi.nlm.nih.gov/pubmed/22516735.

[55] Rachdaoui N, Sarkar DK. Pathophysiology of the Effects of Alcohol Abuse on the Endocrine System. Alcohol Res. 2017, 38(2):255-276. [accessed: 28 February 2023]. Available at: https://www.ncbi.nlm.nih.gov/pubmed/28988577.

[56] Sharma M, Catalano HP, Nahar VK et al. Using multi-theory model to predict initiation and sustenance of small portion size consumption among college students. Health Promot Perspect. 2016, 6(3):137-144. [accessed: 28 February 2023]. Available at: https://

www.ncbi.nlm.nih.gov/pubmed/27579257.

[57] Billingsley HE, Carbone S, Lavie CJ. Dietary Fats and Chronic Noncommunicable Diseases. Nutrients. 2018, 10(10). [accessed: 1 March 2023]. Available at: https://www.ncbi.nlm.nih.gov/pubmed/30274325.

[58] Frazier TH, Stocker AM, Kershner NA et al. Treatment of alcoholic liver disease. Therap Adv Gastroenterol. 2011, 4(1):63-81. [accessed: 1 March 2023]. Available at: https://www.ncbi.nlm.nih.gov/pubmed/21317995.

[59] Vuittonet CL, Halse M, Leggio L et al. Pharmacotherapy for alcoholic patients with alcoholic liver disease. Am J Health Syst Pharm. 2014, 71(15):1265-1276. [accessed: 1 March 2023]. Available at: https://www.ncbi.nlm.nih.gov/pubmed/25027533.

[60] Sachdeva A, Choudhary M, Chandra M. Alcohol Withdrawal Syndrome: Benzodiazepines and Beyond. J Clin Diagn Res. 2015, 9(9):VE01-VE7. [accessed: 1 March 2023]. Available at: https://www.ncbi.nlm.nih.gov/pubmed/26500991.

[61] Carter R, Mouralidarane A, Ray S et al. Recent advancements in drug treatment of obesity. Clin Med (Lond). 2012, 12(5):456-460. [accessed: 1 March 2023]. Available at: https://www.ncbi.nlm.nih.gov/pubmed/23101148.

[62] Rhee EJ, Kim HC, Kim JH et al. 2018 Guidelines for the management of dyslipidemia. Korean J Intern Med. 2019, 34(4):723-771. [accessed: 1 March 2023]. Available at: https://www.ncbi.nlm.nih.gov/pubmed/31272142.

[63] Zodda D, Giammona R, Schifilliti S. Treatment Strategy for Dyslipidemia in Cardiovascular Disease Prevention: Focus on Old and New Drugs. Pharmacy (Basel). 2018, 6(1). [accessed: 1 March 2023]. Available at: https://www.ncbi.nlm.nih.gov/pubmed/29361723.

[64] Williams PCM, Berkley JA. Guidelines for the treatment of severe acute malnutrition: a systematic review of the evidence for antimicrobial therapy. Paediatr Int Child Health. 2018, 38(sup1):S32-S49. [accessed: 1 March 2023]. Available at: https://www.ncbi.nlm.nih.gov/pubmed/29790840.

[65] Firoz T, Pineles B, Navrange N et al. Non-communicable diseases and maternal health: a scoping review. BMC Pregnancy Childbirth. 2022, 22(1):787. [accessed: 1 March 2023]. Available at: https://www.ncbi.nlm.nih.gov/pubmed/36273124.

[66] Nicolucci A, Maffeis C. The adolescent with obesity: what perspectives for treatment? Ital J Pediatr. 2022, 48(1):9. [accessed: 1 March 2023]. Available at: https://www.ncbi.nlm.nih.gov/pubmed/35033162.

[67] Perez-Rios M, Santiago-Perez MI, Alonso B et al. Fagerstrom test for nicotine dependence

vs heavy smoking index in a general population survey. BMC Public Health. 2009, 9:493. [accessed: 14 May 2023]. Available at: https://www.ncbi.nlm.nih.gov/pubmed/20042106.

[68] Baker TB, Breslau N, Covey L et al. DSM criteria for tobacco use disorder and tobacco withdrawal: a critique and proposed revisions for DSM-5. Addiction. 2012, 107(2):263-275. [accessed: 14 May 2023]. Available at: https://www.ncbi.nlm.nih.gov/pubmed/21919989.

[69] Narasimhan M, Aujla M, Van Lerberghe W. Self-care interventions and practices as essential approaches to strengthening health-care delivery. Lancet Glob Health. 2023, 11(1):e21-e22. [accessed: 11 March 2023]. Available at: https://www.ncbi.nlm.nih.gov/pubmed/36306809.

[70] Arena R, Guazzi M, Lianov L et al. Healthy lifestyle interventions to combat noncommunicable disease-a novel nonhierarchical connectivity model for key stakeholders: a policy statement from the American Heart Association, European Society of Cardiology, European Association for Cardiovascular Prevention and Rehabilitation, and American College of Preventive Medicine. Eur Heart J. 2015, 36(31):2097-2109. [accessed: 12 March 2023]. Available at: https://www.ncbi.nlm.nih.gov/pubmed/26138925.

[71] Dyson PA, Anthony D, Fenton B et al. Successful up-scaled population interventions to reduce risk factors for non-communicable disease in adults: results from the International Community Interventions for Health (CIH) Project in China, India and Mexico. PLoS One. 2015, 10(4):e0120941. [accessed: 12 March 2023]. Available at: https://www.ncbi.nlm.nih.gov/pubmed/25875825.

[72] Airhihenbuwa CO, Iwelunmor J, editors. Why culture matters in reducing the burden of NCDs and CDs in Africa. Commonwealth Health Partnerships; 2012 Available at: http://www.commonwealthhealth.org/wp-content/uploads/2012/05/107-111.pdf.

[73] Maimela E, Alberts M, Bastiaens H et al. Interventions for improving management of chronic non-communicable diseases in Dikgale, a rural area in Limpopo Province, South Africa. BMC Health Serv Res. 2018, 18(1):331. [accessed: 12 March 2023]. Available at: https://www.ncbi.nlm.nih.gov/pubmed/29728147.

[74] Sousa Pinto G, Bader L, Billberg K et al. Beating non-communicable diseases in primary health care: The contribution of pharmacists and guidance from FIP to support WHO goals. Res Social Adm Pharm. 2020, 16(7):974-977. [accessed: 12 March 2023]. Available at: https://www.ncbi.nlm.nih.gov/pubmed/31668903.

［75］World Health Organization. Global Action Plan for the Prevention and Control of Noncommunicable Diseases 2013-2020. . Geneva: ［Internet］. 2013. ［accessed: 12 March 2023］. Available at: https://apps.who.int/iris/bitstream/hand le/10665/94384/9789241506236_eng.pdf.

［76］Monaco A, Palmer K, Holm Ravn Faber N et al. Digital Health Tools for Managing Noncommunicable Diseases During and After the COVID-19 Pandemic: Perspectives of Patients and Caregivers. J Med Internet Res. 2021，23(1):e25652. ［accessed: 12 March 2023］. Available at: https://www.ncbi.nlm.nih.gov/pubmed/33464206.

［77］International Pharmaceutical Federation (FIP). The FIP handbook for providers of programmes - supporting the FIP platform for provision through partnerships -advancing pharmacy worldwide. The Hague: ［Internet］. 2022. ［accessed: 20 February 2023］. Available at: https://www.fip.org/file/5109.

2022

心血管疾病
药师手册

国际药学联合会（FIP） 著

广东省药学会　组织翻译

黄运英　王若伦　译

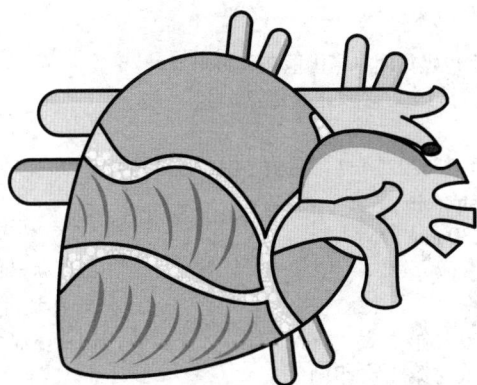

中国健康传媒集团·北京

中国医药科技出版社

图书在版编目（CIP）数据

国际药学联合会慢病药师管理手册 . 4, 2022 心血管
疾病药师手册 / 国际药学联合会（FIP）著；黄运英，
王若伦译 . -- 北京：中国医药科技出版社，2025. 3.
ISBN 978-7-5214-5106-1

Ⅰ . R192.8-62

中国国家版本馆 CIP 数据核字第 2025CZ0006 号
北京市版权局著作权合同登记 图字01-2025-0613号

国际药学联合会（FIP）　　Andries Bickerweg 5　　2517 JP The Hague
The Netherlands　　www.fip.org

美术编辑　　陈君杞
版式设计　　友全图文

出版　　**中国健康传媒集团** ┊ 中国医药科技出版社
地址　　北京市海淀区文慧园北路甲 22 号
邮编　　100082
电话　　发行：010-62227427　　邮购：010-62236938
网址　　www.cmstp.com
规格　　880 × 1230 mm $\frac{1}{32}$
印张　　24 $\frac{3}{8}$
字数　　629 千字
版次　　2025 年 6 月第 1 版
印次　　2025 年 6 月第 1 次印刷
印刷　　北京印刷集团有限责任公司
经销　　全国各地新华书店
书号　　ISBN 978-7-5214-5106-1
定价　　99.00 元（全 5 册）

获取新书信息、投稿、
为图书纠错，请扫码
联系我们。

摘要

根据世界卫生组织（WHO）的数据，心血管疾病（CVDs）是全球死亡的主要原因，估计每年有1790万人因此而丧生。"CVDs"一词包括与心脏和血管有关的不同情况，如心肌梗死和卒中。不同的行为是导致这些疾病发生的危险因素，其中包括不良饮食、缺乏运动、吸烟、饮酒和压力。因此，大多数吸烟、超重或肥胖、高血压或高血脂的人都有可能患上严重的心血管并发症。

FIP发展目标15（以人为本的治疗）的实践要素概述了跨专业合作战略和以人为本的专业服务，以支持包括心血管疾病在内的非传染性疾病（NCDs）和长期疾病的预防、筛查、临床管理和治疗优化。

药师可以在筛查、预防和改变危险因素方面发挥关键作用，为如何保持或实现更健康的生活方式和减少危险因素的影响提供有用的建议（例如，通过戒烟和体重管理服务）。他们还为接受长期治疗的患者提供出色的用药管理。这可以包括患者教育和咨询、用药审查或通过测量血压或血糖等方法识别危险因素等具体活动。

作为药物专家，药师在提供循证药物治疗建议、识别和解决药物相关问题、支持初级医疗人员制订治疗和监护计划、为患者提供全面的教育，以及促进患者对处方治疗的依从性方面具有独特的优势。在制订治疗和监护计划时，我们鼓励药师与其他医护人员合作，以确保患者获得最佳治疗效果。

药师还可以建议患者在处方药之外采取非药物措施，以改善他们的血压、血脂、血糖控制、体重和健康状况。药师在支持采用健康的生活方式以预防和减少心血管疾病对人们和卫生系统造成的负担方面发挥着重要作用。由于药房在社区中容易获得并广泛分布，因此在这种情况下提供的干预措施有望带来最大的收益。

除了提供以人为本的治疗服务外，药师也有机会参与以实践为基础的研究，以评估CVDs服务在其实践环境中的影响。药师在提供心血管疾病服务时，也应注意伦理方面的考虑，如尊重人、保护隐私和机密。药师在制订治疗计划和目标时应尊重患者的价值观、信仰和偏好。

药师有很多机会参与心血管疾病的治疗，如果具备适当的知识和技能（在配套出版物《2022心血管疾病药师手册》配套手册中有所定义），药师完全可以与医疗保健团队的其他成员合作，为心血管疾病患者提供从预防和筛查到管理和治疗优化的服务。

鸣谢

FIP感谢作者和审稿人对本出版物的贡献。

FIP和作者感谢为本出版物做出贡献的人以及专家顾问组的所有成员（名单如下）对本手册提出的宝贵意见和建议。

Pedro Amariles教授，安蒂奥基亚大学，麦德林，哥伦比亚；安蒂奥基亚大学药物推广和预防研究小组，麦德林，哥伦比亚；西班牙格拉纳达大学药学服务研究小组助理。

Leticia Caligaris，FIP社区药学部观察员，乌拉圭

Prabhakaran Dorairaj博士，世界心脏联盟科学委员会主席；印度公共卫生基金会慢性病防治中心副主席（研究和政策）兼主任；印度慢性病防治中心执行主任和世界卫生组织东南亚地区心脏代谢疾病监测、能力建设和转化研究合作中心负责人

Jean-Luc Eiselé，世界心脏联盟首席执行官，瑞士

Victoria Garcia Cardenas博士，悉尼科技大学，澳大利亚

Jorge M. Núñez Córdoba博士，西班牙Clínica Universidad de Navarra的中央临床试验单位研究支持处

Óscar Penín Álvarez，西班牙临床、家庭和社区药学学会高血压和血管风险小组成员，西班牙

Daniel Sabater-Hernández博士，La Unión 32社区药房首席执行官；西班牙格拉纳达大学药学服务研究小组副研究员

Stephane Steurbaut教授，药物研究中心，临床药理学和临床药学研究小组，布鲁塞尔自由大学；布鲁塞尔大学医院药学系，比利时

Lars-Åke Söderlund，FIP副主席和FIP社区药学部前任主席，瑞典

Benigna Villasuso Cores，西班牙临床、家庭和社区药学学会高血压和血管风险小组成员，西班牙

Francesca Wirth博士，马耳他大学内科和外科学院药学系高级讲师；欧洲临床药学学会研究委员会成员，马耳他

本报告的内容由作者和编辑独立完成。

FIP感谢世界心脏联盟和欧洲临床药学学会为本出版物提供的专家意见。

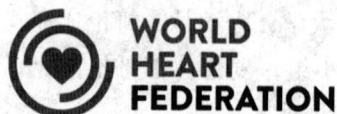

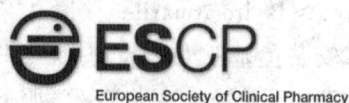

WORLD HEART FEDERATION

ESCP
European Society of Clinical Pharmacy

序言

作者：世界心脏联盟主席

非传染性疾病（NCDs），包括心血管疾病（CVDs），仍然是全球范围内一个日益严重的问题。目前，心血管疾病导致的死亡占全球总死亡人数的32%，预计将从2020年的1890万增加到2030年的3230万[1]。罹患和生活在心血管疾病中的人数也在增加，特别是在中低收入国家[2]。因此，对心血管预防、护理和治疗的需求继续增长。

虽然人们比以往任何时候都更需要医疗服务，但在许多情况下，医疗服务的可及性仍然不足，特别是在非传染性疾病方面[3]。此外，心血管疾病给资源较少的地区造成的负担最重，因为这些地区获得医疗服务的机会最有限[1]。调整卫生系统以改善心血管疾病治疗的可及性，对于应对这些挑战至关重要。这些调整应包括转向一个更加综合的卫生系统，让整个医疗队伍参与提供以人为本的CVDs治疗。

药师队伍是医疗保健系统的重要支柱，是加强初级医疗的理想力量。因此，随着医疗系统的发展，它将发挥重要作用，以改善医疗服务。这一点在心血管疾病方面尤为突出，因为心血管疾病通常可以通过药房提供的简单、经济的干预措施来解决。例如，通过四种经证明有效的药物治疗和戒烟，可以预防已知的血管疾病患者中高达80%的继发事件[4]，这些干预措施都可以由药师来实施或推动。

药师可以通过预防教育、用药管理和促进用药依从性来促进心血管疾病危险因素的管理和预防[5]。以药学为基础的筛查和转诊方案，例如高血压，也可以通过早期发现高危人群来帮助预防心血管疾病的发病和死亡[6]。药师显然是抗击心血管疾病的天然盟友。然而，我们不能忘记，要实施这些举措，必须具备几个有利因素。要充分发挥药师在心血管疾病治疗的潜在作用，就必须进行充分的卫生专业培训，建立强大的药物供应系统，提供负担得起的治疗方法，并根据当地情况调整干预措施。

世界心脏联盟（WHF）赞扬对FIP为编写这本手册所做的重要而及时的工作。在其即将发布的《2030年展望》报告中，世界心脏联盟呼吁所有卫生专业人员加强参与预防和抗击心血管疾病的工作[7]。这本手册的目的正是在药学专业中实现这一目标，它提供了宝贵的资源，帮助药师在实践中对心血管疾病实施循证干预。我们希望它不仅被执业药师广泛使用，也被FIP成员、倡导者和教育者广泛使用，他们负责创造环境，使本手册中的循证建议得到有效实施。CVDs的挑战是巨大的，但通过共同努力，确保每个人都能获得他们所需的信息、护理和治疗，我们正在为应对这一挑战迈出重要的一步。

Fausto Pinto教授

WHF主席

前言

心血管疾病（CVDs）包括一系列疾病，如冠心病、脑血管病、周围动脉疾病、风湿性心脏病、先天性心脏病以及深静脉血栓和肺栓塞[1]。

总之，心血管疾病是全球死亡的主要原因。世界卫生组织（WHO）估计，每年有1790万人死于心血管疾病，占全球总死亡人数的32%[8]。证据还表明，全球患有心血管疾病的人数几乎翻了一番，从1990年的2.71亿增加到2019年的5.23亿[9]。在2019年因非传染性疾病而过早死亡的1700万人（70岁以下人群）中，约640万是死于心血管疾病[1,10]，超过75%的死亡发生在中低收入国家，这些国家的人口较难获得初级医疗服务，以预防、早期发现、管理和治疗有心血管危险因素的患者[1]。

从直接、间接和无形的成本来看，心血管疾病也造成了巨大的全球健康经济负担。仅在欧盟，CVDs每年就花费了约2100亿欧元，其中53%是医疗费用，26%是生产力损失，21%是CVDs患者的非正规护理[11]。在美国，CVDs的直接和间接成本每年约为3780亿美元。美国心血管疾病的估计直接成本从1996—1997年的1035亿美元增加到2017—2018年的2262亿美元，其中住院治疗的直接成本最高（996亿美元）[12]。

CVDs随着时间的推移逐渐发展，主要是由危险因素的相互作用和倍增造成的。高血压、血脂异常、糖尿病和吸烟是心血管疾病的主要危险因素。除此以外，其他因素如肥胖和超重、缺乏运动、不健康的饮食、过度饮酒、压力和睡眠障碍也直接导致了慢性病的发展，特别是心血管疾病[13,14]。这些危险因素被认为是可以改变的，因为对生活方式的干预可以降低发病率和死亡率，减少治疗这些疾病产生的个人、社会和经济成本，从而提高心血管疾病患者的健康水平和生活质量[15,16]。

药师是药品、健康和福祉方面的专家。由于独特的角色设定和可及性，他们在公共卫生和疾病预防方面发挥着重要作用。他们通过与人们的日常接触，促进人们的福祉和健康的生活方式，并支持他们在自我保健的各个层面取得积极成果。

以药学为基础、以人为本的医疗远远超出了药物使用和优化有效性和安全性的范围。鉴于心血管疾病的普遍性以及对患者和卫生系统造成的健康经济负担，需要采取行动来预防这些疾病的发生。预防危险因素的干预措施和更好的疾病管理，特别是改善获取医疗服务的机会和提高对循证疗法的依从性，将持续带来更好的健康、福祉和经济成果。

考虑到心血管疾病在全球的流行和负担，药师必须能够满足这一领域的需求，并利用、扩大和巩固他们的服务和作用。此外，全球、区域和国家层面的药学专业组织必须支持从业人员实施和提供这一领域的服务。

在FIP关于非传染性疾病的工作框架内，特别是作为2021年启动的FIP非传染性疾病实践转型计划的一部分，FIP与一个国际专家组、世界心脏联盟和欧洲临床药学学会合作，编写了这本实践支持手册及其配套指南，介绍了在心血管疾病领域实施一系列拟议干预措施所需的知识和技能。

这些工具强调了药师在以下方面的重要作用：识别心血管疾病患者、减轻危险因素、识别心血管疾病症状、帮助患者避免危险因素（如通过戒烟和营养相关服务）、对患者及其照护人员进行疾病及管理方面的教育、健康生活方式咨询、促进对治疗的依从性，以及提供支持以确保心血管疾病患者安全有效地使用药物，特别是可能需要医护人员密切监护的药物。

总体来说，通过提供以人为本的医药服务，药师在医疗保健系统中发挥着关键作用，并通过整体方法确保健康生活和福祉，以及促进心血管疾病患者更有效、合理和经济地使用药物。

总之，药师可以通过不同的角色为心血管疾病的预防、治疗和管理做出贡献，包括：

- 健康促进和教育；
- 早期发现
- 分诊和转诊；
- 跨专业合作实践；
- 疾病管理，包括用药依从性；
- 治疗优化；
- 帮助制订公共政策；
- 基于实践的研究。

本手册汇编了世界各地的药师循证干预措施的多个例子，为心血管疾病患者带来了积极的健康和经济成果。我们相信你会发现它们的价值和启发性。

FIP期待着与它的成员组织和世界各地的所有药师一起努力，确保优化和扩大药师在心血管疾病方面的执业范围，更好地服务于患者和卫生系统，并改善我们社区的福祉。

Dominique Jordan	Paul Sinclair	Daragh Connolly
FIP 主席	前任 FIP 医药实践委员会主席	FIP 医药实践委员会主席

目录

1 背景

1.1 心血管疾病的定义和特点

心血管疾病（CVDs）是指影响心脏和血管的疾病。因此，CVDs包括10多种健康状况，从急性缺血综合征，如心肌梗死、卒中和外周动脉疾病（动脉粥样硬化疾病），到慢性疾病，如心力衰竭、心房颤动和瓣膜疾病[1]。

冠心病（CHD），也被称为冠状动脉疾病或缺血性心脏病，通常是由于动脉壁上的动脉粥样硬化斑块堆积而发生的，以心绞痛为特征。冠心病可导致心肌梗死、心力衰竭和心脏猝死。动脉粥样硬化是心血管疾病发病的基础，动脉粥样硬化斑块可以是阻塞性的，也可以是非阻塞性的。动脉粥样硬化斑块的长期积累，随后斑块破裂，可部分或完全阻塞循环系统[17]。这一过程限制了富含氧气的血液向心脏和身体周围的适当供应。因此，这可能导致心肌梗死。心肌梗死可导致左心室重塑，并最终发展为心力衰竭。

脑血管疾病是指富含氧气的血液由于脑部血栓的形成不能正常循环到大脑而发生的病理状况。脑血管疾病的临床表现包括卒中、短暂性缺血发作（TIA）、血管性痴呆和认知障碍。然而，最常见的脑血管事件是卒中和TIA[18]。卒中可分为缺血性和出血性[18]。

出血性卒中通常表现为突然发生的严重和弥漫性头痛，伴有呕吐、意识下降和颈部疼痛[19]。当人脑的血液、氧气和营养物质的供应被破坏时，就会发生缺血。这导致了脑损伤。因此会导致小血管疾病，这被称为腔隙性脑卒中。由缺血引起的另一种类型是非腔隙性脑卒中，它可分为四种卒中亚型，即心源性栓塞、隐源性、大动脉粥样硬化型和其他原因引起的卒中[20]。

外周动脉疾病（PAD）是由动脉中的脂肪沉积物堆积而导致血

液供应受阻。梗死可能出现在颈动脉、椎动脉、肠系膜动脉或肾动脉[21, 22]。并非所有的早期PAD患者都会出现间歇性跛行的症状。未经治疗的PAD的临床表现可能导致残疾和死亡的风险增加。因此，评估PAD的损伤严重程度是至关重要的。踝-臂指数主要用于排除PAD的诊断。除此之外，可能还需要脚趾-肱动脉指数、运动平板和其他影像学检查等辅助诊断方法来客观评估功能受限的程度[23]。

静脉血栓栓塞，又称深静脉血栓和肺栓塞，是由四肢或肺部深静脉血栓导致的病理状况。静脉血栓栓塞的发病率很高。其典型表现为肿胀、疼痛、触痛和发热[24]。肺栓塞导致呼吸困难、呼吸急促、胸痛和心动过速[24]。

1.2 心血管疾病的负担及其危险因素

1.2.1 CVDs 的流行病学和经济负担

非传染性疾病（NCDs）是一种慢性病，主要包括心血管疾病、癌症、慢性呼吸道疾病、糖尿病和精神疾病，它们是全球的主要死亡原因。肥胖、高血压、高脂血症、糖尿病、慢性肾脏病和吸烟是所有五种NCDs的共同危险因素。在评估和管理非传染性疾病患者时，应考虑到可改变的和不可改变的风险[25]。

在这些慢性病中，心血管疾病是全世界高度流行的一组非传染性疾病，它们造成了几乎1/3的死亡，以及几乎一半的NCDs所致的死亡。因此，CVDs以及其中的缺血性心脏病和卒中，是全球死亡和残疾的主要原因，并对发病率、死亡率和全球医疗支出产生了重大影响[25, 26]。

WHO《预防和控制非传染性疾病全球行动计划》（2013年由世界卫生大会批准）的目标是通过国家、区域和全球各级的多部门协作和合作，减少NCDs造成的可预防和可避免的发病、死亡和残疾负担，使每个年龄段的人口都达到可实现的最高健康和生产力标准，使这些疾病不再成为福祉或社会经济发展的障碍[26]。因此，该计划确定了从2013—2020年实施的路线图和政策选择清单，旨在2025年实现有关NCDs的九个目标[26]。尽量减少心血管危险因素的影响和降低心血管疾病的死亡率是到2025年实现NCDs过早死亡率相对减少25%的关键[25]。

> 心血管疾病在全球范围内具有巨大的经济、社会和健康影响，特别是在中低收入国家（LMICs），这些国家的卫生系统在更有效和公平地应对NCDs患者的医疗需求方面存在局限性。因此，心血管疾病正在导致这些地区的出生时预期寿命大大缩短。

同样，《2030年可持续发展议程》认识到NCDs是一个关键障碍，并强调需要通过预防和治疗，到2030年将NCDs导致的过早死亡减少33%，并特别关注心血管疾病[27]。

疾病负担（BD）包括特定疾病（如心血管疾病）对社会造成的健康、社会和经济成本的总和和累积后果，以及人口层面上的残疾。每个人都没有疾病和残疾的情况下，与累积的当前健康状况之间的差异构成了疾病负担。以残疾调整生命年（DALYs）表示的过早死亡，包括损失的生命年数和残疾年数，也决定了BD[28]。

由健康指标和评估研究所牵头的全球疾病负担（GBD）研究，是关于心血管疾病和心血管危险因素的BD数据的主要来源。2019年，有关心血管疾病的关键BD计算结果是[9]：

• 全球心血管疾病患者人数：从1990年的2.71亿增加到2019年的5.23亿，翻了一番。

• 心血管疾病导致的死亡人数：从1990年的1210万逐渐增加到1860万。

• 心血管疾病致残的年数：从1990年的1770万增加到3440万，

翻了一番。

• 与心血管疾病有关的残疾调整生命年和生命损失年数：从2.71亿（1990年）大幅增加到5.23亿（2019年）。

据估计，2019年，有1.97亿人患有缺血性心脏病（IHD），1.01亿例卒中[9]。2019年，缺血性心脏病和卒中是造成残疾调整生命年的第二和第三位原因，分别达到1.82亿和1.43亿残疾调整生命年[9, 10]。

同样，WHO估计，每年有1790万人死于心血管疾病，占全球死亡总数的32%[8]。IHD和卒中是第一和第二大死因，分别占2019年世界总死亡人数的16%（890万）和11.2%（620万）[11]。

2019年，心血管疾病导致全球约930万男性和850万女性死亡[10]。在2019年NCDs导致的1700万过早死亡（70岁以下的人）中，约640万是由心血管疾病引起的。超过75%的死亡发生在中低收入国家，这些国家的人口在预防、早期发现、管理和治疗有心血管危险因素的人方面获得的初级医疗保健服务有限[9, 10]。

在世界范围内，2019年的10个主要死亡原因中，有7个是NCDs，占死亡总数的44%。然而，NCDs占2019年全球死亡人数的74%。因此，为了实现联合国可持续发展目标3的具体目标，并将NCDs导致的过早死亡率降低30%，迫切需要应用循证、具有成本效益的政策和干预措施，将心血管疾病（主要是心肌梗死、卒中和高血压性心脏病）及其危险因素（主要是高血压、糖尿病、高脂血症、吸烟、肥胖、久坐的生活方式和不健康饮食）的负担至少减少30%。

预计到2060年，美国心血管疾病和心血管危险因素的患病率将显著增加。高血压的患病率预计将增加27.2%，高脂血症增加27.5%，卒中增加34.3%，糖尿病增加39.3%。此外，这些患病率的增加预计会对少数种族和少数民族造成极大的影响[29]。

从直接、间接和无形的成本来看，心血管疾病造成了巨大的全球健康经济负担。仅在欧盟经济中，CVDs每年就花费约2100亿欧元，其中53%是由于医疗费用，26%是由于生产力损失，21%是由于对CVDs患者的非正规护理[12]。在美国，CVDs的直接和间接成本每年约为3780亿美元。美国CVDs的估计直接成本从1996—1997年的1035亿美元上升到2017—2018年的2262亿美元，其中医院住院治疗是最高的直接成本（996亿美元）[30]。

在中低收入国家，一份系统回顾报告估计，心血管疾病的经济困难在500~1000美元。在特定情况下，如高血压，治疗费用约占每月22美元。对于卒中和IHD，估计治疗费用在每月300~1000美元[31]。与高收入国家相比，未得到控制的高血压是导致中低收入国家心血管疾病经济负担增加的最重要因素之一[32]。因此，适当的干预措施应同时解决疾病的负担和心血管疾病引起的经济困难。

总之，以残疾调整生命年数衡量的心血管疾病负担在全球范围内继续增加。在这种情况下，人口增长和老龄化要求各国和卫生系统优先考虑预防和充分治疗心血管疾病。2019年，心血管疾病在全球造成960万男性和890万女性死亡，占所有死亡人数的33%。其中，610万发生在30~70岁的人身上。因此，心血管疾病是年轻人和中年人过早死亡的一个常见原因。例如，在2019年，50岁以下的人有120万死于心血管疾病[33]。

1.2.2 主要的可改变（行为）或可控制（代谢）的 CV 危险因素的负担

动脉粥样硬化（血管内皮中的动脉粥样硬化斑块堆积）是动脉粥样硬化性心血管疾病的病理生理原因，其中包括：

• IHD（急性冠脉综合征–不稳定心绞痛和心肌梗死）和慢性冠

脉综合征或稳定型IHD（稳定型心绞痛）；

• 脑血管疾病（卒中和短暂性脑缺血发作）；

• 周边动脉疾病（PAD；下肢循环受损）。在PAD患者中，危重肢体缺血是最严重的阶段，它增加了动脉粥样硬化性心血管疾病事件、截肢和死亡的风险[34]。

最近的证据表明，主要在IHD患者中（二级预防），动脉粥样硬化的CVDs风险主要由动脉粥样硬化疾病负担（斑块负担）的程度决定，其次才是由冠状动脉狭窄或诱发性缺血的存在决定。因此，在阻塞性和非阻塞性IHD患者中，对斑块负担的评估可用于识别最有可能从预防性药物治疗中获得最大收益的患者[35]。证据还显示，尽管预防治疗降低了动脉粥样硬化CVDs事件的相对风险，但后续事件的绝对风险仍然很高。因此，以美国为例，估计到2035年，近一半人口可能有一些心血管疾病的临床症状，每年的费用可能翻倍，达到11亿美元。因此，必须提高预防治疗的有效性，以减少这些负面预测[36]。

可改变或可控制的危险因素是造成全球心血管疾病负担的主要原因。因此，充分控制危险因素是一个关键的全球挑战，需要创新和创造性的健康解决方案[33]。

与心血管疾病相关的CV危险因素可能是代谢、行为或环境因素。导致心血管疾病发生的代谢原因包括总胆固醇、血压和空腹血糖水平的升高，而行为原因包括吸烟、不健康饮食、缺乏运动和过度饮酒。

因此，CV危险因素的数量和强度决定了动脉粥样硬化的严重性和进展，这一过程是炎症性和系统性的（身体的所有血管），始于生命的第一个10年。此外，在儿童和青少年时期，心脏代谢改变（超重和肥胖、高血压、高空腹糖和高胆固醇水平）是最重要的CV危险因素。因此，预防和控制这些危险因素对于减少全球心血管疾病的负担至关重要[37]。值得注意的是，在2020年，约有3%的儿童和5%的青少年患有代谢综合征，这一患病率在全球范围内凸显出对跨部门干预的迫切需求，以减少这一疾病及其危险因素（包括儿童超重和肥胖）的全球负担[38]。

2017年，3410万例死亡（95% UI 33.3–35.0）和12.1亿（11.4–12.8）残疾调整生命年限可归因于GBD危险因素。在全球范围内，61.0%（59.6–62.4）的死亡和48.3%（46.3–50.2）的残疾调整生命年归因于GBD危险因素。按死亡人数和残疾调整生命年排列，6个主要危险因素是[39]：

1. 收缩压高；

2. 吸烟；

3. 空腹血糖高；

4. 体重指数高；

5. 低密度脂蛋白胆固醇高（高脂血症）；

6. 体力活动少（久坐的生活方式）。

据估计，饮食风险（饮食中水果、蔬菜、豆类、全谷物、坚果和种子、纤维、钙、海产品 ω-3 脂肪酸、多不饱和脂肪酸和牛奶含量低；或饮食中红肉、加工肉类、加糖饮料、反式脂肪酸和钠含量高）导致1090万人死亡和2.19亿残疾调整生命年。

同样，在2019年，GBD的主要危险因素是收缩压高、吸烟、空腹血糖高、出生体重低和体重指数高。其他值得注意的变化包括环境颗粒物污染、高低密度脂蛋白胆固醇和饮酒的可归因残疾调整生命年百分比和排名的大幅上升。2019年，疾病危险因素的负担按其对残疾调整生命年总数的贡献（百分比）进行了排名，见表1[40]。

表1 按残疾调整生命年（DALYs）排列的10个全球疾病危险因素负担排名[40]

危险因素排名	DALYs百分比（95%CI）
1. 收缩压高*	9.3（8.2～10.5）
2. 吸烟**	7.9（7.2～8.6）
3. 空腹血糖高*	6.8（5.8～8.0）

续表

危险因素排名	DALYs百分比（95%CI）
4.出生体重低	6.3（5.5~7.3）
5.体重指数高*	6.3（4.2~8.6）
6.妊娠期短	5.5（4.7~6.3）
7.环境颗粒物（空气环境）	4.7（3.8~5.5）
8.LDL胆固醇高*	3.9（3.2~4.7）
9.饮酒**	3.7（3.3~4.1）
10.家庭空气污染（室内污染）	3.6（2.7~4.6）

*可控制的代谢危险因素；**可改变的行为危险因素；CI：置信区间。

关于与心血管疾病负担相关的危险因素，自1990年以来，12个主要的危险因素一直保持相似。2019年，危险因素的排名是[9]：

1. 收缩压高（代谢风险）；
2. 饮食风险（行为风险）；
3. 低密度脂蛋白胆固醇高（代谢风险）；
4. 空气污染（环境风险）；
5. 体重指数高（代谢风险）；
6. 烟草（行为风险）；
7. 空腹血糖过高（代谢风险）；
8. 肾功能障碍（代谢风险）；
9. 非最适温度（环境风险）；
10. 其他环境风险（环境风险）；
11. 饮酒（行为风险）；
12. 体力活动少（行为风险）。

实验和流行病学研究表明，空气污染与心血管疾病的发病率和死亡率之间有着密切的联系[41]。因此，有强有力的证据表明，较高的环境空气污染水平会增加心血管疾病的风险，尤其是全因心血管疾病死亡率、卒中和IHD[42]。这表明有必要开发旨在最大限度地减少空气污染对健康影响的服务，正如FIP的报告《减轻空气污染对健康的影响：社区药师的作用——全球调查报告》以及FIP和清洁呼吸研究所的出版物《空气污染的全球威胁及其对患者治疗的影响：支持药学实践和劳动力发展》。

1.2.3 具体的可改变的（行为）或可控制的（代谢）CV危险因素

•高血压：是造成全球疾病负担的最大单一因素。据估计，2010年全球31.1%的成年人（13.9亿）患有高血压。高血压每年造成1040万例过早死亡和2.18亿残疾调整生命年[39, 43]。因此，它是导致IHD、卒中和慢性肾脏疾病最重要的危险因素之一。

在世界范围内，高血压是心血管疾病死亡和疾病负担的一个主要可预防原因[44]。此外，在高血压患者中，10%~20%的人患有难治性高血压，与非难治性高血压相比，难治性高血压与心血管和肾脏预后恶化以及死亡有关[45]。

•糖尿病：2型糖尿病患者的心血管并发症在人群和患者层面都造成巨大的疾病负担有关。在人群层面上，心血管疾病的费用占治疗糖尿病总直接费用的20%~49%。与没有心血管疾病的糖尿病患者相比，每位患者的心血管疾病、缺血性心脏病、心力衰竭和卒中的年成本中位数分别高出112%、107%、59%和322%。平均而言，与治疗单纯糖尿病患者相比，治疗心血管疾病合并糖尿病患者的成本增加了3418~9705美元[46]。

在1483名心肌梗死患者中，42%的未知糖尿病患者入院时血糖水平升高，180天后发生心血管事件（新发心肌梗死、心力衰竭、卒中、全因死亡）的风险更大[47]。

在中低收入国家，超重、肥胖和糖尿病的患病率正在迅速上升。例如，抽样调查57个中低收入国家的685616名居民的数据集分析显示，超重、肥胖和糖尿病的总体患病率分别为27.2%、21.0%和9.3%。汇总分析表明，与BMI为18.5~22.9kg/m^{2}的人群相比，BMI为23kg/m²或更高的人群患糖尿病风险更高，男性的糖尿病风险增加43%，女性的风险增加41%。在撒哈拉以南非洲，35～44岁的人群和25～34岁的男性的糖尿病风险也突然增加。值得注意的是，糖尿病筛查的最佳BMI阈值在东亚、南亚和东南亚的男性中为23.8kg/m²，在中东和北非以及拉丁美洲和加勒比地区的女性中为28.3kg/m²[48]。

• 高脂血症：在代谢性CV危险因素中，富含胆固醇的致动脉粥样硬化脂蛋白在动脉粥样硬化的发病机制中起着核心作用。在中年人中，总的动脉粥样硬化斑块负担的大小受循环中致动脉粥样硬化脂蛋白的浓度和接触这些脂蛋白的总时间的影响。因此，有足够的证据支持致动脉粥样硬化脂蛋白的终生升高与未来动脉粥样硬化心血管疾病风险之间的因果关系[49]。

在胆固醇水平一般且无IHD的男性中，将胆固醇降低约1.0mmol/L，可减少8.9例动脉粥样硬化性心血管疾病事件，每100人节省56.0个住院日。对于那些有IHD的人，根据起始水平的不同，这种差异可使动脉粥样硬化性CVD事件减少26.8～36.5起，每100人可节省158.2～247.3个住院日。对比45～54岁与55～64岁人群的累积事件，显示年轻群体从干预中获益更大[50]。

根据现有的数据，一些作者提议研究在年轻和中年早期的成年人中强化降低血浆脂蛋白（apo）B水平是否会使动脉粥样硬化的早期阶段退步，从而消除在生命后期发展为临床动脉粥样硬化性心血管疾病事件的风险[36]。

• 吸烟：全球大约有11亿烟民，每年有800多万人因吸烟而死亡[39]。吸烟是各种疾病的危险因素，包括心血管疾病、慢性阻塞性肺疾病（COPD）和癌症[39]。

同样，无烟烟草与全因、所有类型的癌症和特定癌症（如上呼吸消化道、胃和宫颈癌）的死亡率以及缺血性心脏病和卒中之间也有明显关联。亚组分析显示了地区差异：与无烟烟草相关的

652494例全因死亡中，88%是由东南亚地区负担[51]。

此外，吸烟的CVD患者的全因、CVD和癌症的死亡风险增加，而戒烟后风险明显下降[52]。例如，在重度吸烟者中，戒烟后五年内心血管疾病风险明显低于目前吸烟者[53]。因此，有强有力的证据表明，建议戒烟以预防心血管疾病患者的过早死亡。然而，与从未吸烟的人相比，曾吸烟者的心血管疾病风险在戒烟5年后仍然明显升高[53]，而且吸烟的不利影响可能持续20年以上，这低于目前肺癌和心血管疾病风险评估临床指南规定的时间[54]。

> 主要的非传染性疾病都有四个可改变的行为危险因素：不健康饮食、久坐不动的行为、吸烟、过度摄入食物和酗酒。因此，采用健康的生活方式，包括不过量饮酒、不吸烟、健康饮食和定期体育锻炼，是应对非传染性疾病全球负担的一项关键而经济的战略。

1990—2016年，发达国家的心血管死亡率有较大幅度的下降；相比之下，在中低收入国家心血管疾病负担有增加的迹象。例如，2015年墨西哥报告的CVD支出相当于总卫生支出的4%。总的来说，在LMICs，CVD几乎是所有这些国家卫生支出的首位，经济负担在未来几十年内仍将十分沉重[55]。

同样，中东国家的心血管疾病发病率也在增加。例如，心血管疾病的总患病率为10.1%。此外，CV危险因素的流行率更高——血脂异常（43.3%）、高血压（26.2%）和糖尿病（16%）。因此，该地区血脂异常（43.3%）的负担是高血压（26.2%）和糖尿病（16%）的两倍。此外，其他危险因素的流行率也很高，如吸烟（12.4%）和心血管病家族史（18.7%）[56]。

2 药师融入心血管疾病治疗: 当前和未来

2.1 由药师提供以患者为中心的医疗

CVDs是全球发病和死亡的主要原因。因此,所有医护人员都必须为预防和管理心血管病做出贡献。需要得到改进和加强药师在门诊和住院患者中对心血管疾病的治疗的融入。对心血管病患者的治疗必须以患者为中心,以多学科团队为基础,有共同的健康目标,长期的护理关系,循证实践,有效的患者就医途径,以及有效的专业间和机构间沟通和协调[57]。

在以患者为中心的医疗方面,药师应培养以患者为中心的沟通能力,例如[58]:

• 个性化并尊重每位患者,把他们看作有具体问题并需要个性化解决方案的独特的人;

• 更加关注患者而不是产品,在与患者的关系中始终提供尊重和同情;

• 建立药师和患者之间的相互理解和同意,参与双向交流;

• 尽可能与患者分享控制权和责任,尊重患者获得完整和正确信息的权利;

• 增强患者自理的能力;

• 根据每个患者的需要和偏好调整沟通方式;

• 将沟通视为药学专业的一个关键因素,从而理解加强这方面能力的必要性。

总体来说,在有CV危险因素或CVD的患者中,循证建议和常规临床实践之间存在着差距[59]。因此,这类患者中,有很高比例的人没有使用循证治疗干预措施,或没有达到治疗目标;例如,接近50%的人低密度脂蛋白胆固醇水平高于100mg/dl（2.6mmol/L）或70mg/dl（1.8mmol/L），或血压值高于140/90mmHg[59]。

欧洲药学监护联盟（PCNE）指出，"药学服务是药师对个人保健的贡献，目的是优化药品使用和改善健康状况"[60]。药师可以通过专业的药学服务来实现对有心血管危险因素或心血管疾病患者的保健，例如，在药学服务的背景下，进行用药审查（药物治疗随访）、咨询和健康教育以及配药[61, 62]。

药师可以为改善医疗过程和健康结果做出贡献，并且可以通过优化药物治疗为减少心血管疾病的负担和提高心血管疾病患者的医疗质量做出贡献。总体来说，这些药学服务可以在患者或人群层面进行，需要患者和其他医疗团队成员的合作，主要集中在识别和解决与药物治疗相关的负面结果及其可预防的原因（药物相关问题），有助于提高药物治疗的有效性和安全性，并带来积极的健康结果[59, 63]。

一些针对心血管疾病或心血管危险因素患者的研究表明，药师参与设计和实施专业药学服务可以[59, 64, 65]：

• 提高患者的知识水平；

• 促进健康生活方式的采用和成果；

• 优化识别最需要并将受益于心血管预防干预的人群，并有助于改善一级和二级预防干预的效果；

• 提高CV高风险患者达到血压、HbA1C和LDL胆固醇相关目标的百分比；

• 改善患有IHD（二级预防）或没有CVD（一级预防）的患者对处方药物的依从性。

同样，一些系统评价也记录了药师主导的治疗，或与其他医护人员（主要是医生或护士，作为团队治疗的一部分）合作的治疗，可以改善健康状况，降低医疗成本，提高患者满意度[66, 67]。此外，在门诊患者和流动的临床环境中，药师主导的干预措施可以优化主要的CV危险因素的治疗管理，并能大大促进CV危险因素的控制。这些系统综述的结果，支持药师作为医疗团队中不可缺少的成员参与管理心血管疾病或心血管危险因素患者，以改善高血压、糖尿病或血脂异常患者的临床管理和治疗效果[66, 68-72]。此外，最近的一项伞形评价发现，有确凿的证据表明，药师干预可以为心血管疾病患者的治疗管理提供积极的效果，包括控制危险因素、改善对处方药物的依从性，以及在某些情况下，减少发病率和死亡率[73]。然而，所使用的组别或干预措施和干预的精确性或细节方面存在一些局限性，这些干预措施通常描述不清、涉及多方面，导致高度的异质性[71]。

因此，相关的临床指南建议药师作为团队成员参与对有心血管危险因素的患者的治疗，例如高血压管理指南。因此，北美[74]和欧洲[75]的指南都建议都将药师作为高血压患者医疗团队的一部分[76]。北美的指南说，药师的职责包括"全面的用药管理，包括识别和记录与药物相关问题，启动、修改和停止用药以解决所发现的问题，并对患者进行用药方案的教育"[74]。因此，药师作为医疗团队成员应该成为高血压患者的医疗标准[76]，因为医生–药师合作干预在高血压的治疗管理中是有效的，例如，根据所使用的不同血压指南，可以降低平均收缩压（BP），改善未控制的高血压合并糖尿病或慢性肾病患者的血压控制[77]。

值得注意的是，有一个或多个主要CV危险因素的患者，如高血压，开始新的或调整后的药物治疗方案，应每月对治疗的依从性、有效性和安全性进行随访评估，直到达到治疗目标，每3～6个月随访一次[74]。

2.2　有心血管危险因素或心血管疾病患者的干预和随访

有必要介绍一些与手册其他章节内容相关的具体补充信息[78]，

如图1所示，显示了药师通过药学专业服务对具有危险因素或心血管疾病患者进行干预的主要步骤。

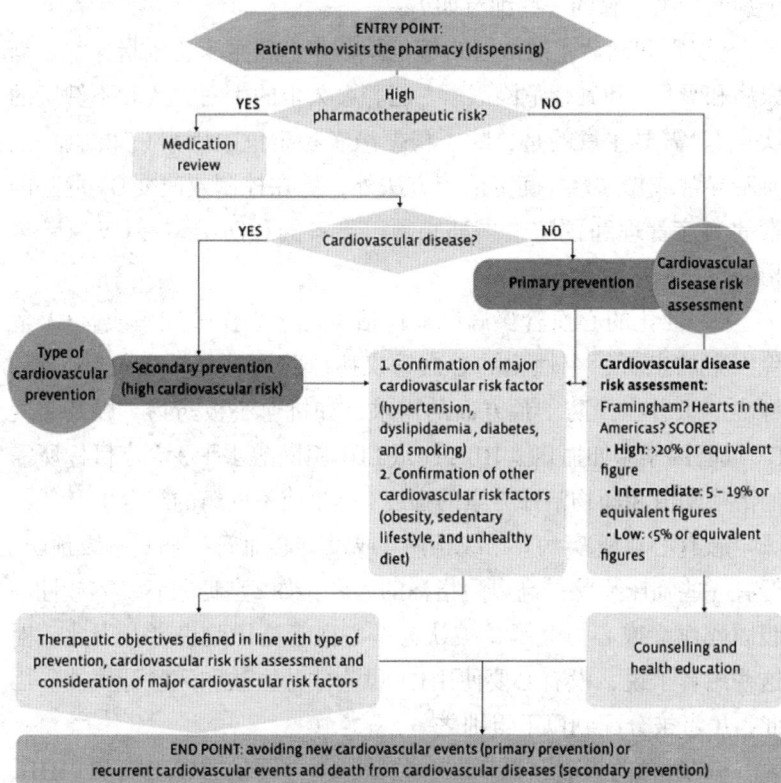

图1 药师通过药学专业服务对有危险因素或有心血管疾病的患者进行干预的主要步骤[78,79]

改编自：Amariles P, González M, Sabater D. Actuación farmacéutica en Prevención Cardiovascular。格拉纳达；2006年，第68页。[访问时间：2022年8月6日]。网址：https://www.researchgate.net/publication/215898825_Actuacion_Farmaceutica_en_Prevencion_Cardiovascular

总体来说，评估患者的药物治疗风险是很重要的，如果风险很高，这就说明患者需要进行用药审查，以尽量降低风险（见上文）。因此，在这个过程中，药师需要与患者面谈，测量和评估生命体征，审查临床记录，包括药物治疗和实验室检查，并与其他医疗团队成员合作，解决有关患者健康状况或药物治疗的任何问题。此外，关于药师对有危险因素的患者或心血管病患者进行干预的相关步骤的一些细节如下：

• 识别和确认主要的心血管危险因素（高血压、血脂异常、糖尿病和吸烟）和其他危险因素（肥胖、久坐的生活方式和不健康的饮食）。需要注意的是，除了根据患者特定危险因素（如高血压、血脂异常或糖尿病）确定治疗方法外，旨在控制或改变CV危险因素的治疗管理和预防干预都必须以患者的预防类型和CV风险为指导。

• 个性化的心血管疾病风险评估。对于心血管疾病或有CV危险因素的患者，个性化的心血管疾病风险评估是一个关键步骤，可确定患者在预防干预方面的需求，如抗血小板药物，以及实现CV危险因素（如血压、HBA1c或LDL胆固醇水平）治疗目标所需的治疗阈值和药物治疗方案的强度（剂量或不同组的组合）[14, 80]。

患有心血管疾病（二级预防）或没有心血管疾病（一级预防）但有一些临床症状是高风险指标的患者，如2型糖尿病、家族性高胆固醇血症或心力衰竭，被认为是心血管高风险患者。因此，对这些患者来说，没有必要使用CV风险估计方法和风险计算器。因此，患者被分配到以下组别之一：

• 二级预防患者：其存在一些动脉粥样硬化的CVD病症（IHD、卒中或外周动脉疾病）表明有较高的CV风险；

• 一级预防患者：有危险情况应被视为心血管病的高风险患者。

总体来说，对于有主要CV危险因素但没有CVD和CVD高危情况的患者（一级预防），建议估算10年的CVD风险。要做到这一点，学术和科学协会推荐了不同的方法和风险计算器。重要的是，要为一个地区或国家确定最合适的方法，例如：美洲之心[78]适用于中美洲和拉丁美洲，系统冠状动脉风险评估2（SCORE-2）[14]用于欧洲，或ASCVD风险评估器Plus用于美国[80]。一旦评估了

CV风险，患者将被分配到以下组别之一：

•高CV风险的一级预防患者：CV风险估计＞20%（或用其他方法和风险计算器计算的等效数字）；

•中度CV风险的一级预防患者：CV风险估计为10%~19%（或用其他方法和风险计算器计算的同等数字）；

•低CV风险的患一级预防者：CV风险估计＜10%（或用其他方法和风险计算器计算的同等数字）。

药师的干预措施包括与患者和医生合作就代谢和行为上的CV危险因素对患者进行咨询和健康教育，识别依从性障碍，识别和解决与用药和药物相关的不良结果，包括调整药物治疗方案，并根据CV风险和药物治疗风险每1~3个月定期随访[14, 77, 79]。

2.3　药师在心血管疾病医疗中的观点

值得注意的是，通过药学专业服务，药师可以通过优化药物和非药物疗法，从而实现治疗目标，有助于心血管健康。因此，对于心血管疾病患者或有心血管危险因素者，药师有很好的机会以促进取得尽可能好的健康结果。除了前面详述的医药专业服务（配药、咨询和健康教育以及用药审查）外，药师还可以提供其他服务，以改善心血管疾病和CV危险因素的管理和控制，如主要代谢性CV危险因素（血糖、胆固醇和血压）的床旁检测和药物重整[81]。

为了加强在医疗保健系统中的作用，药师可以提供额外的服务[82]。这些药学服务的特点必须是以患者的需求和喜好为中心的人性化的药学服务，以及团结、人道主义、创造性和创新性。

这些额外的服务包括：

•在社区药房的范围内进行咨询和健康教育：这可能对健康相关的行为、中间的临床结果和患者的生活质量有小的有益影响[83]。此外，干预措施对一些代谢和行为危险因素可能具有成本效益。效果的大小不一，但如果能从概念上进一步支持与行为改变相关的干预措施和机制，可以提高效果[83]。

• 提供药学服务有效性的证据：总体来说，由药师提供的用药审查，主要是2级（中级）和3级（高级），被认为对控制主要的CV危险因素是有效的；然而，在一些研究中，证据是矛盾的。系统评价显示，用药审查与更好地控制血压、胆固醇和2型糖尿病有关。然而，一些综述显示，药师干预对这些CV危险因素的控制有不同的效果，从非常大的效果到适度的效果或没有效果；因此，由于其高度的异质性，连续的临床结果未能达到统计学意义[70, 71]。因此，进一步的研究应该：

• 利用同质化的方法进行用药审查，减少异质性[71]。此外，还需要确定异质性来源，提高效率和成本效益[67]。

• 确定证明临床结果具有统计学意义的目标和目的。

• 提高有效获取有关当前健康问题和药物治疗的患者特定信息的来源（患者、药物治疗和电子临床记录、其他医护人员）。必须确定首选的沟通策略，并建立记录和建立评估计划的机制[84]；

• 收集数据并确定机制，以传播和实现与实现更好的健康结果有关的药师干预措施的适当结果，以支持对药师服务的需求[84]。

有助于改善社会经济地位低下人群的心血管疾病管理：社会经济地位低的人或中低收入国家对心血管疾病的管理和预防十分薄弱。提高急性冠状动脉综合征管理和二级预防的可用性、可及性和可负担性非常重要。此外，一级预防应侧重于针对健康的社会决定因素以及控制CV危险因素的政策和个人干预，并辅以任务分担和数字医疗的使用，包括远程药学（见7.4节）[85]。

药师在心血管疾病管理和预防方面的培训和继续教育：有必要为药师制订和评估教育计划，重点是识别和确认主要的心血管危险因素，对心血管疾病或具有CV危险因素的患者进行个性化的心血管风险评估并提供药学专业服务，主要是用药审查和咨询以及健康教育。这些项目应评估药师在参加教育项目前后评估和处理这些问题的知识和技能，并评估药师的满意度和认知成效[86]。

药师处方：重要的是设计和开展研究，重点评估药师处方方案对特定药物和患者的临床和经济效果，并且要与医生合作达成共识。药学专业面临的一个重要的挑战是，提供药师处方对降低或控制心血管疾病风险的效果证据，从而在门诊和临床环境中制订循证临床实践指南[87]。

3 预防和控制心血管疾病

3.1 药师在促进心血管健康和健康生活方式方面的作用

2015年，联合国通过了2030年可持续发展议程，其中包括17个目标（SDGs）。在健康方面，可持续发展目标3的目标是"确保健康的生活，促进各年龄段所有人的福祉"。它的目标（3.4），即到2030年"通过预防和治疗将非传染性疾病的过早死亡率减少三分之一，并促进心理健康和福祉"[78, 88]。

NCDs是全球发病率和死亡率最高的疾病，每年造成4100万人死亡（占全球总死亡率的71%）。它们有着共同的遗传、生理、环境和行为的危险因素（图2）。因此，旨在控制这些因素的宣传和预防干预措施可能有助于减少包括心血管疾病在内的NCDs的健康负担和负面影响[33, 89]。

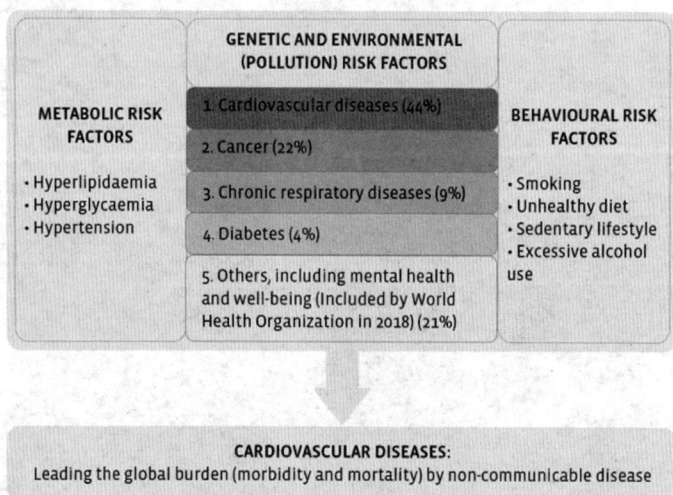

図2 非传染性疾病的危险因素和对全球死亡率的贡献（百分比）[33, 88]

改编自：Amariles P. El paciente con factores de riesgo o con fermedad cardiovascular en el contexto de la atención farmacéutica y el objetivo de desarrollo sostenible–3.Vitae.Vitae 28（Supl1）：23–26.［西班牙语］.［访问时间：2022年8月6日］。Available at：https://revistas.udea.edu.co/index.php/vitae/article/view/348083/20806693

　　健康促进和疾病预防方案和干预措施的主要目标是通过减少接触危险因素和改善健康环境，尽可能长时间地维持人们的健康。健康促进的目的是让人们和人群参与并增强他们的能力，使他们采取健康的行为并产生变化，从而减少罹患危险因素或NCDs（包括CVDs）的风险。这些干预措施和计划可以面向人群（零级预防）或个人（一级和二级预防）[78, 88, 90]。这些旨在发展和保持良好心血管健康的干预措施既具有成本效益，又能带来增值的健康效益；因此，这些措施的早期实施（最好是从儿童时期开始）可以减少对更昂贵的后期治疗或干预的需求，例如康复和姑息治疗[33, 89, 91]。

　　零级预防：以整个人口为重点，旨在减少暴露于环境（污染）和行为（可改变的）危险因素（包括作为主要或独立的CV危险因素的吸烟），并避免出现可控制的、主要或独立的CV危险因素，例如高血压、血脂异常和糖尿病，它们被认为是动脉粥样硬化CVD高风险的指标。
　　一级预防：侧重于没有动脉粥样硬化CVD的患者，目的是通过药物和非药物治疗，改变或控制主要的CV危险因素（包括吸烟），从而避免心血管疾病的发生。
　　二级预防：以动脉粥样硬化性CVD患者为重点，目的是通过药物和非药物治疗，改变或控制主要的CV危险因素（包括吸烟），从而避免死亡或新的CV事件。

　　图3显示了CV危险因素、动脉粥样硬化性CVD的临床情况（IIID、卒中、PAD）和心血管预防的类型[79, 90, 92]。

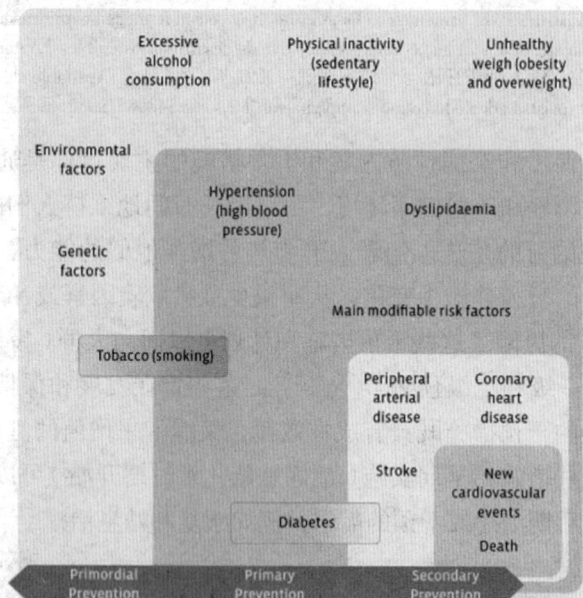

图3 心血管危险因素、心血管疾病的临床状况，
以及心血管预防的类型[79, 90, 92]

改编自：Amariles P，Gonz á lez M，Sabater D. Actuaci ó n farmac é utica en Prevenci ó n
Cardiovascular。格拉纳达；2006年，第68页。[访问时间：2022年8月6日]。网址：
https：//www.researchgate.net/publication/215898825_Actuacion_Farmaceutica_en_
Prevencion_Cardiovascular

3.1.1　零级预防

　　零级预防包括人口层面的干预，旨在减少危险因素的暴露，
主要是行为和环境危险因素，力求避免可控或可改变的危险因素
的发展。因此，改善健康的生活方式或行为是CVDs零级预防的一
个关键目标。行为干预的重点是控制烟草（吸烟会增加CV风险），
促进健康食品的摄入（水果、蔬菜、豆类、坚果、富含 ω–3 的鱼
类），限制不健康食品（饱和脂肪和反式脂肪、精制碳水化合物、
过量的盐和酒精），促进定期体育活动，以及控制体重[93]。控制
环境和室内污染，是一个关键的环境干预[90, 92]。

　　促进和采用终身健康的生活方式是CV健康的基础，因此，实现和保持健康的行为是所有医疗保健提供者与家庭和护理人员合作的关键任务[94]。实现和保持健康的生活方式的医疗保健和教育是一个有效的预防保健方案的重要组成部分[95]。

　　定期进行体育活动、食用健康食品和减少不健康食品可以降低血压，改善血脂状况，从而降低患高血压和血脂异常的风险。此外，健康的饮食和体育活动对保持健康的体重至关重要。此外，一些行为因素，如压力管理、睡眠时间和质量、分量控制和进餐时间，可能有助于达到和保持健康体重，因此是零级预防的相关干预措施[96]。

　　在成年人和老年人中，包括每天约400g蔬菜和水果，以及豆类、坚果、全谷物、不饱和植物油、鱼、瘦肉或家禽和低脂乳制品的饮食模式（类似于控制高血压的饮食方法［DASH］或地中海饮食）可以降低全因死亡的风险[97]。此外，坚持DASH饮食可以减少心力衰竭的发生率，主要是在75岁以上的人[98]。同样，食用水果和定期的体育活动与降低全因和心血管疾病的死亡率呈正相关[99]。例如，在剂量反应关系中，体育活动可使健康人的心血管疾病死亡风险减少20%~30%。此外，在男性和女性中，体育活动还能使死亡率风险分别降低50%和40%[100]。

　　食用全谷物食品可显著减少至少一种炎症标志物，例如C反应蛋白、白细胞介素（IL）–6或肿瘤坏死因子；另外，多吃带壳水果可降低IL–6的水平[101]。食用红肉和经常摄入甜食与炎症模式有关[102]。关于营养和体重管理的更多信息可以在FIP的《营养和体重管理服务：药师工具箱》。

　　总体来说，超重或肥胖者的体重减轻可以明显降低血压；因此，高血压患者的减肥饮食可以降低血压。因此，体重大幅减轻可能需要下调降压药物，例如，减肥手术后收缩压可下降10mmHg或更多[103, 104]。此外，体育活动可以改善胰岛素抵抗者的敏感性和胰岛素作用，因为体育活动有助于解决造成胰岛素抵抗的分子异常，并恢复生理上的胰岛素敏感性[105]。

定期体育活动对心血管和呼吸系统的积极影响是很大的，例如[100]：

• 增加心肺功能，通常以最大摄氧量来衡量；

• 扩大了骨骼肌的氧感知和血管生成；

• 增强心输出量，提高身体运输和扩散氧气的能力；

• 通过提高高密度脂蛋白/低密度脂蛋白胆固醇比率和降低血浆甘油三酯的浓度，改善血脂状况；

• 降低血压；

• 有助于抵制内脏脂肪的积累，减少心脏代谢的风险。由于产热的增加，体育活动刺激脂肪的减少，以及白色脂肪组织转化为代谢活跃的棕色脂肪组织；

• 降低心力衰竭的风险。高水平的总体育活动、闲暇时间活动、剧烈活动、职业活动、步行和骑自行车的组合以及心肺功能与降低患心力衰竭的风险有关[106]。

有毋庸置疑的证据表明，定期训练（定期体育活动）、有氧运动（连续步行、慢跑和骑自行车）或阻力运动（举重），可以防止或延缓独立的CV危险因素的发展。此外，有资料表明，体育活动或训练可以从数量上改善这些CV危险因素[100, 105]。

• 糖化血红蛋白A1C（HbA1C）：系统评价显示，运动训练能显著降低血浆中的HbA1c水平，这是一种长期血糖控制指标，从0.37%降至0.66%，这种效果与体重的改变无关[107, 108]。

• 高密度脂蛋白（HDL）：一些荟萃分析显示，运动训练可使血浆中的高密度脂蛋白胆固醇水平明显提高3%~9%（相当于2.5~3.15mg/dL平均值）[109, 110]。此外，有益效果取决于运动量，而不是运动强度或体能的提高，系统评价发现HDL-C水平的提高幅度为0.27~5.41mg/dl[111]。

• 收缩压（SBP）和舒张压（DBP）：系统评价显示，所有类型的体育活动都会降低SBP和DBP[110]。与高血压前期（-2.1/-1.1mmHg）或正常人（-0.75/-1.1mmHg）相比，高血压患者耐力训练对SBP/DBP的降低幅度明显要高（-8.3/-5.2mmHg）。值得注意的是，与高血压或正常受试者相比，动态阻力训练能更有效降低高血压前期受试者的SBP/DBP（-4.0/-3.8mmHg）[112]。另外，众所周知，步行与降低高血压风险有关[113]。

•体重：系统评价显示，运动对体重不健康的人有积极作用，可使体重下降1~5kg。在提高减重效果方面，高强度的运动比中度或轻度的运动更有效[105]。

•腰围：一些研究表明，有氧运动可使腰围减少2.2cm，腰围是代谢风险的一个指标[110]。

促进心血管健康需要制订政策，以减少全民的钠摄入量，增加健康食品的可获得性和可负担性，以及创造和提供体育活动的条件。健康饮食和体育活动政策的制订和实施需要考虑社会文化、经济和政治背景[114]。此外，政策制定者和政治家应优先考虑全民性的心血管健康促进和心血管疾病预防战略，例如[115]：

•对烟草、盐、含糖食品和酒征税：这些都是减少其消费的有效政策，有助于促进与心血管健康有关的健康生活方式，减少心血管疾病负担。此外，对加工食品和烘焙食品的标签规定，重点强调盐、糖、饱和脂肪和反式脂肪等不健康成分的含量，是另一项可能降低心血管疾病和其他非传染性疾病发病风险的政策。

•对整个人群进行教育干预，重点是减少或控制CV危险因素（零级预防）：筛查行为（不健康饮食、久坐、不健康体重、吸烟和过量饮酒）和代谢（高血压、血脂异常和空腹血糖过高）的CV危险因素，是加强健康生活方式对CV健康的积极影响的关键。

•减少人群暴露于环境和室内空气污染，改善健康环境：当务之急是改善社会和环境因素，以减少人口暴露于心血管疾病和其他非传染性疾病（主要是呼吸系统疾病和癌症）的这种危险因素。

评估预防策略的有效性应包括监测CV危险因素和CVDs的发生率和流行率。

3.1.2　一级预防

一级预防旨在避免高危人群（定义为存在一个或多个CV危险因素）发生CVD。在启动一级预防干预措施之前，确定个人患心血管并发症的风险水平很重要。在个人层面上，为了改变或控制危险因素，需要识别多因素高风险人群，并根据指南对高血压、低密度脂蛋白胆固醇和糖尿病进行管理。在卫生系统中，提高健康生活方式、药物治疗的依从性的医疗保健以及患者层面的战略至关重要，可以通过教育、技术和个性化的方法来实施这些战略[90,92]。

一级预防包括干预措施，如戒烟、改变饮食习惯、体育活动、减少酒精和盐的摄入以及控制体重。除了向高危人群推荐这些干预措施外，Riegel及其同事还鼓励医疗保健提供者推广自我保健方法来预防和管理慢性疾病[116]。自我保健被定义为患者及其家人通过促进健康的实践和疾病管理来维持健康的过程[116]。自我保健可提高患者及其家属的自主权和责任感，从而获得符合个人健康和生活目标的更好结果。自我保健一级预防干预的关键第一步是患者知道和了解他们的健康状况，并意识到CV危险因素。医疗保健提供者需要与患者建立伙伴关系，通过解释所有的危险因素，并为患者提供适当的途径获得有关其健康状况的信息，促进自我保健实践[116]。

有效改变生活方式可能足以防止或推迟1级高血压患者开始药物治疗。生活方式的改变也可以增强抗高血压治疗的效果，但对于具有高CV风险的高血压患者来说，不应推迟药物治疗的开始时间。因此，一些高血压管理指南建议调整生活方式，例如，减少食盐和其他不健康食物的摄入，节制饮酒，增加蔬菜和水果的摄入。总体来说，对于高血压和低CV风险的患者来说，减少盐的摄入和生活方式的调整仍然是有效的治疗方案[75]。然而，在所有国家，盐的摄入量仍然高于WHO的建议，这突出表明需要在世界范围内进一步努力降低盐的摄入量，并评估减盐策略[117]。

一些系统评价表明，对血脂变异性的测量和监测可能对心血管疾病和全因死亡率的风险评估有重要的临床意义[118]。此外，有证据表明，心脏代谢危险因素与全因死亡率、心血管疾病和其他健康结果的风险增加有关，例如[119]：

•高血脂与心血管疾病、糖尿病、终末期肾病和痴呆的死亡率增加和风险升高有关。

•高血压与死亡率、心肌梗死和住院率的增加有关。此外，低血压可能导致痴呆。

•高血糖与死亡率、糖尿病的微血管和大血管并发症以及导致住院的低血糖事件的增加有关。

•体重与死亡率、糖尿病、肥胖、心血管疾病和癌症有关。

对于关键人群，准确的CV健康管理和健康促进，重点是长期监测和控制代谢危险因素（高血压、血脂异常、糖尿病和不健康的体重），是一个关键战略。例如，50~69岁的人是一个需要有效的方案来预防心血管疾病和促进CV健康的群体[120]。此外，药物治疗（如他汀类药物、降糖和降压药物）和生活方式的改变，可改善对心脏代谢危险因素的控制[90]。因此，基本药物的覆盖范围、任务分配和技术的应用有助于提高心血管疾病预防计划的有效性[85, 121]。

3.1.3 二级预防

二级预防旨在避免动脉粥样硬化性心血管疾病患者的死亡或新的心血管事件。沟通CV战略的好处可以增加对不同行为和政策行动的支持。介绍政策的多种益处可增强公众的支持[122]。进一步明确干预措施、治疗依从性的定义和评估，是未来研究中需要关注的因素[123]。

自我管理干预对一些危险因素有影响。因此，建议心肌梗死患者在出院过程中使用自我管理支持，以改善其生活方式[124]。在医院门诊中启动的行为改变干预措施显著增加了体育活动，并降低了体重、体重指数和腰围。

定期筛查心血管并发症对二级预防很重要。筛查有助于在永久性损害发生之前发现心血管疾病的可能风险[125]。一些关键的筛查测试包括血压、空腹脂蛋白水平、体重指数和血糖测试。其他推荐的筛选测试包括静息心电图、运动平板测试、负荷超声心动图和冠状动脉造影。以药房为基础的筛查项目能够测量大多数关键的筛查测试结果，而且这些项目被认为是对心血管并发症高风险人群进行检测、教育和转诊的理想场所[126]。

在定期筛查之后，医疗保健提供者可能需要在现有一级预防干预措施的基础上进行药物干预。事实证明，与搭桥手术等大型预防性外科手术相比，预防性的药物干预更经济实惠[125]。心血管疾病并发症二级预防所需的核心药物见表2。

表2 心血管疾病并发症二级预防的核心治疗组清单

治疗组	适应证
抗血小板药物	缺血性心脏病和缺血性卒中的二级预防
噻嗪类利尿剂	高血压
钙通道阻滞剂	高血压
他汀类药物	缺血性心脏病和缺血性卒中的一级和二级预防
血管紧张素转换酶抑制剂和血管紧张素受体阻滞剂	高血压、缺血性心脏病和缺血性卒中的一级和二级预防、心力衰竭
β受体阻滞剂	高血压、缺血性心脏病的二级预防、心力衰竭
髓袢利尿剂	心力衰竭
醛固酮受体拮抗剂	高血压、心力衰竭、缺血性心脏病的二级预防
硝酸盐（三硝酸甘油酯）	缺血性心脏疾病
磺酰脲类药物	糖尿病

治疗组	适应证
双胍类药物	糖尿病
胰岛素	糖尿病

改编自WHO的基本药物清单[127]。

这些药物的处方必须以标准的治疗指南为指导，它们应与适当和可持续的行为干预措施同时进行[4]。WHO的建议明确指出，不建议使用激素替代药物、维生素B、C和E以及叶酸补充剂来降低心血管风险[128]。

为了进一步强调，并支持自我保健，用药依从性对于二级药物干预的成功是绝对关键的。药师应该站在最前沿，向患者介绍他们的药物、任何潜在的副作用和潜在的药物相互作用[116]。此外，药师最适合推广负责任地使用心血管药物，以支持心血管并发症的预防。

3.1.4　促进健康和预防疾病的技术

有证据表明，基于移动医疗的疾病管理是一个安全的方案，可以降低有心血管疾病风险的多种生活方式相关疾病患者的血压。这些发现将有助于塑造未来的发展[129]。此外，多成分移动医疗饮食和活动干预措施，包括连线指导和适度的初始表现奖励，具有降低慢性疾病风险的潜力[130]。

移动健康可能是为心血管疾病的一级预防提供定制的个性化健康促进干预的有效手段。在有可能形成强烈依赖的大学生中传播戒烟的短信干预可能很有用[131]。WHO支持利用移动技术来提高戒烟方案中的戒烟依从性[132]。

然而，基于移动健康的干预措施在降低心血管疾病和2型糖尿病风险方面的有效性证据不多，主要是由于研究的质量和测量的效果较小。因此，需要进一步开展高质量研究来评估移动健康干预措施的潜力[133]。

3.1.5 药师在健康促进和疾病预防计划中的作用

有证据表明，药师有助于预防和控制心血管疾病的危险因素和心血管疾病。此外，以社区为基础的心血管疾病预防干预措施可以有效地提高人们对心血管疾病和危险因素的认识水平，这可能有助于应对日益严重的心血管疾病负担[134]。

药师干预可以有效地提高药物治疗的优化程度，改善动脉硬化性心血管疾病患者的生活质量。此外，有证据支持临床药师干预成功实现了血糖、血压和总胆固醇水平的降低，同时为心肌梗死后的用药依从性提供支持[135]。

药师可以通过支持或制订以改变不健康的生活方式为重点的计划，在改变CV危险因素方面发挥作用。药师可以在鼓励患者改变那些有可能使他们患上心血管危险因素（零级预防）或心血管疾病（一级或二级预防）的行为中发挥作用。例如，一些荟萃分析显示，药师的干预措施在控制血压和总胆固醇方面取得了良好的结果。同样，一些研究表明，药师很大程度上有助于改善健康体重（BMI）、收缩压和血脂管理[136]。此外，有证据表明，药师在心力衰竭患者中的作用可能有益，如减少或戒烟，以及降低血糖水平和减少不良的心血管后果[137]。

在未来，以药师为主导的管理可以改善CV危险因素的一级和二级预防以及医疗费用，因为药师可能会减少心脏代谢事件的发病率和死亡率[137]。

药师在心脏健康的生活方式或心血管健康计划中的作用：药师可以在设计、实施和评估战略方面发挥决定性的作用，这些战略的重点是让人们采取并遵循心脏健康的生活方式（心血管健康），从而预防CV危险因素和CVD的发生。为了实现这一目标，一些组织已经开发了一些材料和策略，以帮助人们了解行为危险因素的相关性，以及在遵循心脏健康的生活方式和改善心血管健康方面应采取的行动[138, 139]。

心血管健康的概念和指标。七个可改变或可控制的指标决定了理想的 CV 健康：其中，有四个是可改变的，与生活方式和行为有关（体育活动、体重指数、饮食计划和吸烟），三个是可控制的主要 CV 危险因素（血压、总胆固醇和空腹血糖）[140]。总体来说，根据定义的水平和数值，每个指标被分类并赋予 2 分（理想：最佳水平），1 分（中间：治疗和控制，或未治疗/升高），0 分（差：未控制）。因此，对于一个具体的人来说，CV 健康得分 0 ~ 14 分不等，它将 CV 健康水平确定为理想（12 ~ 14 分）、中等（8 ~ 11 分）或低（0 ~ 7 分）[90, 140, 141]。见表 3。

表 3　用于心血管健康评估和分类的心血管健康指标、分数和等级[90, 140]

心血管健康指标	心血管健康指标等级		
	理想（2分）	中等（1分）	低（0分）
饮食：每天的水果和蔬菜份	>4	2–4	0–1
体育活动：每周中度至剧烈运动的分钟数	≥150分钟/周的中等强度或≥75分钟/周的高强度或组合	>0但<150分钟/周	0
烟草/吸烟	从未或>12个月前戒烟	以前，并在≤12个月前戒烟	目前吸烟
体重指数（kg/m²）	<25	25 ~ 29.9	≥30
血压（mmHg）	收缩压<120和舒张压<80	收缩压120 ~ 139和/或舒张压80 ~ 89或药物治疗后<130和<80	收缩压≥140或舒张压≥90
总胆固醇（mg/dl）	<200，没有药物治疗	200 ~ 239或药物治疗后<200	≥240
空腹血糖（mg/dl）	<100，没有药物治疗	100 ~ 125或药物治疗后<100	≥126

理想的心血管健康评分（ICHS）是亚临床动脉粥样硬化存在和进展的一个独立预测指标，因此它被推荐用于一级预防。因此，

ICHS与全因死亡率和CV事件成反比，支持使用CV健康指标作为预测死亡率和CVD风险的合适工具[142]。更为重要的是，一些荟萃分析证明，理想的CV健康状态，甚至CV健康指标增加一分，都可以使CVD、卒中和死亡的风险大大降低。改善吸烟、饮食、体育活动、血糖水平和血压等指标将获得最大的益处[143]。此外，保持健康的生活方式可以帮助减少亚临床动脉粥样硬化的发生和进展，并预防CV事件[144]。

从实用的角度来看，有一种评估和定义心血管健康程度的简化且经过验证的方法，称为Fuster-BEWAT，是由包括血液、运动、体重、饮食和烟草这五项指标的首字母组成的缩写（见表4）[141, 145]。

表4 Fuster–BEWAT评估CV健康的方法——简化的心血管健康指标

心血管健康指标	心血管健康指标等级			
	理想（3分）	中等（2分）	低（1分）	差（0分）
B（血压，mmHg）	收缩压<120和舒张压<80	收缩压120~129和（或）舒张压80~84	收缩压130~139和（或）舒张压85~89	收缩压≥140或舒张压≥90
E（运动：每周中度至剧烈强度的体育活动的分钟数）	≥150	75~149	74~11	<10
W（体重：体重指数，kg/m²）	<25	–	25~29.9	≥30
A（营养，饮食：每天的水果和蔬菜分量）	>4	3~4	1~2	<1
T（烟草：每天吸烟包数）	从不	–	<1	>1

Fuster-BEWAT方法的五个指标可以调整为二分法（正值或负值），具体如下。

1. 3分（与理想的CV健康指标水平相关）是正值，而2、1或0

分是负值(见表4)。

2. 正值和负值的指标分别对应1分和0分。因此,五个指标的总和就是从0到5分的最终得分。

3. 最后的分数决定了一个人的CV健康水平为理想/最佳(4~5分)、中等(2~3分)或低(0~1分)。

由于Fuster-BEWAT方法是一种实用的、简单的和经过验证的评估和跟踪CV健康的方法,因此很容易使用。每个人都会保持或进行必要的改变,以便在五项指标中的每一项都达到正值,这与理想/最佳的心血管健康有关(分数为4或5)[141]。

总体来说,药师可以向人们提供有关五项心血管健康指标的信息和教育计划,目的是保持或进行必要的改变,使五项指标中的每一项都达到正值,这与理想/最佳的心血管健康相关[92, 139]。

药剂师可以帮助人们实现和保持理想/最佳的心血管健康(4~5项正值的心血管健康指标)。此外,他们还可以促进最佳实践和政策,这与有效的干预措施有关,以促进有助于良好心血管健康的行为,包括健康饮食和定期体育活动。

血压:高血压会损害心脏和血管。为了识别这种情况,定期筛查很重要,并采取治疗(非药物和药物)行动来控制收缩压和舒张压水平,理想的情况是分别低于120和80mmHg,或低于140和90mmHg,视个人的临床情况和CV预防的类型(零级、一级或二级)而定。

营养——健康饮食:健康的饮食有助于保护心脏,改善血压和胆固醇,并减少2型糖尿病的风险。控制高血压的饮食计划(DASH)和地中海饮食是健康饮食计划的两个例子,包括蔬菜和水果(400g或5份/天)、豆类、瘦肉和鱼、低脂或无脂乳制品、全谷物和健康脂肪(橄榄油)。

总体来说,应该限制盐、糖、加工碳水化合物、酒精和饱和脂肪（存在于红肉和全脂乳制品中）以及反式脂肪（存在于油炸快餐、薯片和烘烤食品中）的摄入。详细来说，健康的饮食有以下特点[14]：

· 饮食应以植物为主，少用动物；

· 饱和脂肪酸占总能量摄入的10%以下，主要是通过食用富含多不饱和脂肪酸、单不饱和脂肪酸和碳水化合物的全谷物；

· 应尽可能限制反式不饱和脂肪酸的摄入，加工食品中不得含有；

· 每天的总盐摄入量应<5g；

· 每天的纤维摄入量应该是30~45g，最好来自全谷物；

· 每天的水果和蔬菜应该>400g（每天的水果>200g，分2~3次食用，每天的蔬菜>200g，分2~3次食用）；

· 红肉应减少到每周最多350~500g，加工肉类也应限制；

· 鱼类，特别是脂肪含量高的鱼类，应每周食用1~2次；

· 不含盐的坚果每天应达到30g；

· 饮酒量应限制在每周不超过100g；

· 不鼓励饮用含糖饮料（例如软饮料和果汁）。

· 体重——保持健康的体重：不健康的体重主要在身体中部（超重或肥胖）会导致CV危险因素，包括高血压、高胆固醇和2型糖尿病，并增加CVD的风险。体重指数（BMI）使用身高和体重来判断一个人是否超重或肥胖。BMI为25或更高表示体重不健康，它与胆固醇升高、血压升高和心血管疾病风险增加有关。因此，减轻体重有助于降低甘油三酯、胆固醇、血糖（葡萄糖）和2型糖尿病的风险。

· 锻炼——体育活动：每天有规律的体育活动（每周150分钟的中度有氧运动，如快步走；每周75分钟的剧烈有氧运动，如跑步或每周2次或2次以上的力量训练）可降低患心脏病的风险，因为有助于控制体重，减少出现CV危险因素的概率。诸如园艺、家务、走楼梯和遛狗等活动可计入每日体育活动总量。

烟草-吸烟：吸烟会增加CV风险，因此不吸烟、戒烟和避免二手烟对 CV 健康大有裨益。不吸烟或戒烟对心血管健康和总体健康的益处众所周知。

> 要控制一些 CV 危险因素，例如高血压、高脂血症或高空腹血糖（糖尿病），可能需要药物和改变生活方式。坚持药物治疗和健康的生活方式是控制这些 CV 危险因素的关键。

3.2　识别和预防可改变的心血管疾病危险因素

识别和预防可改变的心血管疾病危险因素是解决全球心血管疾病患病率和负担上升的关键。在快速城市化和全球化的推动下，高收入、中等收入和低收入国家的心血管疾病的患病率和负担一直在增加[146]。此外，主要的心血管事件，包括心力衰竭、卒中、心肌梗死和心血管原因导致的死亡率在低收入国家最高（6.43 例/1000 人年），其次是中等收入国家（5.38 例/1000 人年），以及高收入国家（3.99 例/1000 人年）[146]。药师可以在识别和管理 CV 危险因素方面发挥重要作用，特别是在 LMICs。一项对药师主导的心血管风险评估和心血管危险因素管理干预的 85 项荟萃分析进行的伞形评价报告称，在血脂控制和血糖控制方面有显著改善[73]。同一评价还报告了在药师主导的教育干预下，戒烟率有了明显的提高[73]。虽然年龄、种族、性别和心血管疾病的遗传易感性是不可改变的，但仍有许多可改变的危险因素，应尽早识别、预防或管理。本手册将重点讨论以下可改变的危险因素。

3.2.1　高血压

高血压是心血管疾病和死亡的主要危险因素之一。高血压是一种持续升高的血压状态。阳性诊断的最低标准是，每隔 1~4 周到医生诊室就诊2~3次后，收缩压（SBP）≥140mmHg，舒张压（DBP）≥90mmHg，或两者都有[147, 148]。高血压可分为难治性和继发性。其他类型有妊娠高血压和高血压危象。

• 难治性高血压：难治性高血压的特点是，对于那些正在接受3种或更多最佳剂量的降压药物治疗（包括以利尿剂为基础的治疗）的人来说，坐位诊室血压≥140和（或）90mmHg，并且不包括假性抵抗（血压测量、白大衣高血压、药物治疗依从性）。常见的危险因素包括年龄、种族、酒精摄入、肥胖、终末期肾病、糖尿病和心力衰竭[149]。难治性高血压的评估应包括对个体特征、假性抵抗和继发性高血压的筛查的考虑[74, 147]。

• 继发性高血压：继发性高血压指的是由可识别的原因引起的动脉高血压，在去除潜在原因后可以得到解决[150]。继发性高血压的主要原因包括阻塞性睡眠呼吸暂停、肾血管性高血压、肾实质疾病、原发性醛固酮增多症和医源性相关。建议对继发性高血压进行筛查，特别是对被诊断为高血压的年轻人[150]。关于继发性高血压筛查和诊断检查以及治疗的建议可以在这里找到。在开始药物干预之前，需要进行基本的实验室检查（体检和血液生化、尿试纸分析）[74, 147, 151]。表5提供了管理继发性高血压的干预措施摘要。

表5　控制物质–酒精–药物引起的继发性高血压的潜在干预措施摘要

因素	干预
酒精	• 限制饮酒量，女性每天≤1杯，男性≤2杯
苯丙胺类药物	• 停药或降低剂量 • 考虑注意力缺陷/多动症的行为治疗
抗抑郁药	• 考虑到替代药物 • 使用单胺氧化酶抑制剂避免食用含有酪胺的食物
非典型抗精神病药物	• 在可能的情况下停止或限制使用 • 适当时考虑行为疗法 • 建议改变生活方式 • 考虑使用体重增加、糖尿病和血脂异常风险较低的替代药物
咖啡因	• 将咖啡因摄入量限制在每天<300mg • 避免在未控制的高血压患者中使用

续表

因素	干预
减充血剂	• 最短时间使用 • 严重或未受控制的高血压患者应避免使用 • 考虑可能的治疗方法，如鼻腔、鼻内、抗组胺药等
植物添加剂	• 避免使用
免疫抑制剂	• 考虑改用他克莫司
口服避孕药	• 使用低剂量如20～30μg炔雌醇或纯孕激素的避孕药 • 考虑其他可能的节育方式 • 避免在未控制的高血压妇女中使用
非甾体抗炎药	• 尽可能避免全身用药 • 考虑替代性镇痛剂，包括扑热息痛、曲马多、外用制剂等
可卡因、甲基苯丙胺等	• 避免使用
全身皮质类固醇	• 尽可能地避免或限制使用 • 考虑替代的给药途径，如吸入、外用等
血管生成和酪氨酸激酶抑制剂	• 开始服用或加强抗高血压药物

改编自：Whelton PK, Carey RM, Aronow WS等人，2017 ACC/AHA/AAPA/ABC/ACPM/AGS/APhA/ASH/ASPC/NMA/PCNA成人高血压预防、检测、评估和管理指南。内容摘要：美国心脏病学会/美国心脏协会临床实践指南工作组的报告。J Am Coll Cardiol.2018，71（19）：2199-2269.［访问时间：2022年8月4日］。网址：https://www.ncbi.nlm.nih.gov/pubmed/29146533

• 妊娠高血压：与重大的母体和胎儿风险有关，特别是增加了先兆子痫、子痫、卒中、心力衰竭和肾衰竭的母体风险，以及胎儿的先天性畸形、早产和死胎的风险[152]。可以建议使用小剂量阿司匹林来预防先兆子痫[152]。由于并非所有药物在妊娠期间都是安全的，所以药师、产科医生和心脏病专家之间的合作可以改善围产期预后。

• 高血压危象：一般是指SBP迅速升高到＞180mmHg和（或）DBP＞120mmHg，并有终末器官损害的迹象（称为高血压危象）或没有终末器官损害的迹象（称为高血压急症）[153]。高血压危象与急性高血压介导的器官损害有关，包括视网膜、大脑、心脏、大动脉和肾脏。高血压急症可由恶性高血压、高血压脑病和高血压血栓性微血管病导致。

3.2.2 血脂异常

血脂异常是促进动脉粥样硬化斑块在动脉壁上堆积的主要危险因素。它的特点是血清甘油三酯、低密度脂蛋白胆固醇和总胆固醇的水平高于正常水平，而高密度脂蛋白胆固醇的浓度较低。导致心脏后遗症的独立预测因素包括高血压、缺血性卒中、脑血管疾病、心肌梗死以及不稳定和稳定型心绞痛[154]。降低低密度脂蛋白胆固醇对减少动脉粥样硬化性心血管疾病有意义。一项对22095名患者进行的26项随机对照试验的荟萃分析发现，由药师主导的干预措施（用药管理、健康教育和生活方式咨询）使低密度脂蛋白胆固醇的降低幅度明显大于通常以医生为中心的医疗服务[155]。药师可以采取的具体非药物干预措施来管理血脂异常，详见2019年ESC/EAS《血脂异常管理指南》[156]。关于血脂异常的药物治疗的更多信息，请参阅本手册的第6.3节。

3.2.3 糖尿病

糖尿病是一种威胁生命的疾病，被列为多种类型血管疾病的独立危险因素，包括高血压和血脂异常[14]。糖尿病患者由于高血糖相关机制，通过诱导氧化应激（激活蛋白激酶C和脂氧酶途径）促进动脉粥样硬化斑块的形成，具有较高的心血管风险[157, 158]。因此，在糖尿病患者中保持降低低密度脂蛋白胆固醇状态和HbA1c水平很重要[14]。药师主导的糖尿病管理和干预在FIP的《2021糖尿病预防、筛查和管理药师手册》中进行了广泛的讨论[159]。

3.2.4 吸烟

通过主动吸烟或二手烟接触烟草，会增加患心血管疾病的风险，如心力衰竭、高血压、心肌梗死、冠心病和卒中[160,161]。此外，吸烟导致的尼古丁暴露可导致代谢综合征和糖尿病的发生[160]。香烟烟雾中的活性氧会诱发氧化应激，引发细胞因子的释放，导致血管扩张和炎症，从而增加心脏猝死的风险[162]。

在全球范围内，2007—2017年，因吸烟导致的全因死亡率增加了11.3%[39]。同期，因吸烟导致的缺血性心脏病死亡增加了7.8%，因吸烟导致的缺血性卒中死亡增加了13.4%[39]。此外，因吸烟导致的全因死亡造成的残疾调整生命年增加了6.8%[39]。显而易见，吸烟带来了巨大的健康负担。因此，戒烟和烟草控制在减少烟草暴露导致的心血管风险方面至关重要。

WHO《烟草控制框架公约》（FCTC）是一项全球公共卫生条约，于1992年启动，呼吁烟草控制倡导者解决烟草控制方面未满足的需求[163]。然而，在过去的30年里，《烟草控制框架公约》的实施一直很薄弱且缓慢[163]。其成功实施的关键挑战之一是烟草业的干预，尤其是在中低收入国家[164]。应对烟草业干预带来的大部分挑战，需要在系统层面和结构上进行改革，但药学协会可以鼓励药学专业人员通过一些循证且有成本效益的WHO MPOWER措施来倡导烟草控制和戒烟[165]。MPOWER是以下内容的首字母缩写：

- 监测烟草使用和预防政策——可由药师游说
- 保护人们不使用烟草——可由药师倡导和游说
- 提供戒烟帮助（戒烟）——可由药师倡导和游说
- 警告烟草的危害——可以由药师倡导和游说
- 执行对烟草广告、促销和赞助的禁令——可由药师游说
- 提高烟草税——可由药师游说

药师主导的戒烟项目在全球范围内显示出良好的临床和经济效果。在泰国进行的一项研究发现，社区药师主导的戒烟服务明显减少每天吸烟的平均数量（从15.3支减少到1.9支，$P < 0.001$）[166]。对以社区药师为基础的戒烟项目进行的成本效益分析发现，男性

可为卫生系统节省500美元的成本，获得0.18个生命年；女性可为卫生系统节省614美元的成本，获得0.24个生命年[167]。WHO还介绍了投资支持戒烟干预措施的健康和经济效益（可在此查阅出版物）。显然，药师在通过MPOWER措施解决吸烟对心血管疾病造成的健康和经济负担以及促进《烟草控制框架公约》的实施方面发挥重要作用。

3.2.5 肥胖和超重

肥胖或超重是发生冠心病、卒中、心力衰竭和2型糖尿病等心脏代谢事件的一个强有力的独立预测因素。肥胖是由于由脂肪组织产生的促炎症细胞因子的增加所致。脂肪组织通常控制热量摄入、食欲和个人体育活动的耐力。因此，脂肪细胞功能障碍改变了血流动力学状态和身体组成。这一过程促进了脂肪斑块在动脉壁的堆积[168, 169]。因此，保持健康的体重是预防心脏代谢性疾病的有效策略。

体重指数（BMI）由于其简单、成本低和无创性，经常被用作初始筛查工具。黎巴嫩的一项研究表明，BMI的测量可以支持社区药师主导的体重管理[170]。药师可以在体重管理中发挥不可或缺的作用，教育患者如何使用腰围、生物电阻抗和静水称重等几种方法跟踪他们的身体成分。作为与其他医护人员合作实践的一部分，药师可以成功地增强减重效果[171]。

3.2.6 缺乏运动

缺乏运动的定义是未能达到建议的体育活动水平（即至少150分钟中等强度的体育活动，或至少75分钟高强度的体育活动，或中等强度和剧烈强度体育活动的同等组合）[172]。缺乏运动可以增加心脏代谢并发症和过早死亡的可能性[172]。所有心血管疾病死亡率中，大约7.6%是由缺乏运动导致的，而在中等收入国家，74%

的心血管疾病死亡是由于缺乏运动造成的[172]。

体育活动不足可归因于内在和外在因素。内在因素包括性别、缺乏动力、缺乏体育锻炼的知识、经济状况不佳、缺乏陪伴和缺乏锻炼技能，而外在因素包括无法获得锻炼设施、居住在城市地区和不利的天气[173, 174]。

体育活动的强度是以任务的代谢当量（MET）来衡量的，通常用于评估与生活方式有关的改善。一个MET反映了休息时消耗的氧气量，相当于每分钟消耗大约250ml的氧气。当一个人的能量消耗水平较低或其MET值≤1.5时，就被归类为不活跃[175]。表6进一步描述了MET阈值。

表6　体育活动强度的分类[176]

强度	相对强度			绝对强度	
	VO$_{2\,max}$（%）心率储备（%）	最大心率（%）	RPE	强度	METs
非常轻	＜25	＜30	＜9	久坐不动	1~1.5
轻度	25~44	30~49	9~10	轻度	1.6~2.9
中等	45~59	50~69	11~12	中等	3.0~5.9
剧烈	60~84	70~89	13~16	剧烈	≥6.0
非常困难	≥85	≥90	＞16		
最大限度	100	100	20		

METs：表示代谢当量；RPE：自感劳累分级；VO$_{2\,max}$：最大需氧量；心率储备百分比（HRR）公式=最大心率（HR）–静息HR=HRR。通过（HRR×%值）+静息HR计算HRR目标。

中等强度和剧烈强度的体育活动有助于个人保持健康并获得有利的身体成分。WHO呼吁各部门采取全球合作行动，到2025年将缺乏活动率降低10%[177]。《关于体育活动和健康的曼谷宣言》是一项共识声明，为实现WHO的这一目标奠定了基础[177]。

在鼓励人们根据表7的METs标准进行体育活动的同时，药师也可以通过开展可持续的项目来支持WHO的倡议，以确保他们的社区定期开展活动。在社区推广体育活动是提高人口体育活动水平的一项宝贵投资[178]。

表7 根据METs对体育活动强度的分类[179]

强度	轻度（<3METs）	中度（3~6METs）	剧烈（≥6METs）
步行	缓慢行走	以轻快的步伐行走	慢跑、跑步
家庭或职业	洗碗	洗涤窗口	铲地、挖沟
	熨烫	扫地	
	铺床	吸尘	
	伏案工作	修剪草坪	
休闲或运动	台球	羽毛球	篮球
	槌球	舞蹈	足球
	飞镖	高尔夫	滑雪
	钓鱼	骑自行车（轻度）	骑自行车（中度/高度）
	乐器	游泳（轻度）	游泳（中度/高度）
		网球（双人）	网球（单人）

改编自：Nam G-B.运动、心脏和健康。Korean Circ J. 2011；41（3）：113.［访问时间：2022年5月24日］。Available at: https://www.ncbi.nlm.nih.gov/pmc/articles/PMC3079129/.

3.2.7 不健康饮食

不健康饮食是导致非传染性疾病（包括血管疾病、糖尿病和癌症）和其他与肥胖、超重有关的疾病的行为危险因素。当人们摄入饱和脂肪和反式脂肪、盐和糖含量高，或纤维摄入量低的食物时，就会养成不良的饮食习惯。这影响了正常的身体功能，改变了日常的活跃生活。可能会发生营养不良、消化不良和炎症，这些会导致动脉硬化。因此，建议养成更健康的饮食习惯，以防止因心脏代谢疾病导致的发病风险增加。个人可以采用控制高血压饮食治疗（DASH），其目的是支持心脏健康的饮食计划。

非传染性疾病联盟和WHO还建议食用更多富含营养素的食

品，具体如下[180, 181]：

• 低脂乳制品和有限的饱和脂肪摄入（低于总能量的10%）；不应食用反式脂肪。

• 每天大量食用至少400g的蔬菜、水果、坚果和种子。

• 减少含糖饮料和甜食的摄入量，至少不超过总能量的10%；总量低于5%为佳。

• 减少盐的摄入量（少于5g/d，相当于一茶匙）。

这些更健康的饮食模式对预防心脏代谢疾病有很大好处[182]。它是一种有效的饮食策略，可以控制血压，提高降压药物的效果[183]。关于DASH饮食计划的更多细节可以在FIP关于营养和体重管理服务的出版物中找到[184]。药师还可以从2023年消除反式脂肪的过渡路线图和非传染性疾病联盟的指南《2023年消除反式脂肪：消除反式脂肪的案例研究》[185]。

3.2.8 过度饮酒

高收入国家的饮酒率约为67.3%，中上收入国家为47.4%，中低收入国家为30.1%，而低收入国家为26.8%[186]。饮酒与心血管事件以及许多健康和社会负担有因果关系。它可以削弱和扩大心脏肌肉，导致酒精性心肌病。急性饮酒可扰乱心律，最常见的表现为心房颤动[187]。大量饮酒或酗酒导致炎症和氧化损伤的增加，从而导致不健康的脂肪堆积[188, 189]。

避免有害的饮酒，以保护心脏免受任何与酒精有关的潜在损害。WHO提倡"政策选择和干预的10个目标领域"，以减少饮酒的有害影响，具体如下[190]：

• 领导、意识和承诺；

• 卫生服务部门的应对措施；

• 社区行动；

• 酒后驾车的对策；

- 管制酒精的供应；
- 市场限制；
- 定价政策；
- 减少饮酒的不良后果；
- 解决非正规和非法生产问题；
- 监测和监督。

由于药师可以提供大量的初级医疗保健服务和干预措施，"卫生服务的反应"战略是药房可以采用的一项行动[191]。药师可以通过提供酒精滥用服务，在早期识别和提高酒精使用意识方面发挥重要作用[191]。这些干预措施的成功有赖于拥有训练有素、技术娴熟的药师，他们有信心提供筛查和简单的干预措施，并提高与酒精有关的知识[191]。有关药师可以参与的国家行动的政策指标的更多信息，可在WHO出版物中找到[186, 190]。

3.2.9　压力和社会心理因素

压力会释放高水平的皮质醇，对福祉和健康状况有害。其临床后果包括血压、血糖、甘油三酯、胆固醇的升高和免疫系统的抑制。因此，最佳的皮质醇水平对维持正常的身体功能很重要。药师可以激励患者通过定期参与运动、进行正念冥想和获得优质睡眠来减少压力和焦虑[192]。药师可以发起合作干预，将他们的患者介绍给医生和心理学家，以获得进一步治疗。药师可以参与医疗咨询，以预防药物的不良反应和任何食物或药物的相互作用，还可以提高治疗的依从性和干预的成功率[192, 193]。

3.2.10　睡眠障碍

由于糖皮质激素在睡眠时间周期中的作用，睡眠剥夺可能导致高水平的应激激素。糖皮质激素产生和释放皮质醇来控制昼夜节律[194]。昼夜节律在调节身体和精神功能的休息和休整方面发挥着作用[194]。昼夜节律的紊乱可能加强下丘脑-垂体-肾上腺轴的激活，这可能通过增加血容量导致加压素和糖皮质激素的分泌而破坏对血压的调节[194]。昼夜节律失调的发生是由于睡眠不足，但也是由于睡觉时间较晚。与睡眠时间在晚上10：00～10：59的人相比，晚睡，即从晚上11：00或更晚开始，可能使心血管事件发生率增加约25%[195]。代谢障碍，如糖尿病、血脂异常和肥胖，可通过复杂的致病途径增加慢性睡眠呼吸暂停的发病率[194]。

睡眠质量可以通过非药物方法来改变。药师可以发挥作用，帮助患者识别睡眠质量差的易感因素（如吸烟、独居和焦虑）、诱发因素（如酗酒、紧张的生活事件和合并症）和持续因素（如在床上花费过多时间、忧虑和使用某些药物）[196]。药师可以对患者进行睡眠卫生方面的教育，如限制饮酒、尼古丁、吸烟、咖啡因的使用或在临近睡前食用大量的食物，减少蓝光水平，在安静和干净的卧室里睡觉，定期运动，但不要在睡前4小时内运动[196]。药师可以建议患者使用刺激控制，如混合草药的饮料、一杯温牛奶、薄荷泡水和一个良好的睡眠环境（减少光线、噪声和活动）[197, 198]。

3.3 疫苗接种在预防和管理心血管疾病中的作用

疫苗每年可以预防200万～300万的死亡，然而，疫苗可预防的死亡率仍然很高，每年大约为150万[199]。疫苗可预防的感染很大程度上导致了心血管并发症的发生[200]。此外，心血管疾病患者受到这些感染的风险也在增加。心血管并发症，如心力衰竭、心肌梗死、心律失常和卒中，也可能在急性病毒感染期间或从感染中恢复后的几年内发生[201]。一项全球荟萃分析报告称，在肺炎严重程度指数为Ⅳ级或Ⅴ级的人或因肺炎进入重症监护室的人中，心脏并发症的总体合并事件率为15.6%[202]。一项在英国老年人中进行的研究也报告了流感感染与因心肌梗死或卒中而住院之间的重大关联[203]。同样，在新加坡的老年人中，流感感染是造成心血管相关住院的主要原因[204]。

此外，患有心血管疾病的人更容易被严重急性呼吸系统综合征冠状病毒2（SARS CoV-2）感染，引起2019（COVID-19）。由细菌引起的白喉和百日咳感染也可能导致严重的心血管并发症。因此，建议心血管疾病患者接受以下疫苗接种：

- 流感疫苗；
- 肺炎球菌疫苗；
- 白喉、破伤风、无细胞百日咳疫苗；
- COVID-19疫苗。

流感病毒感染是全世界发病率和死亡率的重要原因。在流感流行期间，特别是在弱势人群中，会发生大量的死亡和心血管并发症[205]。患有心血管疾病的人的风险特别大，他们是可以从疫苗接种中获益最多的人群[206, 207]。在过去的15年里，在高危人群中接种流感疫苗已成为降低呼吸道感染发病率的有效策略，从而减少相关的心血管并发症。一项对63项研究的荟萃分析发现，接种流感疫苗与减少流感感染引起的心血管并发症的风险有关[208]。

此外，荟萃分析显示，接种流感疫苗的人的全因死亡风险降低[208]。然而，流感疫苗接种处方并不是心脏病专家的常规做法，而且世界不同地区的高危易感人群的疫苗接种率差异很大[209]。

流感疫苗接种率各不相同，在已有心血管疾病的人群中往往很低。例如，心力衰竭患者的流感疫苗接种率从亚洲的近零到欧洲的约80%不等[210]。特别是，大多数中低收入国家还没有达到WHO为高危人群设定的70%的疫苗接种率目标[210]。在拉丁美洲国家，心脏病专家也不愿意将免疫接种作为其患者的常规心血管预防策略[211-213]。

在过去的2年里，新的荟萃分析和指南，以及两项随机对照试验（RCTs）已经发表[214-216]。心肌梗死后接种流感疫苗（IAMI）试验为急性心肌梗死住院后或经皮冠状动脉介入治疗后的高危患者接种流感疫苗的安全性和有效性提供了证据[214]。观察到死亡率明显下降[214]。最近，在亚洲、中东和非洲的10个国家进行的流感疫苗预防不良血管事件（IVVE）试验，没有达到心力衰竭患者的主要心血管终点[215]。然而，在流感流行的季节性高峰期，观察到明显的减少[215]。

最近对包括237058名患者在内的4项RCTs和16项观察性研究的荟萃分析表明，流感疫苗接种在减少心血管事件方面是安全和有效的，并被纳入了最新的指南[216]。在美国因治疗流感感染而住院的成年人中进行的一项大型回顾性队列研究也发现，接种流感和肺炎球菌疫苗可显著降低死亡率和心血管并发症的发生风险[217]。具体而言，接种流感疫苗与心肌梗死的风险降低有关[217]。

此外，同时接受流感和肺炎球菌疫苗接种的人，其死亡和心脏骤停的风险降低[217]。尽管有这些好处，而且科学协会和卫生监管机构也建议开具疫苗，但全球的疫苗接种率仍然低于预期。

SARS CoV-2的感染可导致严重的心血管并发症，因此建议进行COVID-19疫苗接种。与COVID-19有关的心脏并发症包括心律失常、心肌损伤、心力衰竭、血栓性变化和急性冠状动脉综合征[19]。此外，COVID-19感染可导致长期的心血管并发症，其中以呼吸困难的报告最为常见，胸痛的发生率为13%～21%[19]。因此，心脏病专家和药师应解决患者的担忧和信念以及有关COVID-19疫苗接种的任何错误信息，并相应地推荐COVID-19疫苗接种。

与其他预防措施一样，通过持续教育获得的医学知识、明确的规定以及对风险-收益比率的信念，似乎是实施干预措施的主要决定因素。医生以及其他卫生工作者在流感疫苗接种方面的个人经验似乎也是一个决定因素。在对未接种疫苗者的"错失机会"

进行分析时，发现在就诊期间缺乏建议是主要原因[218]。为了提高高危人群的疫苗接种率，在规划持续改进战略时，正确理解实施障碍（涉及医生、患者及其背景）是至关重要的。此外，实施研究应着重于阐明与疫苗接种犹豫不决有关的因素。临床医生、从业人员、管理人员和研究人员必须合作，制订和实施有针对性的干预措施，以提高心血管疾病患者的疫苗接种率。

4 筛查和识别心血管疾病的临床表现

在中低收入国家，心血管疾病的发病率正在上升，而且心血管疾病仍然是导致死亡和发病的主要原因[219]。此外，由于卫生系统的限制，许多中低收入国家在充分管理不断增加的传染病负担方面也面临挑战[220]。因此，筛查心血管风险、识别心血管危险因素以及早期管理心血管风险是应对一些挑战的关键。社区药师易于接触，往往是第一个被求助的人，可以在心血管风险评估中发挥不可或缺的作用。例如，在尼日利亚进行的一项横断面研究报告称，由社区药师主导的心血管风险筛查可以早期发现对心血管危险因素[221]。

4.1 血压测量

血压是通过非侵入性方法估测，一般可分为诊室血压和诊室外血压。

诊室血压测量，是指在医疗机构就诊时测量手臂上肱动脉的血压，一般用于诊断高血压[222]。高血压在传统上被分为如下几类（表8）。

表8 基于诊室血压的高血压分类[14, 147]

类别	收缩压/ mmHg		舒张压/ mmHg	建议
最优	<120	和	<80	当结果<130/85mmHg时，在3年内重新评估（对于有合并危险因素的人，则为1年内）
正常	<130	和	<85	
正常高值	130~139	和（或）	85~89	如果可能，用动态或家庭血压测量来确认，以发现白大衣或隐匿性高血压。如果结果是130~159/85~99mmHg，可选择重复门诊检查来确认
1级高血压	140~159	和（或）	90~99	

续表

类别	收缩压/mmHg		舒张压/mmHg	建议
2级高血压	160~179	和（或）	100~109	在几天或几周内确认
3级高血压	≥180	和（或）	≥110	在几天或几周内确认
单纯收缩期高血压	≥140	和	<90	与正常高值和1级高血压的情况相同

诊室外的血压可以通过动态或家庭血压测量（ABPM/HBPM）来确定[222]。ABPM和HBPM可用于识别白大衣或隐匿性高血压。ABPM评估日常活动中的血压，而HBPM评估白天和夜间特定时间的血压[223]。诊室外测量通常用于监测高血压控制和降压药物的滴定。诊室和诊室外的血压测量对于高血压的分类都是必要的（表9）。

表9 基于诊室和诊室外的血压测量标准的血压测量说明[147]

	SBP/DBP/mmHg
诊室BP	≥140和（或）≥90
动态血压测量	
• 24小时平均	≥130和（或）≥80
• 日间（或清醒）平均	≥135和（或）≥85
• 夜间（或睡眠）平均	≥120和（或）≥70
家庭血压测量	≥135和（或）≥85

最近，SEFAC（西班牙临床、家庭和社区药学协会）和西班牙初级和专业医疗协会发布了一份高血压指南，其中明确了社区药师对患者进行筛查、控制、监测和转诊的价值和条件[224, 225]。在SEFAC关于社区药师处理高血压的指南以及在一个系统性评价中，建议在社区药房测量高血压的阈值为SBP/DBP 135/85mmHg[226, 227]。

无论是未经治疗的还是已接受治疗的1级高血压患者，都需要ABPM和HBPM来确认血压升高的诊断[148]。表10总结了使用诊室和诊室外的血压测量对高血压的分类。

表10　利用诊室和诊室外的血压测量对高血压进行分类

分类	诊室BP	诊室外的BP
正常血压	正常	正常
持续的高血压	升高	升高
白大衣高血压	升高	正常
隐匿性高血压	正常	升高

早期发现白大衣高血压和隐匿性高血压可以防止发展为高血压介导的器官损害。早期发现还可以及时进行药物和非药物干预[74, 147]。

药师可以在治疗指导和ABPM或HBPM测量方面做出贡献。社区药师为高血压患者提供便利，通常是他们的第一个求助对象，可以与全科医生合作，确保治疗的连续性和对血压控制的充分监测[226, 228, 229]。不同的研究强调了社区药师测量血压在高血压管理中的作用[230, 231]。例如，在阿根廷，2019年5月，阿根廷医药联合会开始与阿根廷高血压协会合作，共同开展了一项活动，以评估社区药房门诊患者的心血管疾病风险。超过10万次的测量，50%的人显示有高血压，26.8%的人以前不知道自己的情况。该活动仍在进行中，并展示了社区药师在预防方面的关键作用、药学服务的价值以及跨专业网络对患者利益的重要性。

更多与血压测量相关的信息可查阅《2017年成人高血压的预防、检测、评估和管理指南》[74]；《2020年国际高血压学会全球高血压实践指南》[117]；以及《2021年欧洲高血压学会诊室和诊室外血压测量实践指南》[148]。

表11概述了在资源匮乏地区诊室和诊室外血压测量的效用。

表 11　诊室和诊室外血压测量方法在资源匮乏地区中的效用

最适合	诊室BP	诊室外的BP	
		ABPM	HPBM
	对未接受治疗的人进行常规筛查，并对接受治疗的患者进行随访	如果有的话，诊断高血压的首选方法	接受治疗的患者进行长期跟踪的首选方法
筛选	+++	−	+
初次诊断	++	+++	++
药物剂量调整	+	+++	++
随访	++	+	+++
可负担性	+++		+++
高血压诊断/mmHg	≥140/90	≥130/80	≥135/85

改编自：Schutte AE, Srinivasapura Venkateshmurthy N, Mohan S等人，中低收入国家的高血压。Circ Res. 2021, 128（7）：808–826.［访问：2022年6月27日］。Available at: https://www.ncbi.nlm.nih.gov/pubmed/33793340.[32]

特殊人群的注意事项

肥胖者：有些人可能需要一个周长大于50cm的袖带，即所谓的大腿袖带。虽然大腿袖带可以获得准确的血压测量，但对其在肥胖者中使用的有效性的研究有限。替代大腿袖带的方法是测量手腕上的血压[222]。肥胖者的手臂也可能呈截锥形（tronco-conical），因此锥形袖带可能提供更准确的血压估计值[222]。

妊娠期妇女：大约10%的妊娠会并发高血压，并与不良的母体和胎儿结局有关[222]。准确测量妊娠期血压对于指导医疗决策至关重要，因为这对母亲和胎儿都有影响。测量血压时应采取坐姿。有关妊娠期使用的有效血压测量设备的信息可在这里找到。

老年人：压力感受器敏感度受损与动脉僵硬度增加相联系，意味着老年人可能容易发生直立性低血压[222]。应在坐位和站位（起立后1分钟和3分钟）重复测量血压，以发现任何潜在的低血压[222]。

4.2 脂质状况

降脂治疗，特别是降低低密度脂蛋白胆固醇，与降低心血管风险有关[232]。虽然高收入国家的血脂异常患病率较高，但由于社会经济的发展，低收入国家的患病率正在显著增加[233]。因此，初步筛查检测对于改善心血管疾病患者的血浆脂质状况至关重要。根据《2021年ESC临床实践中的心血管疾病预防指南》，血脂状况评估被分为[156]：

•空腹与非空腹的评估：在大多数情况下，非空腹取样更适用于一般风险筛查，因为它有几个实际的好处，包括与空腹取样相似的预后价值，个人接受度更高，并能抵消潜在的不精确性。因此，尽管空腹取样对血脂参数的检测结果略有不同，但一些临床指南还是推荐非空腹检测[14, 234]。

•低密度脂蛋白胆固醇和甘油三酯的评估：低密度脂蛋白胆固醇水平升高是导致动脉粥样硬化斑块的一个主要原因。甘油三酯（TG）是指循环中富含TG的脂蛋白B的脂蛋白浓度[234, 235]。因此，降低低密度脂蛋白胆固醇和TG是降低心血管疾病风险的有效措施之一。

•非高密度脂蛋白胆固醇的评估：非高密度脂蛋白胆固醇是极低密度脂蛋白（VLDL）和低密度脂蛋白胆固醇的组合。非高密度脂蛋白胆固醇可以作为测量血脂状况的另一种方法。它不依赖于TG的浓度。它可以通过以下方式进行量化：总胆固醇–高密度脂蛋白胆固醇水平。这种方法对糖尿病患者或高甘油三酯血症患者以及在非空腹的情况下可能更精确[14, 234]。

•高密度脂蛋白胆固醇的评估：高密度脂蛋白胆固醇的升高与TG或LDL胆固醇的降低，或两者同时降低有关。高密度脂蛋白胆固醇水平与动脉粥样硬化性心血管疾病的风险呈负相关。然而，没有确凿的证据表明血浆高密度脂蛋白胆固醇水平的提高与主要心血管事件风险的降低有关。

• 载脂蛋白B的评估：载脂蛋白B（ApoB）是包裹LDL和VLDL胆固醇的蛋白质。与低密度脂蛋白胆固醇相比，载脂蛋白B是脂肪沉积物堆积的一个更有力的指标[235]。因此，载脂蛋白B能更好地评估患者暴露于致动脉粥样硬化脂质颗粒的情况，特别是对于那些高TG、糖尿病、肥胖或低密度脂蛋白胆固醇浓度较低的患者[14, 234]。

总之，要降低心血管风险，必须调整血脂。表12总结了与血脂状况目标相关的更多信息。

表12　脂质状况取决于基于风险的类别[234]

脂质参数	基于血脂状况的风险分类
低密度脂蛋白胆固醇	极高危：＜1.4mmol/L或＜55mg/dl 高危：＜1.8mmol/L或＜70mg/dl 中危：＜2.6mmol/L或＜100mg/dl 低危：＜3.0mmol/L或＜116mg/dl
非高密度脂蛋白胆固醇	极高危：＜2.2mmol/L或＜85mg/dl 高危：2.2~2.6mmol/L或85~100mg/dl 中度危：3.4mmol/L或100~130mg/dl
载脂蛋白B	极高危：＜65mg/dl 高危：65~80mg/dl 中危：80~100mg/dl
甘油三脂	＜1.7mmol/L（＜150mg/dl）表明风险较低。更高的水平表明需要寻找其他危险因素

4.3　体重和体重指数

保持健康的身体成分是减少心血管风险的有效预防策略之一。有一系列的身体成分测量方法可用于识别肥胖和超重的临床表现。确定体重的最基本方法是人体测量法。人体测量法被分为间接方法，包括三种评估方法，即BMI、腰围和皮褶评估[236]。由于BMI的测量简单易行，在临床实践中更受欢迎和广泛使用。BMI的分类取决于体重状况，见表13。

表13　世卫组织根据成人体重指数对体重的分类[237]

20岁以上个人的体重指数（kg/m²）	体重状况
＞18.5	体重不足
18.5～24.9	正常体重
25.0～29.9	肥胖前期
30.0～34.9	肥胖I级
35.0～39.9	肥胖II级
≥40.0	肥胖III级

　　腰围可以作为腹部肥胖的一个指标。当男性腰围≥94cm，女性腰围≥80cm时，不应该再增加体重[14]。当男性腰围≥102cm和女性腰围≥88cm时，强烈建议减少体重。

　　皮褶评估测量皮下脂肪厚度的区域。尽管它的测量上限为45～55mm，但皮褶测试对评估儿童的身体成分很有用[236]。另一种间接方法是生物电阻抗分析，它通过结合多个频率和多个体段来独立估算身体总水分、无脂肪质量和细胞内及细胞外水分。

4.4　糖尿病和糖尿病前期

　　糖尿病（1型和2型）和糖尿病前期是心脏代谢紊乱的独立预测因素。糖尿病可以增加患心血管疾病的风险，如血脂异常、高血压和心力衰竭，并可能增加心脏猝死的风险[74]。因此，基于风险的管理对于控制血糖、血脂和血压非常重要。筛查应包括评估HbA1c和空腹或非空腹血糖。一般来说，HbA1c水平应＜7.0%（53mmol/mol），以减少大血管和微血管并发症的风险[14]。在血脂管理方面，糖尿病患者应实现低密度脂蛋白胆固醇从基线下降≥50%，或低密度脂蛋白胆固醇目标为＜1.4mmol/L（极高危）或＜1.8mmol/L（高危）[234]。此外，血压目标应设定为＜130/80mmHg。据SPRINT随机试验报告，强化血压控制比标准血压控制更有益[238]。

4.5 抗凝管理

鉴于抗凝管理的复杂性，许多国家已经开发并实施由药师主导的诊所，以确保抗凝治疗的有效和安全使用。具体来说，服用维生素K拮抗剂（如华法林）的患者，必须通过测量国际标准化比值（INR）来监测凝血不足（血栓形成的风险）和凝血过度（出血的风险）。测量INR的"黄金标准"是通过静脉穿刺；然而，由药师主导的诊所已经开始使用床旁INR测试，因为它方便快捷，可以快速出结果。INR是凝血酶原时间（血块形成所需时间：测量产生凝血酶和凝血酶将纤维蛋白原转化为纤维蛋白所需的时间）比率，以国际敏感指数为标准[239]。

药师主导的抗凝管理服务一般包括[240, 241]：

- 设定INR目标并启动抗凝剂量；
- 监测INR和维生素K拮抗剂的剂量调整；
- 识别患者的危险因素；
- 持续对患者进行维生素K拮抗剂使用方面的教育。

在管理抗凝治疗方面，社区药师可以在辅助初级医疗团队方面发挥重要作用。例如，加拿大新斯科舍省的社区药师主导的抗凝管理服务（CPAMS）显示，由社区药师管理华法林治疗的患者的治疗范围内时间（TTR）得到改善。在新西兰的一项研究中也观察到CPAMS的有效性和安全性，尽管患者人数从850人大幅增加到4530人，但TTR的变化不大，从76.4%降到74%。INR高于4.0的患者比例也没有变化，而且报告出血的就诊人数不到4%[242]。因此，由药师主导的抗凝管理，特别是由社区药师主导的抗凝管理，可以为确保维生素K拮抗剂的安全和有效使用增加价值。

4.6 心血管风险评估的方法

心血管风险被定义为在考虑危险因素后，在某一时间段或一生中发生心血管疾病的概率[243]。心血管风险评估可以是机会性的或系统性地进行。对于有动脉粥样硬化性心血管疾病危险因素、2型糖尿病、慢性肾脏病或家族性高胆固醇血症的人，应评估心血管风险。由于年龄的增加也是心血管风险的一个独立因素，因此对于40岁以上的男性和50岁以上的女性，就算没有任何其他既定的危险因素，也应进行风险评估。根据2021年欧洲心脏病学会关于在临床实践中预防心血管疾病的规定，通常按年龄对表面健康的人进行风险分层，见表14[14]。

表14 基于年龄对表面健康的人进行心血管疾病风险分层

分类	< 50岁	50 ~ 69岁	≥70岁
低到中度的心血管疾病风险 一般不建议进行危险因素治疗	< 2.5%	< 5%	< 7.5%
高心血管疾病风险 应考虑危险因素治疗	2.5% ~ 7.5%	5% ~ 10%	7.5% ~ 15%
极高心血管疾病风险 一般建议进行危险因素治疗	≥7.5%	≥10%	≥15%

应采取循序渐进的方法对心血管风险进行分层和管理。对于表面上健康的人和有危险因素的人，可以参考《2021年ESC临床实践中的心血管疾病预防指南》进行风险分层和管理[14]。

多年来，人们开发了许多风险预测图来预测心血管事件。2008年，弗雷明汉心脏研究（FHS）在1991年出版的版本基础上进行了更新。它在美国的白人和黑人群体中被广泛用于预测心血管风险[244]。FHS考虑了七个危险因素，对风险的预测分为男性和女性[244]。这些危险因素包括年龄、总胆固醇、高密度脂蛋白胆固醇、收缩压、吸烟状况和糖尿病[244]。关于2008年FHS的更多信息请参阅《用于初级医疗的总体心血管风险概况：弗雷明汉心脏研究》[244]。

2014年，美国心脏病学会与美国心脏协会一起推出了汇集队列方程（PCEs）[245]。它们在白人和非洲裔美国人中普遍使用。计算分为男性和女性，考虑了几个危险因素，如年龄、总胆固醇、高密度脂蛋白胆固醇、未经治疗或接受治疗的收缩压、吸烟状况和糖尿病。使用PCE可以预测10年内的动脉粥样硬化性心血管疾病事件[245]。

2020年，WHO发布了《初级卫生保健中心血管疾病管理的HEARTS技术包：基于风险的心血管疾病管理》，为21个国家提供了改善心血管健康的战略方法[246]。该出版物旨在指导卫生部内不同部门的政策制定者和项目管理者，鼓励实施心血管预防初级医疗服务[246]。根据WHO的说法，在2020年，风险预测模式可分为基于实验室的制图和非实验室的制图。基于实验室的制图用于在实验室设施以及经济和人力资源均可及的情况下进行干预性决策[246]。它还包括血糖和总胆固醇等生化检测，来量化风险[246]。非实验室的制图法在没有糖尿病和总胆固醇信息的情况下估计总的心血管风险。它只需要年龄、性别、吸烟状况、收缩压和体重指数进行估算[246]。非实验室制图的目的是在设施有限或人力和财力有限的低资源环境中进行心血管风险预测[246]。图4是一个心血管风险评估的流程图。更多信息可参阅《初级卫生保健中心血管疾病管理的HEARTS技术包：基于风险的心血管疾病管理》。

2021年，欧洲心脏病学会与SCORE2工作组一起更新了"SCORE2风险预测算法：估算欧洲心血管疾病10年风险的新模型"。该模型是系统冠状动脉风险评估（SCORE）的更新版本，该模型是根据1986年前招募的队列建立的。为了预测心血管风险，SCORE2提供了一些标准，包括性别、吸烟状况、40～69岁的年龄范围、收缩压、总胆固醇和高密度脂蛋白胆固醇[247]。SCORE2描述了欧洲各国致命和非致命的10年心血管事件风险的分布和比例[247]。还开发了SCORE2-OP来预测四个地理风险区域（分为低、中、高和极高风险）的70岁及以上老年人的心血管风险。表15总结了不同风险预测模型的特点。

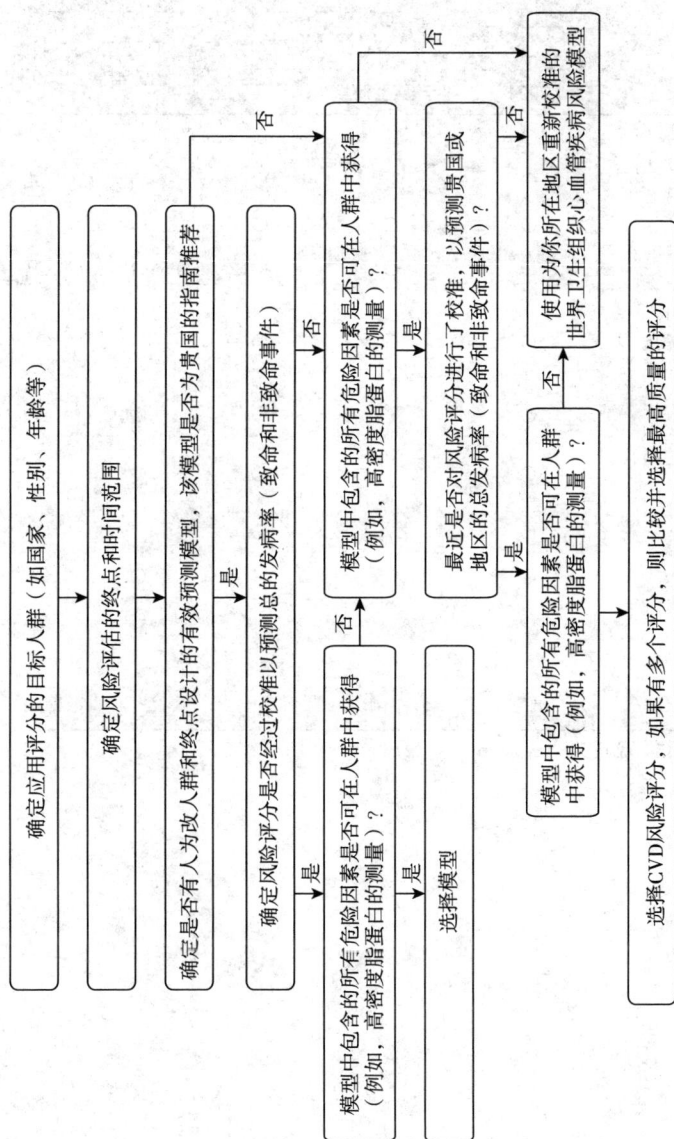

图 4　如何估计心血管风险的流程图（改编自世界卫生组织"初级卫生保健中心血管疾病管理的 HEARTS 技术包：基于风险的心血管疾病管理"）[246]

- 确定应用评分的目标人群（如国家、性别、年龄等）
- 确定风险评估的终点和时间范围
- 确定是否有人为改人群和终点所设计的有效预测模型，该模型是否为贵国的指南推荐
- 确定风险评分是否经过校准以预测总的发病率（致命和非致命事件）
- 选择模型

模型中包含的所有危险因素是否可在人群中获得（例如，高密度脂蛋白的测量）？

是

否

模型中包含的所有危险因素是否可在人群中获得（例如，高密度脂蛋白的测量）？

是

否

最近是否对风险评分进行了校准，以预测贵国或地区的总发病率（致命和非致命事件）？

是

否

模型中包含的所有危险因素是否可在人群中获得（例如，高密度脂蛋白的测量）？

是

否

使用为你所在地区重新校准的世界卫生组织心血管疾病风险模型

选择 CVD 风险评分，如果有多个评分，则比较并选择最高质量的评分

表15 风险预测模型的特点汇总

危险因素/参数	风险预测模型				
	*SCORE2和 SCORE2–OP 2021	WHO 2020年		*PCEs 2014	*FHS 2008
		非实验室	基于实验室		
危险因素	○	○	○	○	○
年龄	○	○	○	○	○
性别	○	○	○	○	○
吸烟状况	○	○	○	○	○
未经治疗/接受治疗的收缩压（SBP）	○	○	○	○	○
总胆固醇	○		○	○	○
高密度脂蛋白胆固醇	○		○	○	○
糖尿病	○		○	○	○
BMI	○	○		○	○
民族	○			○	○
国家风险		○	○		
人口	欧洲	21个国家	21个国家	美国	美国

*缩略语，见正文。

5 转诊和跨专业合作，为心血管疾病患者提供支持

药师在心血管疾病的一级和二级预防方面已经发挥重要作用[248]。这主要是通过对患者的教育和咨询、用药安全管理、用药审查、监护和重整、检测和控制特定的CV危险因素来实现的[137]。尽管有这些积极因素，但仍需要摆脱传统上对医疗行业的"筒仓心态"的看法。以务实和具有成本效益的方式解决慢性非传染性疾病，如心血管疾病，需要调动所有可用的社区资源。事实证明，在创新政策的支持下，跨专业的合作可以促进我们社会中的患者获得尽可能好的医疗效果[249, 250]。

英国皇家药学学会确定了五种关键模式，在这些模式下，药学团队可以与其他医疗专业人员合作，支持心血管疾病的预防和管理[251]。这些模式包括：作为社区患者的第一接触点，促进预防和健康生活；早期发现心血管疾病；由药师主导的心血管疾病初级保健网络管理；作为多学科医疗团队成员的急性住院治疗；以及药师作为二级保健出院路径的重要参与者。

此外，美国疾病控制中心提倡以团队医疗策略，确保患者有两个或更多的医疗保健提供者合作，以实现治疗目标[252]。药师是团队医疗策略的核心部分，通过合作实践协议（CPA），药师可以对心血管疾病患者的支持产生切实的影响。合作实践协议是一种正式的协议，在这种协议中，有执照的医疗保健提供者进行诊断，监督患者的治疗，并根据结构化的协议将患者转给药师，允许药师履行某些患者治疗职能[252]。理想情况下，CPA的目的是通过将药师作为重要的照护人员来扩大卫生基础设施，从而减少医疗服务的分散性，并最终使心血管病患者更容易获得医疗服务。药师在CPA下提供的一些常见服务，包括药物治疗管理（MTM）和合作

药物治疗管理（CDTM）。

药师在MTM和CDTM中参与的一些主要活动，直接有助于多学科团队为心血管患者提供支持，包括[137, 252]：

- 药物治疗审查和剂量调整；
- 记录和维护患者的用药记录；
- 建立与药物治疗有关的行动计划；
- 干预和（或）转诊；
- 患者评估，即进行适当的实验室检查；
- 根据有针对性的治疗目标启动、监测和调整药物治疗方案；以及 对危重患者进行出院后随访和家访[137]。

有证据表明，通过CPA的跨专业合作是有好处的。这一点通过澳大利亚政府和澳大利亚药学公会之间的合作得到了最好的证明[249]。Puspitasari及其同事进行的研究发现，跨专业合作改善了患者的治疗效果，从而提高了患者的忠诚度，改善了对药学服务的需求[249]。关于跨专业合作的类似研究也表明，这种合作干预会降低治疗成本，而背离这种策略会导致心血管患者的治疗结果出现可预见的恶化[253, 254]。

值得注意的是，这些跨专业的关系要想成功，就必须建立在相互尊重和欣赏每个医疗专业人员所扮演的明确角色的基础上[255]。遗憾的是，现有的障碍，如对药师角色的扩大缺乏认可，以及对MTM和CDTM服务缺少报酬，都阻碍了许多药师促进跨专业合作[255]。然而，药师在心血管疾病管理中作为重要的团队成员，并在必要时提供MTM和CDTM服务，这一点仍然至关重要[226]。

6 心血管疾病药物

6.1 高血压的药物治疗

WHO关于成人高血压治疗的指南[151, 256]建议使用噻嗪类和噻嗪样利尿剂、血管紧张素转换酶抑制剂（ACEI）、血管紧张素Ⅱ受体阻滞剂（ARB）或长效钙通道阻滞剂（CCB）来进行高血压的初始治疗。应该对治疗进行监测，以确保达到目标血压。如果血压不能充分达标，可以考虑联合治疗[151]。

表16概述了可用于控制高血压的治疗类别。

表16 治疗高血压的药物

治疗类别	作用机制	本类药物举例	常见副作用举例	潜在的药物相互作用	患者咨询注意事项
血管紧张素转换酶抑制剂(ACEI)	通过抑制肾素-血管紧张素系统,调节交感神经系统的活性,增加前列腺素的合成,引起血管扩张和利尿,从而发挥血流动力学作用[257]	卡托普利、西拉普利、依那普利、福辛普利、赖诺普利、培哚普利、喹那普利、雷米普利、佐芬普利	慢性咳嗽、金属味、高钾血症、血管性水肿、低血压	ARBs 使用补钾剂和保钾利尿剂者发生高钾血症的风险增加[74]	当患者有使用ACEI的血管性水肿的病史时,请勿使用 首剂低血压-首剂最好在睡前服用 在开始使用ACEI(或增加剂量)之前,应检查肾功能和电解质,并在治疗期间进行监测(如果出现上述副作用,应更频繁地监测) 禁忌:妊娠期妇女、双侧肾动脉狭窄、后天或先天性单肾和狭窄的患者[258]
血管紧张素II受体阻滞剂(ARBs)	阻断血管紧张素受体,抑制血管紧张素II的作用	坎地沙坦、依普罗沙坦、厄贝沙坦、氯沙坦、奥美沙坦、替米沙坦、缬沙坦	头晕、轻度头痛、呕吐、腹泻、高钾血症、血管性水肿	ACEI 补钾者发生高钾血症的风险增加[74]	禁忌:妊娠期妇女、双侧肾动脉狭窄和单肾患者[258]
β受体阻滞剂	通过阻断内源性儿茶酚胺与受体部位的结合,竞争性地拮抗内源性儿茶酚胺	心脏选择性(β-1):醋丁洛尔、阿替洛尔、比索洛尔、美托洛尔、奈必洛尔。非心脏选择性(β-2)和(β-1和α-1):卡维地洛、拉贝洛尔、吲哚洛尔、普萘洛尔、索他洛尔、噻吗洛尔	头晕、四肢冰冷、入睡困难、做噩梦、疲劳、阳痿	奈必洛尔诱导一氧化氮诱导的血管舒张[74]	监测肺功能。有反应性气道疾病的患者应避免使用[74]

续表

治疗类别	作用机制	本类药物举例	常见副作用举例	潜在的药物相互作用	患者咨询注意事项
钙通道阻滞剂	选择性地抑制钙通过细胞膜的流入，从而降低心肌的速率和传导性[259]	二氢吡啶类：氨氯地平、巴尼地平、非洛地平、拉西地平、乐卡尼地平、尼卡地平、硝苯地平、尼群地平、尼莫地平；非二氢吡啶类：地尔硫䓬、维拉帕米	头痛、便秘、皮疹、恶心、脸红、水肿、嗜睡、低血压	非二氢吡啶类CCB和β受体阻滞剂联合使用可增加心动过缓和心脏阻滞的风险；与地尔硫䓬和维拉帕米（CYP3A4主要底物和中度抑制剂）的相互作用[74]	可能与剂量有关的脚踝水肿，女性比男性更常见
噻嗪类或噻嗪样利尿剂	通过抑制位于远曲小管的钠/氯共转运体来增加尿量	氯噻酮、氢氯噻嗪、吲达帕胺、美托拉宗	与剂量有关的副作用包括视物模糊、头晕、轻度头痛、食欲不振、胃部不适、虚弱、电解质紊乱、血浆参数变化、血葡萄糖、尿酸、脂质		监测肾脏功能。监测低钠血症、低钾血症，以及尿酸和钙水平；噻嗪类药物和相关利尿剂不应用于治疗妊娠高血压；有急性痛风病史的患者慎用，除非接受尿酸治疗[74]

其他药品：
醛固酮拮抗剂（螺内酯）和髓样利尿剂（呋塞米和托拉塞米）见表17

6.2　心力衰竭的药物治疗

药物干预是治疗心力衰竭的主要手段。美国家庭医生学会（AAFP）与美国心脏病学会（ACC）和美国健康协会（AHA）根据功能分类和相关症状或缺乏症状的情况，为心力衰竭的推荐治疗提供指导[258, 260]。欧洲心脏病学会（ESC）根据左心室射血分数（射血分数降低、射血分数中间值和射血分数保留）为心力衰竭的药物治疗提供指导。建议这些药物干预与适当的非药物干预同时进行，以加强治疗并确保更好的治疗效果[258]。值得注意的是，其中一些药物与用于治疗高血压的药物重叠。

根据新的证据，2022年AHA/ACC/HFSA（美国心力衰竭学会）[260]和2021年ESC[261]指南，对心力衰竭患者的治疗建议进行了更新，重点是提高与患者利益一致的医疗质量。在其他建议中，射血分数降低的心力衰竭（HFrEF）的指南指导的药物治疗现在包括四个治疗组，以减少死亡率和（或）住院率：

1. **β受体阻滞剂**　主要是比索洛尔、卡维地洛和琥珀酸美托洛尔缓释剂。建议有当前或既往症状的患者使用β受体阻滞剂。

2. **盐皮质激素受体拮抗剂（MRAs）**　螺内酯和依普利酮。如果估计的肾小球滤过率 $> 30\text{ml}/(\text{min}\cdot 1.73\text{m}^2)$，且血清钾低于5.0mEq/l，推荐对有HFrEF和纽约心脏协会（NYHA）Ⅱ～Ⅳ级症状的患者使用MRAs。值得注意的是，在开始使用时应评估血钾、肾功能和利尿剂的剂量，并在此后密切监测，以尽量减少高钾血症和肾衰竭的风险。

3. **肾素-血管紧张素系统抑制**　①血管紧张素受体-脑啡肽酶抑制剂（ARNI）；②血管紧张素转换酶抑制剂（ACEI）；③血管紧张素Ⅱ1型受体阻滞剂（ARBs）。

• 建议有NYHA Ⅱ～Ⅲ级症状的患者使用ARNIs。

• 对于既往或现在有慢性HFrEF症状的患者，如果无法使用ARNIs，建议使用ACEIs。

• 对于既往或现在有慢性HFrEF症状，由于咳嗽或血管性水肿而不能耐受ACEI，且无法使用ARNI的患者，推荐使用ARB。

• 对于有NYHA Ⅱ~Ⅲ级症状且能耐受这些药物的患者，建议用ARNIs代替ACEI或ARB。

4.钠-葡萄糖协同转运蛋白-2（SGLT2）抑制剂 达格列净、恩格列净。SGLT2抑制剂被推荐用于伴有或不伴有2型糖尿病的有症状的慢性HFrEF患者。

其他可用于HFrFE患者的药物包括：

• 髓袢和噻嗪类利尿剂可用于高血容量（容量超负荷）的患者。这组药物被推荐用于有充血迹象或症状的HFrEF患者，以减轻心力衰竭症状，提高运动能力，减少心力衰竭住院的次数。

• 对于左心室射血分数（LVEF）<35%，尽管接受了循证剂量的β-受体阻滞剂（或低于该剂量的最大耐受剂量）、ARNI（或ACEI）和MRA治疗，窦性心律且静息心率>70次/分的有症状患者，应考虑使用超极化激活的阳离子电流（If）抑制剂伊伐布雷定，以降低心力衰竭住院和死亡的风险；或不能耐受或有β-受体阻滞剂禁忌证，以降低心力衰竭住院和死亡风险。患者还应该接受ARNI（或ACEI）和MRA治疗。

• 地高辛可用于尽管用ARNI（或ACEI）、β-受体阻滞剂和MRA治疗，窦性心律有症状的HFrEF患者，以减少住院的风险（包括全因和心力衰竭住院）。

• 对于尽管用ARNI（或ACEI）、β-受体阻滞剂和MRA治疗，但LVEF<35%或LVEF<45%合并左心室扩张NYHA Ⅲ~Ⅳ级的黑人患者，应考虑使用肼屈嗪/硝酸异山梨酯来降低心力衰竭住院和死亡的风险。同时，这种组合可用于不能耐受ACEI、ARB或ARNI的有症状的HFrEF患者。

• 维立西呱是一种可溶性鸟苷酸环化酶受休刺激剂，可用于NYHA Ⅱ~Ⅴ级的患者，他们在接受ARNI（或ACEI）、β-受体阻滞剂和MRA治疗后，心力衰竭仍然恶化。

• 缺铁时应考虑用铁剂（羧甲基铁），缺铁定义为血清铁蛋白＜100ng/ml或血清铁蛋白100~299ng/ml且转铁蛋白饱和度＜20%。

表17列出了用于治疗心力衰竭患者的主要药物的一些药理和临床特征。

表17　治疗心力衰竭的药物

治疗类别	作用机制	本类药物举例(起始剂量；目标剂量)	常见的副作用	潜在的药物相互作用	患者咨询注意事项
血管紧张素转换酶抑制剂(ACEIs)	通过抑制肾素-血管紧张素系统发挥血流动力学作用。它们还能调节交感神经系统的活性,增加前列腺素的合成,引起血管扩张并利尿[257]	卡托普利(6.25mg,每天3次;50mg,每天3次);依那普利(2.5mg,每天2次;10~20mg,每天2次);赖诺普利(2.5~5mg,每天1次;20~35mg,每天1次);雷米普利(2.5mg,每天1次;5mg,每天1次);群多普利(0.5mg,每天1次;4mg,每天1次)	慢性咳嗽、金属味、血钾水平升高、皮疹	慢性咳嗽、金属味、高钾血症、血管性水肿[74]	当患者有使用ACEI的血管性水肿的病史时,请勿使用[74] 禁忌:妊娠期妇女,后天或双侧先天性单肾和狭窄的患者[258]
血管紧张素II受体阻滞剂(ARBs)	阻断血管紧张素受体,抑制血管紧张素II的作用	坎地沙坦(4mg,每天1次;32mg,每天1次);氯沙坦(50mg,每天1次;150mg,每天1次);缬沙坦(40mg,每天1次;160mg,每天1次)	头晕、轻度头痛、呕吐、腹泻、高钾血症、血管性水肿	ACEI或直接肾素抑制剂补钾者发生高钾血症的风险增加[74]	禁忌:妊娠期妇女,双侧肾动脉狭窄和单肾患者[258]

续表

治疗类别	作用机制	本类药物举例（起始剂量；目标剂量）	常见的副作用	潜在的药物相互作用	患者咨询注意事项
血管紧张素受体-脑啡肽酶抑制剂（ARNI）	沙库巴曲抑制脑啡肽酶，该酶负责降解心房和脑利钠肽，这两种降压肽主要通过减少血容量发挥作用[262]	ARNi是一种由沙库巴曲和缬沙坦组合而成的药物。（24～49/26～51mg，每天2次；97/103mg，每天2次）	血尿、尿频或尿量减少、呼吸困难、体位性低血压、口渴增加、心律不齐、手胸或嘴唇麻木或刺痛、血管性水肿	ACEI或直接肾素抑制剂补钾者发生高钾血症的风险增加[74]	不应与ACEI或ARBs同时使用。它可能引起低血压或血管性水肿[258] 禁忌：妊娠期妇女、双侧肾动脉狭窄和单肾患者[258] 监测血压、血钾和肾功能
β受体阻滞剂	通过阻断内源性儿茶酚胺与受体部位的结合，竞争性地拮抗内源性儿茶酚胺	比索洛尔（1.25mg，每天1次；10mg，每天1次） 卡维地洛（3.125mg，每天2次；25mg，每天1次） 琥珀酸美托洛尔控释或缓释（12.5～25mg，每天1次；200mg，每天1次） 奈必洛尔（1.25mg，每天1次；10mg，每天1次）	头晕、四肢冰冷、入睡困难、做噩梦、疲倦	奈必洛尔能诱导一氧化氮诱导的血管扩张[74] 与维拉帕米、地尔硫䓬或伊伐布雷定合用时，心动过缓的风险增加[74]	有反应性气道疾病的患者应避免使用[74]

续表

治疗类别	作用机制	本类药物举例（起始剂量; 目标剂量）	常见的副作用	潜在的药物相互作用	患者咨询注意事项
醛固酮拮抗剂	阻断醛固酮的作用，引起肾脏和其他腺体对钠的排泄，促使水分流失，随后血压下降，心脏周围液体减少	依普利酮（25mg，每天1次; 50mg，每天1次）螺内酯（12.5~25mg，每天1次; 50mg，每天1次）	头晕、胃部不适、口干、肌肉痉挛、乳房肿胀和压痛、皮疹	使用补钾剂或使用增加钾水平的药物，如ACEI和ARBs，增加了高钾血症的风险[258]	患者可能需要限制盐的摄入
钠葡萄糖共转运蛋白−2抑制剂[262]	抑制钠−葡萄糖共转运蛋白2型，引起糖尿和渗透性利尿。同时，在血管壁上，降低动脉僵硬度，改善内皮功能，减少液体超负荷；与工减少心肌立伸，作章和心力衰竭的风险有关的效果，提供心血管保护	达格列净（10mg，每天1次; 10mg，每天1次）恩格列净（10mg，每天1次; 10mg，每天1次）	泌尿生殖系统感染、低血压、截肢（低风险）、2型糖尿病患者的低血糖	同时使用胰岛素或含磺酰脲类药物治疗会降低血糖的风险 卡格列净可能导致地高辛水平的增加 与利尿剂同时使用可能会引起血容量减少	可以告知患者糖尿作为有效性指标以及泌尿生殖系统感染的风险
血管扩张剂	与血管内皮细胞上的受体结合，刺激钙的释放，导致血管的扩张[264]	肼屈嗪、硝酸异山梨酯	反射性心动过速、头痛、脸红、体位性低血压、代偿性心动过速、液体潴留	服用单胺氧化酶抑制剂、钙通道阻滞剂、肝素、磷酸二酯酶抑制剂、阿司匹林、双氢麦角胺的患者应避免服用	不应与磷酸二酯酶抑制剂，如西地那非、他达拉非、伐地那非同时使用 酒精可能会增强血管扩张剂的作用，应避免饮酒

治疗类别	作用机制	本类药物举例（起始剂量；目标剂量）	常见的副作用	潜在的药物相互作用	患者咨询注意事项
髓袢利尿剂	抑制钠/钾/氯转运体（协同转运蛋白），位于亨勒袢的升支粗段[265]	布美他尼、依他尼酸、呋塞米、托拉塞米	头晕、头痛、胃肠道不适、低钠血症、低钾血症、耳毒性、脱水	因利尿剂相关的低钾血症，与两性霉素B、地高辛、ACEI、降糖药、抗真菌药、多巴酚丁胺和素他洛尔相互作用 与头孢类药物、塞瑞替尼、左甲状腺素、pixantrone、丙磺舒、锂、非甾体抗炎药、磺脲类药物和草药等药物发生药效学相互作用[266]	监测低钠血症、低钾血症和尿酸，以及钙水平 有急性痛风病史的患者慎用，除非他们正在接受尿酸治疗[74] 由于有耳毒性的风险，已经在服用有耳毒性的药物（如庆大霉素、卡铂、顺铂、阿司匹林）的患者应避免使用髓袢利尿剂
噻嗪类利尿剂	通过抑制位于远曲小管的钠/氯共转运体来增加尿量	氢氯噻嗪、美托拉宗	剂量相关的副作用包括视物模糊、头晕、轻度头痛、食欲不振、头痛、胃部和虚弱、胃部不适		监测低钠血症、低钾血症、以及尿酸和钙水平 有急性痛风病史的患者慎用，除非他们正在接受尿酸治疗[74]

续表

治疗类别	作用机制	本类药物举例（起始剂量；目标剂量）	常见的副作用	潜在的药物相互作用	患者咨询注意事项
强心苷（正性肌力药）	诱导细胞内钠的增加，促使钙流入心脏并导致收缩力的增加。对劳至结也有迷走神经的作用，导致心率下降[267]	地高辛	头晕、视物模糊、腹泻、皮疹、头痛、食欲不振	非留体抗炎药、ACEI、ARB和环孢素会加重不良反应；大环内酯类药物和胺碘酮由于药代动力学上的相互作用而导致地高辛过量；酶诱导药物会降低地高辛的血浆浓度	治疗窗口浆窄，因此需要密切的治疗浓度监测，以避免危及生命的心脏不良反应；监测血清电解质和肾功能；对于血浆－地高辛浓度的测定，应在用药后至少6小时抽血
窦结中的超极化激活的阳离子电流（I_f）抑制剂	选择性和特异性电抑制心脏起搏器电流（I_f），该电流可控制窦房结的自发舒张期去极化，导致心率降低[268]	伊伐布雷定	头晕、视物模糊、心动过缓、心房颤动	与地高辛、胺碘酮、β-受体阻滞剂、维拉帕米或地尔硫䓬共同使用时，心动过缓的风险增加；伊伐布雷定由细胞色素P450 3A4广泛代谢，因此，它的代谢和血浆水平可能受到3A4酶抑制剂和诱导剂抑制的影响	心房颤动的患者和妊娠期妇女禁用[269]

6.3　血脂异常的药物治疗

　　血脂异常的管理对于预防和控制动脉粥样硬化性心血管疾病至关重要。欧洲心脏病学会强调进行全面的心血管风险评估的重要性，以此来指导选择基于风险的血脂调整干预策略[234]。与高血压的管理类似，所选择的治疗方法的有效性取决于预先确定的治疗目标和目的的实现情况。

　　表18概述了可用于治疗血脂异常的药物类别。

表 18 治疗血脂异常的药物

治疗类别	作用机制	本类药物举例	常见的副作用	潜在的药物相互作用	患者咨询注意事项
他汀类药物	竞争性地抑制 HMG-CoA 还原酶,这是胆固醇生物合成的一个限制性步骤[234]	阿托伐他汀、氟伐他汀、洛伐他汀、匹伐他汀、普伐他汀、瑞舒伐他汀、辛伐他汀	胃肠功能紊乱、头痛、肌痛、肝酶轻度升高、蛋白尿	诱导或抑制细胞色素(CYP)450酶,普伐他汀、瑞舒伐他汀和匹伐他汀除外[234];导致肌病的相互作用包括:抗感染药物(伊曲康唑、酮康唑、红霉素、克拉霉素、艾滋病蛋白酶抑制剂等);钙通道阻滞剂(维拉帕米、地尔硫䓬、氨氯地平),以及其他(吉非贝齐、胺碘酮、雷诺嗪、达那唑)[234]	大多数药物最好在晚上服用,但阿托伐他汀或瑞舒伐他汀没有必要;监测肝功能、肾功能、甲状腺功能;建议患者报告任何不明原因的肌肉疼痛、压痛或虚弱
胆固醇吸收抑制剂[270]	与 Niemann-Pick C1 样蛋白1相互作用,抑制肠道对饮食和胆汁中胆固醇的摄取[234]	依折麦布	常见:头痛、流鼻涕和喉咙痛;不常见:身体疼痛、背部疼痛、胸痛、腹泻、关节痛、疲劳和虚弱	与他汀类药物同时使用会增加肌纹横解症的风险	随餐或不随餐口服(降胆固醇饮食);如果患者正在使用胆汁酸螯合剂,依折麦布可在2小时前或4小时后给药

续表

治疗类别	作用机制	本类药物举例	常见的副作用	潜在的药物相互作用	患者咨询注意事项
胆汁酸螯合剂	与胆汁酸结合，防止胆固醇重新吸收入血	考来烯胺、考来维仑、考来替泊	胀气、消化不良、便秘、恶心[235]		摄入富含纤维的食物[234]
前蛋白转化酶枯草溶菌素9（proprotein convertase subtilisin/kexin type 9，PCSK9）抑制剂	抑制PCSK9酶，使肝脏更有效地摄取低密度脂蛋白（LDL），降低血清LDL[271,272]	阿利西尤单抗、依洛尤单抗	注射部位的瘙痒和类似流感的症状 可能出现神经认知影响[234]	长期治疗有可能出现自身抗体	
Lo 微粒体甘油三酯转移蛋白（MTP）抑制剂	抑制微粒体甘油三酯转移蛋白，从而防止在肝脏形成VLDL和在肠道形成乳糜微粒	洛美他派	胃肠道的副作用		
反义载脂蛋白B（ApoB）的合成抑制剂	与特定的mRNA结合，阻止载脂蛋白B的翻译，减少致动脉粥样硬化的脂质和脂蛋白的产生[234,272]	米泊美生	注射部位反应、肝脏脂肪变性、肝酶升高		
贝特类	过氧化物酶体增殖物激活受体-a（PPAR-a）的激动剂，导致甘油三酯水平下降[234]	苯扎贝特、环丙贝特、非诺贝特、吉非罗齐	肌病、肝酶升高、胆石症	吉非罗齐通过葡萄糖醛酸化作用抑制他汀类药物的代谢	

续表

治疗类别	作用机制	本类药物举例	常见的副作用	潜在的药物相互作用	患者咨询注意事项
ω-3-酸乙基酯	与PPARs相互作用，减少ApoB的分泌[234,272]	二十碳五烯酸、二十二碳六烯酸	胃肠道紊乱，抗血栓作用	抗血栓作用可能增加出血的倾向，特别是阿司匹林和氯吡格雷	
烟酸（尼古丁酸）	抑制二酰甘油酰基转移酶2，导致VLDL颗粒的分泌减少[234,272]	烟酸（尼古丁酸）	恶心和呕吐、腹痛、腹泻、肝脏损害、痛风、皮肤潮红、头晕、心动过速		
胆固醇酯转移蛋白（CETP）抑制剂	直接抑制CETP，诱发高密度脂蛋白的增加[234]	anacetrapib, dalcetrapib, evacetrapib, torcetrapib	不详		

此外，还有一些新的药物被开发出来，并被2018年ACC/AHA的胆固醇管理指南所推荐，具体内容见表19[273]。

表19 治疗高胆固醇血症的新药

药品	作用机制	常见的副作用	患者咨询注意事项
英克司兰	靶向肝脏PCSK9（protein convertase subtilisin/kexin type 9）合成的小干扰RNA	肌痛、头痛、疲劳、背痛、高血压、眩晕	如果服药逾期超过了3个月，应该重新开始治疗

续表

药品	作用机制	常见的副作用	患者咨询注意事项
埃维苏单抗	抑制血管生成素样蛋白3（ANGPTL3）的单克隆抗体	鼻咽炎、流感样疾病、头痛	
吉卡宾	肝脏脂蛋白C-Ⅲ mRNA表达的下调和血浆 apo C-Ⅲ 的减少	不详	
ARO-ANG3	针对 ANGPTL3 mRNA 的siRNA	头痛、呼吸道感染、局部注射部位反应	
贝派地酸（bempedoic acid）	ATP-柠檬酸裂解酶的小分子抑制剂	平均尿酸水平小幅升高	监测肝酶、尿酸水平和痛风的症状

6.4 抗血栓治疗

由于多种机制，包括高活性血小板、高凝状态和内皮功能紊乱，心血管病患者处于发生血栓的高风险之中[274]。这使他们容易患上冠心病，而冠心病又无形中恶化了他们的整体治疗目标和生活质量。因此，抗血栓药物在心血管疾病的二级预防中起着关键作用[275]。美国胸科医师学会的实践指南提供了几种抗血栓策略，这些策略以心血管疾病的类型、CHA_2D_2-VASc风险评分、基于PRECISE DAPT评分的出血风险分层，以及是否存在任何合并症为指导[276, 277]。这些策略包括单一、双重和三重抗血小板治疗[276]。欧洲心脏病学会也根据心血管疾病的类型、出血风险和其他合并症提供了抗血栓治疗的指导。

表20概述了可作为抗血栓治疗的药物。

表20 抗血栓治疗的药物

治疗类别	作用机制	本类药物举例	常见的副作用	患者咨询注意事项
抗血小板药物	拮抗或损害导致血小板聚集的任何机制。这可能包括激活和形状状态的阶段，或在密集颗粒释放反应和和激前列腺素-血栓素系统之后[278]	阿昔单抗、小剂量的乙酰水杨酸（阿司匹林）、坎格雷洛、西洛他唑、氯吡格雷、双嘧达莫、依替巴肽、普拉格雷、替格瑞洛、噻氯匹定、替罗非班	头痛、恶心、消化不良、流鼻血、容易瘀伤、阿司匹林引起的哮喘、出血、耳鸣、大便/尿液中带血	
维生素K拮抗剂（VKAs）	损害几种依赖维生素K的凝血因子的合成，导致抗凝血作用的缓慢发生和抵消[279]	醋硝香豆素、双香豆素、苯茚二酮、苯丙香豆素、华法林	鼻衄、胃肠道出血、血肿、黑便、晕厥、疲乏	需要进行常规的凝血监测以防止致命的副作用
直接口服抗凝剂（DOACs）	通过抑制凝血级联中的关键凝血因子，即Xa因子或因子[280]	阿哌沙班、达比加群、艾多沙班、利伐沙班	与VKAs相似	与VKAs相比，副作用较少，不需要常规凝血监测[281]

6.5　稳定型心绞痛治疗

对于稳定型心绞痛（慢性冠脉综合征）患者，应强调优化行为因素和二级预防药物，以降低心血管疾病事件和死亡的风险，如降脂药和抗血小板药物。此外，应启动指南中认为是一线的抗心绞痛药物治疗（β受体阻滞剂、短效硝酸盐或钙通道阻滞剂），以改善心绞痛症状[282, 283]。另外，推荐将雷诺嗪、伊伐布雷定、尼可地尔、长效硝酸盐和曲美他嗪作为二线选择。

总的来说，用于稳定型心绞痛患者的药物可分为以下几类[282-284]。

• 降低心率的药物：β-受体阻滞剂、非二氢吡啶类钙拮抗剂（维拉帕米和地尔硫草）和伊伐布雷定。

• 诱导血管平滑肌松弛的药物：硝酸盐、二氢吡啶类钙拮抗剂（氨氯地平、尼卡地平）和尼可地尔；

• 代谢调节剂和晚钠电流抑制剂：曲美他嗪和雷诺嗪。

表21概述了抗心绞痛药物的主要药理和临床特点。

表21 抗心绞痛药物的药理和临床特征[282-284]

治疗类别	作用机制	本类药物举例	常见的副作用	潜在的药物相互作用	患者咨询注意事项
β受体阻滞剂	通过阻断内源性儿茶酚胺与受体部位的结合，竞争性地抵抗内源性儿茶酚胺	阿替洛尔、比索洛尔、卡维地洛、美托洛尔、奈必洛尔、普萘洛尔	头晕、四肢冰冷、难以入睡、疲倦	奈必洛尔能诱导一氧化氮诱导的血管扩张[74]	反应性气道疾病患者应避免使用[74]
钙通道阻滞剂	选择性地抑制钙通过细胞膜的流入，从而降低心肌的速率和传导性[259]	二氢吡啶类：氨氯地平、巴尼地平、非洛地平、拉西地平、乐卡地平、尼卡地平、硝苯地平、尼莫地平、尼群地平；非二氢吡啶类：地尔硫䓬、维拉帕米	头痛、便秘、皮疹、恶心、脸红、水肿、嗜睡、低血压	非二氢吡啶类药物和β受体阻滞剂的联合使用可增加心动过缓和心脏阻滞的风险；与地尔硫䓬和维拉帕米（CYP3A4主要底物和中度抑制剂）的相互作用[74]	可能与剂量有关的脚踝水肿，女性比男性更常见
血管扩张剂	与血管内皮细胞上的受体结合，刺激钙的释放，导致血管的扩张[264]	短效硝酸盐：三硝酸甘油（硝酸甘油）；长效硝酸盐：单硝酸异山梨酯、硝酸异山梨酯	反射性心动过速、头痛、脸红、体位性低血压、代偿性心动过速、液体潴留	患者应避免服用单胺氧化酶抑制剂、钙通道阻滞剂、肝素、磷酸二酯酶抑制剂、阿司匹林、双嘧达莫	不应与磷酸二酯酶抑制剂同时使用，如西地那非、他达拉非、伐地那非，伐地那非酒精可能会增强血管扩张剂的作用，应避免饮酒
代谢调节剂和晚钠电流抑制剂	相对于钠通道峰值电流，选择性地抑制晚钠电流，从而降低钠依赖性的细胞内钙超载[285]	雷诺嗪、曲美他嗪	头晕、轻度头痛、与剂量有关的QT延长	避免与CYP3A4诱导剂和抑制剂同时使用	肝病患者应避免使用

续表

治疗类别	作用机制	本类药物举例	常见的副作用	潜在的药物相互作用	患者咨询注意事项
窦房结I_f的超极化激活的阳离子电流抑制剂（I_f）	选择性和特异性地抑制心脏起搏器电流（I_f），该电流控制窦房结的自发舒张期去极化，导致心率降低[268]	伊伐布雷定	头晕、视物模糊、心动过缓、胸痛、心房颤动	与地高辛、胺碘酮、β受体阻滞剂、维拉帕米或地尔硫䓬共同使用时，心动过缓的风险增加伊伐布雷定通过P450 3A4进行广泛代谢，因此，其代谢和血浆水平可能受到3A4酶的诱导剂和抑制剂的影响	心房颤动的患者和妊娠期妇女禁用[269]
血管平滑肌松弛剂	尼可地尔是一种用于治疗和减轻心绞痛引起的胸痛的药物。其作用是放松和扩大血管，增加心脏的血液可氧气供应	尼可地尔	头痛、感觉头晕或虚弱、恶心或呕吐、脸红	一些药物与尼可地尔一起服用时可使血压降低过多。例如，治疗高血压的药物，功能障碍的药物（如西地那非、他达拉非）	

7 优化药物使用

7.1 专业药学服务的优先次序

理想的情况下，在每次药师服务的情况下，患者都应该接受药物使用审查（药物治疗随访）。然而，由于这种专业服务在实践中的复杂性和时间有限，它是一个很难实现的目标。因此，有必要确定无法实现治疗目标的风险（根据患者的临床情况和药物治疗方案的复杂性），以及更适合降低特定患者风险的专业药学服务[286, 287]。根据患者不能实现治疗目标的风险（药物治疗风险）确定优先次序是提高专业药学服务有效性的关键策略，这包括药师进行的所有以患者为导向的干预（过程和活动），旨在实现最大的健康效益，具体表现为改善患者的健康结果和生活质量的[286, 287]。

结合患者的临床风险与药物治疗的复杂性，可以建立一个预测模型来识别患者的药物治疗风险。然后，利用这种药物治疗风险来定制更适合患者药物治疗需求的专业药学服务。因此，根据患者的药物治疗风险来确定其需要的专业服务的优先次序并定制服务是非常重要的[286]。

此外，还可以根据所需的时间、知识和技能，将专业服务的复杂程度确定为一个递增的等级。例如，1级：配药；2级：咨询和健康教育；3级：用药审查（药物治疗随访）[286, 287]。

1.配药　1级适用于药物治疗风险低的患者，需要基本的干预，例如配药。重点是确保患者接受并正确使用药物。目标是提供建议和实现正确用药，并通过识别、预防和解决过程中的药物相关问题（MRPs），保护患者免受可能发生的与用药有关的负面结果（NOM）的影响。

2.咨询和健康教育——促进和预防 2级，适用于中等药物治疗风险的患者，需要的不仅仅是配药。目的：①促进心血管健康（采取健康的生活方式和行为）；②识别、准备和激励患者做出可能影响药物有效性或安全性的行为改变；③识别和解决过程中的问题（不依从和不适当、不安全地使用药物）；④改善对充分控制心血管危险因素所需的关键非药物干预措施（实现更健康的生活方式）的监测和随访；⑤确认患者具备遵循药物和非药物治疗及监护计划所需的知识和技能。

3.用药审查 3级，适用于有高药物治疗风险的患者，需要的不仅仅配药和咨询及健康教育。专注于通过与其他医护人员合作，同时保持以患者为中心，以持续、系统化、记录的方式识别、预防和解决NOM（必要性、有效性和安全性），以及识别、预防和解决MRPs，来优化药物治疗的使用[61]。

这三个级别的专业药学服务应旨在优化药物治疗的使用，保护患者（将风险降至最低），避免出现NOM和MRP，从而实现最佳的健康状况。此外，这三个层次必须为机构的药物警戒或药品安全方案提供信息；因此，应该记录这三个级别中每个级别的干预措施和取得的成果[286]。图5说明了有CV危险因素或CVD患者的三类服务的特点，这些服务应根据患者的药物治疗风险来定位。

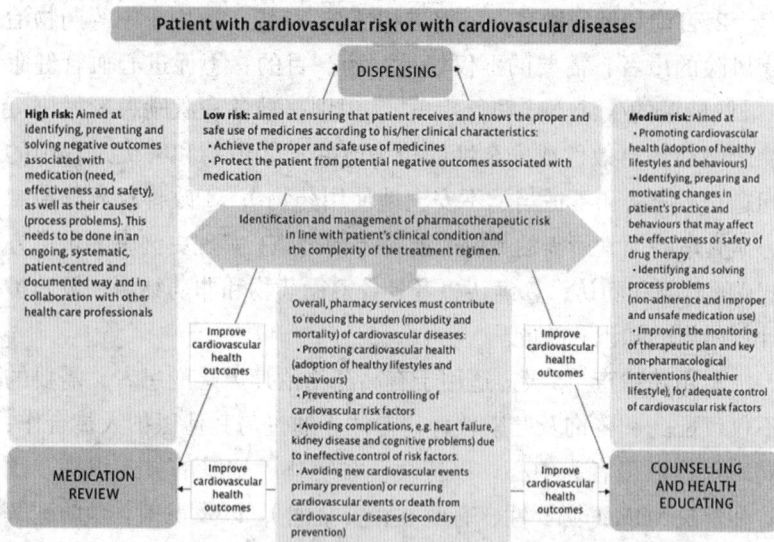

图5 有心血管危险因素或有心血管疾病的患者的专业药学服务目标，应根据患者的药物治疗风险来定位

改编自：Amariles P. El paciente con factores de riesgo o con fermedad cardiovascular en el contexto de la atención farmacéutica y el objetivo de desarrollo sostenible–3.Vitae.Vitae 28（Supl1）：23-26.［西班牙语］.［访问时间：2022年8月6日］.Available at：https：//revistas.udea.edu.co/index.php/vitae/article/view/348083/20806693

7.2　心血管疾病患者的用药管理

　　用药管理是一个系统的过程，医疗保健提供者确保规定的药物治疗方案在适宜性、有效性和安全性方面是最佳的，同时也促进依从性，以确保整体健康并减少对急症处理的需求[288]。这可能包括但不限于，识别可能导致不良药物事件的患者行为，或其他可能限制处方药物依从性的重要背景因素。归根到底，用药管理应通过确保实现"五正确"来减少用药错误和伤害，即正确的患者、正确的药物、正确的剂量、正确的途径和正确的时间[289]。

　　用药管理周期是反复进行的，包括以下三个关键步骤[288]：

　　1.药物重整　涉及建立一个完整的患者药品清单。

2. 审查医疗状况   涉及了解患者目前在关键健康指标方面的临床状况。

3. 解决药物治疗问题   涉及优化药物治疗方案以达到预期的治疗目标，然后与患者合作，促进依从性。药物治疗问题可分为：适应证问题、有效性问题、安全性/副作用问题和依从性问题。

由于心血管疾病患者出现合并症的可能性增加，用药管理对他们来说尤其重要。这往往会催生对多种药物治疗的需求，导致多药联用。为了确保有效地实现治疗目标，确保依从性并减少不愉快或致命的副作用的发生，药师和心血管病患者之间的密切用药管理是至关重要的。

在心血管病患者中，处方药物治疗方案引起的副作用经常发生。这已被证明会增加发病率、死亡率和总体医疗成本[290]。此外，与药物不良反应有关的负担增加已被证明会增加对患者及其家人或照护人员生活质量的负面影响[291]。最终，这将促使患者不遵守规定的治疗方案，从而导致不良后果、可避免的入院治疗和更高的医疗费用——这是一个不幸的恶性循环[291]。因此，药师必须了解患者、疾病和药物之间复杂的相互作用，并与患者密切合作，预测和预防心血管药物的已知副作用。此外，药师需要站在患者教育的最前沿，促进药师、患者和医生之间的开放式沟通。这种开放式沟通有可能及早暴露出多药联用的情况，并能迅速启动纠正措施，确保患者能够轻松地将长期用药融入日常生活[291]。

心血管用药管理应根据患者的疾病进展、年龄、免疫状态和合并症进行调整。这就产生了一些特殊人群，他们在治疗和用药管理中可能需要特殊考虑。这些特殊人群包括老年人、糖尿病患者、艾滋病患者、妊娠期妇女或哺乳期妇女以及儿童。

• 老年人：占心血管疾病患者的大多数，由于一些因素，这一人群的用药管理具有挑战性。这些因素包括但不限于：器官功能的变化、免疫功能的减弱以及药物药代动力学和药效学受损[292,293]。老年人更有可能有多种合并症，使他们容易出现多药联用的情况[293]。目前，关于老年人使用心血管药物的临床疗效试验数据很少，这在确定处方心血管疗法的风险和益处方面造成了明显的不可预测性[293]。不管怎么说，药师一般都应该预期在正常的治疗剂量下，老年人的心血管药物的治疗和不良反应会加重[292]。因此，建议由多学科医疗团队进行仔细的治疗监护，以避免药物中毒[294]。此外，在开始用药和停药期间，有必要进行缓慢、谨慎的药物滴定。在适用的情况下，只有在受益大于风险的强适应证下才应启动药物治疗[294]。

• 糖尿病患者：糖尿病是心血管疾病患者中常见的合并症。这两种疾病的用药管理需要严格控制血糖、血压和血脂。这些控制不好意味着患者的结果恶化，进一步恶化了患者的健康状况。建议采用复杂的多层次治疗方法来预防和管理糖尿病患者的心血管疾病[295]。此外，生活方式干预与药物治疗的结合为糖尿病心血管疾病患者提供了完整的治疗策略和更好的结果[295]。药师还可以利用血管保护机制，如优化血压、胆固醇和HbA1C控制，以确保CVD糖尿病患者获得良好的治疗效果[294]。

• 人免疫缺陷病毒/艾滋病感染者：人免疫缺陷病毒/艾滋病仍然是撒哈拉以南非洲的一个巨大负担，许多人免疫缺陷病毒/艾滋病感染者由于各种危险因素而容易患上心血管疾病[294, 296, 297]。对这些人进行心血管管理的主要问题是心血管药物和抗逆转录病毒治疗之间的药物相互作用。药师在这一弱势人群的用药管理中的一个关键作用，就是识别和了解可能干扰心血管药物治疗效果的可能的药代动力学相互作用。一旦发现这些问题，就有必要采取纠正措施或预防措施，如调整剂量、密切监测、停药或对患者进行咨询，以确保治疗得到优化，并解决可预见的依从性障碍[294]。另外，人免疫缺陷病毒/艾滋病感染者在接受心血管治疗时受到的羞辱和歧视是一个新出现的问题，需要医疗保健提供者进行合作并确保持续的医疗服务[298, 299]。药师也应该站在前列，为这些患者提供非评判性的服务，以此来支持以团队为基础的心血管疾病管理方法[298]。美国心脏协会（AHA）为管理这类人群的心血管疾病的临床医生提供了有用的资源,在缺乏特定人口的循证信息的情况下,对如何预防和治疗心血管疾病提出了务实的建议[299]。

• 妊娠期妇女:妊娠期是一个血流动力学和新陈代谢急剧变化的时期,旨在满足母亲和胎儿增加的新陈代谢需求[300]。其中一些变化包括血容量和心输出量的增加,血压的降低,以及由于高凝状态而增加的血管血栓栓塞事件的风险[294, 301]。这些变化可能导致无数的心脏疾病,包括高血压、高胆固醇血症、心律失常、血栓栓塞性疾病、瓣膜疾病和脑血管疾病。AHA建议包括药师在内的心产科团队应尽早介入,以预防妊娠期和孕后的产妇发病和死亡[300]。欧洲心脏病学会(ESC)建议,心血管治疗必须对母亲和胎儿进行优化,适应证的紧迫性决定了药物治疗的必要性[301]。妊娠期妇女和哺乳期心血管药物治疗的一些重要考虑因素如下[301]:

• 维生素K拮抗剂会穿过胎盘,因此在妊娠的前三个月是禁忌的;

• 抗凝剂对母亲和胎儿都有出血性并发症的风险,因此禁止阴道分娩;

• 妊娠期和围产期禁用溶栓剂,仅用于严重低血压和休克的高危患者;

• 直接口服抗凝剂在很大程度上不建议妊娠期妇女使用,因为它们会穿过胎盘;

• β-受体阻滞剂在妊娠期一般是安全的,但与胎儿生长受限和低血糖症有关;

• 血管紧张素转换酶抑制剂和血管紧张素受体阻滞剂有致畸作用,因此在妊娠期间禁用;

• 妊娠期禁用醛固酮拮抗剂;

• 地尔硫䓬(一种非二氢吡啶类钙通道阻滞剂)有致畸作用,妊娠期间禁用,但维拉帕米在妊娠期被认为是安全的,建议作为二线药物使用;他汀类药物禁用于妊娠和哺乳期。

关于妊娠期和哺乳期用药和安全的更多最新详细信息,可参见ESC的《妊娠高血压管理指南》和WHO的《成人高血压药物治疗指南》[256, 301]。

儿童：患有糖尿病、家族性高胆固醇血症、川崎病、慢性肾脏病或先天性心脏病的儿童患心血管疾病的风险很高[302]。因此，强化降低心血管风险是最重要的，必要时应启动药物治疗。推荐的心血管药物与成人使用的药物相似。然而，在按体表面积减少剂量和管理常见的副作用方面，需要做出重要的考虑[303]。因此，治疗需要根据病理生理学、心脏功能状况、心血管疾病的严重程度、有无终末器官损伤和同时存在的肾脏异常进行个体化[303]。美国儿科学会关于儿童和青少年高血压筛查和管理的临床实践指南对儿科患者的循证医学管理进行了更深入的探讨[304]。

7.3　用药审查

根据欧洲药学监护联盟（PCNE）的说法，"用药审查是对患者的药物进行结构化的评估，目的是优化药物使用和改善健康状况。这需要发现与药物有关的问题并提出干预建议"。根据提供这项服务的药师所掌握的信息，PCNE将用药审查干预措施定义为三种类型（级别）[61]：

• 1级（简单）：只需要药房配药数据；

• 2级（中级）：除药房配药数据外，还需要患者提供的信息（2a）或医疗记录（2b）；

• 3级（高级）：需要访问三个信息源——药房配药数据、患者提供的信息和医疗记录。

必须与患者和其他医护人员合作，根据系统化和文件化的方法，定期提供用药审查。例如，用于药物治疗随访的Dader方法是一个系统的、以患者为中心的过程，包括五个步骤，由西班牙格拉纳达大学的药学服务研究小组开发[305]，已用于心血管疾病患者或有CV危险因素的患者的药物治疗随访[59]。干预措施的基础是使用药物治疗记录，评估登记所有CV健康问题和用于治疗这些医疗状况的CV药物治疗的评估表，并在特定日期对其进行评估。该评估用于识别任何潜在或实际的与药物治疗相关的负面结果（NOM）及药物治疗相关的问题[63]。一旦确定了相关的用药问题，就会进行必要的干预，以解决所确定的NOM，并在随后对取得的结果进行评估。总体来说，对心血管疾病或有CV危险因素的患者，Dader方法的五个关键步骤的一些细节如下[59, 287, 305]：

•获得与CV医疗问题和当前药物治疗有关的患者数据：通过与患者面谈、查阅药物治疗和电子临床记录（主要是用药史和临床实验室检查结果），以及其他医护人员面谈，获得患者有关当前健康问题和使用的药物治疗的特定信息。收集必要的信息对于评估预防类型（1级或2级）以及估计10年的心血管疾病风险十分重要（见章节2.2，3.1和4.6）。

•利用收集的数据完成评估表：将患者的健康问题（医学诊断和症状）与当前的药物治疗配对，是完成这一评估的基本要素，它提供了一个关于患者健康状况及其与所使用的药物治疗之间关系的全局视图。当登记了所有必要的信息后，对评估表进行解释和评估。

•评估患者的药物治疗效果：这一步的目的是评估是否达到了可控制的和主要的CV危险因素的预期治疗目标，例如高血压、血脂异常和糖尿病。值得注意的是，患者的治疗目标可能受到预防类型（1级或2级）和评估的CV风险的影响。对于那些尚未达到目标的患者，药师会制订一个治疗计划和干预措施，以达到预期的临床效果。

•实施治疗计划，进行干预，以直接预防或解决任何已确定的NOM[306]：一旦药师确定了对NOM或与药物相关问题的担忧，他们就会根据评估表显示的临床情况来解释和分析这些信息，同时考虑到一些因素，如患者的CV风险、CV预防的类型以及药物治疗效果指标的增长幅度，例如血压、低密度脂蛋白胆固醇、空腹血糖和HbA1c水平。如果干预的目标是改变生活方式或使用药物的问题，则患者是干预的接受者，而如果干预的目的是以定量（如改变剂量或频率）或定性的方式（如停止、增加或改变任何药物）改变药物治疗，则医生是干预的接受者。

跟踪并完成新的评估表：干预措施的结束应使患者的评估发生变化，这必须在预定的随访中完成。因此，根据NOM是否仍然存在，要进行额外的治疗计划。例如，可以通知医生高血压或高胆固醇血症的药物治疗没有效果，因此，患者可能需要调整药物治疗，或者向医生提供需要药物治疗以解决医疗问题或预防心血管疾病的相关信息。

在每次随访中，必须向患者提供有关预防心血管疾病的口头和书面咨询（根据患者风险）。此外，在复诊中，需要对血压、血脂、体重指数、吸烟状况、体育活动和饮食习惯进行评估。

还有其他类似于Dader方法的用药审查模式。例如，执业药师联合委员会在2014年发布了"药师患者治疗流程"，这是一个由五个以患者为中心的步骤支持的方法，"适用于任何由药师提供患者治疗的实践环境，以及由药师提供的任何患者治疗服务"。总体来说，有关该流程五个关键步骤的一些细节如下[307]：

1. **收集**　从患者、患者记录和其他医护人员那里获得并确认针对患者的、必要的主观和客观信息。这些信息有助于了解患者的主要医疗和用药史以及临床状况。收集的患者特定信息包括：①生活习惯、偏好和信仰、健康和福祉目标，以及影响药物获取的社会经济因素；②目前的药物治疗和以前的用药，包括处方药和非处方药、草药产品和营养保健品；③重要的健康信息，包括病史、检查结果和体格评估。

2. **评估**　必须根据收集到的信息，结合治疗目标对患者的临床效果进行评估，以发现、确定轻重缓急和解决问题，从而有助于实现最佳治疗。评估的内容包括：①健康和功能状况、危险因素、健康数据、文化因素、健康知识和药物获取情况；②免疫状况以及对预防保健和其他保健服务的需求（如有）；③针对每个健康问题使用的药物治疗的必要性和有效性（一种或多种药物）以及安全性（每种药物）；④患者的依从性和正确安全用药。

3. **计划** 与其他医护人员和患者或照护人员合作，制订以患者为中心、循证治疗计划，其重点必须是：①根据患者的整体医疗保健目标，解决为取得临床疗效而确定的NOM和药物相关问题；②通过咨询和健康教育、增强能力和自我保健来激励和吸引患者；③安排复诊。

4. **实施** 药师与其他医护人员和患者或照护人员合作，实施治疗计划，包括：①解决与药物和健康有关的问题；②根据授权启动、修改、中止或实施药物治疗；③提供咨询和健康教育，增强能力和自我保健；④根据需要安排后续治疗，以实现治疗目标。

5. **随访** 必须对治疗计划的有效性进行监测和评估，在适合的情况下，应与其他医护人员或患者合作对其进行调整。这一步主要监测：①针对每个健康问题使用的药物治疗的必要性、有效性（一种或多种药物）以及安全性（每种药物）；②临床终点和治疗效果，主要是达到药物治疗目标的进展。

美国疾病控制和预防中心发布了一个具体的药师管理高血压的患者治疗流程，其中对如何将这五个步骤应用于管理高血压患者提出了建议[308]。

同样，FIP在其2022年的出版物《用药审查和药物使用审查：药师工具包》中支持PCNE对用药审查（MR）的定义，但建议将药物使用审查（MUR）作为MR的一个子类型，其特点是药师和患者之间的合作，以改善药物的使用，考虑患者的偏好，最终优化药物的依从性。因此，FIP指出："虽然这两种服务在改善健康状况方面同样重要，但MR主要是为了改善临床结果，因此除了包含用药依从性目标外，还有助于提高系统层面的效率，而MUR是一种专门为改善用药依从性而设计的服务"[309]。然而，在介绍MR的分步过程和最低限度的信息集时，可以发现，这些步骤与之前详细介绍的Dader方法和"药师的患者治疗过程"的五个步骤有很大的相似之处。

7.4 心血管疾病管理中的数字健康方法

数字健康被定义为"使用数字、移动和无线技术来支持实现健康目标"[310]。该术语也可用于指信息和通信技术在健康方面的一般使用，包括移动健康和电子健康[310, 311]。在过去的十年里，数字健康技术发展迅速。电子和移动健康平台、可穿戴设备、传感器、远程医疗和人工智能等技术为改善优质医疗服务的获取和交付提供了无数的机会[312]。COVID-19进一步刺激了数字健康服务的采用和接受，尤其是在预防和管理心血管疾病方面[313]。此外，数字健康技术还能增强患者的能力，这不仅可以促进心血管疾病的自我保健，而且对确保实现更好的健康结果至关重要[311]。这在高血压管理中得到了说明，对28项研究的系统评价报告了数字健康创新对降低血压和改善生活质量的积极影响。此外，数字健康方法还可用于血压的自我监测和加强自我管理[314]。

数字健康领域不断发展，许多干预措施已被开发用于诊断、监测和治疗。然而，迄今为止，在心血管疾病管理方面研究最多的三种主要数字健康干预措施是短信方案、智能手机应用和可穿戴设备。

• 短信方案：已经成为一种简单、创新、方便和廉价的与患者沟通的方法。在没有互联网连接的地区，以及智能手机使用较少的地区，这种方法非常有用。短信也可以批量发送，而且很容易将这一过程自动化，使人力投入降到最低。对短信项目的研究表明，在改变生活方式行为方面有积极的改善，如吸烟、不运动、血压和体重管理[315-317]。研究还证明了短信方案在促进用药依从性方面的作用，这是心血管疾病管理的一个重要基石[318, 319]。这些研究还发现，短信干预对患者有吸引力，而且有用，可以带来更好的临床结果，并转化为药物费用的节省[311]。

•智能手机应用：智能手机应用程序比短信更复杂一些，可以在一个应用程序中嵌入更多的功能和服务。应用程序已被用于教育患者、监测依从性和提供自动随访提醒[311]。与短信方案类似，智能手机应用程序也可用于促进生活方式的改变，并激励患者保持治疗的进度。对智能手机应用程序在心血管疾病患者中的有效性进行的研究表明，它们对改善血压、体重指数、体育活动、腰围、胆固醇水平、戒烟和社会心理健康均有影响。这降低了再入院率，提高了生活质量[320-322]。

•可穿戴设备：可以捕捉信息，进行数据处理并提供相关信息的输出。它们在提供关于生命体征、体育活动和可追踪行为的实时监测数据方面非常有用。基于消费者的活动追踪器已迅速流行起来，这已转化为拥有者的体育活动水平的提高[323]。由于与标准医疗设备相比，可穿戴设备提供的数据质量参差不齐，它们对心血管疾病患者的影响显示出不同的结果。因此，尽管它们在促进体育活动方面很有用，但它们作为监测设备的准确性和稳健性仍有待验证[324, 325]。

长期以来，药学专业一直以早期采用新的健康技术而闻名。数字健康技术也不例外，尽管在COVID-19大流行期间加速使用，但社区药师已经在使用社交媒体和移动健康应用程序来提供公共卫生服务和活动[326]。随着数字健康空间的不断扩大，药师的角色和责任也有可能随着新的患者需求而发生转变。由于药师是最容易接触到的医疗保健专业人员，因此有必要引进"数字药师"，使其具备相关知识和技能，以便通过数字健康技术教育和管理心血管疾病患者[327]。这些技术可以与远程药学服务一起使用。远程药学是一种方便的服务模式，可以确保对心血管疾病患者的服务和监测的连续性。此外，远程药学服务还为心血管疾病患者提供了一个渠道，以了解其药物和健康状况。与此相呼应的是，随着数字健康技术的普及，有必要对数字健康技术的制造商进行监管，特别是那些为慢性非传染性疾病管理提供解决方案的制造商[327]。

7.5　提高药物接受度和依从性

药物是控制和治疗心血管疾病的关键干预措施。因此，提高药物的接受度和依从性对于确保心血管疾病患者的积极健康结果非常重要[328]。接受度是指药物在真实世界中的使用情况，其范围包括医疗保健提供者根据循证指南开具的适当处方，以及患者对药物的依从性[328]。一些有用的药物接受度指标包括遵循当地治疗指南的处方比例，以及一年内坚持处方治疗方案的患者比例[328]。

7.5.1　不依从性的流行率和影响

药物不依从性被称为心血管疾病控制不力的最常见潜在、可改变的原因[329]。Barolleti及其同事的一项研究估计，CV患者中不依从性的记录水平超过了60%[330]。Kolandaivelu及其同事的另一项研究称，不依从性是一种普遍现象，是治疗失败和心血管疾病治疗效果不佳的主要危险因素[331]。尽管全球范围内用药依从性总体较差，但中低收入国家受到的影响更大，这已被归结为医疗保健提供者实践、文化信仰、资源限制和公众意识不同的区域差异[331]。

在尼日利亚进行的一项横断面研究进一步证实了这些发现，该研究发现不依从性的比例约为70%。研究发现，不依从性与合并症的数量有关，特别是三种合并症被发现有轻微的关联[332]。在马来西亚进行的一项类似的横断面研究也显示，不依从性的流行率为74%，害怕副作用、复杂的用药方案和缺乏关于疾病的信息被认为是不依从性的一些常见原因[333]。值得注意的是，尽管为确定不依从性的流行率做出了努力，但由于多变量设置、缺乏可靠的定义以及缺乏筛查不依从性的"黄金标准"，数据的准确性难以衡量^[331]。

不依从性对心血管疾病患者的影响包括降低药物治疗的有效性，增加急性入院的风险，增加发病率和死亡率，以及与管理心血管疾病相关的医疗费用的总体增加^[334]。此外，不依从性混淆了循证实践，导致不适当的治疗升级，可能造成更大的伤害而不是好处^[331]。

在更大的范围内，不依从性的经济影响是巨大的。英国的一项分析表明，每个不坚持用药的高血压患者都要多花339英镑^[335]。由此推断，提高用药依从性每年可能会节省超过1亿英镑^[335]。Kleinsinger的类似研究表明，每年因不依从性而产生的可预防的医疗费用为1000亿美元^[336]。这些数字可能看起来很随意，但却能让我们大致了解一个小小的健康行为的改变可以产生巨大的经济影响。

7.5.2 衡量依从性

确定依从性的关键指标仅仅是在一个固定时期内坚持处方治疗的患者数量。如果患者在一定时期内服用了80%以上的处方药，则被认为是坚持治疗^[337]。

这些数据可以通过几种方法获得^[338, 339]：

•患者的自我报告：这通常是通过问卷调查或结构化访谈进行的，被认为是测量CV患者依从性的最方便、间接和有效的方法。这种方法也是低成本的，而且在很多情况下容易应用。

•医疗保健提供者的治疗药物监测：这包括测量血液中的药物浓度，通常用于治疗窗口狭窄的药物。尽管它的准确性很高，但其最大的缺点是具有侵入性。因此，它在药房和大多数具有较宽治疗窗口的CV药物上不太实用。

•电子用药监测：这种方法被认为是慢性病患者依从性测量的"黄金标准"^[338]。电子监测仪大致分为口服用药监测仪和吸入用药监测仪。口服用药监测仪，如电子用药事件监测系统，与CV患者更相关。这些口服监测仪记录药瓶打开的日期和时间，并与医疗保健提供者共享这些数据。除了口服药物监测仪，智能手机也是监测用药依从性的有用方法，它们可以用来将口服药物监测仪的数据转发给医疗保健提供者[340]。

•药店的取药和续药率：药师在这些方法中起着核心作用，他们可以计算出其CV患者的取药和续药率。这种方法的突出缺点是它具有明显的主观性。然而，它仍然是一种廉价的、易于在药房实施的方法[341]。

值得注意的是，上述测量依从性的方法可用于除心血管疾病外的许多其他慢性病[338]。

依从性可以用某些量表来测量，一些最经常使用的量表包括用药依从性报告量表和对药品的信念问卷[339]。这些依从性测量方法中的每一种都有自己的优点和缺点。因此，在选择使用哪种方法来测量用药依从性时，必须确定有效性和普遍性。要想获得有用的临床数据，最好结合使用各种方法[339]。

7.5.3　不依从的原因

确定不依从性的确切原因就像在干草堆里找一根针一样——困难但并非不可能。有无数的潜在障碍可能会阻碍药物依从性，其中有些可以分类，有些则不能。尽管有分类，但共同点仍然是心血管病患者所有的疾病都需要服用大量的药，因此不依从性的现象很普遍。

导致不依从性的因素可以分为以下几类[330]：

•社会经济因素：医疗保健覆盖面不足、对费用的担忧、贫困和失业，以及药物或酒精滥用。

•沟通障碍：文盲、精神疾病、药物或酒精滥用、老年，以及医疗保健提供者和患者之间主要语言的差异。

•动机障碍：对自己的疾病理解不深，害怕毒性或副作用，以及没有感觉到处方药物的好处。

这些因素可以进一步转化并归纳为特定的潜在用药障碍。这种分组包括与患者有关的障碍、与治疗有关的障碍和其他障碍[336]。见表22。

表22　依从性的潜在障碍

与患者有关	与治疗有关	其他
缺乏动力		
抑郁症	治疗方案的复杂性	
拒绝接受	副作用或对副作用的恐惧	
认知障碍	费用	
滥用药物或酒精	时间	医患关系不佳
文化问题	不方便	
低教育水平	无症状疾病的治疗	
其他信仰体系		

由于不依从的原因是多因素的，要成功地解决这个问题需要务实的多模式干预措施。

7.5.4　增强依从性的干预措施

药师主导的干预措施对于向慢性病患者提供整体服务至关重要。在Apikoglu及其同事的一项研究中，由社区药师提供的药学服务干预措施使土耳其非传染性疾病患者的健康状况得到了显著改善[342]。在沙特阿拉伯的一项关于药师报告干预措施的类似研究中，药师主导的干预措施被证明可以减少处方错误和对患者可能造成的伤害[343]。此外，药师被认为是通过质量改进措施确保患者安全的关键角色[343]。因此，加强药师的参与是提高用药依从性的关键[344]。

在处理用药不依从问题时，不妨退一步，不要只关注上述的障碍和因素，而是要关注我们试图促进的行为改变。促进用药依从性是一个行为改变过程，需要教育、激励、支持工具、监测和评估[336]。因此，促进用药依从性的最佳干预措施是选择一个多方面的系统方法，而不是一个单一的策略。无疑，这种高层次的干预措施需要许多医疗参与者的投入和合作。在任何情况下，以药学为基础的改善心血管疾病患者用药依从性的干预措施已被证明是具有成本效益的，并且在投资回报方面是最经济可行的[345]。此外，以社区药房为主导的针对用药依从性的服务实施也带来了积极的临床、人文和经济影响[346, 347]。

因此，药师仍然是提高用药依从性的关键角色，具体方法如下：

• 药师可以进行评估访谈，以此来识别依从性障碍。识别潜在的非依从性是在社区或医院环境中解决药物不依从性的重要先决条件。

• 社区药师可以接触到不依从的患者，鼓励他们预约续药。这可以通过短信或语音电话来提醒或鼓励他们按处方取药和服药[348]。药师可以利用这个机会，询问任何其他可能导致不依从的原因[255]。这项干预措施与Thakkar及其同事进行的一项荟萃分析的证据一致，该分析发现，手机短信使慢性病患者依从性的概率增加了一倍[319]。

• 通过药物治疗管理和协作性药物治疗管理服务，临床药师可以识别、跟踪、教育和咨询不依从的患者。如果需要，他们还可以调整患者的用药，以帮助患者坚持用药[349]。这与美国疾病控制中心推荐的以团队为基础的方法是一致的[252]。

• 药师可以采用动机访谈来帮助解决患者的矛盾心理，增强自我能力。Hedegaard及其同事进行的一项随机研究证明了动机访谈在提高依从性方面的有效性[350]。

• 在条件允许情况下，药店应该配发或开具固定剂量的心血管药物组合，以此来减少患者的药品负担，促进患者遵从处方用药方案[351]。

我们鼓励药师探索更多创新的解决方案，以解决他们所服务的地区和人群的用药不依从问题。

7.6 评估和解决与药物相关问题

CVD患者的治疗效果和治疗目标的实现，在很大程度上取决于对药物相关问题（MRPs）的快速评估和解决。欧洲药学监护联盟将MRP定义为药物治疗有关的、可能会干扰实现预期的治疗效果事件或情况[352]。慢性病患者，如心血管疾病或糖尿病患者，会服用不同药理类别的多种药物，这就增加了MRP发生的风险。不及时解决MRP的影响包括不依从、增加住院率和随后可避免的社会经济负担[353]。

MRP大致分为治疗效果、不良反应、治疗费用和其他[352]。对于心血管疾病患者，建议进行用药审查，以优化药物的使用[354]。在大多数临床和社区环境中，药师通常最适合识别MRP，并启动必要的缓解干预措施[355]。然而，在进行干预之前，药师需要评估MRP的原因。要做到这一点，药师需要了解MRPs的八个最可能的原因。这些原因包括药物选择、药物剂型、剂量选择、疗程、药物使用/给药过程、处方和配药的后勤工作、患者行为和其他不可归类的原因[352]。值得注意的是，一个原因可能有多个次要原因，表23对此进行了总结[352]。

表23 药物相关问题的主要原因和次要原因

主要原因	次要原因
药物选择	不适当的/禁忌的药物 没有药物适应证 药物或药物和食品的不适当组合 治疗组或活性成分的不适当重复 未注意到药物治疗的指征 为适应证开了太多的药 可获得更具成本效益的药物治疗 需要但未给予的协同/预防药物 出现药物治疗的新指征
药物剂型	药物剂型选择不当

续表

主要原因	次要原因
剂量选择	剂量太低或太高 用药频率不够或过高 没有治疗药物监测 药代动力学问题 病情的改善或恶化，需要调整剂量
疗程	疗程过短或过长
药物使用/给药过程	不适当的给药时间或给药间隔 故意少用或多用药品 完全不给药 给予错误的药物 滥用药物 患者不能按医嘱使用药物制剂
处方和配药的后勤工作	无法获得处方药 处方错误 配药错误
患者行为	患者忘了吃药 患者不必要地使用药物 患者吃了与药物有相互作用的食物 患者不适当地储存药品
其他	未指明的或明显的原因

除上述原因外，由于治疗心血管病患者时明显存在多种药物的风险，因此药物相互作用和药物不良反应是心血管病患者的主要关切问题[356]。事实上，在Patel及其同事进行的一项研究中，观察到随着伴随药物数量的增加，发生药物相互作用的可能性也在增加[357]。一些发生在心血管药物处方中的常见药物相互作用包括抗血小板和抗凝剂的组合（阿司匹林和利伐沙班）、他汀类药物和CYP抑制剂的组合（阿托伐他汀和克拉霉素）、血管紧张素转换酶抑制剂和抗血小板的组合（卡托普利和阿司匹林）以及他汀类药物和钙通道阻滞剂的组合（阿托伐他汀和地尔硫䓬）[358]。这种有害的药物相互作用的存在干扰了治疗目标，并导致药品不良反应、发病率和死亡率的增加。因此，避免使用某些药物组合可以确保

预防药物不良反应和事件的发生。然而，有时有必要联合使用其中的一些药物。

食物、保健品和其他营养品之间的相互作用可能会干扰心血管药物的效果。例如，葡萄柚是一种已知的CYP3A4抑制剂，会干扰心血管药物的药代动力学特性。

药师在筛查患者处方中的药物相互作用方面发挥着关键作用，他们会进行用药审查和对药物相关问题的潜在原因进行分类（如上所示）[358]。这有助于指导哪些干预措施可以解决药物相关问题。

解决MRP的问题可以在几个层面上进行[352]。

首先，在法律允许药师开处方的国家，他们可以根据标准治疗指南或循证实践，按照推荐的剂量和频率适当地开具处方[352]。在药师不是合法处方者的地方，他们可以向处方者提出干预建议，然后由处方者批准干预措施。

其次，在患者层面，药师可以提供患者咨询，解决患者的行为问题。此外，他们还可以与照护人员或监护人交谈，以确保患者受到密切监控并遵守处方用药。在有语言或文化障碍的情况下，药师可以选择只提供书面信息。如果药师无法在这个层面上提供适当的干预，建议他们将患者转回给处方者。

再次，在药物治疗层面，药师可以通过改变处方药物、调整剂量、改变药物配方、改变使用说明、停止不适当的药物治疗，或让患者开始服用新的药物来解决MRP问题。必要时可以提供这些干预措施的组合。需要注意的是，这些干预措施是有背景的，因此在药师不是处方者的国家，对处方药物的改变只能由医生来完成。因此，药师可以向合法的处方者提出这种干预措施，然后由他们批准后再实施。

最后，对于未知的或不明确的原因，药师可以利用以团队合作的方式，参与到多学科医疗团队中，以确定最佳的治疗方案。药师可能还需要戴上他们的药物警戒帽，通过规定的药物警戒渠道报告任何副作用。解决MRP的一个关键因素是监测所采取的干预措施的结果。因此，这个过程是反复进行的，直到MRP得到部分或全部解决。

由于CV药物治疗领域不断发展，可能会给患者开具临床循证数据不足的新药。Scott Pegler及其同事推荐了一个分析框架，即安全性、耐受性、有效性、价格和简单性（STEPS），帮助处方者对新药做出更好和平衡的处方决策[359]。

为了在患者和药物层面进一步加强心血管疾病的治疗，从药物基因组学的角度来看待患者也是有帮助的[360]。长期以来，基因组变异被认为是导致药物反应性变化的主要因素。在过去的十年里，我们对影响心血管药物（如他汀类药物、华法林和氯吡格雷）反应的遗传决定因素的认识已经有了很大的提高。这为个性化药物开辟了新的领域，并有望改善临床结果和减少药物毒性。药物基因组学服务的可用性和可负担性可能因国家而异。然而，药师需要随时了解基于药物基因组学的药物选择和剂量处方新方法的研究情况[361]。此外，他们应该了解用于确定心血管疾病患者个体基因组变异、适当用药和剂量改变的基因测试。同样关键的是，药师在对患者进行这些基因测试的指导时要考虑到伦理准则[361]。

7.7 制订治疗和监测计划

治疗计划是对患者的疾病、治疗目标、疾病的治疗方案、预期的治疗时间和任何预期的副作用的清晰概述。治疗计划是心血管病管理的一个标志，特别是在药物治疗管理和合作药物治疗管理方面。治疗计划很重要，因为它们是启动治疗过程的路线图，并提供了一种衡量治疗效果的方法。

药师，尤其是临床药师，可以与患者坐下来，制订治疗和监测计划。这种面对面的互动让药师可以观察到患者健康问题的直观线索，并加强患者与药师之间的关系[362]。治疗和监测计划应该是患者和药师之间的合作，并应在药师的执业范围内或与多学科医疗团队的其他成员达成一致[362]。

制订治疗计划的第一步是评估患者。这种评估需要全面，不仅要关注疾病状态和进展，还要关注社会、经济和心理背景[362]。这些有可能成为有效实施治疗计划的障碍。因此，在这一阶段应收集全面的情况。

一旦药师掌握了以患者为中心的整体观点，那么就需要制订目标和目的。药师和患者都应该清楚地了解他们所追求的目标。每一个目标以及随后的目标，都需要明确、可衡量和可实现。通常情况下，目标可以作为监测治疗计划的里程碑。

最后一步是制订和启动适当的干预措施，这些干预措施可能是药物性的或非药物性的。这些干预措施应以证据为基础，与国家标准治疗指南相一致，并在药师的执业范围和能力范围内[362]。需要密切监测，以确保患者遵守规定的干预措施，并确保新的或重复出现的与药物相关问题得到解决。因此，必须进行定期复查。此外，以团队为基础的方法可能有助于确保维持医疗的连续性。

Breault及其同事的研究提出了实施药师主导的治疗计划的关键实践步骤[363]。这些步骤包括：

• 发展与自己执业范围相关的个人专业知识；

• 优化角色、工作流程和空间，以支持治疗计划的实施；

• 制订一个支持医疗过程的治疗计划模板；

• 根据常规的患者就诊或明显的患者需要，安排时间进行医疗计划；

• 让患者参与治疗计划过程，确保目标和结果以患者为中心；

• 记录和沟通治疗计划过程中的具体责任；

• 及时与患者分享治疗计划文件，其中应包括当前药物、商定的目标、要实施的健康行为改变、监测和随访计划。

即使是药师，在制订以患者为中心的治疗计划时，也需要强调合理用药。合理用药包括正确和适当地使用药物，使处方的选择、剂量和疗程符合标准的治疗指南[364]。这意味着药师在制订和实施治疗计划时必须检查合理用药的"五正确",即正确的患者、正确的药物、正确的剂量、正确的途径和正确的时间。除了合理使用的"五正确"外,药师处方者应始终努力最大限度地提高临床效果,最大限度地减少伤害,避免浪费稀缺资源,并尊重患者的选择[365]。许多非传染性疾病可以通过合理的处方和使用现有药物来预防或治疗[364]。

不合理的用药会导致可避免的发病率和死亡率、药品不良反应、治疗效果不佳和经济损失[364]。在中低收入国家,药品供应不足会加剧这种负面影响。因此,药师在制订、实施和监督治疗计划时,必须始终检查治疗是否属于合理用药的"五正确",是否符合WHO的合理用药标准[366]。

7.8 推荐或开具适当的药物治疗处方

在世界许多国家,药师开处方是合法的[367]。药师可以是补充处方者或独立处方者,前者在特定的临床管理计划中与医生或牙医合作,后者则在其执业范围和能力范围内独立开具任何疾病的任何药物处方[368]。药师处方者在满足心血管疾病患者的需求和提供高质量、以患者为中心的整体服务方面发挥着关键作用。通过将药物治疗管理和协作性药物治疗管理活动纳入同一个篮子,完善了医疗的连续性。此外,关于药师处方效果的研究表明,药师更善于遵守用药计划,处方错误明显减少,同时促进成本节约[367,369,370]。

英国药政总局为药师处方者提供了关键的考虑因素[368]。首先,最重要的是药师要承担起安全处方的责任。这包括在开具处方前掌握所有必要的患者信息,只在其知识、技能和能力范围内开具处方,并计划进行适当的随访复查以监测处方药物[368]。其次,所有开处方的药师都必须保持他们的处方能力,以便提供安全、适当和最新的治疗。英国皇家药学学会出版的《所有处方者的能力框架》是这方面的一个有用资源[371]。最后，处方药师必须与其他医疗专业人员有效合作和沟通，以提供安全和有效的医疗服务。

与医生类似，建议药师遵守这八步处方方法，以尽量减少劣质和错误处方[372]：

1. 评估并明确界定患者的问题；
2. 具体说明治疗结果或目标；
3. 根据循证治疗或标准治疗指南选择适当的药物；
4. 以适当的细节启动治疗，并始终考虑非药物干预；
5. 向患者提供完整的信息、说明和警告；
6. 定期评估治疗，这可能包括监测依从性、治疗结果，以及在处方药物无效时停药；
7. 开具处方时始终考虑药物成本；
8. 利用计算机和其他工具来减少处方错误。

值得注意的是，药师处方者需要避免在可能改变其客观临床判断的情况下开具处方，例如，为自己或近亲开具处方[368]。

除药物治疗外，保健品已被证明可用于预防和治疗心血管疾病。本着为患者提供整体服务的精神，药师需要了解有证据支持的保健品，以增强心血管疾病的药物治疗[373, 374]。表24列出了这些保健品的简要清单。

表24 用于预防和治疗心血管疾病的保健品

类别	实例	指征
甾醇/甾烷醇	主要存在于水果、谷类、种子和坚果中	血脂异常，高血压
多酚/黄酮类化合物	主要存在于柑橘类水果、蔬菜、谷物、豆类、绿茶、葡萄、红曲米、蜂蜜、浆果以及由这些植物产品制成的饮料中	血脂异常、高血压
微藻类	螺旋藻	血脂异常、高血压
维生素	维生素C、D和E	血脂异常、高血压
	番茄红素，存在于木瓜、西红柿和西瓜中	血脂异常、高血压
	大蒜	血脂异常、高血压

需要注意的是，这些产品并非在所有国家都能买到，而且它们并不能取代医生开具的处方治疗。

7.9 药品供应、可获得性和可负担性的管理

药品是管理心血管疾病的重要干预措施。然而，它们的供应情况、可获得性和可负担性因国家而异。Mourik及其同事的一项研究对心血管疾病药物的可获得性和可负担性进行了比较分析，发现中低收入国家的总体可获得性很差[375]。除了可获得性差之外，在许多中低收入国家，购买这些药物的费用高于个人日工资。正因为如此，许多人仍然负担不起治疗费用。

对心血管疾病的有效管理取决于药品的有效供应、可获得性和可负担性。除了临床角色外，临床和社区药师还扮演着药品监管者的角色。尽管在心血管疾病药物管理方面的研究很少，但药师在这一领域的作用与抗菌药物管理的药师类似。

在药品供应方面，药师负责确保CVD药品的安全和高质量。这包括与制药公司协调，提供质量最好、价格最优、数量充足的药品，以避免缺货。药师负责保证采购产品的质量，并将任何不合格或假冒的药品指定或隔离开来。此外，药师还帮助保持所收到的药的质量，确保药品在适当的条件下储存在商店或仓库，直到分发或配发。FIP出版的《供应链中的药师》中明确列出了这一作用和其他许多作用[376]。

通过监测供应链，量化和预测需求，并评估缺货的风险，药师可以确保心血管疾病药物的持续供应和可负担性[376]。这确保了治疗的连续性，而且不会将治疗失败归咎于缺货或价格过高。

最后，药师要确保心血管疾病药物的合理使用，从而促进可持续的供应链[377]。这意味着要分析处方的适当性，以防止多药联用。这也意味着要进行用药审查，以确保以正确的剂量和频率用

药，达到治疗目的^[377]。在Dreijer及其同事的一项研究清楚地表明了这种审查的影响，在该研究中，多学科抗血栓团队的实施包括药师用药审查，减少了与抗凝有关的并发症患者^[378]。在某些情况下，药师还负责监测患者的药物使用情况，以防止药物过期、滥用或废弃而造成的浪费。

8 衡量进展：心血管病服务的临床和经济结果指标

对医疗成本、获取途径和质量的关注，促使医疗服务研究人员和从业人员考虑在医疗机构中建立一个更全面的医疗决策模式[379]。因此，在衡量专业药学服务对心血管疾病的影响时，必须从参与患者医疗的其他利益相关者的角度考虑这些服务可能增加的价值。这样可以全面、平衡地了解服务的影响，并能更好地进行规划和可持续性评估。

科兹马的ECHO（经济、临床、人文成果）模型是评价医疗机构中药学和其他服务的一种常用方法[379]。ECHO模型说明了一项服务的价值，它将传统的临床结果与额外的医疗质量和经济效益指标相结合，支持资源的优化。它建议评估：

服务的临床影响（例如，临床结果）：从医疗保健提供者的角度来看，这一点很重要。

服务的经济影响（例如，服务的成本效益和成本效用）：从政策制定者和支付者的角度来看是相关的；

服务的人文影响（例如，与健康有关的生活质量）：从患者的角度来看，这一点很重要。

根据这一分类，CVD服务中需要考虑的潜在结果示例见表25。

表25　ECHO模式在心血管疾病服务中的应用[379, 380]

结果类型	定义	实例
临床	由于药师的干预或服务而发生的医疗事件或健康状况的变化	替代结果（即临床参数）：血压、HbA1c、胆固醇水平、心血管风险 最终结果（即与健康有关的事件）：心脏病发作、卒中、死亡

结果类型	定义	实例
经济	与干预措施或替代服务相关的直接、间接和无形的成本，这些成本通常通过药物经济学分析与临床或人文成果相平衡	每一质量调整生命年的成本 每单位效益的成本
人文主义	药师服务对患者的功能状态、生活质量以及通常由患者报告的其他结果的影响	患者健康相关的生活质量 患者满意度

8.1　心血管疾病服务的临床结果测量

8.1.1　血压水平

根据欧洲心脏病学会（ESC）的说法，高血压是过早发病和死亡的最重要的可预防原因之一[14]。血压水平很容易测量，社区药房也会进行常规监测。在最新的指南中，ESC和欧洲高血压学会建议，临床环境中的血压应该在标准化的条件下使用经过验证的设备进行测量。测量前，患者应坐5分钟。应使用适合患者臂围的袖带。第一次测量时，应测量两只手臂的血压，如果发现有差异，应将数值较高的手臂作为今后测量的参考。3次测量应间隔1~2分钟进行。第一个读数应忽略不计，其水平应记录为后两个血压读数的平均值[14,75]。收缩压和舒张压的测量值应与表8中描述的数值进行核对，以确定是否需要额外的药师或其他医疗专业人员的服务。

8.1.2　胆固醇水平

血脂异常的特点是甘油三酯、低密度脂蛋白胆固醇升高和低高密度脂蛋白胆固醇降低。不利的血脂水平与心血管疾病风险的增加直接相关，在评估药学服务对心血管疾病患者的影响时，应考虑监测上述指标。目前血脂管理的方法主要集中在降低低密度脂蛋白水平。

社区药房可采用不同的准确、快速和自动的方法来测量这些指标，这些方法通常需要从患者的手指上抽取少量血样。不需要空腹，但对于患有代谢综合征、糖尿病或高甘油三酯血症的患者，应谨慎解读结果[14]。应该注意的是，全世界对床旁检测有不同的规定。

8.1.3 心血管风险

心血管风险指的是未来发生心血管事件的概率。ESC强烈建议使用风险预测模型，以加强医疗保健和心血管疾病预防[247]。目前有不同的风险模型，并在不同的人群和地区进行了验证，使用了一系列的心血管疾病危险因素的数据。这些模型通常对个人10年内的风险进行估算，可以识别高风险人群并实施预防策略。例如，SCORE2（系统性冠状动脉风险评估2）是SCORE的更新版本，可预测欧洲40~69岁无心血管疾病或糖尿病的人10年内的致命和非致命心血管疾病风险。需要的风险指标包括性别、年龄、收缩压、非高密度脂蛋白胆固醇和吸烟状况[247]。药师可以通过上述数据轻松计算出个人的心血管疾病风险。在线计算器和应用程序可以在这里和这里获取。

需要注意的是，对于特定的人群、国家或地理区域，存在已验证的算法和工具。因此，药师应检查所推荐的工具，以评估其所在地区和患者的心血管疾病风险。

8.2 心血管疾病服务的经济结果测量

药物经济学传统上被定义为描述和分析药品和药学服务的成本和后果，以及它对个人、医疗系统和社会的影响。在健康服务和药学实践研究中，广泛使用经济评价来确定专业药学服务的

"性价比"，并基本上比较医疗干预的成本和后果（例如，评估药学服务与常规治疗），以单位效果成本的形式报告结果[381]。下文简要介绍经济评价中使用的成本和后果。

成本：是指某项方案或治疗方案所消耗的资源的货币价值。根据经济评估和采用的角度（如支付方、患者、社会），可以考虑不同的成本。传统上，这些成本被分为直接成本和间接成本。直接成本是指在预防、检测或治疗疾病过程中所消耗的资源（如住院、药品、全科医生门诊、药师服务、用品），而间接成本是指由发病率（生产力损失产生的成本）和死亡率（由于过早死亡产生的成本）导致的成本[381]。

后果：是所选服务或治疗的效果、产出和结果。评估一项服务的后果的方式是不同经济评价的关键区别。例如，在成本效益分析中，后果是以获得一个特定的治疗目标来表示的。在这种类型的药学服务经济评估中，通常使用中间或替代结果（如血压、胆固醇水平），而不是最终结果（如卒中）。相反，在成本效用分析（CUA）中，后果通常用质量调整生命年（QALYs）表示。QALYs代表完全健康的年数，其价值等同于经历的年数[381]。CUAs通常用每获得一个QALY的成本（或另一种健康状态效用测量）表示。考虑到QALYs的主观性，对于如何衡量效用似乎缺乏共识。卫生服务研究中，估算QALYs最广泛使用的工具之一是EuroQoL EQ-5D-5L，尽管该工具在研究和临床实践环境中的使用有不同的版本。另一个值得一提的经济评价是成本-效益分析，其中成本和后果都是以货币单位计价。

9 药师在心血管疾病中作用的实践研究指南

希望就药师的作用和心血管疾病服务开展实践研究的药师，在制订研究和计划时应考虑各种因素。应采用逐步系统的方法，从识别服务提供方面的问题和差距开始，到规划解决这一差距的方案，再到方案的实施和评估。

9.1 识别问题和差距

加强CVD服务的第一步是找出当前实践中的问题和差距。这一步应通过深入分析与CVD服务和社区需求相关的地方、国家和区域数据来进行。定量数据提供了关于心血管疾病管理的流行病学和服务利用率的全面概述。药师应从国家登记处等地方来源探索和获取数据，并参考世界卫生组织全球健康观察站和世界银行等全球数据来源。

在分析定量数据的同时，还应通过访谈、人种学研究和焦点小组讨论等方式考虑定性数据。定性研究方法有助于探索接受服务和项目的促进因素和障碍。药师可以对没有经过充分研究的问题和差距进行探索性研究，以提供新的见解，指导规划和制订新的干预措施和项目。探索性研究通常不是结构化的，是开放式的。它的成本通常也较低，因此，药师或药房在极少的财政支持下更容易进行。

9.2 方案的规划和制订

9.2.1 文献回顾

对最佳实践和已实施方案的初级研究、政策文件和其他文献进行文献回顾，可为规划和制订新的心血管疾病管理方案提供指导。回顾有关实施类似方案的促进因素和障碍的文献，可以使药师减轻任何潜在的挑战。

9.2.2　利益相关者的参与

CVD相关项目的规划和发展应涉及多个利益相关者，即医疗保健提供者、医疗管理人员、患者和照护人员。社区工具箱概述了潜在的利益相关者群体[382]：

• 受益人，如患者、照护人员、一个种族或族裔群体；

• 对受益人直接负责的人，例如，家庭成员、社区工作人员、医疗保健提供者；

• 那些可能受到进程或方案影响的人，例如，雇主、住宅区的社区成员、承包商；

• 政府和政策制定者；

• 媒体、医疗管理者、医疗管理层；

• 对结果有兴趣的人，例如，活动家或社区倡导者，某些商界人士，资助者。

在规划方案时，应确定关键利益相关者及其利益。可将利益相关者分为四类：①影响力大，兴趣大；②影响力小，兴趣大；③影响力大，兴趣小；④影响力小，兴趣小。社区工具箱概述了让这些利益相关者参与计划和发展过程的细节[382]。

9.2.3　规划工具：RE-AIM 和 IRLM

RE-AIM 和 IRLM（实施研究逻辑模型）可以用来指导药师制订其方案。RE-AIM是reach，effectiveness，adoption，implementation，and maintenance（表26）的缩写[383]。

表26　RE-AIM方案规划框架[383]

核心要素	描述
范围	谁将参加该方案？
有效性	结果和成果是什么？
采纳	该方案将在哪里实施？
实施	如何实施该方案，包括调整和适应？
维护	何时对方案进行审查？

IRLM可以用来指导计划的规划和评估。IRLM的核心要素包括实施的决定因素、实施战略、机制和结果（表27）[384]。

表27　实施研究逻辑模型的核心要素

核心要素	描述
决定因素	可能影响方案实施成功的因素（即促进因素和障碍）
实施战略	支持或改变，提高方案的采用率
机制	战略影响结果的过程
结果	过程或临床措施的指标

9.3　方案的实施和评估

与心血管疾病相关的方案在社区的实施是否成功，需要进行评估。实施结果包括[385]：

• 可接受性——利益相关者对该方案表示赞同和满意；
• 通过——实施了方案的意图和行动；
• 适当性——结果与社区、环境和实践相关；
• 成本——该方案具有成本效益；
• 可行性——方案能够成功实施的程度；
• 可持续性——方案可以维持的程度。

药师可以在评估针对心血管疾病管理方案的成功推广方面发挥作用。通过评估过程，药师能够收集和分析有关其方案的数据。

利用这些数据，药师可以不断提高方案质量。

最常用的是"改进模式"，它由三个问题和PDSA（计划、执行、研究、行动）循环组成[386]。这三个问题是：

• 我们要实现什么目标？

• 我们如何知道改变是一种改进？

• 我们可以做出什么改变来实现改进？

PDSA循环是一个迭代过程，根据收集到的数据实施、评估和完善变革。药师可以利用数据和研究来不断改进他们的方案，以造福患者和参与心血管医疗的重要利益相关者。

10 伦理方面的考虑

在照顾心血管疾病患者时应考虑伦理原则。这些伦理原则包括自主性、受益性、公正性和非恶意性。自主性包括尊重患者作为主要利益相关者之一参与治疗和临床决策[387]。这在以人为本的医疗范式中被称为共同决策，并考虑到个人的信仰、价值观、偏好和能力。因此，知情同意以及尊重隐私和保密在共同决策的实践中起着核心作用[387]。效益指的是以患者的最大利益为出发点，使利益最大化，风险和危害最小化[388]。公正性包括公平性和分配公正（一种"不造成伤害"的形式），即所有人都应该得到同等对待，有限的资源应该公平分配[388]。非恶意性是指避免伤害患者或社会[388]。

心血管疾病管理的医疗范式已经从以疾病为导向的范式转变为以人为本的范式，这意味着让患者参与任何关于治疗和手术的临床决策非常重要。这种共同决策过程可能是多方面的，并与不同利益相关者的观点相冲突。从医生和药师的角度来看，临床决策应该以患者的最大利益为指导（受益性），确保对所有患者公平分配治疗（公正性），并尊重患者的价值观、信仰、文化和偏好（尊重个人）[388]。然而，从患者的角度来看，他们的信仰、价值观和偏好可能并不总是符合他们的最佳利益。因此，医生和药师必须就所有可用的治疗方案及其益处和风险与患者进行有效沟通，同时承认并体谅患者的价值观、信仰和文化。

与患者建立融洽的关系和建立信任是提高患者决策能力的关键，而建立信任的基础是尊重患者的隐私和保密[388]。隐私和保密是指保护医疗保健提供者在照顾患者的过程中收集的个人信息。保护隐私和保密要遵循自主性和尊重个人的原则，医疗保健提供者有义务根据保密信息的敏感性确保其安全存储[388]。药师必须确保隐私和患者的保密得到保护，如果需要披露任何患者的保密信息，只应分享最有限的信息。

在照顾心血管疾病患者时，获得知情同意也是至关重要的，这属于自主性和尊重个人的原则。知情同意包括告知患者治疗或手术，确保患者高质量地理解他们将接受的治疗或手术，并在没有不当影响或胁迫的情况下获得患者的授权来实施所告知的治疗或手术[388]。从根本上说，知情同意过程应以人为本，考虑个人的价值观、信仰、需求和偏好。在这一过程中，应权衡利益和风险，应给予患者自由意志，让他们并在没有任何胁迫的情况下自愿决定并授权这些决定[389]。

虽然保护隐私和保密以及获得知情同意是尊重个人的关键，但药师和医疗保健提供者可能还需要权衡其他伦理原则的重要性，如受益性、公正性和非恶意性[388]。这可能会导致伦理上困境，特别是当为患者的最大利益而提出的治疗方案与患者的信仰、价值观和文化发生冲突时。CVD治疗通常包括一级和二级预防。例如，为预防卒中而服用抗凝剂的心房颤动患者可能认为没有必要服用抗凝剂，因为他们没有任何症状，这可能导致患者决定不服用抗凝剂[390]。药师可以在提供用药和健康教育方面发挥作用，随后与患者一起共同决定治疗方案，同时尊重患者的信仰和价值观。药师在照顾心血管疾病患者时必须考虑伦理问题，包括获得知情同意和保护隐私和保密，以确保有效和高效的医疗服务。

11 提供 CVD 服务的障碍和帮助克服这些障碍的促进因素

药师在管理心血管疾病的合作医疗团队中发挥着重要的补充作用。管理心血管疾病的医疗服务模式已经转变为以人为本和协作的模式。为了确保药师在心血管疾病管理的服务模式中发挥最佳作用，必须评估在提供和实施以药师为主导的医疗服务方面的障碍和促进因素，然后确定克服这些障碍的策略。

11.1 障碍

11.1.1 结构和系统层面的障碍

药师作为以人为本的跨专业合作医疗团队的一部分参与心血管疾病的管理，可能会受到一些结构性和系统性的障碍，概述如下[391]：

•无法全面获取医疗记录：在许多国家，药师，特别是在社区环境中，不能直接和全面地获取患者的医疗记录和健康信息。这可能会妨碍对患者的医疗，特别是在优化药物治疗方面。心血管疾病患者通常患有其他几种并发症，也可能遇到多药联用问题。这表明，让药师参与优化用药、处理与药物相关问题并及时解决任何多药联用问题的重要性。然而，如果不能获得医疗记录，药师要确保药物使用的有效性和安全性，即使不是不可能，也将是一项挑战，这也可能妨碍药师识别可以优化的服务环节[392]。

•时间限制和劳动力短缺：药师承担着广泛的责任，从直接的患者服务活动（如用药管理），到后勤、采购和行政责任（如确保药物供应）。随着这些责任的增加，许多国家还面临着药房工作人员的短缺，因此工作量增加，导致参与心血管疾病管理活动和充分满足患者需求的时间受到限制[393]。劳动力短缺和时间限制在低资源国家更为突出，极大地限制了药师从事心血管病管理服务的能力，这些服务需要评估合并症、用药管理、生活方式咨询以及解决其他健康问题[394]。由于心血管疾病的最佳管理在很大程度上依赖于自我管理和生活方式的改变，药师可以参与一些活动，使患者能够更好地管理心血管疾病。这些活动和倡议的形式可以是向心血管疾病患者分发教育材料。这些活动不会占用太多的接触时间，因此不应增加药师的额外工作负担，同时还能让患者通过最佳健康教育受益。

• 报酬：在许多国家，药师主导的临床服务没有报销或报销额度很低，这限制了这种心血管疾病管理服务的实施[395]。提供以人为本的心血管疾病管理服务需要药师付出更多的时间和精力。以人为本的服务将患者作为共同决策过程中的关键利益相关者，这意味着药师需要时间来了解患者的需求、价值观和信仰，随后评估他们的药物使用和病史，然后制订管理计划。据报道，缺乏报酬是实施这种多方位服务的常见障碍[396]。药师组织倡导提高薪酬，可以提高药师提供心血管相关服务的能力，如健康教育、用药管理和生活方式咨询。

• 咨询空间不足：药店缺乏私人咨询和咨询空间是提供心血管疾病服务的一个既定障碍[397]。提供一个安全、方便且能保障隐私和保密的空间，可以让患者更自由地分享他们的健康状况和药物信息[387]。药师可以搭建结构，将药房和咨询区隔开，这至少可以为患者提供某种形式的隐私。另外，远程药学也是一种新的方法，可以克服在拥有私人咨询空间的限制。由于心血管疾病的管理需要最佳的自我管理，通过电话随访，药师可以对患者进行监督、教育并增强其自我管理能力。远程药学为患者提供了便利，并且可以持续监测患者，以确保治疗的有效性和安全性。

11.1.2 患者对药师作用的看法

对心血管疾病的管理已经转变为以人为本的方法，这涉及患者和医疗团队之间的共同决策。这种医疗团队通常是合作性的，而研究发现，药师通过提供与药物有关的专业知识，可以在合作医疗团队中发挥重要的增值作用[398]。此外，这种合作医疗模式的积极成果已在全球范围内得到证实，而且发现合作医疗模式具有成本效益[398]。然而，在真实世界的应用中实施合作医疗模式仍然很复杂。要成功实施有药师参与的以人为本的医疗模式，一个关键因素是患者对药师角色的看法。药学专业已经从以产品为中心的专业转变为以服务为中心的专业，药师的角色已经扩展到提供直接的患者治疗，并通过他们在药物方面的专业知识为心血管疾病的管理提供支持。然而，患者对药师角色的看法可能会阻碍此类服务的推广。例如，在英国，人们把社区药师视为药品供应商，对社区药师作为服务提供者的信任程度仍然很低[399]。因此，有必要提高公众对药师当代角色的认识，特别是在直接照顾患者和支持心血管疾病管理方面。

11.2　促进因素

11.2.1　药师的可及性

药师是最容易接触到的医疗保健提供者之一，通常是心血管疾病患者的第一个求助对象。这种便利性为心血管疾病患者及时寻求健康知识和技能提供了便利。此外，药师身处心血管疾病患者生活的社区中心，能够及时进行任何自我管理的筛查、监测和随访。例如，自我监测血压和调节生活方式是确保高血压得到最佳控制的关键；药师可以在解决影响血压控制的生活方式因素和药物相关因素方面发挥作用。在提供药学服务方面，社区药师是可及的、可靠的，包括健康教育、促进合理用药和提高治疗依从性[400]。

11.2.2 跨专业医疗团队之间的沟通

虽然药师有能力提供心血管疾病服务，但他们应该与患者的初级医疗团队（包括医生和护士）合作，共同开展工作。为了促进以人为本的医疗方法，医疗保健提供者之间的协调和持续的沟通对于优化临床结果和健康仍然至关重要[401]。沟通可以有不同的形式，可以通过直接的实际讨论，也可以通过文件记录。电子医疗记录中清晰而详细的文件可以加强初级医疗团队和社区药师之间的沟通，从而确保医疗服务的连续性[402]。医疗保健提供者之间的沟通可以使医疗服务的协调更加以人为本，并提高整体的健康状况。

11.2.3 政策和立法

政策和立法需要认识到药师在提供心血管疾病服务方面所发挥的现代作用。适当的政策和立法可以促进药师服务与心血管疾病实践领域的结合。此外，政策和立法应确保药师为其提供的服务获得适当的报酬。此外，代表药学专业的协会应与政府当局和医疗保健管理者密切合作，制定政策、指南和资源，鼓励和指导药师提供心血管疾病服务。

12 总结

随着两种心血管疾病（缺血性心脏病和卒中）成为全球最主要的死亡原因，药师必须为心血管疾病患者提供更多以人为本的药学服务。由于药师的可及性、知识和技能，他们具备为心血管疾病患者提供整体服务的理想条件和资格。

本手册介绍了药师在改善社区心血管健康方面可以发挥作用的各种服务。这包括他们作为患者健康行为改变的推动者，特别是在以下方面：采用健康的生活方式（如通过戒烟和体重管理计划）和其他预防服务（如建议或实施适当的疫苗接种），要求患者进行健康状况问卷调查，筛查心血管疾病，转诊患者接受其他治疗，作为跨专业团队的一部分开展工作，优化药物使用和改善治疗的依从性。

药师应该考虑如何将心血管疾病服务纳入他们的日常工作，以及这些服务如何使他们的患者、社区和整个卫生系统受益。尽管实施其中一些服务存在公认的障碍，但药师仍有许多机会通过采取措施预防、识别和管理心血管疾病患者的治疗，提高他们作为公共卫生专业人士和初级医疗保健提供者的作用。药房和药师都有能力制订和实施结构化的、循证心血管疾病预防策略和以患者为中心的服务，从而改善心血管疾病患者的健康状况。

13　参考文献

[1] World Health Organization. Cardiovascular diseases（CVDs）[Internet]. 2021. updated [accessed: 21 March 2022]. Available at: https://www.who.int/news-room/fact-sheets/ detail/cardiovascular-diseases-（cvds）.

[2] World Heart Federation. World Heart Observatory: Trends in Cardiovascular Disease [Internet]. updated [accessed: 8 August 2022]. Available at: https:// worldheartobservatory.org/trends/.

[3] World Health Organization, International Bank for Reconstruction and Development / The World Bank 2021. Tracking universal health coverage: 2021 Global Monitoring Report. [Internet]. 2021. [accessed: 8 August 2022]. Available at: https://cdn.who.int/ media/docs/default-source/world-health-data-platform/events/tracking-universal-health- coverage-2021-global-monitoring-report_uhc-day.pdf?sfvrsn=fd5c65c6_5&download=true.

[4] Perel P, Avezum A, Huffman M et al. Reducing Premature Cardiovascular Morbidity and Mortality in People With Atherosclerotic Vascular Disease: The World Heart Federation Roadmap for Secondary Prevention of Cardiovascular Disease. Glob Heart. 2015, 10（2）: 99-110. [accessed: 19 June 2022]. Available at: https://www.ncbi.nlm.nih.gov/ pubmed/26213297.

[5] van Driel ML, Morledge MD, Ulep R et al. Interventions to improve adherence to lipid- lowering medication. Cochrane Database Syst Rev. 2016, 12: CD004371. [accessed: 8 August 2022]. Available at: https://www.ncbi.nlm.nih.gov/pubmed/28000212.

[6] Qureshi N, Da Silva MLR, Abdul-Hamid H et al. Strategies for screening for familial hypercholesterolaemia in primary care and other community settings. Cochrane Database Syst Rev. 2021, 10: CD012985. [accessed: 8 August 2022]. Available at: https:// www.ncbi.nlm.nih.gov/pubmed/34617591.

[7] World Heart Federation. World Heart Vision 2030: driving policy change. Forthcoming 2022.

[8] World Health Organization. Cardiovascular diseases [Internet]. 2021. updated [accessed: 22 March 2022]. Available at: https://www.who.int/health-topics/cardiovascular- diseases#tab=tab_1.

[9] Roth GA, Mensah GA, Johnson CO et al. Global Burden of Cardiovascular Diseases and Risk Factors, 1990-2019: Update From the GBD 2019 Study. J Am Coll Cardiol. 2020, 76（25）: 2982-3021. [accessed: 9 May 2022]. Available at: https://www.ncbi.nlm.

nih.gov/pubmed/33309175.

[10] World Health Organization. Global Health Estimates: Life expectancy and leading causes of death and disability [Internet]. 2019. updated [accessed: 22 March 2022]. Available at: https://www.who.int/data/gho/data/themes/mortality-and-global-health-estimates.

[11] World Health Organization. The top 10 causes of death Geneva, Switzerland: World Health Organisation; 2020. updated [accessed: Available at: https://www.who.int/news-room/fact-sheets/detail/the-top-10-causes-of-death.

[12] European Heart Network. European Cardiovascular Disease Statistics 2017: European Heart Network; 2017. updated [accessed: 26 June 2022]. Available at: https://ehnheart.org/cvd-statistics.html.

[13] Mahmood SS, Levy D, Vasan RS et al. The Framingham Heart Study and the epidemiology of cardiovascular disease: a historical perspective. Lancet. 2014, 383 (9921): 999-1008.[accessed: 23 March 2022]. Available at: https://www.ncbi.nlm.nih.gov/pubmed/24084292.

[14] Visseren FLJ, Mach F, Smulders YM et al. 2021 ESC Guidelines on cardiovascular disease prevention in clinical practice. Eur Heart J. 2021, 42 (34): 3227-3337.[accessed: 5 August 2022]. Available at: https://www.ncbi.nlm.nih.gov/pubmed/34458905.

[15] Brown JC, Gerhardt TE, Kwon E. Risk Factors For Coronary Artery Disease. StatPearls. Treasure Island (FL) 2022.

[16] Francula-Zaninovic S, Nola IA. Management of Measurable Variable Cardiovascular Disease' Risk Factors. Curr Cardiol Rev. 2018, 14 (3): 153-163.[accessed: 21 March 2022]. Available at: https://www.ncbi.nlm.nih.gov/pubmed/29473518.

[17] Li H, Sun K, Zhao R et al. Inflammatory biomarkers of coronary heart disease. Front Biosci (Schol Ed). 2018, 10 (1): 185-196.[accessed: 7 August 2022]. Available at: https://www.ncbi.nlm.nih.gov/pubmed/28930526.

[18] Caplan LR, Searls DE, Hon FK. Cerebrovascular disease. Med Clin North Am. 2009, 93 (2): 353-369, viii.[accessed: 7 August 2022]. Available at: https://www.ncbi.nlm.nih.gov/pubmed/19272513.

[19] Abdel Moneim A, Radwan MA, Yousef AI. COVID-19 and cardiovascular disease: manifestations, pathophysiology, vaccination, and long-term implication. Curr Med Res Opin. 2022, 38 (7): 1071-1079.[accessed: 4 August 2022]. Available at: https://www.ncbi.nlm.nih.gov/pubmed/35575011.

[20] Kleindorfer DO, Towfighi A, Chaturvedi S et al. 2021 Guideline for the Prevention of Stroke in Patients With Stroke and Transient Ischemic Attack: A Guideline From the

American Heart Association/American Stroke Association. Stroke. 2021, 52（7）. ［accessed: 5 May 2022］. Available at: https: //www.ahajournals.org/doi/10.1161/ STR.0000000000000375.

［21］Aboyans V, Ricco J-B, Bartelink M-LEL et al. 2017 ESC Guidelines on the Diagnosis and Treatment of Peripheral Arterial Diseases, in collaboration with the European Society for Vascular Surgery（ESVS）. European Heart Journal. 2018, 39（9）: 763–816. ［accessed: 11 May 2022］. Available at: https: //academic.oup.com/eurheartj/article-pdf/39/9/763/25015217/ehx095.pdf.

［22］Tran B. Assessment and management of peripheral arterial disease: what every cardiologist should know. Heart. 2021, 107（22）: 1835–1843.［accessed: 13 May 2022］. Available at: https: //heart.bmj.com/content/107/22/1835.

［23］Gerhard-Herman MD, Gornik HL, Barrett C et al. 2016 AHA/ACC Guideline on the Management of Patients With Lower Extremity Peripheral Artery Disease: Executive Summary: A Report of the American College of Cardiology/American Heart Association Task Force on Clinical Practice Guidelines. Circulation. 2017; 135（12）: CIR.000000000000.［accessed: 11 May 2022］. Available at: https: //www.ahajournals. org/doi/10.1161/CIR.0000000000000470.

［24］Battinelli EM, Murphy DL, Connors JM. Venous thromboembolism overview. Hematol Oncol Clin North Am. 2012, 26（2）: 345–367, ix.［accessed: 7 August 2022］. Available at: https: //www.ncbi.nlm.nih.gov/pubmed/22463831.

［25］World Health Organization. Noncommunicable diseases country profiles 2018［Internet］. Geneva, Switzerland: World Health Organization; 2018. updated［accessed: Available at: https: //apps.who.int/iris/handle/10665/274512.

［26］World Health Organization. Global Action Plan for the Prevention and Control of Noncommunicable Diseases 2013–2020［Internet］. Geneva, Switzerland: 2013. updated［accessed: Available at: https: //apps.who.int/iris/handle/10665/94384.

［27］United Nations. Transforming our world: the 2030 Agenda for Sustainable Development. 2015.［accessed: 1 August 2022］. Available at: https: //sdgs.un.org/es/goals.

［28］Hessel F. Burden of Disease. In: W K, editor. Encyclopedia of Public Health. Dordrecht: Springer; 2008. p. 94–96.

［29］Mohebi R, Chen C, Ibrahim NE et al. Cardiovascular Disease Projections in the United States Based on the 2020 Census Estimates. J Am Coll Cardiol. 2022, 80（6）: 565–578.［accessed: 29 September 2022］. Available at: https: //www.ncbi.nlm.nih.gov/pubmed/35926929.

［30］Tsao CW, Aday AW, Almarzooq ZI et al. Heart Disease and Stroke Statistics–2022

Update: A Report From the American Heart Association. Circulation. 2022; 145 (8): e153-e639. [accessed: 22 March 2022]. Available at: https://www.ncbi.nlm.nih.gov/pubmed/35078371.

[31] Gheorghe A, Griffiths U, Murphy A et al. The economic burden of cardiovascular disease and hypertension in low- and middle-income countries: a systematic review. BMC Public Health. 2018; 18 (1): 975. [accessed: 27 June 2022]. Available at: https://www.ncbi.nlm.nih.gov/pubmed/30081871.

[32] Schutte AE, Srinivasapura Venkateshmurthy N, Mohan S et al. Hypertension in Low- and Middle-Income Countries. Circ Res. 2021, 128 (7): 808-826. [accessed: 27 June 2022]. Available at: https://www.ncbi.nlm.nih.gov/pubmed/33793340.

[33] Roth GA, Mensah GA, Fuster V. The Global Burden of Cardiovascular Diseases and Risks: A Compass for Global Action. J Am Coll Cardiol. 2020, 76 (25): 2980-2981. [accessed: 5 August 2022]. Available at: https://www.ncbi.nlm.nih.gov/pubmed/33309174.

[34] Duff S, Mafilios MS, Bhounsule P et al. The burden of critical limb ischemia: a review of recent literature. Vasc Health Risk Manag. 2019, 15: 187-208. [accessed: 1 August 2022]. Available at: https://www.ncbi.nlm.nih.gov/pubmed/31308682.

[35] Dzaye O, Razavi AC, Blaha MJ et al. Evaluation of coronary stenosis versus plaque burden for atherosclerotic cardiovascular disease risk assessment and management. Curr Opin Cardiol. 2021, 36 (6): 769-775. [accessed: 1 August 2022]. Available at: https://www.ncbi.nlm.nih.gov/pubmed/34620792.

[36] Robinson JG, Williams KJ, Gidding S et al. Eradicating the Burden of Atherosclerotic Cardiovascular Disease by Lowering Apolipoprotein B Lipoproteins Earlier in Life. J Am Heart Assoc. 2018, 7 (20): e009778. [accessed: 1 August 2022]. Available at: https://www.ncbi.nlm.nih.gov/pubmed/30371276.

[37] Candelino M, Tagi VM, Chiarelli F. Cardiovascular risk in children: a burden for future generations. Ital J Pediatr. 2022, 48 (1): 57. [accessed: 1 August 2022]. Available at: https://www.ncbi.nlm.nih.gov/pubmed/35410281.

[38] Noubiap JJ, Nansseu JR, Lontchi-Yimagou E et al. Global, regional, and country estimates of metabolic syndrome burden in children and adolescents in 2020: a systematic review and modelling analysis. Lancet Child Adolesc Health. 2022, 6 (3): 158-170. [accessed: 1 August 2022]. Available at: https://www.ncbi.nlm.nih.gov/pubmed/35051409.

[39] GBD 2017 Risk Factor Collaborators. Global, regional, and national comparative risk assessment of 84 behavioural, environmental and occupational, and metabolic

risks or clusters of risks for 195 countries and territories, 1990-2017: a systematic analysis for the Global Burden of Disease Study 2017. Lancet. 2018; 392 (10159): 1923-94. [accessed: 1 August 2022]. Available at: https://www.ncbi.nlm.nih.gov/pubmed/30496105.

[40] GBD 2019 Risk Factors Collaborators. Global burden of 87 risk factors in 204 countries and territories, 1990-2019: a systematic analysis for the Global Burden of Disease Study 2019. Lancet. 2020, 396 (10258): 1223-1249. [accessed: 1 August 2022]. Available at: https://www.ncbi.nlm.nih.gov/pubmed/33069327.

[41] Mannucci PM, Harari S, Franchini M. Novel evidence for a greater burden of ambient air pollution on cardiovascular disease. Haematologica. 2019, 104 (12): 2349-2357. [accessed: 3 August 2022]. Available at: https://www.ncbi.nlm.nih.gov/pubmed/31672903.

[42] de Bont J, Jaganathan S, Dahlquist M et al. Ambient air pollution and cardiovascular diseases: An umbrella review of systematic reviews and meta-analyses. J Intern Med. 2022, 291 (6): 779-800. [accessed: 3 August 2022]. Available at: https://www.ncbi.nlm.nih.gov/pubmed/35138681.

[43] Mills KT, Stefanescu A, He J. The global epidemiology of hypertension. Nat Rev Nephrol. 2020, 16 (4): 223-237. [accessed: 1 August 2022]. Available at: https://www.ncbi.nlm.nih.gov/pubmed/32024986.

[44] Zhou B, Perel P, Mensah GA et al. Global epidemiology, health burden and effective interventions for elevated blood pressure and hypertension. Nat Rev Cardiol. 2021, 18 (11): 785-802. [accessed: 1 August 2022]. Available at: https://www.ncbi.nlm.nih.gov/pubmed/34050340.

[45] Brant LCC, Passaglia LG, Pinto-Filho MM et al. The Burden of Resistant Hypertension Across the World. Curr Hypertens Rep. 2022, 24 (3): 55-66. [accessed: 2 August 2022]. Available at: https://www.ncbi.nlm.nih.gov/pubmed/35118612.

[46] Einarson TR, Acs A, Ludwig C et al. Economic Burden of Cardiovascular Disease in Type 2 Diabetes: A Systematic Review. Value Health. 2018, 21 (7): 881-890. [accessed: 2 August 2022]. Available at: https://www.ncbi.nlm.nih.gov/pubmed/30005761.

[47] Ritsinger V, Jensen J, Ohm D et al. Elevated admission glucose is common and associated with high short-term complication burden after acute myocardial infarction: Insights from the VALIDATE-SWEDEHEART study. Diab Vasc Dis Res. 2019; 16 (6): 582-584. [accessed: 2 August 2022]. Available at: https://www.ncbi.nlm.nih.gov/pubmed/31476896.

[48] Teufel F, Seiglie JA, Geldsetzer P et al. Body-mass index and diabetes risk in 57

low-income and middle-income countries: a cross-sectional study of nationally representative, individual-level data in 685 616 adults. Lancet. 2021, 398 (10296): 238-248.[accessed: 2 August 2022]. Available at: https://www.ncbi.nlm.nih.gov/pubmed/34274065.

[49] Zambon A, Mello ESA, Farnier M. The burden of cholesterol accumulation through the lifespan: why pharmacological intervention should start earlier to go further? Eur Heart J Cardiovasc Pharmacother. 2021, 7 (5): 435-441.[accessed: 2 August 2022]. Available at: https://www.ncbi.nlm.nih.gov/pubmed/33119073.

[50] Packard CJ, Young R, Ross K et al. Modelling total coronary heart disease burden and long-term benefit of cholesterol lowering in middle aged men with and without a history of cardiovascular disease. Eur Heart J Qual Care Clin Outcomes. 2017, 3 (4): 281-288.[accessed: 2 August 2022]. Available at: https://www.ncbi.nlm.nih.gov/pubmed/29044395.

[51] Sinha DN, Suliankatchi RA, Gupta PC et al. Global burden of all-cause and cause-specific mortality due to smokeless tobacco use: systematic review and meta-analysis. Tob Control. 2018, 27 (1): 35-42.[accessed: 2 August 2022]. Available at: https://www.ncbi.nlm.nih.gov/pubmed/27903956.

[52] Wang JL, Yin WJ, Zhou LY et al. Association Between Initiation, Intensity, and Cessation of Smoking and Mortality Risk in Patients With Cardiovascular Disease: A Cohort Study. Front Cardiovasc Med. 2021, 8: 728217.[accessed: 2 August 2022]. Available at: https://www.ncbi.nlm.nih.gov/pubmed/34977166.

[53] Duncan MS, Freiberg MS, Greevy RA, Jr. et al. Association of Smoking Cessation With Subsequent Risk of Cardiovascular Disease. JAMA. 2019, 322 (7): 642-650.[accessed: 2 August 2022]. Available at: https://www.ncbi.nlm.nih.gov/pubmed/31429895.

[54] Yang JJ, Yu D, Shu XO et al. Reduction in total and major cause-specific mortality from tobacco smoking cessation: a pooled analysis of 16 population-based cohort studies in Asia. Int J Epidemiol. 2022, 50 (6): 2070-2081.[accessed: 3 August 2022]. Available at: https://www.ncbi.nlm.nih.gov/pubmed/34999862.

[55] Mendoza-Herrera K, Pedroza-Tobias A, Hernandez-Alcaraz C et al. Attributable Burden and Expenditure of Cardiovascular Diseases and Associated Risk Factors in Mexico and other Selected Mega-Countries. Int J Environ Res Public Health. 2019, 16 (20).[accessed: 3 August 2022]. Available at: https://www.ncbi.nlm.nih.gov/pubmed/31652519.

[56] Bhagavathula AS, Shehab A, Ullah A et al. The Burden of Cardiovascular Disease Risk Factors in the Middle East: A Systematic Review and Meta-Analysis Focusing on Primary

Prevention. Curr Vasc Pharmacol. 2021, 19（4）: 379-389.［accessed: 3 August 2022］. Available at: https: //www.ncbi.nlm.nih.gov/pubmed/32525775.

[57] Franco-Trigo L, Tudball J, Fam D et al. A stakeholder visioning exercise to enhance chronic care and the integration of community pharmacy services. Res Social Adm Pharm. 2019, 15（1）: 31-44.［accessed: 6 August 2022］. Available at: https: //www.ncbi. nlm.nih.gov/pubmed/29496521.

[58] Wolters M, van Paassen JG, Minjon L et al. Design of a Pharmacy Curriculum on Patient Centered Communication Skills. Pharmacy（Basel）. 2021, 9（1）.［accessed: 6 August 2022］. Available at: https: //www.ncbi.nlm.nih.gov/pubmed/33467691.

[59] Amariles P, Sabater-Hernandez D, Garcia-Jimenez E et al. Effectiveness of Dader Method for pharmaceutical care on control of blood pressure and total cholesterol in outpatients with cardiovascular disease or cardiovascular risk: EMDADER-CV randomized controlled trial. J Manag Care Pharm. 2012, 18（4）: 311-323.［accessed: 6 August 2022］. Available at: https: //www.ncbi.nlm.nih.gov/pubmed/22548691.

[60] Allemann SS, van Mil JW, Botermann L et al. Pharmaceutical care: the PCNE definition 2013. International journal of clinical pharmacy. 2014, 36（3）: 544-555.［accessed: 3 August 2022］. Available at: http: //www.ncbi.nlm.nih.gov/pubmed/24748506.

[61] Griese-Mammen N, Hersberger KE, Messerli M et al. PCNE definition of medication review: reaching agreement. International journal of clinical pharmacy. 2018, 40（5）: 1199-208.［accessed: 6 August 2022］. Available at: https: //www.ncbi.nlm.nih.gov/ pubmed/30073611.

[62] Moullin JC, Sabater-Hernandez D, Fernandez-Llimos F et al. Defining professional pharmacy services in community pharmacy. Res Social Adm Pharm. 2013, 9（6）: 989-995.［accessed: 6 August 2022］. Available at: https: //www.ncbi.nlm.nih.gov/ pubmed/23591411.

[63] Committee of Consensus. Third consensus of Granada on drug-related problems（DRP）and negative outcomes associated with medication（NOM）. Ars Pharm. 2007, 48（1）: 5-17.［accessed: 6 August 2022］. Available at: https: //revistaseug.ugr.es/index.php/ ars/article/view/4974/4781.

[64] Khettar S, Jacquin Courtois S, Luaute J et al. Multiprofessional intervention to improve adherence to medication in stroke patients: a study protocol for a randomised controlled trial（ADMED AVC study）. Eur J Hosp Pharm. 2022, 29（3）: 169-175.［accessed: 6 August 2022］. Available at: https: //www.ncbi.nlm.nih.gov/pubmed/32978218.

[65] Ostbring MJ, Eriksson T, Petersson G et al. Effects of a pharmaceutical care intervention on clinical outcomes and patient adherence in coronary heart disease: the MIMeRiC

randomized controlled trial. BMC Cardiovasc Disord. 2021, 21（1）: 367.［accessed: 6 August 2022］. Available at: https://www.ncbi.nlm.nih.gov/pubmed/34334142.

［66］Hwang AY, Gums TH, Gums JG. The benefits of physician-pharmacist collaboration. J Fam Pract. 2017, 66（12）: E1-E8.［accessed: 6 August 2022］. Available at: https://www.ncbi.nlm.nih.gov/pubmed/29202145.

［67］Santschi V, Chiolero A, Colosimo AL et al. Improving blood pressure control through pharmacist interventions: a meta-analysis of randomized controlled trials. J Am Heart Assoc. 2014, 3（2）: e000718.［accessed: 6 August 2022］. Available at: https://www.ncbi.nlm.nih.gov/pubmed/24721801.

［68］Cheema E, Sutcliffe P, Singer DR. The impact of interventions by pharmacists in community pharmacies on control of hypertension: a systematic review and meta-analysis of randomized controlled trials. Br J Clin Pharmacol. 2014, 78（6）: 1238-1247.［accessed: 16 August 2022］. Available at: https://www.ncbi.nlm.nih.gov/pubmed/24966032.

［69］Hwang AY, Smith SM. Partnering With Pharmacists to Reduce Cardiovascular Risk in Outpatient Settings. J Am Heart Assoc. 2019, 8（22）: e014705.［accessed: 16 August 2022］. Available at: https://www.ncbi.nlm.nih.gov/pubmed/31711389.

［70］Martinez-Mardones F, Fernandez-Llimos F, Benrimoj SI et al. Systematic Review and Meta-Analysis of Medication Reviews Conducted by Pharmacists on Cardiovascular Diseases Risk Factors in Ambulatory Care. J Am Heart Assoc. 2019, 8（22）: e013627.［accessed: 2 May 2022］. Available at: https://www.ncbi.nlm.nih.gov/pubmed/31711390.

［71］Santschi V, Chiolero A, Burnand B et al. Impact of pharmacist care in the management of cardiovascular disease risk factors: a systematic review and meta-analysis of randomized trials. Arch Intern Med. 2011, 171（16）: 1441-1453.［accessed: 18 July 2022］. Available at: https://www.ncbi.nlm.nih.gov/pubmed/21911628.

［72］Alshehri AA, Jalal Z, Cheema E et al. Impact of the pharmacist-led intervention on the control of medical cardiovascular risk factors for the primary prevention of cardiovascular disease in general practice: A systematic review and meta-analysis of randomised controlled trials. Br J Clin Pharmacol. 2020, 86（1）: 29-38.［accessed: 19 June 2022］. Available at: https://www.ncbi.nlm.nih.gov/pubmed/31777082.

［73］Rattanavipanon W, Chaiyasothi T, Puchsaka P et al. Effects of pharmacist interventions on cardiovascular risk factors and outcomes: An umbrella review of meta-analysis of randomized controlled trials. Br J Clin Pharmacol. 2022, 88（7）:3064-3077.［accessed: 6 August 2022］. Available at: https://www.ncbi.nlm.nih.gov/pubmed/35174525.

［74］Whelton PK, Carey RM, Aronow WS et al. 2017 ACC/AHA/AAPA/ABC/ACPM/AGS/

APhA/ASH/ASPC/NMA/PCNA Guideline for the Prevention, Detection, Evaluation, and Management of High Blood Pressure in Adults: Executive Summary: A Report of the American College of Cardiology/American Heart Association Task Force on Clinical Practice Guidelines. J Am Coll Cardiol. 2018, 71 (19): 2199–2269. [accessed: 4 August 2022]. Available at: https://www.ncbi.nlm.nih.gov/pubmed/29146533.

[75] Williams B, Mancia G, Spiering W et al. 2018 ESC/ESH Guidelines for the management of arterial hypertension: The Task Force for the management of arterial hypertension of the European Society of Cardiology (ESC) and the European Society of Hypertension (ESH). European Heart Journal. 2018, 39 (33): 3021–3104. [accessed: 21 March 2022]. Available at: https://doi.org/10.1093/eurheartj/ehy339.

[76] Anker D, Tsuyuki RT, Paradis G et al. Pharmacists to improve hypertension management: Guideline concordance from North America to Europe. Can Pharm J (Ott). 2019, 152 (3): 180–185. [accessed: 6 August 2022]. Available at: https://www.ncbi.nlm.nih.gov/pubmed/31156731.

[77] Anderegg MD, Gums TH, Uribe L et al. Pharmacist Intervention for Blood Pressure Control in Patients with Diabetes and/or Chronic Kidney Disease. Pharmacotherapy. 2018, 38 (3): 309–318. [accessed: 6 August 2022]. Available at: https://www.ncbi.nlm.nih.gov/pubmed/29331037.

[78] World Health Organization. HEARTS technical package for cardiovascular disease management in primary health care: risk based CVD management Geneva, Switzerland: World Health Organisation; 2020. updated [accessed: 6 August 2022]. Available at: https://apps.who.int/iris/bitstream/handle/10665/333221/9789240001367-eng.pdf.

[79] Amariles P, Gonzalez M, Sabater D. Actuación farmacéutica en Prevención Cardiovascular.: [Internet]. 2006. [accessed: 6 August 2022]. Available at: https://www.researchgate.net/publication/215898825_Actuacion_Farmaceutica_en_Prevencion_Cardiovascular.

[80] American College of Cardiology. ASCVD Risk Estimator Plus: 2022. updated [accessed: Available at: https://tools.acc.org/ASCVD-Risk-Estimator-Plus/#!/calculate/estimate/.

[81] Steltenpohl EA, Barry BK, Coley KC et al. Point-of-Care Testing in Community Pharmacies: Keys to Success From Pennsylvania Pharmacists. J Pharm Pract. 2018, 31 (6): 629–635. [accessed: 16 August 2022]. Available at: https://www.ncbi.nlm.nih.gov/pubmed/29034781.

[82] Melton BL, Lai Z. Review of community pharmacy services: what is being performed, and where are the opportunities for improvement? Integr Pharm Res Pract. 2017, 6: 79–89. [accessed: 16 August 2022]. Available at: https://www.ncbi.nlm.nih.gov/

pubmed/29354554.

[83] Steed L, Sohanpal R, Todd A et al. Community pharmacy interventions for health promotion: effects on professional practice and health outcomes. Cochrane Database Syst Rev. 2019; 12: CD011207.[accessed: 16 August 2022]. Available at: https: //www. ncbi.nlm.nih.gov/pubmed/31808563.

[84] Thurman W, Moczygemba LR, Barner JC et al. Priority community engagement strategies for cardiovascular health: A checklist for community pharmacists. J Am Pharm Assoc (2003). 2020, 60 (6): e133–e139.[accessed: 16 August 2022]. Available at: https: // www.ncbi.nlm.nih.gov/pubmed/32402677.

[85] Gupta R, Yusuf S. Challenges in management and prevention of ischemic heart disease in low socioeconomic status people in LLMICs. BMC Med. 2019; 17 (1): 209.[accessed: 5 August 2022]. Available at: https: //www.ncbi.nlm.nih.gov/pubmed/31767015.

[86] Zolezzi M, Abdallah O, Sankaralingam S. Development and Evaluation of an Educational Program for Community Pharmacists on Cardiovascular Risk Assessment. Risk Manag Healthc Policy. 2020, 13: 623–632.[accessed: 18 July 2022]. Available at: https: // www.ncbi.nlm.nih.gov/pubmed/32607030.

[87] Al Hamarneh YN, Johnston K, Marra CA et al. Pharmacist prescribing and care improves cardiovascular risk, but is it cost–effective? A cost–effectiveness analysis of the RxEACH study. Can Pharm J (Ott). 2019, 152 (4): 257–266.[accessed: 16 August 2022]. Available at: https: //www.ncbi.nlm.nih.gov/pubmed/31320960.

[88] World Health Organization. WHO Package of Essential Noncommunicable (PEN) Disease Interventions for Primary Health Care.[Internet]. Geneva, Switzerland: World Health Organisation; 2020. updated [accessed: 6 August 2022]. Available at: https: // www.who.int/publications/i/item/who–package–of–essential–noncommunicable– (pen) – disease–interventions–for–primary–health–care.

[89] Lopez–Melgar B, Fernandez–Friera L, Oliva B et al. Short–Term Progression of Multiterritorial Subclinical Atherosclerosis. J Am Coll Cardiol. 2020, 75 (14): 1617– 1627.[accessed: 6 August 2022]. Available at: https: //www.ncbi.nlm.nih.gov/ pubmed/32273027.

[90] Lloyd–Jones DM, Hong Y, Labarthe D et al. Defining and setting national goals for cardiovascular health promotion and disease reduction: the American Heart Association's strategic Impact Goal through 2020 and beyond. Circulation. 2010, 121 (4): 586– 613.[accessed: 6 August 2022]. Available at: https: //www.ncbi.nlm.nih.gov/ pubmed/20089546.

[91] Ibanez B, Fernandez-Ortiz A, Fernandez-Friera L et al. Progression of Early Subclinical Atherosclerosis (PESA) Study: JACC Focus Seminar 7/8. J Am Coll Cardiol. 2021, 78 (2): 156-179. [accessed: 6 August 2022]. Available at: https: //www.ncbi.nlm.nih. gov/pubmed/34238438.

[92] Gupta R, Wood DA. Primary prevention of ischaemic heart disease: populations, individuals, and health professionals. Lancet. 2019, 394 (10199):685-696. [accessed: 5 August 2022]. Available at: https: //www.ncbi.nlm.nih.gov/pubmed/31448740.

[93] U. S. Preventive Services Task Force, Mangione CM, Barry MJ et al. Behavioral Counseling Interventions to Promote a Healthy Diet and Physical Activity for Cardiovascular Disease Prevention in Adults Without Cardiovascular Disease Risk Factors: US Preventive Services Task Force Recommendation Statement. JAMA. 2022; 328 (4), 367-374. [accessed: 30 September 2022]. Available at: https: //www.ncbi. nlm.nih.gov/pubmed/35881115.

[94] Piepoli MF, Villani GQ. Lifestyle modification in secondary prevention. Eur J Prev Cardiol. 2017, 24 (3_suppl): 101-7. [accessed: 5 August 2022]. Available at: https: //www.ncbi.nlm.nih.gov/pubmed/28618907.

[95] Heath L, Jebb SA, Aveyard P et al. Obesity, metabolic risk and adherence to healthy lifestyle behaviours: prospective cohort study in the UK Biobank. BMC Med. 2022, 20 (1): 65. [accessed: 5 August 2022]. Available at: https: //www.ncbi.nlm.nih.gov/ pubmed/35164754.

[96] Claas SA, Arnett DK. The Role of Healthy Lifestyle in the Primordial Prevention of Cardiovascular Disease. Curr Cardiol Rep. 2016, 18 (6): 56. [accessed: 5 August 2022]. Available at: https: //www.ncbi.nlm.nih.gov/pubmed/27142061.

[97] Boushey C, Ard J, Bazzano L et al. Dietary Patterns and All-Cause Mortality: A Systematic Review. USDA Nutrition Evidence Systematic Reviews. Alexandria (VA) 2020.

[98] Goyal P, Balkan L, Ringel JB et al. The Dietary Approaches to Stop Hypertension (DASH) Diet Pattern and Incident Heart Failure. J Card Fail. 2021, 27 (5):512-521. [accessed: 5 August 2022]. Available at: https: //www.ncbi.nlm.nih.gov/pubmed/33962741.

[99] Yip CSC, Chan W, Fielding R. The Associations of Fruit and Vegetable Intakes with Burden of Diseases: A Systematic Review of Meta-Analyses. J Acad Nutr Diet. 2019, 119 (3): 464-481. [accessed: 3 August 2022]. Available at: https: //www.ncbi.nlm.nih. gov/pubmed/30639206.

[100] Caprara G. Mediterranean-Type Dietary Pattern and Physical Activity: The Winning

Combination to Counteract the Rising Burden of Non-Communicable Diseases（NCDs）. Nutrients. 2021, 13（2）.［accessed: 3 August 2022］. Available at: https: //www. ncbi.nlm.nih.gov/pubmed/33525638.

［101］Milesi G, Rangan A, Grafenauer S. Whole Grain Consumption and Inflammatory Markers: A Systematic Literature Review of Randomized Control Trials. Nutrients. 2022, 14（2）.［accessed: 5 August 2022］. Available at: https: //www.ncbi.nlm. nih.gov/pubmed/35057555.

［102］D'Esposito V, Di Tolla MF, Lecce M et al. Lifestyle and Dietary Habits Affect Plasma Levels of Specific Cytokines in Healthy Subjects. Front Nutr. 2022; 9: 913176.［accessed: 5 August 2022］. Available at: https: //www.ncbi.nlm.nih.gov/ pubmed/35811952.

［103］Semlitsch T, Krenn C, Jeitler K et al. Long-term effects of weight-reducing diets in people with hypertension. Cochrane Database Syst Rev. 2021, 2:CD008274.［accessed: 5 August 2022］. Available at: https: //www.ncbi.nlm.nih.gov/pubmed/33555049.

［104］Tajeu GS, Johnson E, Buccilla M et al. Changes in Antihypertensive Medication Following Bariatric Surgery. Obes Surg. 2022, 32（4）: 1312-1324.［accessed: 5 August 2022］. Available at: https: //www.ncbi.nlm.nih.gov/pubmed/35083703.

［105］Iaccarino G, Franco D, Sorriento D et al. Modulation of Insulin Sensitivity by Exercise Training: Implications for Cardiovascular Prevention. J Cardiovasc Transl Res. 2021, 14（2）: 256-270.［accessed: 5 August 2022］. Available at: https: //www.ncbi.nlm. nih.gov/pubmed/32737757.

［106］Aune D, Schlesinger S, Leitzmann MF et al. Physical activity and the risk of heart failure: a systematic review and dose-response meta-analysis of prospective studies. Eur J Epidemiol. 2021, 36（4）: 367-381.［accessed: 5 August 2022］. Available at: https: //www.ncbi.nlm.nih.gov/pubmed/33331992.

［107］Liu JX, Zhu L, Li PJ et al. Effectiveness of high-intensity interval training on glycemic control and cardiorespiratory fitness in patients with type 2 diabetes: a systematic review and meta-analysis. Aging Clin Exp Res. 2019, 31（5）: 575-593.［accessed: 21 September 2022］. Available at: https: //www.ncbi.nlm.nih.gov/pubmed/30097811.

［108］Boule NG, Haddad E, Kenny GP et al. Effects of exercise on glycemic control and body mass in type 2 diabetes mellitus: a meta-analysis of controlled clinical trials. JAMA. 2001, 286（10）: 1218-1227.［accessed: 21 September 2022］. Available at: https: // www.ncbi.nlm.nih.gov/pubmed/11559268.

［109］Kodama S, Tanaka S, Saito K et al. Effect of aerobic exercise training on serum levels of high-density lipoprotein cholesterol: a meta-analysis. Arch Intern Med. 2007, 167

(10): 999-1008. [accessed: 21 September 2022] . Available at: https: //www.ncbi. nlm.nih.gov/pubmed/17533202.

[110] Lemes IR, Turi-Lynch BC, Cavero-Redondo I et al. Aerobic training reduces blood pressure and waist circumference and increases HDL-c in metabolic syndrome: a systematic review and meta-analysis of randomized controlled trials. J Am Soc Hypertens. 2018, 12 (8): 580-588. [accessed: 21 September 2022] . Available at: https: //www.ncbi.nlm.nih.gov/pubmed/29945775.

[111] Palazon-Bru A, Hernandez-Lozano D, Gil-Guillen VF. Which Physical Exercise Interventions Increase HDL-Cholesterol Levels? A Systematic Review of Meta-analyses of Randomized Controlled Trials. Sports Med. 2021, 51 (2): 243-253. [accessed: 21 September 2022] . Available at: https: //www.ncbi.nlm.nih.gov/ pubmed/33064295.

[112] Cornelissen VA, Smart NA. Exercise training for blood pressure: a systematic review and meta-analysis. J Am Heart Assoc. 2013, 2 (1): e004473. [accessed: 21 September 2022] . Available at: https: //www.ncbi.nlm.nih.gov/pubmed/23525435.

[113] Lorenzo E, Szeszulski J, Shin CN et al. Relationship between walking for active transportation and cardiometabolic health among adults: A systematic review. J Transp Health. 2020; 19. [accessed: 21 September 2022] . Available at: https: //www.ncbi. nlm.nih.gov/pubmed/34676154.

[114] Lobczowska K, Banik A, Forberger S et al. Social, economic, political, and geographical context that counts: meta-review of implementation determinants for policies promoting healthy diet and physical activity. BMC Public Health. 2022, 22 (1): 1055. [accessed: 3 August 2022] . Available at: https: //www.ncbi.nlm.nih.gov/pubmed/35619065.

[115] Feigin VL, Brainin M, Norrving B et al. What Is the Best Mix of Population-Wide and High-Risk Targeted Strategies of Primary Stroke and Cardiovascular Disease Prevention? J Am Heart Assoc. 2020, 9 (3): e014494. [accessed: 5 August 2022] . Available at: https: //www.ncbi.nlm.nih.gov/pubmed/31983323.

[116] Riegel B, Moser DK, Buck HG et al. Self-Care for the Prevention and Management of Cardiovascular Disease and Stroke: A Scientific Statement for Healthcare Professionals From the American Heart Association. J Am Heart Assoc. 2017, 6 (9). [accessed: 19 June 2022] . Available at: https: //www.ncbi.nlm.nih.gov/pubmed/28860232.

[117] Thout SR, Santos JA, McKenzie B et al. The Science of Salt: Updating the evidence on global estimates of salt intake. J Clin Hypertens (Greenwich) . 2019, 21 (6): 710-721. [accessed: 5 August 2022] . Available at: https: //www.ncbi.nlm.nih.gov/ pubmed/31033166.

［118］Li S, Hou L, Zhu S et al. Lipid Variability and Risk of Cardiovascular Diseases and All-Cause Mortality: A Systematic Review and Meta-Analysis of Cohort Studies. Nutrients. 2022, 14（12）.［accessed: 5 August 2022］. Available at: https: //www.ncbi.nlm.nih.gov/pubmed/35745179.

［119］Lee SH, Kim MK, Rhee EJ. Effects of Cardiovascular Risk Factor Variability on Health Outcomes. Endocrinol Metab（Seoul）. 2020, 35（2）: 217-226.［accessed: 25 June 2022］. Available at: https: //www.ncbi.nlm.nih.gov/pubmed/32615706.

［120］Kuang R, Liao Y, Xie X et al. Dynamic physical examination indicators of cardiovascular health: A single-center study in Shanghai, China. PLoS One. 2022, 17（5）: e0268358.［accessed: 5 August 2022］. Available at: https: //www.ncbi.nlm.nih.gov/pubmed/35550637.

［121］Wei X, Zhang Z, Chong MKC et al. Evaluation of a package of risk-based pharmaceutical and lifestyle interventions in patients with hypertension and/or diabetes in rural China: A pragmatic cluster randomised controlled trial. PLoS Med. 2021, 18（7）: e1003694.［accessed: 5 August 2022］. Available at: https: //www.ncbi.nlm.nih.gov/pubmed/34197452.

［122］Mantzari E, Reynolds JP, Jebb SA et al. Public support for policies to improve population and planetary health: A population-based online experiment assessing impact of communicating evidence of multiple versus single benefits. Soc Sci Med. 2022, 296: 114726.［accessed: 5 August 2022］. Available at: https: //www.ncbi.nlm.nih.gov/pubmed/35093794.

［123］Barrett S, Begg S, O'Halloran P et al. The effect of behaviour change interventions on changes in physical activity and anthropometrics in ambulatory hospital settings: a systematic review and meta-analysis. Int J Behav Nutr Phys Act. 2021, 18（1）: 7.［accessed: 5 August 2022］. Available at: https: //www.ncbi.nlm.nih.gov/pubmed/33413512.

［124］Amini R, Rajabi M, Azami H et al. The effect of self-management intervention program on the lifestyle of postmyocardial infarction patients. J Educ Health Promot. 2021, 10: 145.［accessed: 5 August 2022］. Available at: https: //www.ncbi.nlm.nih.gov/pubmed/34222520.

［125］Karunathilake SP, Ganegoda GU. Secondary Prevention of Cardiovascular Diseases and Application of Technology for Early Diagnosis. Biomed Res Int. 2018, 2018: 5767864.［accessed: 19 June 2022］. Available at: https: //www.ncbi.nlm.nih.gov/pubmed/29854766.

［126］Jahangard-Rafsanjani Z, Hakimzadeh N, Sarayani A et al. A community pharmacy-based cardiovascular risk screening service implemented in Iran. Pharm Pract

（Granada）. 2017, 15（2）：919.［accessed：19 June 2022］. Available at：https：//www.ncbi.nlm.nih.gov/pubmed/28690693.

［127］World Health Organization. World Health Organization Model List of Essential Medicines, 21st List. Geneva：［Internet］. 2019.［accessed：26 June 2022］. Available at：https：//apps.who.int/iris/bitstream/handle/10665/325771/WHO-MVP-EMP-IAU-2019.06-eng.pdf.

［128］World Health Organization. Prevention of cardiovascular disease：guidelines for assessment and management of total cardiovascular risk. Geneva, Switzerland：［Internet］. 2007.［accessed：19 June 2022］. Available at：http：//apps.who.int/iris/bitstream/handle/10665/43685/9789241547178_eng.pdf.

［129］Kanai M, Toda T, Yamamoto K et al. A Mobile Health-Based Disease Management Program Improves Blood Pressure in People With Multiple Lifestyle-Related Diseases at Risk of Developing Vascular Disease- A Retrospective Observational Study. Circ Rep. 2022, 4（7）：322-329.［accessed：5 August 2022］. Available at：https：//www.ncbi.nlm.nih.gov/pubmed/35860354.

［130］Spring B, Pellegrini C, McFadden HG et al. Multicomponent mHealth Intervention for Large, Sustained Change in Multiple Diet and Activity Risk Behaviors：The Make Better Choices 2 Randomized Controlled Trial. J Med Internet Res. 2018, 20（6）：e10528.［accessed：5 August 2022］. Available at：https：//www.ncbi.nlm.nih.gov/pubmed/29921561.

［131］Bendtsen M. Heterogeneous treatment effects of a text messaging smoking cessation intervention among university students. PLoS One. 2020, 15（3）：e0229637.［accessed：3 August 2022］. Available at：https：//www.ncbi.nlm.nih.gov/pubmed/32134977.

［132］Asayut N, Olson PS, Kanjanasilp J et al. A community pharmacist-led smoking cessation intervention using a smartphone app（PharmQuit）：A randomized controlled trial. PLoS One. 2022, 17（3）：e0265483.［accessed：5 August 2022］. Available at：https：//www.ncbi.nlm.nih.gov/pubmed/35349576.

［133］Buss VH, Leesong S, Barr M et al. Primary Prevention of Cardiovascular Disease and Type 2 Diabetes Mellitus Using Mobile Health Technology：Systematic Review of the Literature. J Med Internet Res. 2020, 22（10）：e21159.［accessed：5 August 2022］. Available at：https：//www.ncbi.nlm.nih.gov/pubmed/33118936.

［134］Hassen HY, Ndejjo R, Van Geertruyden JP et al. Type and effectiveness of community-based interventions in improving knowledge related to cardiovascular diseases and risk factors：A systematic review. Am J Prev Cardiol. 2022；10：100341.［accessed：5 August 2022］. Available at：https：//www.ncbi.nlm.nih.gov/pubmed/35478931.

[135] Sundararajan S, Thukani Sathanantham S, Palani S. The Effects of Clinical Pharmacist Education on Lifestyle Modifications of Postmyocardial Infarction Patients in South India: A Prospective Interventional Study. Curr Ther Res Clin Exp. 2020, 92: 100577. [accessed: 5 June 2022]. Available at: https://www.ncbi.nlm.nih.gov/pubmed/32140190.

[136] Fahs IM, Hallit S, Rahal MK et al. The Community Pharmacist's Role in Reducing Cardiovascular Risk Factors in Lebanon: A Longitudinal Study. Med Princ Pract. 2018, 27 (6): 508–514. [accessed: 23 April 2022]. Available at: https://www.ncbi.nlm.nih.gov/pubmed/29898452.

[137] Omboni S, Caserini M. Effectiveness of pharmacist's intervention in the management of cardiovascular diseases. Open Heart. 2018, 5 (1): e000687. [accessed: 18 May 2022]. Available at: https://www.ncbi.nlm.nih.gov/pubmed/29344376.

[138] Amariles P. Consumo diario mínimo de 400 gramos de frutas y verduras – principio y meta de alimentación saludable y salud cardiovascular. Ars Pharmaceutica. 2022, 63 (1). [accessed: 6 August 2022]. Available at: https://scielo.isciii.es/pdf/ars/v63n1/2340–9894–ars–63–01–6.pdf.

[139] Mayo Clinic. Strategies to prevent heart disease United States of America: Mayo Clinic; 2022. updated [accessed: 6 August 2022]. Available at: https://www.mayoclinic.org/diseases–conditions/heart–disease/in–depth/heart–disease–prevention/art–20046502.

[140] Michos ED, Khan SS. Further understanding of ideal cardiovascular health score metrics and cardiovascular disease. Expert Rev Cardiovasc Ther. 2021, 19 (7): 607–617. [accessed: 6 August 2022]. Available at: https://www.ncbi.nlm.nih.gov/pubmed/34053373.

[141] Fernandez-Alvira JM, Fuster V, Pocock S et al. Predicting Subclinical Atherosclerosis in Low–Risk Individuals: Ideal Cardiovascular Health Score and Fuster–BEWAT Score. J Am Coll Cardiol. 2017, 70 (20): 2463–2473. [accessed: 6 August 2022]. Available at: https://www.ncbi.nlm.nih.gov/pubmed/29145946.

[142] Fang N, Jiang M, Fan Y. Ideal cardiovascular health metrics and risk of cardiovascular disease or mortality: A meta–analysis. Int J Cardiol. 2016, 214: 279–283. [accessed: 6 August 2022]. Available at: https://www.ncbi.nlm.nih.gov/pubmed/27085116.

[143] Guo L, Zhang S. Association between ideal cardiovascular health metrics and risk of cardiovascular events or mortality: A meta–analysis of prospective studies. Clin Cardiol. 2017, 40 (12): 1339–1346. [accessed: 6 August 2022]. Available at: https://www.ncbi.nlm.nih.gov/pubmed/29278429.

［144］Kim S, Chang Y, Cho J et al. Life's Simple 7 Cardiovascular Health Metrics and Progression of Coronary Artery Calcium in a Low-Risk Population. Arterioscler Thromb Vasc Biol. 2019, 39（4）: 826-833.［accessed: 6 August 2022］. Available at: https: // www.ncbi.nlm.nih.gov/pubmed/30700133.

［145］Gomez-Pardo E, Fernandez-Alvira JM, Vilanova M et al. A Comprehensive Lifestyle Peer Group-Based Intervention on Cardiovascular Risk Factors: The Randomized Controlled Fifty-Fifty Program. J Am Coll Cardiol. 2016, 67（5）:476-485.［accessed: 18 September 2022］. Available at: https: //www.ncbi.nlm.nih.gov/pubmed/26562047.

［146］Teo KK, Rafiq T. Cardiovascular Risk Factors and Prevention: A Perspective From Developing Countries. Can J Cardiol. 2021, 37（5）: 733-743.［accessed: 6 August 2022］. Available at: https: //www.ncbi.nlm.nih.gov/pubmed/33610690.

［147］Unger T, Borghi C, Charchar F et al. 2020 International Society of Hypertension Global Hypertension Practice Guidelines. Hypertension. 2020, 75（6）: 1334-1357.［accessed: 27 May 2022］. Available at: https: //www.ahajournals.org/doi/10.1161/HYPERTENSIONAHA.120.15026.

［148］Stergiou GS, Palatini P, Parati G et al. 2021 European Society of Hypertension practice guidelines for office and out-of-office blood pressure measurement. J Hypertens. 2021, 39（7）: 1293-1302.［accessed: 5 August 2022］. Available at: https: //www.ncbi.nlm.nih.gov/pubmed/33710173.

［149］Lamirault G, Artifoni M, Daniel M et al. Resistant Hypertension: Novel Insights. Curr Hypertens Rev. 2020, 16（1）: 61-72.［accessed: 6 August 2022］. Available at: https: //www.ncbi.nlm.nih.gov/pubmed/31622203.

［150］Rossi GP, Bisogni V, Rossitto G et al. Practice Recommendations for Diagnosis and Treatment of the Most Common Forms of Secondary Hypertension. High Blood Press Cardiovasc Prev. 2020, 27（6）: 547-560.［accessed: 6 August 2022］. Available at: https: //www.ncbi.nlm.nih.gov/pubmed/33159664.

［151］Al-Makki A, DiPette D, Whelton PK et al. Hypertension Pharmacological Treatment in Adults: A World Health Organization Guideline Executive Summary. Hypertension. 2022, 79（1）: 293-301.［accessed: 5 August 2022］. Available at: https: //www.ncbi.nlm.nih.gov/pubmed/34775787.

［152］Tsakiridis I, Giouleka S, Arvanitaki A et al. Chronic hypertension in pregnancy: synthesis of influential guidelines. J Perinat Med. 2021, 49（7）: 859-872.［accessed: 6 August 2022］. Available at: https: //www.ncbi.nlm.nih.gov/pubmed/33872475.

［153］Brathwaite L, Reif M. Hypertensive Emergencies: A Review of Common Presentations and Treatment Options. Cardiol Clin. 2019, 37（3）: 275-286.［accessed: 6 August

2022]. Available at: https: //www.ncbi.nlm.nih.gov/pubmed/31279421.

[154] Hedayatnia M, Asadi Z, Zare-Feyzabadi R et al. Dyslipidemia and cardiovascular disease risk among the MASHAD study population. Lipids in Health and Disease. 2020; 19 (1). [accessed: 27 May 2022]. Available at.

[155] Dixon DL, Khaddage S, Bhagat S et al. Effect of pharmacist interventions on reducing low-density lipoprotein cholesterol (LDL-C) levels: A systematic review and meta-analysis. J Clin Lipidol. 2020, 14 (3): 282-92 e4. [accessed: 5 August 2022]. Available at: https: //www.ncbi.nlm.nih.gov/pubmed/32418821.

[156] Authors/Task Force M, Guidelines ESCCfP, Societies ESCNC. 2019 ESC/EAS guidelines for the management of dyslipidaemias: Lipid modification to reduce cardiovascular risk. Atherosclerosis. 2019, 290: 140-205. [accessed: 21 March 2022]. Available at: https: //www.ncbi.nlm.nih.gov/pubmed/31591002.

[157] Aronson D, Rayfield EJ. How hyperglycemia promotes atherosclerosis: molecular mechanisms. Cardiovascular Diabetology. 2002, 1 (1): 1. [accessed: 18 May 2022]. Available at: https: //pubmed.ncbi.nlm.nih.gov/12119059/.

[158] Gleissner CA, Galkina E, Nadler JL et al. Mechanisms by which diabetes increases cardiovascular disease. Drug Discov Today Dis Mech. 2007, 4 (3): 131-140. [accessed: 18 May 2022]. Available at: https: //pubmed.ncbi.nlm.nih.gov/18695749/.

[159] International Pharmaceutical Federation (FIP). Diabetes Prevention, Screening, and Management: A handbook for Pharmacists. [Internet]. 2021. [accessed: 15 May 2022]. Available at: https: //www.fip.org/file/5071.

[160] Kondo T, Nakano Y, Adachi S et al. Effects of Tobacco Smoking on Cardiovascular Disease. Circ J. 2019, 83 (10): 1980-1985. [accessed: 7 August 2022]. Available at: https: //www.ncbi.nlm.nih.gov/pubmed/31462607.

[161] Penín O, Rojo J, Penín A et al. [The influence of tobacco dependence on blood pressure control in people on antihypertensive drug treatment]. Farm Com. 2021, 13 (4): 5-11. [accessed: 16 September 2022]. Available at: https: //www.farmaceuticoscomunitarios. org/en/node/2997.

[162] Csordas A, Bernhard D. The biology behind the atherothrombotic effects of cigarette smoke. Nat Rev Cardiol. 2013, 10 (4): 219-230. [accessed: 4 August 2022]. Available at: https: //www.ncbi.nlm.nih.gov/pubmed/23380975.

[163] Bialous S, Da Costa ESVL. Where next for the WHO Framework Convention on Tobacco Control? Tob Control. 2022, 31 (2): 183-186. [accessed: 7 August 2022]. Available at: https: //www.ncbi.nlm.nih.gov/pubmed/35241586.

［164］Matthes BK, Robertson L, Gilmore AB. Needs of LMIC-based tobacco control advocates to counter tobacco industry policy interference: insights from semi-structured interviews. BMJ Open. 2020, 10（11）: e044710.［accessed: 7 August 2022］. Available at: https://www.ncbi.nlm.nih.gov/pubmed/33243822.

［165］Kaur J, Rinkoo AV, Gouda HN et al. Implementation of MPOWER Package in the South-East Asia Region: Evidence from the WHO Report on the Global Tobacco Epidemic（2009-2021）. Asian Pac J Cancer Prev. 2021, 22（S2）:71-80.［accessed: 7 August 2022］. Available at: https://www.ncbi.nlm.nih.gov/pubmed/34780141.

［166］Lertsinudom S, Kaewketthong P, Chankaew T et al. Smoking Cessation Services by Community Pharmacists: Real-World Practice in Thailand. Int J Environ Res Public Health. 2021, 18（22）.［accessed: 7 August 2022］. Available at: https://www.ncbi.nlm.nih.gov/pubmed/34831660.

［167］Thavorn K, Chaiyakunapruk N. A cost-effectiveness analysis of a community pharmacist-based smoking cessation programme in Thailand. Tob Control. 2008, 17（3）: 177-182.［accessed: 7 August 2022］. Available at: https://www.ncbi.nlm.nih.gov/pubmed/18285385.

［168］Carbone S, Canada JM, Billingsley HE et al. Obesity paradox in cardiovascular disease: where do we stand? Vascular Health and Risk Management. 2019; Volume 15: 89-100.［accessed: 20 May 2022］. Available at: https://pubmed.ncbi.nlm.nih.gov/31118651/.

［169］Cercato C, Fonseca FA. Cardiovascular risk and obesity. Diabetol Metab Syndr. 2019, 11（1）.［accessed: 20 May 2022］. Available at: https://dmsjournal.biomedcentral.com/articles/10.1186/s13098-019-0468-0.

［170］Hijazi MA, Shatila H, El-Lakany A et al. Role of community pharmacists in weight management: results of a national study in Lebanon. BMC Health Serv Res. 2020, 20（1）.［accessed: 21 May 2022］. Available at: https://www.ncbi.nlm.nih.gov/pmc/articles/PMC7204056/.

［171］Jordan M, Harmon J. Pharmacist interventions for obesity: improving treatment adherence and patient outcomes. Integr Pharm Res Pract. 2015: 79.［accessed: 21 May 2022］. Available at: https://www.ncbi.nlm.nih.gov/pmc/articles/PMC7204056/.

［172］Katzmarzyk PT, Friedenreich C, Shiroma EJ et al. Physical inactivity and non-communicable disease burden in low-income, middle-income and high-income countries. Br J Sports Med. 2022, 56（2）: 101-106.［accessed: 6 August 2022］. Available at: https://www.ncbi.nlm.nih.gov/pubmed/33782046.

[173] Martins LCG, Lopes MVDO, Diniz CM et al. The factors related to a sedentary lifestyle: A meta-analysis review. J Adv Nurs. 2021, 2077 (3): 1188-1205. [accessed: 21 May 2022]. Available at: https: //pubmed.ncbi.nlm.nih.gov/33368524/.

[174] Tam-Seto L, Weir P, Dogra S. Factors Influencing Sedentary Behaviour in Older Adults: An Ecological Approach. AIMS Public Health. 2016, 3 (3): 555-572. [accessed: 6 August 2022]. Available at: https: //www.ncbi.nlm.nih.gov/pubmed/29546182.

[175] Park JH, Moon JH, Kim HJ et al. Sedentary Lifestyle: Overview of Updated Evidence of Potential Health Risks. Korean J Fam Med. 2020, 41 (6): 365-373. [accessed: 21 May 2022]. Available at: https: //pubmed.ncbi.nlm.nih.gov/33242381/.

[176] Strath SJ, Kaminsky LA, Ainsworth BE et al. Guide to the Assessment of Physical Activity: Clinical and Research Applications. Circulation. 2013, 128 (20): 2259-2279. [accessed: 22 May 2022]. Available at: https: //www.ahajournals.org/doi/pdf/10.1161/01.cir.0000435708.67487.da.

[177] Foster C, Shilton T, Westerman L et al. World Health Organisation to develop global action plan to promote physical activity: time for action. Br J Sports Med. 2018, 52 (8): 484-5. [accessed: 6 August 2022]. Available at: https: //www.ncbi.nlm.nih.gov/pubmed/28724712.

[178] Viegas R, Godinho CA, Romano S. Physical activity promotion in community pharmacies: pharmacists' attitudes and behaviours. Pharmacy Practice. 2021; 19 (3): 2413. [accessed: 30 June 2022]. Available at: https: //www.ncbi.nlm.nih.gov/pmc/articles/PMC8455122/.

[179] Nam G-B. Exercise, Heart and Health. Korean Circ J. 2011, 41 (3): 113. [accessed: 24 May 2022]. Available at: https: //www.ncbi.nlm.nih.gov/pmc/articles/PMC3079129/.

[180] NCD Alliance. Unhealthy diets and malnutrition: 2021. updated November 2021. [accessed: 27 June 2022]. Available at: https: //ncdalliance.org/why-ncds/risk-factors-prevention/unhealthy-diets-and-malnutrition.

[181] World Health Organization. HEARTS Technical package for cardiovascular disease management in primary health care: Healthy-lifestyle counselling: 2018. updated [accessed: Available at: https: //apps.who.int/iris/bitstream/handle/10665/260422/WHO-NMH-NVI-18.1-eng.pdf? sequence=1.

[182] Chareonrungrueangchai K, Wongkawinwoot K, Anothaisintawee T et al. Dietary Factors and Risks of Cardiovascular Diseases: An Umbrella Review. Nutrients. 2020, 12 (4): 1088. [accessed: 24 May 2022]. Available at: https: //pubmed.ncbi.nlm.nih.gov/32326404/.

[183] Filippou CD, Tsioufis CP, Thomopoulos CG et al. Dietary Approaches to Stop Hypertension (DASH) Diet and Blood Pressure Reduction in Adults with and without Hypertension: A Systematic Review and Meta-Analysis of Randomized Controlled Trials. Adv Nutr. 2020, 11 (5): 1150-1160. [accessed: 24 May 2022] . Available at: https: //pubmed.ncbi.nlm.nih.gov/32330233/.

[184] International Pharmaceutical Federation (FIP) . Nutrition and weight management services: A toolkit for pharmacists. [Internet] . 2021. [accessed: 19 May 2022] . Available at: https: //www.fip.org/file/4986.

[185] NCD Alliance. Trans Fat Free by 2023: Case Studies in Trans Fat Elimination: 2019. updated [accessed: Available at: https: //ncdalliance.org/sites/default/files/resource_ files/NCDA%20Trans%20Fats%20Acids_Case%20Studies_Web_single%20pages_ FINAL.pdf.

[186] World Health Organization. Global status report on alcohol and health 2018. [Internet] . 2018. [accessed: 27 June 2022] . Available at: https: //ncdalliance.org/sites/default/ files/resource_files/9789241565639-eng.pdf.

[187] Maisch B. Alcoholic cardiomyopathy: The result of dosage and individual predisposition. Herz. 2016, 41 (6): 484-493. [accessed: 5 August 2022] . Available at: https: // www.ncbi.nlm.nih.gov/pubmed/27582365.

[188] Piano MR. Alcohol's Effects on the Cardiovascular System. Alcohol Res. 2017, 38 (2): 219-241. [accessed: 5 August 2022] . Available at: https: //www.ncbi.nlm.nih.gov/ pubmed/28988575.

[189] Chiva-Blanch G, Badimon L. Benefits and Risks of Moderate Alcohol Consumption on Cardiovascular Disease: Current Findings and Controversies. Nutrients. 2019, 12 (1): 108. [accessed: 24 May 2022] . Available at: https: //www.mdpi.com/2072- 6643/12/1/108/htm.

[190] World Health Organization. Global strategy to reduce the harmful use of alcohol. Geneva, Switzerland: [Internet] . 2010. [accessed: 5 August 2022] . Available at: https: // www.who.int/teams/mental-health-and substance-use/alcohol-drugs-and-addictive- behaviours/alcohol/governance/global-alcohol-strategy.

[191] Hattingh L, Tait R. Pharmacy-based alcohol-misuse services: current perspectives. Integr Pharm Res Pract. 2018; Volume 7: 21-31. [accessed: 29 June 2022] . Available at: https: //www.ncbi.nlm.nih.gov/pmc/articles/PMC5927143/.

[192] Zhao SJ, Zhao HW, Du S et al. The Impact of Clinical Pharmacist Support on Patients Receiving Multi-drug Therapy for Coronary Heart Disease in China. Indian J Pharm Sci. 2015, 77 (3): 306-311. [accessed: 5 June 2022] . Available at: https: //www.

ncbi.nlm.nih.gov/pubmed/26180276.

［193］Kamusheva M，Ignatova D，Golda A et al. The Potential Role of the Pharmacist in Supporting Patients with Depression-A Literature-Based Point of View. Integr Pharm Res Pract. 2020；Volume 9：49-63.［accessed：25 May 2022］. Available at：https：// www.ncbi.nlm.nih.gov/pmc/articles/PMC7049755/.

［194］Wang Q，Wang X，Yang C et al. The role of sleep disorders in cardiovascular diseases：Culprit or accomplice？ Life Sci. 2021；283：119851.［accessed：5 August 2022］. Available at：https：//www.ncbi.nlm.nih.gov/pubmed/34324916.

［195］Nikbakhtian S，Reed AB，Obika BD et al. Accelerometer-derived sleep onset timing and cardiovascular disease incidence：a UK Biobank cohort study. European Heart Journal-Digital Health. 2021，2（4）：658-666.［accessed：24 May 2022］. Available at：https：// academic.oup.com/ehjdh/article/2/4/658/6423198.

［196］Maness DL，Khan M. Nonpharmacologic Management of Chronic Insomnia. Am Fam Physician. 2015，92（12）：1058-1064.［accessed：6 August 2022］. Available at：https：//www.ncbi.nlm.nih.gov/pubmed/26760592.

［197］Abraham O，Schleiden LJ，Brothers AL et al. Managing sleep problems using non-prescription medications and the role of community pharmacists：older adults' perspectives. Int J Pharm Pract. 2017，25（6）：438-46.［accessed：27 May 2022］. Available at：https：//pubmed.ncbi.nlm.nih.gov/28261882/.

［198］Wazaify M，Elayeh E，Tubeileh R et al. Assessing insomnia management in community pharmacy setting in Jordan：A simulated patient approach. PLOS ONE. 2019，14（12）：e0226076.［accessed：27 May 2022］. Available at：https：//pubmed.ncbi.nlm.nih. gov/31834888/.

［199］Lum ZK，Nguyen AD，Szeto J et al. Spinning the globe from west to east：A mixed-method study to examine the impact of pharmacists on immunization advocacy and delivery in Asia Pacific. J Am Pharm Assoc（2003）. 2021，61（5）：605-613.［accessed：28 July 2022］.Available at：https：//www.ncbi.nlm.nih.gov/pubmed/34023278.

［200］Doherty MT，Aris E，Servotte N et al. Capturing the value of vaccination：impact of vaccine-preventable disease on hospitalization. Aging Clin Exp Res. 2022，34（7）：1551-61.［accessed：29 July 2022］. Available at：https：//www.ncbi.nlm.nih.gov/ pubmed/35633477.

［201］Restrepo MI，Reyes LF. Pneumonia as a cardiovascular disease. Respirology. 2018，23（3）：250-259.［accessed：29 July 2022］. Available at：https：//www.ncbi.nlm.nih. gov/pubmed/29325222.

［202］Tralhao A，Povoa P. Cardiovascular Events After Community-Acquired Pneumonia：A

Global Perspective with Systematic Review and Meta-Analysis of Observational Studies. J Clin Med. 2020; 9 (2). [accessed: 29 July 2022]. Available at: https: //www. ncbi.nlm.nih.gov/pubmed/32028660.

[203] Blackburn R, Zhao H, Pebody R et al. Laboratory-Confirmed Respiratory Infections as Predictors of Hospital Admission for Myocardial Infarction and Stroke: Time-Series Analysis of English Data for 2004-2015. Clin Infect Dis. 2018, 67 (1): 8-17. [accessed: 29 July 2022]. Available at: https: //www.ncbi.nlm.nih.gov/ pubmed/29324996.

[204] Ang LW, Yap J, Lee V et al. Influenza-Associated Hospitalizations for Cardiovascular Diseases in the Tropics. Am J Epidemiol. 2017, 186 (2): 202-9. [accessed: 28 July 2022]. Available at: https: //www.ncbi.nlm.nih.gov/pubmed/28338806.

[205] Warren-Gash C, Bhaskaran K, Hayward A et al. Circulating influenza virus, climatic factors, and acute myocardial infarction: a time series study in England and Wales and Hong Kong. J Infect Dis. 2011, 203 (12): 1710-1718. [accessed: 3 August 2022]. Available at: https: //www.ncbi.nlm.nih.gov/pubmed/21606529.

[206] Kwong JC, Schwartz KL, Campitelli MA. Acute Myocardial Infarction after Laboratory-Confirmed Influenza Infection. N Engl J Med. 2018, 378 (26):2540-2541. [accessed: 3 August 2022]. Available at: https: //www.ncbi.nlm.nih.gov/pubmed/29949484.

[207] Warren-Gash C, Blackburn R, Whitaker H et al. Laboratory-confirmed respiratory infections as triggers for acute myocardial infarction and stroke: a self-controlled case series analysis of national linked datasets from Scotland. Eur Respir J. 2018; 51 (3). [accessed: 3 August 2022]. Available at: https: //www.ncbi.nlm.nih.gov/ pubmed/29563170.

[208] Cheng Y, Cao X, Cao Z et al. Effects of influenza vaccination on the risk of cardiovascular and respiratory diseases and all-cause mortality. Ageing Res Rev. 2020, 62101124. [accessed: 29 July 2022]. Available at: https: //www.ncbi.nlm.nih.gov/ pubmed/32683040.

[209] Vardeny O, Claggett B, Udell JA et al. Influenza Vaccination in Patients With Chronic Heart Failure: The PARADIGM-HF Trial. JACC Heart Fail. 2016, 4 (2): 152-158. [accessed: 29 July 2022]. Available at: https: //www.ncbi.nlm.nih.gov/pubmed/26746371.

[210] Teresa Aguado M, Barratt J, Beard JR et al. Report on WHO meeting on immunization in older adults: Geneva, Switzerland, 22-23 March 2017. Vaccine. 2018, 36 (7): 921 931. [accessed: 3 August 2022]. Available at: https: //www.ncbi.nlm.nih.gov/ pubmed/29336923.

[211] Ezequiel Zaidel SC, Gonzalo Pérez, Juan Pablo Costabel, Mat í as Failo, Andrés

Rosende, Aldo Carrizo. Vacuna antineumocócica en adultos: encuesta a residentes de cardiología de argentina. Revista del Consejo Argentino de Residentes de Cardiología. 2014 (124): 101-4. [accessed: 3 August 2022]. Available at: http: //www. revistaconarec.com.ar/contenido/art.php? recordID=MTAOMw==.

[212] Martins Wde A, Ribeiro MD, Oliveira LB et al. Influenza and pneumococcal vaccination in heart failure: a little applied recommendation. Arq Bras Cardiol. 2011, 96 (3): 240-245. [accessed: 3 August 2022]. Available at: https: //www.ncbi.nlm.nih.gov/pubmed/21271169.

[213] Sosa Liprandi A, Zaidel EJ, Lopez Santi R et al. Influenza and Pneumococcal Vaccination in Non-Infected Cardiometabolic Patients from the Americas during the COVID-19 Pandemic. A Sub-Analysis of the CorCOVID-LATAM Study. Vaccines (Basel). 2021, 9 (2). [accessed: 3 August 2022]. Available at: https: //www.ncbi.nlm.nih.gov/pubmed/33557082.

[214] Frobert O, Gotberg M, Erlinge D et al. Influenza Vaccination After Myocardial Infarction: A Randomized, Double-Blind, Placebo-Controlled, Multicenter Trial. Circulation. 2021, 144 (18): 1476-1484. [accessed: 3 August 2022]. Available at: https: //www.ncbi.nlm.nih.gov/pubmed/34459211.

[215] Kumbhani DJ. Influenza Vaccine to Prevent Adverse Vascular Events - IVVE Washington DC: American College of Cardiology; 2022. updated 3 April 2022. [accessed: Available at: https: //www.acc.org/latest-in-cardiology/clinical-trials/2022/04/02/15/50/ivve#references-for-article.

[216] Yedlapati SH, Khan SU, Talluri S et al. Effects of Influenza Vaccine on Mortality and Cardiovascular Outcomes in Patients With Cardiovascular Disease: A Systematic Review and Meta-Analysis. J Am Heart Assoc. 2021, 10 (6): e019636. [accessed: 3 August 2022]. Available at: https: //www.ncbi.nlm.nih.gov/pubmed/33719496.

[217] Ma J, Mena M, Mandania RA et al. Associations between Combined Influenza and Pneumococcal Pneumonia Vaccination and Cardiovascular Outcomes. Cardiology. 2021, 146 (6): 772-780. [accessed: 29 July 2022]. Available at: https: //www.ncbi.nlm.nih.gov/pubmed/34521082.

[218] Liprandi AS, Liprandi MIS, Zaidel EJ et al. Influenza Vaccination for the Prevention of Cardiovascular Disease in the Americas: Consensus document of the Inter-American Society of Cardiology and the Word Heart Federation. Glob Heart. 2021, 16 (1): 55. [accessed: 3 August 2022]. Available at: https: //www.ncbi.nlm.nih.gov/pubmed/34381676.

[219] Bansilal S, Castellano JM, Fuster V. Global burden of CVD: focus on secondary

prevention of cardiovascular disease. Int J Cardiol. 2015;201 Suppl 1:S1-7.[accessed: 6 August 2022]. Available at: https://www.ncbi.nlm.nih.gov/pubmed/26747389.

[220] van der Ham M, Bolijn R, de Vries A et al. Gender inequality and the double burden of disease in low-income and middle-income countries: an ecological study. BMJ Open. 2021, 11 (4): e047388.[accessed: 6 August 2022]. Available at: https://www.ncbi.nlm.nih.gov/pubmed/33895719.

[221] Amadi C, Lawal F, Ajiboye W et al. Opportunistic screening of cardiovascular disease risk factors in community pharmacies in Nigeria: a cross-sectional study. International journal of clinical pharmacy. 2020, 42 (6): 1469-1479.[accessed: 6 August 2022]. Available at: https://www.ncbi.nlm.nih.gov/pubmed/32960427.

[222] Muntner P, Shimbo D, Carey RM et al. Measurement of Blood Pressure in Humans: A Scientific Statement From the American Heart Association. Hypertension. 2019, 73 (5): e35-e66.[accessed: 7 August 2022]. Available at: https://www.ncbi.nlm.nih.gov/pubmed/30827125.

[223] Shimbo D, Abdalla M, Falzon L et al. Role of Ambulatory and Home Blood Pressure Monitoring in Clinical Practice: A Narrative Review. Ann Intern Med. 2015; 163 (9): 691-700.[accessed: 22 September 2022]. Available at: https://www.ncbi.nlm.nih.gov/pubmed/26457954.

[224] Benítez M, Torras J, Villasuso B et al. Diagnóstico. Criterios de seguimiento, controly derivación. Farm Com. 2022, 14 (Supl 2. Especial HTA): 18-24.[accessed: 30 September 2022]. Available at: https://www.farmaceuticoscomunitarios.org/en/system/files/journals/3417/articles/guia-hta-03.pdf.

[225] Parrilla I, Peña M, Rosinach J et al. Cribado. Fenotipos de hipertensión. Farm Com. 2022; 14 (Supl 2. Especial HTA): 13-7.[accessed: 30 September 2022]. Available at: https://www.farmaceuticoscomunitarios.org/es/journal-article/cribado-fenotipos-hipertension.

[226] Penín O, Villasuso B, Domenech M et al.[Guide for the approach of hypertension by the community pharmacist in the field of primary care: document of multidisciplinary consensus]. Madrid: SEFAC; 2022.

[227] Albasri A, O'Sullivan JW, Roberts NW et al. A comparison of blood pressure in community pharmacies with ambulatory, home and general practitioner office readings: systematic review and meta-analysis. J Hypertens. 2017, 35 (10): 1919-1928. [accessed: 30 September 2022]. Available at: https://www.ncbi.nlm.nih.gov/pubmed/28594707.

[228] Sabater-Hernández D, de la Sierra A, Bellver-Monzó O et al.[Action guide for

the community pharmacist in patients with hypertension and cardiovascular risk. A consensus document（extended version）］. Ars Pharmaceutica（Internet）. 2011, 52 （2）: 38-58.［accessed: 16 September 2022］. Available at: https: //revistaseug.ugr. es/index.php/ars/article/view/4723.

［229］Penín O, Villasuso B, Rojo J et al.［KAIRÓS' project: ambulatory monitoring of blood pressure in community pharmacies. Monitoring and follow-up of blood pressure in hypertensive elderly patients under treatment］. Farm Com. 2018, 10（2）: 21-26. ［accessed: 16 September 2022］. Available at: doi: 10.5672/FC.2173-9218.（2018/ Vol10）.002.04.

［230］Sabater-Hernandez D, Sendra-Lillo J, Faus MJ et al. Usefulness of blood pressure measurement by community pharmacists in the management of hypertension. J Manag Care Pharm. 2012, 18（6）: 453-456.［accessed: 30 September 2022］. Available at: https: //www.ncbi.nlm.nih.gov/pubmed/22839686.

［231］Sabater-Hernandez D, Sendra-Lillo J, Jimenez-Monleon JJ et al. Identifying masked uncontrolled hypertension in the community pharmacy setting. Blood Press Monit. 2015; 20（3）: 138-43.［accessed: 30 September 2022］. Available at: https: //www.ncbi. nlm.nih.gov/pubmed/25591059.

［232］Atar D, Jukema JW, Molemans B et al. New cardiovascular prevention guidelines: How to optimally manage dyslipidaemia and cardiovascular risk in 2021 in patients needing secondary prevention? Atherosclerosis. 2021, 319: 51-61.［accessed: 6 August 2022］. Available at: https: //www.ncbi.nlm.nih.gov/pubmed/33476944.

［233］Pirillo A, Casula M, Olmastroni E et al. Global epidemiology of dyslipidaemias. Nat Rev Cardiol. 2021, 18（10）: 689-700.［accessed: 7 August 2022］. Available at: https: //www.ncbi.nlm.nih.gov/pubmed/33833450.

［234］Mach F, Baigent C, Catapano AL et al. 2019 ESC/EAS Guidelines for the management of dyslipidaemias: lipid modification to reduce cardiovascular risk. Eur Heart J. 2020, 41（1）: 111-188.［accessed: 4 August 2022］. Available at: https: //www.ncbi.nlm. nih.gov/pubmed/31504418.

［235］Grundy SM, Stone NJ, Bailey AL et al. 2018 AHA/ACC/AACVPR/AAPA/ABC/ ACPM/ADA/AGS/APhA/ASPC/NLA/PCNA Guideline on the Management of Blood Cholesterol: A Report of the American College of Cardiology/American Heart Association Task Force on Clinical Practice Guidelines. Circulation. 2019, 139（25）. ［accessed: 4 June 2022］. Available at: https: //www.ahajournals.org/doi/10.1161/ cir.0000000000000625.

[236] Duren DL, Sherwood RJ, Czerwinski SA et al. Body Composition Methods: Comparisons and Interpretation. J Diabetes Sci Technol. 2008, 2 (6): 1139-1146. [accessed: 06 June 2022]. Available at: https: //www.ncbi.nlm.nih.gov/pmc/articles/PMC2769821/.

[237] World Health Organization. A healthy lifestyle – WHO recommendations: 2010. updated [accessed: Available at: https: //www.euro.who.int/en/health-topics/disease-prevention/nutrition/a-healthy-lifestyle/body-mass-index-bmi.

[238] Roumie CL, Hung AM, Russell GB et al. Blood Pressure Control and the Association With Diabetes Mellitus Incidence. Hypertension. 2020, 75 (2): 331-338. [accessed: 13 June 2022]. Available at: https: //www.ahajournals.org/doi/10.1161/HYPERTENSIONAHA.118.12572.

[239] Dorgalaleh A, Favaloro EJ, Bahraini M et al. Standardization of Prothrombin Time/International Normalized Ratio (PT/INR). Int J Lab Hematol. 2021, 43 (1): 21-28. [accessed: 10 October 2022]. Available at: https: //www.ncbi.nlm.nih.gov/pubmed/32979036.

[240] Elewa HF, AbdelSamad O, Elmubark AE et al. The first pharmacist-managed anticoagulation clinic under a collaborative practice agreement in Qatar: clinical and patient-oriented outcomes. J Clin Pharm Ther. 2016, 41 (4): 403-408. [accessed: 9 October 2022]. Available at: https: //www.ncbi.nlm.nih.gov/pubmed/27144477.

[241] Ingram SJ, Kirkdale CL, Williams S et al. Moving anticoagulation initiation and monitoring services into the community: evaluation of the Brighton and hove community pharmacy service. BMC Health Serv Res. 2018, 18 (1): 91. [accessed: 10 October 2022]. Available at: https: //www.ncbi.nlm.nih.gov/pubmed/29415718.

[242] Harper P, McMichael I, Griffiths D et al. The community pharmacy-based anticoagulation management service achieves a consistently high standard of anticoagulant care. N Z Med J. 2015; 128 (1422): 31-41. [accessed: 10 October 2022]. Available at: https: //www.ncbi.nlm.nih.gov/pubmed/26411845.

[243] Amouyel P, Deverly A. [Global cardiovascular risk: definition, evaluation and management strategies. Round table no. 1. XV]. Therapie. 2000, 55 (4): 533-539. [accessed: 5 August 2022]. Available at: https: //www.ncbi.nlm.nih.gov/pubmed/11098732.

[244] D'Agostino RB, Sr., Vasan RS, Pencina MJ et al. General cardiovascular risk profile for use in primary care: the Framingham Heart Study. Circulation. 2008, 117 (6): 743-753. [accessed: 7 August 2022]. Available at: https: //www.ncbi.nlm.nih.gov/pubmed/18212285.

［245］Goff DC, Lloyd-Jones DM, Bennett G et al. 2013 ACC/AHA Guideline on the Assessment of Cardiovascular Risk. Circulation. 2014, 129（25_suppl_2）: S49-S73.［accessed: 5 June 2022］. Available at: https: //www.ahajournals.org/doi/pdf/10.1161/01.cir.0000437741.48606.98.

［246］Campbell NRC, Ordunez P, Giraldo G et al. WHO HEARTS: A Global Program to Reduce Cardiovascular Disease Burden: Experience Implementing in the Americas and Opportunities in Canada. Can J Cardiol. 2021, 37（5）: 744-755.［accessed: 7 August 2022］. Available at: https: //www.ncbi.nlm.nih.gov/pubmed/33310142.

［247］SCORE2 working group and ESC Cardiovascular risk collaboration. SCORE2 risk prediction algorithms: new models to estimate 10-year risk of cardiovascular disease in Europe. Eur Heart J. 2021, 42（25）: 2439-2454.［accessed: 5 August 2022］. Available at: https: //www.ncbi.nlm.nih.gov/pubmed/34120177.

［248］Chaudhri K, Hayek A, Liu H et al. General practitioner and pharmacist collaboration: does this improve risk factors for cardiovascular disease and diabetes? A systematic review protocol. BMJ Open. 2019, 9（8）: e027634.［accessed: 29 May 2022］. Available at: https: //www.ncbi.nlm.nih.gov/pubmed/31383700.

［249］Puspitasari HP, Aslani P, Krass I. Challenges in the care of clients with established cardiovascular disease: lessons learned from Australian community pharmacists. PLoS One. 2014, 9（11）: e113337.［accessed: 25 May 2022］. Available at: https: //www.ncbi.nlm.nih.gov/pubmed/25409194.

［250］Boykin A, Wright D, Stevens L et al. Interprofessional care collaboration for patients with heart failure. Am J Health Syst Pharm. 2018, 75（1）: e45-e49.［accessed: 29 May 2022］. Available at: https: //www.ncbi.nlm.nih.gov/pubmed/29273612.

［251］Royal Pharmaceutical Society. Pharmacy: Helping to prevent and support people with Cardiovascular disease.［Internet］. 2019.［accessed: 27 May 2022］. Available at: https: //www.rpharms.com/recognition/all-our-campaigns/policy-a-z/cardiovascular-disease.

［252］Centers for Disease Control and Prevention. Best Practices for Cardiovascular Disease Prevention Programs: A Guide to Effective Health Care System Interventions and Community Programs Linked to Clinical Services. Atlanta, GA:［Internet］. 2017.［accessed: 22 July 2022］. Available at: https: //www.cdc.gov/dhdsp/pubs/guides/best-practices/index.htm.

［253］Mc Namara KP, Krass I, Peterson GM et al. Implementing screening interventions in community pharmacy to promote interprofessional coordination of primary care - A mixed methods evaluation. Res Social Adm Pharm. 2020, 16（2）:160-167.［accessed:

27 May 2022］. Available at: https: //www.ncbi.nlm.nih.gov/pubmed/31088777.

［254］Carter BL, Doucette WR, Franciscus CL et al. Deterioration of blood pressure control after discontinuation of a physician-pharmacist collaborative intervention. Pharmacotherapy. 2010, 30（3）: 228–235.［accessed: 27 May 2022］. Available at: https: //www.ncbi.nlm.nih.gov/pubmed/20180606.

［255］International Pharmaceutical Federation（FIP）. Beating non-communicable diseases in the community The contribution of pharmacists. The Hague: ［Internet］. 2019. ［accessed: 22 July 2022］. Available at: https: //www.fip.org/file/4694.

［256］World Health Organization. Guideline for the pharmacological treatment of hypertension in adults. Geneva: ［Internet］. 2021.［accessed: 26 July 2022］. Available at: https: // apps.who.int/iris/rest/bitstreams/1365359/retrieve.

［257］DrugBank Online. Angiotensin-Converting Enzyme Inhibitors［Internet］. 2022. updated［accessed: 02 June］. Available at: https: //go.drugbank.com/categories/ DBCAT000415.

［258］Chavey WE, Hogikyan RV, Van Harrison R et al. Heart Failure Due to Reduced Ejection Fraction: Medical Management. Am Fam Physician. 2017, 95（1）: 13–20.［accessed: 23 July 2022］. Available at: https: //www.ncbi.nlm.nih.gov/pubmed/28075105.

［259］DrugBank Online. Calcium Channel Blockers［Internet］. 2022. updated［accessed: 02 June］. Available at: https: //go.drugbank.com/categories/DBCAT000574.

［260］Heidenreich PA, Bozkurt B, Aguilar D et al. 2022 AHA/ACC/HFSA Guideline for the Management of Heart Failure: A Report of the American College of Cardiology/American Heart Association Joint Committee on Clinical Practice Guidelines. Circulation. 2022, 145（18）: e895–e1032.［accessed: 23 July 2022］. Available at: https: //www.ncbi. nlm.nih.gov/pubmed/35363499.

［261］McDonagh TA, Metra M, Adamo M et al. 2021 ESC Guidelines for the diagnosis and treatment of acute and chronic heart failure. Eur Heart J. 2021, 42（36）: 3599– 3726.［accessed: 23 September 2022］. Available at: https: //www.ncbi.nlm.nih.gov/ pubmed/34447992.

［262］Nicolas D, Kerndt CC, Reed M. Sacubitril/Valsartan. StatPearls. Treasure Island（FL） 2022.

［263］Rao S. Use of Sodium-Glucose Cotransporter-2 Inhibitors in Clinical Practice for Heart Failure Prevention and Treatment: Beyond Type 2 Diabetes. A Narrative Review. Adv Ther. 2022, 39（2）: 845–861.［accessed: 23 September 2022］. Available at: https: // www.ncbi.nlm.nih.gov/pubmed/34881413.

［264］Hariri L, Patel JB. Vasodilators. StatPearls. Treasure Island（FL）2022.

[265] Feig PU. Cellular mechanism of action of loop diuretics: implications for drug effectiveness and adverse effects. Am J Cardiol. 1986, 57 (2): 14A–9A. [accessed: 24 July 2022] . Available at: https: //www.ncbi.nlm.nih.gov/pubmed/3511652.

[266] Maideen NMP, Balasubramanian R, Muthusamy S. A Comprehensive Review of the Pharmacologic Perspective on Loop Diuretic Drug Interactions with Therapeutically Used Drugs. Curr Drug Metab. 2022. [accessed: 24 July 2022] . Available at: https: //www.ncbi.nlm.nih.gov/pubmed/35366769.

[267] David MNV, Shetty M. Digoxin. StatPearls. Treasure Island (FL) 2022.

[268] Tse S, Mazzola N. Ivabradine (Corlanor) for Heart Failure: The First Selective and Specific I f Inhibitor. P T. 2015, 40 (12): 810–814. [accessed: 24 July 2022] . Available at: https: //www.ncbi.nlm.nih.gov/pubmed/26681903.

[269] Reed M, Kerndt CC, Nicolas D. Ivabradine. StatPearls. Treasure Island (FL) 2022.

[270] Sizar O, Nassereddin A, Talati R. Ezetimibe. StatPearls. Treasure Island (FL) 2022.

[271] Mazhar F, Haider N. Proprotein convertase subtilisin/kexin type 9 enzyme inhibitors: An emerging new therapeutic option for the treatment of dyslipidemia. J Pharmacol Pharmacother. 2016, 7 (4): 190–193. [accessed: 02 June 2022] . Available at: https: //www.ncbi.nlm.nih.gov/pubmed/28163543.

[272] Zodda D, Giammona R, Schifilliti S. Treatment Strategy for Dyslipidemia in Cardiovascular Disease Prevention: Focus on Old and New Drugs. Pharmacy (Basel) . 2018, 6 (1) . [accessed: 02 June 2022] . Available at: https: //www.ncbi.nlm.nih.gov/pubmed/29361723.

[273] Su L, Mittal R, Ramgobin D et al. Current Management Guidelines on Hyperlipidemia: The Silent Killer. Journal of Lipids. 2021, 2021: 1–5. [accessed: 4 June 2022] . Available at: https: //www.ncbi.nlm.nih.gov/pmc/articles/PMC8363437/.

[274] Capodanno D, Angiolillo DJ. Antithrombotic Therapy for Atherosclerotic Cardiovascular Disease Risk Mitigation in Patients With Coronary Artery Disease and Diabetes Mellitus. Circulation. 2020, 142 (22): 2172–2188. [accessed: 04 June 2022] . Available at: https: //www.ncbi.nlm.nih.gov/pubmed/33253005.

[275] Guillet B, Cayla G, Lebreton A et al. Long–Term Antithrombotic Treatments Prescribed for Cardiovascular Diseases in Patients with Hemophilia: Results from the French Registry. Thromb Haemost. 2021, 121 (3): 287–296. [accessed: 04 June 2022] . Available at: https: //www.ncbi.nlm.nih.gov/pubmed/33099283.

[276] Guyatt GH, Akl EA, Crowther M et al. Executive summary: Antithrombotic Therapy and Prevention of Thrombosis, 9th ed: American College of Chest Physicians Evidence–Based Clinical Practice Guidelines. Chest. 2012, 141 (2 Suppl): 7S–47S. [accessed:

04 June 2022〕. Available at: https://www.ncbi.nlm.nih.gov/pubmed/22315257.

〔277〕 Chen WT, White CM, Phung OJ et al. Association between CHADS（2）risk factors and anticoagulation-related bleeding: a systematic literature review. Mayo Clin Proc. 2011, 86（6）: 509-521.〔accessed: 04 June 2022〕. Available at: https://www.ncbi.nlm.nih.gov/pubmed/21628615.

〔278〕 DrugBank Online. Antiplatelet agents〔Internet〕. 2022. updated〔accessed: Available at: https://go.drugbank.com/categories/DBCAT000149.

〔279〕 Zirlik A, Bode C. Vitamin K antagonists: relative strengths and weaknesses vs. direct oral anticoagulants for stroke prevention in patients with atrial fibrillation. J Thromb Thrombolysis. 2017, 43（3）: 365-379.〔accessed: 04 June 2022〕. Available at: https://www.ncbi.nlm.nih.gov/pubmed/27896543.

〔280〕 De Caterina R, Ageno W, Agnelli G et al. The Non-Vitamin K Antagonist Oral Anticoagulants in Heart Disease: Section V-Special Situations. Thromb Haemost. 2019, 119（1）: 14-38.〔accessed: 04 June 2022〕. Available at: https://www.ncbi.nlm.nih.gov/pubmed/30597497.

〔281〕 Lane DA, Wood K. Cardiology patient page. Patient guide for taking the non-vitamin K antagonist oral anticoagulants for atrial fibrillation. Circulation. 2015, 131（16）: e412-5.〔accessed: 22 July 2022〕. Available at: https://www.ncbi.nlm.nih.gov/pubmed/25901074.

〔282〕 Balla C, Pavasini R, Ferrari R. Treatment of Angina: Where Are We? Cardiology. 2018, 140（1）: 52-67.〔accessed: 30 September 2022〕. Available at: https://www.ncbi.nlm.nih.gov/pubmed/29874661.

〔283〕 Joshi PH, de Lemos JA. Diagnosis and Management of Stable Angina: A Review. JAMA. 2021, 325（17）: 1765-1778.〔accessed: 30 September 2022〕. Available at: https://www.ncbi.nlm.nih.gov/pubmed/33944871.

〔284〕 Farmakis D, Andrikopoulos G, Giamouzis G et al. Practical Recommendations for the Diagnosis and Medical Management of Stable Angina: An Expert Panel Consensus. J Cardiovasc Pharmacol. 2019, 74（4）: 308-314.〔accessed: 30 September 2022〕. Available at: https://www.ncbi.nlm.nih.gov/pubmed/31356556.

〔285〕 Hale SL, Kloner RA. Ranolazine, an inhibitor of the late sodium channel current, reduces postischemic myocardial dysfunction in the rabbit. J Cardiovasc Pharmacol Ther. 2006, 11（4）: 249-255.〔accessed: 19 September 2022〕. Available at: https://www.ncbi.nlm.nih.gov/pubmed/17220471.

〔286〕 Amariles P. Estrategias para la priorización de servicios de atención farmacéutica: una aproximación a un marco conceptual para Colombia. Vitae 2015, 22:45-47.〔accessed:

6 August 2022]. Available at: https://revistas.udea.edu.co/index.php/vitae/article/view/24890/20266.

[287] Faus MJ, Amariles P., Martinez-Martinez F, et al. Atención farmacéutica servicios farmacéuticos orientados al paciente: Armilla: Avicam; 2021.

[288] Pellegrin K, Chan F, Pagoria N et al. A Statewide Medication Management System: Health Information Exchange to Support Drug Therapy Optimization by Pharmacists across the Continuum of Care. Appl Clin Inform. 2018, 9 (1): 1-10. [accessed: 04 June 2022]. Available at: https://www.ncbi.nlm.nih.gov/pubmed/29298450.

[289] Hanson A, Haddad LM. Nursing Rights of Medication Administration. StatPearls. Treasure Island (FL) 2022.

[290] Faulx MD, Francis GS. Adverse drug reactions in patients with cardiovascular disease. Curr Probl Cardiol. 2008, 33 (12): 703-768. [accessed: 04 June 2022]. Available at: https://www.ncbi.nlm.nih.gov/pubmed/19000586.

[291] van der Laan DM, Elders PJM, Boons C et al. The impact of cardiovascular medication use on patients' daily lives: a cross-sectional study. International journal of clinical pharmacy. 2018, 40 (2): 412-420. [accessed: 04 June 2022]. Available at: https://www.ncbi.nlm.nih.gov/pubmed/29435910.

[292] Ayan M, Pothineni NV, Siraj A et al. Cardiac drug therapy-considerations in the elderly. J Geriatr Cardiol. 2016, 13 (12): 992-997. [accessed: 05 June 2022]. Available at: https://www.ncbi.nlm.nih.gov/pubmed/28321243.

[293] Schwartz JB, Schmader KE, Hanlon JT et al. Pharmacotherapy in Older Adults with Cardiovascular Disease: Report from an American College of Cardiology, American Geriatrics Society, and National Institute on Aging Workshop. J Am Geriatr Soc. 2019, 67 (2): 371-380. [accessed: 22 July 2022]. Available at: https://www.ncbi.nlm.nih.gov/pubmed/30536694.

[294] Ministry of Health. Kenya National Guidelines for Cardiovascular Diseases Management. Nairobi: [Internet]. 2018. [accessed: 22 July 2022]. Available at: https://www.health.go.ke/wp-content/uploads/2018/06/Cardiovascular-guidelines-2018_A4_Final.pdf.

[295] Patoulias D, Stavropoulos K, Imprialos K et al. Pharmacological Management of Cardiac Disease in Patients with Type 2 Diabetes: Insights into Clinical Practice. Curr Vasc Pharmacol. 2020, 18 (2): 125-138. [accessed: 05 June 2022]. Available at: https://www.ncbi.nlm.nih.gov/pubmed/32013815.

[296] Hemkens LG, Bucher HC. HIV infection and cardiovascular disease. Eur Heart J. 2014, 35 (21): 1373-1381. [accessed: 05 June 2022]. Available at: https://www.ncbi.

nlm.nih.gov/pubmed/24408888.

［297］Pandey A, Galvani AP. The global burden of HIV and prospects for control. Lancet HIV. 2019, 6（12）: e809-e811.［accessed: 05 June 2022］. Available at: https: //www. ncbi.nlm.nih.gov/pubmed/31439533.

［298］Ashwitha SK, Jacob PA, Ajaj A et al. Management of cardiovascular diseases in HIV/ AIDS patients. J Card Surg. 2021, 36（1）: 236-243.［accessed: 05 June 2022］. Available at: https: //www.ncbi.nlm.nih.gov/pubmed/33225472.

［299］Feinstein MJ, Hsue PY, Benjamin LA et al. Characteristics, Prevention, and Management of Cardiovascular Disease in People Living With HIV: A Scientific Statement From the American Heart Association. Circulation. 2019, 140（2）: e98-e124.［accessed: 05 June 2022］. Available at: https: //www.ncbi.nlm.nih.gov/pubmed/31154814.

［300］Mehta LS, Warnes CA, Bradley E et al. Cardiovascular Considerations in Caring for Pregnant Patients: A Scientific Statement From the American Heart Association. Circulation. 2020, 141（23）: e884-e903.［accessed: 05 June 2022］. Available at: https: //www.ncbi.nlm.nih.gov/pubmed/32362133.

［301］Regitz-Zagrosek V, Roos-Hesselink JW, Bauersachs J et al. 2018 ESC Guidelines for the management of cardiovascular diseases during pregnancy. Eur Heart J. 2018, 39（34）: 3165-3241.［accessed: 22 July 2022］. Available at: https: //www.ncbi.nlm. nih.gov/pubmed/30165544.

［302］de Ferranti SD, Steinberger J, Ameduri R et al. Cardiovascular Risk Reduction in High-Risk Pediatric Patients: A Scientific Statement From the American Heart Association. Circulation. 2019, 139（13）: e603-e634.［accessed: 22 July 2022］. Available at: https: //www.ncbi.nlm.nih.gov/pubmed/30798614.

［303］Rad EM, Assadi F. Management of hypertension in children with cardiovascular disease and heart failure. Int J Prev Med. 2014, 5（Suppl 1）: S10-6.［accessed: 05 June 2022］. Available at: https: //www.ncbi.nlm.nih.gov/pubmed/24791185.

［304］Flynn JT, Kaelber DC, Baker-Smith CM et al. Clinical Practice Guideline for Screening and Management of High Blood Pressure in Children and Adolescents. Pediatrics. 2017, 140（3）.［accessed: 22 July 2022］. Available at: https: //www.ncbi.nlm.nih.gov/ pubmed/28827377.

［305］Pharmaceutical Care Research Group - University of Granada（Spain）. Pharmacotherapy follow-up: the Dader Method（3rd revision: 2005）. Pharmacy Practice 2006, 4（1）: 44-53.［accessed. 6 August 2022］. Available at: http: //scielo.isciii.es/pdf/pharmacy/v4n1/ giaf.pdf.

［306］Faus MJ, Sabater-Hernandez D, Amariles P. Types of pharmacist interventions intended to prevent and solve negative outcomes associated with medication[e-letter]. Pharmacotherapy. 2007, 27: e51-e52.[accessed: 6 August 2022]. Available at: https: //www.researchgate.net/publication/237546999_Types_of_Pharmacist_ Interventions_Intended_to_Prevent_and_Solve_Negative_Outcomes_Associated_with_ Medication.

[307] Joint Commission of Pharmacy Practitioners. Pharmacists′ Patient Care Process. Practitioners JCoP[Internet]. 2014.[accessed: 19 August 2022]. Available at: https: //jcpp.net/wp-content/uploads/2016/03/PatientCareProcess-with-supporting-organizations.pdf.

[308] Centers for Disease Control and Prevention. Using the Pharmacists′ Patient Care Process to Manage High Blood Pressure: A Resource Guide for Pharmacists Atlanta: Centers for Disease Control and Prevention; 2016. updated[accessed: Available at: https: // www.cdc.gov/dhdsp/pubs/docs/pharmacist-resource-guide.pdf.

[309] International Pharmaceutical Federation (FIP). Medication review and medicines use review: A toolkit for pharmacists. The Hague, The Netherlands: [Internet]. 2022. [accessed: 6 August 2022]. Available at: https: //www.fip.org/file/5100.

[310] World Health Organization. Monitoring and evaluating digital health interventions: a practical guide to conducting research and assessment. Geneva: [Internet]. 2016. [accessed: 24 July 2022]. Available at: https: //apps.who.int/iris/bitstream/hand le/10665/252183/9789241511766-eng.pdf.

[311] anto K, Redfern J. Digital Health Innovations to Improve Cardiovascular Disease Care. Curr Atheroscler Rep. 2020, 22 (12): 71.[accessed: 24 July 2022]. Available at: https: //www.ncbi.nlm.nih.gov/pubmed/33009975.

[312] Islam SMS, Maddison R. Digital health approaches for cardiovascular diseases prevention and management: lessons from preliminary studies. Mhealth. 2021; 7: 41.[accessed: 24 July 2022]. Available at: https: //www.ncbi.nlm.nih.gov/pubmed/34345618.

[313] Cowie MR, Lam CSP. Remote monitoring and digital health tools in CVD management. Nat Rev Cardiol. 2021, 18 (7): 457-458.[accessed: 24 July 2022]. Available at: https: //www.ncbi.nlm.nih.gov/pubmed/33824486.

[314] Wechkunanukul K, Parajuli DR, Hamiduzzaman M. Utilising digital health to improve medication-related quality of care for hypertensive patients: An integrative literature review. World J Clin Cases. 2020, 8 (11): 2266-2279.[accessed: 16 August 2022]. Available at: https: //www.ncbi.nlm.nih.gov/pubmed/32548157.

[315] Scott-Sheldon LA, Lantini R, Jennings EG et al. Text Messaging-Based Interventions for Smoking Cessation: A Systematic Review and Meta-Analysis. JMIR Mhealth

Uhealth. 2016, 4（2）: e49.［accessed: 24 July 2022］. Available at: https: //www.ncbi.nlm.nih.gov/pubmed/27207211.

［316］Smith DM, Duque L, Huffman JC et al. Text Message Interventions for Physical Activity: A Systematic Review and Meta-Analysis. Am J Prev Med. 2020, 58（1）: 142-151.［accessed: 24 July 2022］. Available at: https: //www.ncbi.nlm.nih.gov/pubmed/31759805.

［317］Shariful Islam SM, Farmer AJ, Bobrow K et al. Mobile phone text-messaging interventions aimed to prevent cardiovascular diseases（Text2PreventCVD）: systematic review and individual patient data meta-analysis. Open Heart. 2019, 6（2）: e001017.［accessed: 24 July 2022］. Available at: https: //www.ncbi.nlm.nih.gov/pubmed/31673381.

［318］Adler AJ, Martin N, Mariani J et al. Mobile phone text messaging to improve medication adherence in secondary prevention of cardiovascular disease. Cochrane Database Syst Rev. 2017; 4: CD011851.［accessed: 24 July 2022］. Available at: https: //www.ncbi.nlm.nih.gov/pubmed/28455948.

［319］Thakkar J, Kurup R, Laba TL et al. Mobile Telephone Text Messaging for Medication Adherence in Chronic Disease: A Meta-analysis. JAMA Intern Med. 2016, 176（3）: 340-349.［accessed: 24 July 2022］. Available at: https: //www.ncbi.nlm.nih.gov/pubmed/26831740.

［320］Coorey GM, Neubeck L, Mulley J et al. Effectiveness, acceptability and usefulness of mobile applications for cardiovascular disease self-management: Systematic review with meta-synthesis of quantitative and qualitative data. Eur J Prev Cardiol. 2018, 25（5）505-521.［accessed: 24 July 2022］. Available at: https: //www.ncbi.nlm.nih.gov/pubmed/29313363.

［321］Morawski K, Ghazinouri R, Krumme A et al. Association of a Smartphone Application With Medication Adherence and Blood Pressure Control: The MedISAFE-BP Randomized Clinical Trial. JAMA Intern Med. 2018, 178（6）: 802-809.［accessed: 24 July 2022］. Available at: https: //www.ncbi.nlm.nih.gov/pubmed/29710289.

［322］Santo K, Singleton A, Chow CK et al. Evaluating Reach, Acceptability, Utility, and Engagement with An App-Based Intervention to Improve Medication Adherence in Patients with Coronary Heart Disease in the MedApp-CHD Study: A Mixed-Methods Evaluation. Med Sci（Basel）. 2019, 7（6）.［accessed: 24 July 2022］. Available at: https: //www.ncbi.nlm.nih.gov/pubmed/31167489.

［323］Brickwood KJ, Watson G, O'Brien J et al. Consumer-Based Wearable Activity Trackers Increase Physical Activity Participation: Systematic Review and Meta-Analysis. JMIR Mhealth Uhealth. 2019, 7（4）: e11819.［accessed: 24 July 2022］. Available at: https: //www.ncbi.nlm.nih.gov/pubmed/30977740.

[324] Jo A, Coronel BD, Coakes CE et al. Is There a Benefit to Patients Using Wearable Devices Such as Fitbit or Health Apps on Mobiles? A Systematic Review. Am J Med. 2019, 132 (12): 1394-1400 e1.[accessed: 24 July 2022]. Available at: https: // www.ncbi.nlm.nih.gov/pubmed/31302077.

[325] Perez MV, Mahaffey KW, Hedlin H et al. Large-Scale Assessment of a Smartwatch to Identify Atrial Fibrillation. N Engl J Med. 2019, 381 (20): 1909-1917.[accessed: 24 July 2022]. Available at: https: //www.ncbi.nlm.nih.gov/pubmed/31722151.

[326] Crilly P, Hassanali W, Khanna G et al. Community pharmacist perceptions of their role and the use of social media and mobile health applications as tools in public health. Res Social Adm Pharm. 2019, 15 (1): 23-30.[accessed: 24 July 2022]. Available at: https: //www.ncbi.nlm.nih.gov/pubmed/29501431.

[327] Vatanka P, Lofton J. Re-envisioning the Pharmacist's Role in the Era of Digital Health—CPhA's Inaugural Digital Health Conference Contemp Pharm Pract. 2020, 67 (2): 23-32.[accessed: 24 July 2022]. Available at: https: //meridian.allenpress. com/jcphp/article/67/2/23/441307/Re-envisioning-the-Pharmacist-s-Role-in-the-Era-of.

[328] Wirtz VJ, Kaplan WA, Kwan GF et al. Access to Medications for Cardiovascular Diseases in Low-and Middle-Income Countries. Circulation. 2016, 133 (21): 2076-2085.[accessed: 09 June 2022]. Available at: https: //www.ncbi.nlm.nih.gov/pubmed/27217433.

[329] Marcum ZA, Zheng Y, Perera S et al. Prevalence and correlates of self-reported medication non-adherence among older adults with coronary heart disease, diabetes mellitus, and/or hypertension. Res Social Adm Pharm. 2013, 9 (6): 817-827.[accessed: 09 June 2022]. Available at: https: //www.ncbi.nlm.nih.gov/pubmed/23291338.

[330] Baroletti S, Dell' Orfano H. Medication adherence in cardiovascular disease. Circulation. 2010, 121 (12): 1455-1458.[accessed: 09 June 2022]. Available at: https: // www.ncbi.nlm.nih.gov/pubmed/20351303.

[331] Kolandaivelu K, Leiden BB, O'Gara PT et al. Non-adherence to cardiovascular medications. Eur Heart J. 2014, 35 (46): 3267-3276.[accessed: 09 June 2022]. Available at: https: //www.ncbi.nlm.nih.gov/pubmed/25265973.

[332] Ale OK, Busari AA, Irokosu ES et al. Medication nonadherence in Nigerian heart failure patients: A cross sectional study. J Clin Sci. 2021, 18: 155-160.[accessed: 09 June 2022]. Available at: https: //www.jcsjournal.org/text.asp? 2021/18/3/155/324400.

[333] Ganasegeran K, Rashid A. The prevalence of medication nonadherence in post-myocardial infarction survivors and its perceived barriers and psychological correlates: a cross-sectional study in a cardiac health facility in Malaysia. Patient Prefer Adherence.

2017, 11: 1975–1985.[accessed: 09 June 2022]. Available at: https: //www.ncbi. nlm.nih.gov/pubmed/29263654.

[334] van der Laan DM, Elders PJM, Boons C et al. Factors Associated With Nonadherence to Cardiovascular Medications: A Cross–sectional Study. J Cardiovasc Nurs. 2019, 34 (4): 344–352.[accessed: 09 June 2022]. Available at: https: //www.ncbi.nlm.nih. gov/pubmed/31045696.

[335] Hughes D. Health and economic impact of non–adherence to preventative cardiovascular medicines. In: Camm JA, Lüscher TF, Maurer G, Serruys PW, editors. ESC CardioMed. 3rd ed: Oxford University Press; 2018.

[336] Kleinsinger F. The Unmet Challenge of Medication Nonadherence. Perm J. 2018, 22: 18–033.[accessed: 09 June 2022]. Available at: https: //www.ncbi.nlm.nih.gov/ pubmed/30005722.

[337] Morrison A, Stauffer ME, Kaufman AS. Defining medication adherence in individual patients. Patient Prefer Adherence. 2015, 9: 893–897.[accessed: 26 June 2022]. Available at: https: //www.ncbi.nlm.nih.gov/pubmed/26170639.

[338] Al–Hassany L, Kloosterboer SM, Dierckx B et al. Assessing methods of measuring medication adherence in chronically ill children–a narrative review. Patient Prefer Adherence. 2019; 13: 1175–89.[accessed: 09 June 2022]. Available at: https: // www.ncbi.nlm.nih.gov/pubmed/31413546.

[339] Anghel LA, Farcas AM, Oprean RN. An overview of the common methods used to measure treatment adherence. Med Pharm Rep. 2019, 92 (2): 117–122.[accessed: 09 June 2022]. Available at: https: //www.ncbi.nlm.nih.gov/pubmed/31086837.

[340] Dayer L, Heldenbrand S, Anderson P et al. Smartphone medication adherence apps: potential benefits to patients and providers. J Am Pharm Assoc (2003). 2013, 53 (2): 172–181.[accessed: 29 June 2022]. Available at: https: //www.ncbi.nlm.nih.gov/ pubmed/23571625.

[341] Rijcken CA, Tobi H, Vergouwen AC et al. Refill rate of antipsychotic drugs: an easy and inexpensive method to monitor patients' compliance by using computerised pharmacy data. Pharmacoepidemiol Drug Saf. 2004, 13 (6): 365–370.[accessed: 29 June 2022]. Available at: https: //www.ncbi.nlm.nih.gov/pubmed/15170765.

[342] Apikoglu S, Selcuk A, Ozcan V et al. The first nationwide implementation of pharmaceutical care practices through a continuous professional development approach for community pharmacists. International journal of clinical pharmacy. 2022.[accessed: 25 June 2022]. Available at: https: //www.ncbi.nlm.nih.gov/pubmed/35699862.

[343] Alzahrani AA, Alwhaibi MM, Asiri YA et al. Description of pharmacists' reported

interventions to prevent prescribing errors among in hospital inpatients: a cross sectional retrospective study. BMC Health Serv Res. 2021, 21（1）: 432.［accessed: 26 June 2022］. Available at: https: //www.ncbi.nlm.nih.gov/pubmed/33957900.

［344］Simon ST, Kini V, Levy AE et al. Medication adherence in cardiovascular medicine. BMJ. 2021, 374: n1493.［accessed: 26 June 2022］. Available at: https: //www. ncbi.nlm.nih.gov/pubmed/34380627.

［345］Jacob V, Reynolds JA, Chattopadhyay SK et al. Pharmacist Interventions for Medication Adherence: Community Guide Economic Reviews for Cardiovascular Disease. Am J Prev Med. 2022, 62（3）: e202-e222.［accessed: 09 June 2022］. Available at: https: //www.ncbi.nlm.nih.gov/pubmed/34876318.

［346］Consejo General de Colegios Oficiales de Farmacéuticos. Proyect: ADHERENCIA MED. Servicio de Adherencia Terapéutica.:［Internet］. 2019.［accessed: 30 September 2022］. Available at: https: //www.farmaceuticos.com/wp-content/ uploads/2020/02/2019-informe-resultados-adherenciamed.pdf.

［347］García L, Moyá A, Díaz C et al. Tratamiento farmacológico y no farmacológico. Adherencia e inercia terapéutica. Farm Com. 2022; Sep 02; 14（Supl 2. Especial HTA）: 25-38. ［accessed: 30 September 2022］. Available at: https: //www.farmaceuticoscomunitarios. org/es/journal-article/diagnostico-criterios-seguimiento-control-derivacion/full.

［348］Jalal ZSMA, Smith F, Taylor D et al. Impact of pharmacy care upon adherence to cardiovascular medicines: a feasibility pilot controlled trial. Eur J Hosp Pharm. 2016, 23（5）: 250-6.［accessed: 09 June 2022］. Available at: https: //www.ncbi.nlm. nih.gov/pubmed/31156861.

［349］Sociedad Española de Farmacia Familiar y Comunitaria（SEFAC）. ADHe+Dispensación, adherencia y uso adecuado del tratamiento: guía práctica para el farmacéutico comunitario.: ［Internet］. 2017.［accessed: 30 September 2022］. Available at: www.sefac.org/sites/ default/files/2017-11/Adherencia_0.pdf.

［350］Hedegaard U, Kjeldsen LJ, Pottegard A et al. Multifaceted intervention including motivational interviewing to support medication adherence after stroke/transient ischemic attack: a randomized trial. Cerebrovasc Dis Extra. 2014, 4（3）: 221-234.［accessed: 09 June 2022］. Available at: https: //www.ncbi.nlm.nih.gov/pubmed/25598772.

［351］Ogungbe O, Byiringiro S, Adedokun-Afolayan A et al. Medication Adherence Interventions for Cardiovascular Disease in Low-and Middle-Income Countries: A Systematic Review. Patient Prefer Adherence. 2021, 15: 885-897.［accessed: 29 June 2022］. Available at: https: //www.ncbi.nlm.nih.gov/pubmed/33953548.

［352］Pharmaceutical Care Network Europe. Classification of Drug related problems.［Internet］.

2010.［accessed：26 June 2022］. Available at：http：//www.pcne.org/upload/files/11_PCNE_classification_V6-2.pdf.

［353］Al Hamid A, Aslanpour Z, Aljadhey H et al. Hospitalisation Resulting from Medicine-Related Problems in Adult Patients with Cardiovascular Diseases and Diabetes in the United Kingdom and Saudi Arabia. Int J Environ Res Public Health. 2016；13（5）.［accessed：15 June 2022］. Available at：https：//www.ncbi.nlm.nih.gov/pubmed/27171100.

［354］Huiskes VJ, Burger DM, van den Ende CH et al. Effectiveness of medication review：a systematic review and meta-analysis of randomized controlled trials. BMC Fam Pract. 2017, 18（1）：5.［accessed：15 June 2022］. Available at：https：//www.ncbi.nlm.nih.gov/pubmed/28095780.

［355］Reinau D, Furrer C, Stampfli D et al. Evaluation of drug-related problems and subsequent clinical pharmacists' interventions at a Swiss university hospital. J Clin Pharm Ther. 2019, 44（6）：924-931.［accessed：15 June 2022］. Available at：https：//www.ncbi.nlm.nih.gov/pubmed/31408206.

［356］Al-Jabi SW, Aldabe L, Alhaj-Asaad L et al. Assessment of drug interactions and their associated factors among patients with cardiovascular diseases：a cross-sectional study from the occupied Palestinian territory. The Lancet. 2021, 398（S8）.［accessed：29 June 2022］. Available at：https：//www.thelancet.com/journals/lancet/article/PIIS0140-6736（21）01494-X/fulltext.

［357］Patel VK, Acharya LD, Rajakannan T et al. Potential drug interactions in patients admitted to cardiology wards of a south Indian teaching hospital. Australas Med J. 2011, 4（1）：9-14.［accessed：29 June 2022］. Available at：https：//www.ncbi.nlm.nih.gov/pubmed/23393498.

［358］Akbar Z, Rehman S, Khan A et al. Potential drug-drug interactions in patients with cardiovascular diseases：findings from a prospective observational study. J Pharm Policy Pract. 2021, 14（1）：63.［accessed：29 June 2022］. Available at：https：//www.ncbi.nlm.nih.gov/pubmed/34311787.

［359］Pegler S, Underhill J. Evaluating the safety and effectiveness of new drugs. Am Fam Physician. 2010, 82（1）：53-57.［accessed：15 June 2022］. Available at：https：//www.ncbi.nlm.nih.gov/pubmed/20590071.

［360］Weeke P, Roden DM. Pharmacogenomics and cardiovascular disease. Curr Cardiol Rep. 2013, 15（7）：376.［accessed：24 July 2022］. Available at：https：//www.ncbi.nlm.nih.gov/pubmed/23689943.

［361］Howe LA. Pharmacogenomics and management of cardiovascular disease. Nursing.

2011; 41 Suppl: 1-7. [accessed: 24 July 2022]. Available at: https: //www.ncbi.
nlm.nih.gov/pubmed/21343749.

[362] American Pharmacists Association, National Association of Chain Drug Stores Foundation.
Medication therapy management in pharmacy practice: core elements of an MTM service
model (version 2.0). J Am Pharm Assoc (2003). 2008, 48 (3): 341-353. [accessed:
15 June 2022]. Available at: https: //www.ncbi.nlm.nih.gov/pubmed/18595820.

[363] Breault RR, Schindel TJ, Hughes CA. Pharmacist care planning services: What matters
most. Can Pharm J (Ott). 2021, 154 (3): 149-152. [accessed: 29 June 2022].
Available at: https: //www.ncbi.nlm.nih.gov/pubmed/34104267.

[364] Kshirsagar NA. Rational use of medicines: Cost consideration & way forward. Indian J
Med Res. 2016, 144 (4): 502-505. [accessed: 29 June 2022]. Available at: https: //
www.ncbi.nlm.nih.gov/pubmed/28256457.

[365] Maxwell SR. Rational prescribing: the principles of drug selection. Clin Med (Lond).
2016, 16 (5): 459-464. [accessed: 29 June 2022]. Available at: https: //www.
ncbi.nlm.nih.gov/pubmed/27697811.

[366] World Health Organization. Problems of Irrational Drug Use – Session Guide.
[Internet]. 2010. [accessed: 29 June 2022]. Available at: https: //www.paho.org/
hq/dmdocuments/2010/3_IrrationalSG.pdf.

[367] Poh EW, McArthur A, Stephenson M et al. Effects of pharmacist prescribing on
patient outcomes in the hospital setting: a systematic review. JBI Database System Rev
Implement Rep. 2018, 16 (9): 1823-1873. [accessed: 17 June 2022]. Available
at: https: //www.ncbi.nlm.nih.gov/pubmed/30204671.

[368] General Pharmaceutical Council. In practice: Guidance for pharmacist prescribers. [Internet].
2019. [accessed: 17 June 2022]. Available at: https: //www.pharmacyregulation.
org/sites/default/files/document/in-practice-guidance-for-pharmacist-prescribers-
february-2020.pdf

[369] Hoti K, Hughes J, Sunderland B. An expanded prescribing role for pharmacists – an
Australian perspective. Australas Med J. 2011, 4 (4): 236-242. [accessed: 17 June
2022]. Available at: https: //www.ncbi.nlm.nih.gov/pubmed/23393515.

[370] Rafferty E, Yaghoubi M, Taylor J et al. Costs and savings associated with a pharmacists
prescribing for minor ailments program in Saskatchewan. Cost Eff Resour Alloc. 2017;
15: 3. [accessed: 17 June 2022]. Available at: https: //www.ncbi.nlm.nih.gov/
pubmed/28400708.

[371] Royal Pharmaceutical Society. A Competency Framework for all Prescribers. [Internet].
2021. [accessed: 17 June 2022]. Available at: https: //www.rpharms.com/resources/

frameworks/prescribing-competency-framework/competency-framework.

[372] Pollock M, Bazaldua OV, Dobbie AE. Appropriate prescribing of medications: an eight-step approach. Am Fam Physician. 2007, 75 (2): 231-236. [accessed: 17 June 2022]. Available at: https://www.ncbi.nlm.nih.gov/pubmed/17263218.

[373] Sosnowska B, Penson P, Banach M. The role of nutraceuticals in the prevention of cardiovascular disease. Cardiovasc Diagn Ther. 2017, 7 (Suppl 1): S21-S31. [accessed: 29 June 2022]. Available at: https://www.ncbi.nlm.nih.gov/pubmed/28529919.

[374] Alves QL, Camargo SB, Silva FD. Role of Nutraceuticals in the Prevention and Treatment of Hypertension and Cardiovascular Diseases. J Hypertens Manag. 2019, 5 (1). [accessed: 29 June 2022]. Available at: https://clinmedjournals.org/articles/jhm/journal-of-hypertension-and-management-jhm-5-037.php.

[375] van Mourik MS, Cameron A, Ewen M et al. Availability, price and affordability of cardiovascular medicines: a comparison across 36 countries using WHO/HAI data. BMC Cardiovasc Disord. 2010; 10: 25. [accessed: 26 June 2022]. Available at: https://www.ncbi.nlm.nih.gov/pubmed/20534118.

[376] International Pharmaceutical Federation (FIP). Pharmacists in the supply chain: The role of medicines expert in ensuring quality and availability. The Hague, the Netherlands: [Internet]. 2018. [accessed: 19 June 2022]. Available at: https://www.fip.org/file/1344.

[377] Yamaguchi H. Roles of Cardiology Pharmacists. Yakugaku Zasshi. 2016, 136 (8): 1121-1123. [accessed: 19 June 2022]. Available at: https://www.ncbi.nlm.nih.gov/pubmed/27477728.

[378] Dreijer AR, Kruip M, Diepstraten J et al. Effect of antithrombotic stewardship on the efficacy and safety of antithrombotic therapy during and after hospitalization. PLoS One. 2020, 15 (6): e0235048. [accessed: 24 July 2022]. Available at: https://www.ncbi.nlm.nih.gov/pubmed/32584857.

[379] Kozma CM, Reeder CE, Schulz RM. Economic, clinical, and humanistic outcomes: a planning model for pharmacoeconomic research. Clin Ther. 1993, 15 (6): 1121-1132; discussion 0. [accessed: 12 August 2022]. Available at: https://www.ncbi.nlm.nih.gov/pubmed/8111809.

[380] Garcia-Cardenas V, Rossing CV, Fernandez-Llimos F et al. Pharmacy practice research-A call to action. Res Social Adm Pharm. 2020, 16 (11): 1602-1608. [accessed: 12 August 2022]. Available at: https://www.ncbi.nlm.nih.gov/pubmed/32919918.

[381] Bungay KM, Sanchez LA. Types of economic and humanistic outcomes assessments.

Pharmacoeconomics and Outcomes. 2nd ed. Kansas City: American College of Clinical Pharmacy; 2003.

[382] University of Kansas. 8. Increasing Participation and Membership | Community Tool Box. [Internet]. updated [accessed: 20 September 2022]. Available at: https: //ctb. ku.edu/en/increasing-participation-and-membership.

[383] Kwan BM, McGinnes HL, Ory MG et al. RE-AIM in the Real World: Use of the RE-AIM Framework for Program Planning and Evaluation in Clinical and Community Settings. Front Public Health. 2019, 7: 345. [accessed: 20 September 2022]. Available at: https: //www.ncbi.nlm.nih.gov/pubmed/31824911.

[384] Smith JD, Li DH, Rafferty MR. The Implementation Research Logic Model: a method for planning, executing, reporting, and synthesizing implementation projects. Implement Sci. 2020, 15 (1): 84. [accessed: 20 September 2022]. Available at: https: //www.ncbi.nlm.nih.gov/pubmed/32988389.

[385] Livet M, Haines ST, Curran GM et al. Implementation Science to Advance Care Delivery: A Primer for Pharmacists and Other Health Professionals. Pharmacotherapy. 2018, 38 (5): 490-502. [accessed: 20 September 2022]. Available at: https: // www.ncbi.nlm.nih.gov/pubmed/29624704.

[386] Berwick DM. A primer on leading the improvement of systems. BMJ. 1996; 312 (7031): 619-22. [accessed: 20 September 2022]. Available at: https: //www.ncbi.nlm.nih. gov/pubmed/8595340.

[387] Krishnamurti T, Argo N. A Patient-Centered Approach to Informed Consent: Results from a Survey and Randomized Trial. Med Decis Making. 2016, 36 (6): 726-740. [accessed: 25 July 2022]. Available at: https: //www.ncbi.nlm.nih.gov/pubmed/26964877.

[388] Varkey B. Principles of Clinical Ethics and Their Application to Practice. Med Princ Pract. 2021, 30 (1): 17-28. [accessed: 25 July 2022]. Available at: https: //www. ncbi.nlm.nih.gov/pubmed/32498071.

[389] Grady C. Enduring and emerging challenges of informed consent. N Engl J Med. 2015, 372 (22): 2172. [accessed: 25 July 2022]. Available at: https: //www.ncbi.nlm. nih.gov/pubmed/26017840.

[390] Schafer A, Flierl U, Berliner D et al. Anticoagulants for Stroke Prevention in Atrial Fibrillation in Elderly Patients. Cardiovasc Drugs Ther. 2020, 34 (4): 555-568. [accessed: 25 July 2022]. Available at: https: //www.ncbi.nlm.nih.gov/ pubmed/32350792.

[391] Alonso-Perales MDM, Lasheras B, Beitia G et al. Barriers to promote cardiovascular health in community pharmacies: a systematic review. Health Promot Int. 2017, 32

（3）：535-548.［accessed：30 September 2022］. Available at：https：//www.ncbi. nlm.nih.gov/pubmed/26511943.

［392］Craddock DS, Hall RG. Pharmacists without Access to the EHR: Practicing with One Hand Tied Behind Our Backs. Innov Pharm. 2021, 12（3）.［accessed：26 July 2022］. Available at：https：//www.ncbi.nlm.nih.gov/pubmed/35601575.

［393］Miller V, Nambiar L, Saxena M et al. Exploring the Barriers to and Facilitators of Using Evidence-Based Drugs in the Secondary Prevention of Cardiovascular Diseases: Findings From a Multistakeholder, Qualitative Analysis. Glob Heart. 2018, 13（1）: 27-34 e17.［accessed：26 July 2022］. Available at：https：//www.ncbi.nlm.nih.gov/ pubmed/29146489.

［394］MacCallum L, Mathers A, Kellar J et al. Pharmacists report lack of reinforcement and the work environment as the biggest barriers to routine monitoring and follow-up for people with diabetes: A survey of community pharmacists. Res Social Adm Pharm. 2021, 17（2）: 332-343.［accessed：25 July 2022］. Available at：https：//www. ncbi.nlm.nih.gov/pubmed/32327399.

［395］San-Juan-Rodriguez A, Newman TV, Hernandez I et al. Impact of community pharmacist-provided preventive services on clinical, utilization, and economic outcomes: An umbrella review. Prev Med. 2018, 115: 145-155.［accessed：26 July 2022］. Available at：https：//www.ncbi.nlm.nih.gov/pubmed/30145351.

［396］Tong B, Kapanen AI, Yuen J. Third-party Reimbursement of Pharmacist-Led Cardiovascular and Diabetes Preventive Health Services for Workplace Health Initiatives: A Narrative Systematic Review. Innov Pharm. 2021, 12（1）.［accessed: 26 July 2022］. Available at：https：//www.ncbi.nlm.nih.gov/pubmed/34007673.

［397］El Hajj MS, Abu Yousef SE, Basri MA. Diabetes care in Qatar: a survey of pharmacists' activities, attitudes and knowledge. International journal of clinical pharmacy. 2018, 40（1）: 84-93.［accessed：25 July 2022］. Available at：https：// www.ncbi.nlm.nih.gov/pubmed/29147964.

［398］Lee JK, McCutcheon LRM, Fazel MT et al. Assessment of Interprofessional Collaborative Practices and Outcomes in Adults With Diabetes and Hypertension in Primary Care: A Systematic Review and Meta-analysis. JAMA Netw Open. 2021, 4（2）: e2036725. ［accessed：27 July 2022］. Available at：https：//www.ncbi.nlm.nih.gov/pubmed/33576817.

［399］Ilardo ML, Speciale A. The Community Pharmacist: Perceived Barriers and Patient-Centered Care Communication. Int J Environ Res Public Health. 2020; 17 （2）.［accessed：27 July 2022］. Available at：https：//www.ncbi.nlm.nih.gov/ pubmed/31952127.

[400] Newman TV, San-Juan-Rodriguez A, Parekh N et al. Impact of community pharmacist-led interventions in chronic disease management on clinical, utilization, and economic outcomes: An umbrella review. Res Social Adm Pharm. 2020, 16（9）: 1155-1165. [accessed: 27 July 2022]. Available at: https: //www.ncbi.nlm.nih.gov/pubmed/31959565.

[401] Boscart VM, Heckman GA, Huson K et al. Implementation of an interprofessional communication and collaboration intervention to improve care capacity for heart failure management in long-term care. J Interprof Care. 2017, 31（5）: 583-592. [accessed: 27 July 2022]. Available at: https: //www.ncbi.nlm.nih.gov/pubmed/28876202.

[402] Kolla A, Lim S, Zanowiak J et al. The Role of Health Informatics in Facilitating Communication Strategies for Community Health Workers in Clinical Settings: A Scoping Review. J Public Health Manag Pract. 2021, 27（3）: E107-E18. [accessed: 27 July 2022]. Available at: https: //www.ncbi.nlm.nih.gov/pubmed/33512874.

《2022 心血管疾病药师手册》
配套手册

鸣谢

FIP感谢作者和审稿人对本出版物的贡献。

FIP和作者感谢以下所列参考小组的成员，对本参考指南提出的宝贵意见和建议。

评审员姓名	所属机构和国家
Francesca Wirth博士	马耳他大学药学系高级讲师，马耳他
BenignaVilasuso Cores	西班牙临床、家庭和社区药学协会（SEFAC）高血压和血管风险小组成员，西班牙
ÓscarPenín Álvarez	SEFAC高血压和血管风险小组成员，西班牙
Stephane Steurbaut教授	布鲁塞尔自由大学临床药理学和临床药学研究小组副教授，杰特，比利时 布鲁塞尔大学医院（UZ Brussel）医院药学部药物和治疗学委员会主席，杰特，比利时

FIP感谢欧洲临床药学学会对本出版物的专业贡献。

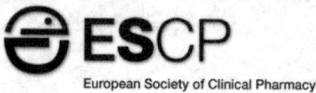

ESCP
European Society of Clinical Pharmacy

目录

1 背景

　　心血管疾病（CVDs）是全球发病和死亡的主要原因。世界卫生组织（WHO）估计，2019年估计有1790万人死于心血管病[1]。这占全球总死亡人数的32%。Roth及其同事进行的一项全球疾病负担研究加强了这些统计数据，并进一步估计，心血管疾病的增加同时导致残疾调整生命年（DALYs）和生命损失年数的显著增加[2]。不足为奇的是，在心血管疾病导致的1790万例死亡中，超过75%发生在中低收入国家[1]。这主要是由于缺乏资源来有效地提供经验证的治疗方法。然而，文化和种族背景决定了心血管疾病的危险因素以及药物治疗和其他干预措施的有效性[3]。

　　心血管疾病可以使用多种有效和安全的药物来控制。此外，大多数心血管疾病可以通过解决不健康饮食、肥胖、吸烟、过度饮酒和缺乏运动等行为危险因素来预防。因此，如果早期发现，心血管疾病很容易得到预防和控制。

　　药师在心血管疾病的一级和二级预防中发挥着重要作用。这主要是通过患者咨询和教育、药物安全管理、药物重整、审查和监测以及检测识别和控制心血管疾病的危险因素，并确保药物和非药物干预获得积极临床结果[4]。药师作为多学科医疗团队的一部分，其有效性毋庸置疑[4]。这一点在Santschi及其同事的随机研究中得到了认可，并得到了美国心脏病学会的进一步重申[5,6]。更多关于药师在预防和治疗心血管疾病中发挥的各种作用的信息，请参阅FIP《2022心血管疾病药师手册》。FIP为药师编写的心血管疾病手册提供了宝贵的资源，帮助药师在实践中实施循证心血管疾病干预措施，从而支持药学工作者在预防和抗击心血管疾病方面的地位[7]。

　　因此，Apikoglu及其同事的研究清楚地表明，药师需要跟上心血管疾病患者服务方面不断发展的知识和技能，他们发现在对社区药师进行为期三天的非传染性疾病（NCDs）患者药学服务同行培训后，非传染性疾病患者的治疗效果明显改善[8]。Zolezzi及其同事进一步支持这些研究结果，他们发现社区药师存在知识差距，这阻碍了他们提供心血管疾病风险评估和管理服务[9]。

因此，这种需求尚未得到满足。幸运的是，许多持续专业发展（CPD）提供者正在开发学习课程，使药师具备必要的心血管疾病预防和管理的知识和技能[10, 11]。现有的一系列课程是专门为执业药师提供心血管疾病治疗方面的背景、相关和最新的知识和技能而设计的。将这些知识和技能整合在一起非常重要，这份FIP知识和技能参考指南提供了药师所需的总体知识领域和相关技能，以便他们作为多学科医疗团队成员有效履行职责，并在心血管疾病领域提供以人为本的优质服务。

基于支持药师为心血管疾病患者提供服务和干预的需要，本知识和技能参考指南旨在：

• 概述药师管理心血管疾病所需的知识和技能；

• 提供一个支持和加强药师在心血管疾病方面的持续专业发展的框架；

• 为CPD提供者提供围绕CVD的关键考虑因素，以支持药师的专业发展。

2 FIP 全球能力和专业发展框架

作为用药专家，药师是更广泛的医疗保健团队的关键成员。通过 CPD，药师可以保持和提高他们的执业能力，应对日益复杂的医疗环境。FIP 对 CPD 的定义是"药师个人有责任系统地保持、发展和拓宽知识、技能和态度，以确保在整个职业生涯中持续具备专业能力"[12]。发展和保持能力的方法之一是接受以能力为基础的培训，这是一种结构化的培训和评估方法，旨在实现特定的结果。因此，必须帮助药师掌握技能和知识，使他们能够在一定条件下按照特定标准完成任务。在以能力为基础的培训中，要达到的结果是明确的，这样学习者就能清楚地知道他们必须做什么，培训者知道要提供什么样的培训或学习，组织也知道对他们员工技能水平的要求。基于能力的培训重点是"执行"（做），而不仅仅是"知道"[12]。

随着以能力为基础的培训和教育在卫生专业领域实施被广泛接受，能力框架在组织教育课程、规范职业准入、规范实践标准和促进专业知识发展方面非常有用[12]。FIP 已经制订两个全球框架，描述了基础和高级药学实践的通用能力。

FIP 全球能力框架（GbCF）于 2020 年更新，是一套能力和核心行为陈述，旨在普遍适用于全球药学工作者，特别是针对早期职业（基础级）药师[13]。GbCF 包括 124 个行为陈述，分为 23 个能力领域和 4 个广泛的能力群组：医药公共卫生、药学服务、组织和管理以及专业和个人能力。

FIP 全球先进发展框架（GADF）是 GbCF 的一个补充框架[14]。GADF 旨在支持药师和药学科学家的专业发展与认可，并描绘了不同跨发展能力的基础广泛的高级实践阶段。GADF 中描述了 6 个发展能力模块：专业实践能力，与他人协作能力，领导能力，管理能力，教育、培训和自我发展能力，开展科学研究能力。

GbCF和GADF旨在作为个人的映射工具，以逐步实现有效和持续的业绩，并为高级和专业实践铺平道路。

因此，FIP建议个人在使用FIP能力和发展框架的同时，使用其知识和技能参考指南，以确定与支持他们发展实践有关的知识、技能和行为（图1）。预计药师将需要利用以前获得的知识、技能、态度和价值观，这些可能与其他能力领域交叉，以提供以患者为中心的服务。FIP参考指南为特定主题的知识和技能提供指导。通过这种方式，鼓励关键知识和技能的交叉学习和传授。FIP提供的工具，包括能力框架和知识技能参考指南，为持续发展和实践提供信息，包括作为注册或许可要求、专业发展和自我学习的一部分的自我评估方法。

图1能力包括一系列的知识、技能、态度和价值观，以便能够有效地开展工作。能力群组是以FIP全球能力框架为基础[13]。

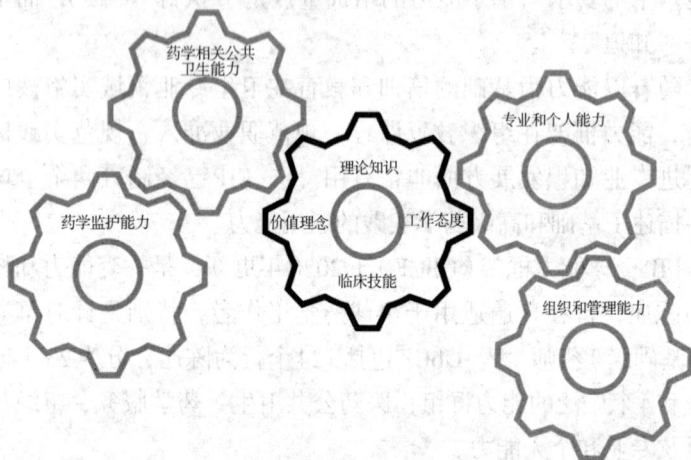

图1　能力框架是基于FIP全球专业能力框架，涵盖理论知识、临床技能、工作态度和价值理念等多个维度的综合表现

3 药师职业发展：知识和技能参考指南

3.1 关于指南

本知识和技能指南提供了一份全面的药学及相关服务知识和技能的参考清单，以支持药师发展、提高和更新管理心血管疾病患者的知识和技能。本指南是对FIP出版的《2022心血管疾病药师手册》的补充，是在与全球参考小组协商后制订的（见致谢）。

下面的表1和表2建立在以迄今为止现有的FIP资源、目前的学习和教学工具、课程以及通过参考小组进行的专家审查的基础之上。由具有CVDs专业发展经验的教育工作者和从业人员组成的参考小组审查了表格中的陈述，并就内容达成一致。

3.2 信息是如何组织的？

该指南分为两部分。

第一部分（表1）描述了药师在心血管疾病相关岗位上为心血管疾病患者提供医疗服务所需的知识。在知识指南中，主题分为三类（图2）。

• 广泛主题——包括如身体系统、药学服务、公共卫生和宣传、伦理和合作等主要类别。其中许多类别与GbCF能力群组相关联。

• 核心主题——确定与CVD管理中作用和服务有关的关键主题领域（知识领域）。

• 特定主题——描述源自核心主题的特定主题。

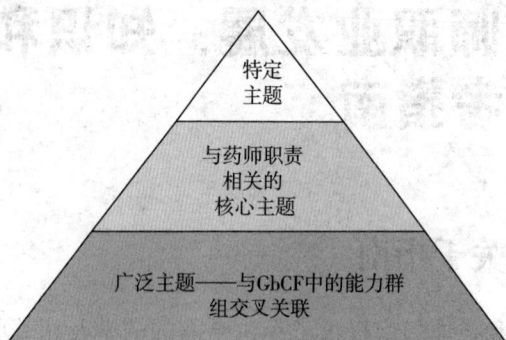

图2　知识指南中主题分组的层次结构

第二部分（表2）描述了药师在CVD角色中所需要的技能。

3.3　适用人群

本参考指南旨在指导心血管疾病治疗的实践，而不是在所有情况下都必须遵守的规定性清单。它适用于专注于特定实践领域的药师，也可能适用于专业发展的任何阶段，这取决于药师的职责。它旨在支持药师安全有效地开展心血管疾病相关服务和干预。它还旨在帮助CVD领域的教育者和CPD提供者支持药师的专业发展。

3.4　如何使用

本参考指南可用于：

• 支持药师在心血管疾病领域的技能提升，并作为其职业发展的一部分；

• 帮助有兴趣在其执业领域提供心血管疾病相关服务的药师；

• 为CPD教育提供者设计、实施教育和培训方案提供信息。

3.5 情景化以及监管和培训要求

必须认识到，药师必须遵循当地、国家和管辖区，对培训、认证、监管/专业和道德标准的要求，以履行其特定的职责。这些要求可能包括：

• 在心血管疾病管理方面接受与他们的业务范围和专业水平相关的适当培训；

• 行为准则；

• 国家制订的证书培训计划或委员会认证；

• 注册或执照状态；

• 专业机构；

• 关于药师和其他医务人员的教育、能力和责任的医疗保健管辖区（法律）。

表1 药师在心血管疾病领域的知识指南[15-26]

治疗领域	
身体系统	对以下方面的知识和理解：
解剖学和生理学	• 心血管系统的解剖和功能，包括冠状动脉和瓣膜的解剖 • 心血管系统可能出现的并发症导致的病理状态
疾病详情	对以下方面的知识和理解：
高血压	• 原因、体征和症状、预防和危险因素/加重因素 • 常用药物，包括常用剂量、给药途径、在治疗中的地位（根据指南/证据）、作用机制、药代动力学和不良反应 • 监测临床参数，包括门诊血压监测、家庭血压监测和办公室血压 • 药物与药物、药物与患者之间的相互作用，如老年人的药物处理，药物与食物，药物与疾病之间的相互作用，以及如何识别、优先处理和管理这些相互作用 • 治疗目标和患者配合的重要性 • 已被证明可以降低血压的非药物干预措施，如减肥、饮食、运动、戒烟、为阻塞性睡眠呼吸暂停患者提供持续气道正压

续表

治疗领域
心力衰竭	• 急性和慢性心力衰竭的原因、体征和症状、预防和危险因素/加重因素 • 常用药物，包括常用剂量、给药途径、在治疗中的地位（根据指南/证据）、作用机制、药代动力学和不良反应 • 监测临床、病理和治疗参数，包括确定、优先考虑和采取行动以确保适当的监测 • 药物与药物、药物与患者之间的相互作用，如老年人的药物处理，以及药物与疾病之间的相互作用，以及如何识别、优先处理和管理这些相互作用 • 根据治疗目标优化药物治疗 • 管理心力衰竭的非药物干预措施，如提高用药依从性、饮食、减肥、定期锻炼、减少盐摄入、戒烟、超负荷患者限制液体摄入、戒酒、为阻塞性睡眠呼吸暂停患者提供持续气道正压治疗、接种疫苗
稳定型心绞痛或慢性冠状动脉综合征	• 原因、体征和症状、预防和危险因素/加重因素 • 常用药物，包括常用剂量、给药途径、在治疗中的地位（根据指南/证据）、作用机制、药代动力学和不良反应 • 监测临床、病理和治疗参数，包括确定、优先考虑和采取行动以确保适当的监测 • 药物与药物、药物与患者之间的相互作用，如老年人的药物处理，以及药物与疾病之间的相互作用，以及如何识别、优先处理和管理这些相互作用 • 根据治疗目标优化药物治疗
急性冠状动脉综合征（ACSs）	• ACSs的原因、体征和症状、预防以及危险因素/加重因素，包括ST段抬高型心肌梗死（STEMI）、非ST段抬高型心肌梗死（NSTEMI）和不稳定型心绞痛（UA） • 常用药物，包括常用剂量、给药途径、在治疗中的地位（根据指南/证据）、作用机制、药代动力学和不良反应 • 监测临床、病理和治疗参数，包括确定、优先考虑和采取行动以确保适当的监测 • 药物与药物、药物与患者之间的相互作用，如老年人的药物处理，以及药物与疾病的相互作用，以及如何识别、优先处理和管理这些相互作用 • 根据治疗目标优化药物治疗

治疗领域	
心房颤动（AF）	• 原因、体征和症状、预防和危险因素/加重因素 • 常用药物，包括常用剂量、给药途径、在治疗中的地位（根据指南/证据）、作用机制、药代动力学和不良反应 • 监测临床、病理和治疗参数，包括确定、优先考虑和采取行动以确保适当的监测 • 药物与药物、药物与患者之间的相互作用，如老年人的药物处理，以及药物与疾病的相互作用，以及如何识别、优先处理和管理这些相互作用 • 根据治疗目标优化药物治疗
静脉血栓栓塞症（VTE）	• VTE治疗和预防的原因、体征和症状、预防以及危险因素/加重因素 • 用于治疗和预防的常用药物，包括常用剂量、给药途径、在治疗中的地位（根据指南/证据）、作用机制、药代动力学和不良反应 • 治疗和预防的监测参数，包括确定、优先考虑和采取行动以确保适当的监测 • 药物与药物、药物与患者之间的相互作用，如老年人的药物处理，以及药物与疾病的相互作用，以及如何识别、优先处理和管理这些相互作用 • 根据治疗目标优化药物治疗 • 非药物干预，如渐进式压力袜、间歇性气动加压装置和下腔静脉过滤器
公共卫生和宣传	
预防战略	对以下方面的知识和理解：
危险因素	• CVD风险定义和风险评估 • 可改变的心血管疾病危险因素，如吸烟、缺乏运动、过度饮酒、不健康饮食、肥胖、压力和睡眠障碍，包括识别、管理和预防 • 不可改变的心血管病危险因素，如年龄、家族史、遗传和性别，以及如何处理这些因素
生活方式	• 循证生活方式干预，有可能预防心血管疾病的发生，如地中海饮食、DASH（控制高血压饮食治疗）饮食、减轻体重和增加体育活动
流行病学	• 全球、国家和地区的心血管病发病率
宣传	• 结构化的心血管病预防方案和运动，以及心血管病患者支持团体 • 健康的社会和其他决定因素，如老龄化、全球化和城市化，以及它们如何影响心血管疾病治疗和预防干预措施的可及性及有效性

公共卫生和宣传	
营养品	• 有证据表明可以预防心血管疾病的循证营养品 • 营养品和心血管疾病药物之间的相互作用，以及如何避免这些作用
筛选	对以下方面的知识和理解：
筛选和转诊	• 用于确定CVD的高危人群的CVD风险评估和风险预测模型 • 国家循证筛查测试/指南 • CVD筛查测试，如血压测量、血脂分析、肥胖测量 • 可能影响筛查测试准确性的因素，以及如何减少这些因素 • 在其执业领域建立适当的转诊网络
药学服务	
监测参数	对以下方面的知识和理解：
实验室	• 实验室指标，包括血浆脂质、C反应蛋白、钠尿肽、肌钙蛋白T、凝血试验（INR和抗Xa）、HbA1c和全血细胞计数血红蛋白
功能监测和影像	• 心功能监测仪，如血压、脉搏、超声心动图、心电图，以及影像学检查，如血管造影、胸部X线、MRI扫描、心脏CT扫描和心肌灌注显像
药物	对以下方面的知识和理解：
治疗高血压的药物	• 治疗中的药物使用，包括药物与药物、药物与患者（如老年人的药物处理）和药物与疾病的相互作用，以及它们的识别、优先处理和管理；治疗目标及其识别、优先处理和管理；根据治疗目标优化患者的依从性；高血压药物治疗对发病率和死亡率的影响和作用 • 常用药物，包括血管紧张素转换酶抑制剂、血管紧张素Ⅱ受体阻滞剂、β受体阻滞剂、钙通道阻滞剂、噻嗪类或噻嗪样利尿剂 • 需要对患者进行教育或咨询的特定用药注意事项
治疗血脂异常的药物	• 常用药物，包括他汀类药物、胆固醇吸收抑制剂、胆汁酸螯合剂、前蛋白转化酶枯草溶菌素9抑制剂、洛美他派、米泊美生、贝特类、烟酸、ω-3脂肪酸、胆固醇酯转移蛋白抑制剂 • 治疗血脂异常的新药，包括英克司兰、埃维苏单抗、吉卡宾、贝派地酸、ARO-ANG3 • 药物的使用，包括药物与食物的相互作用、治疗目标、根据治疗目标优化治疗，以及血脂异常药物治疗对发病率和死亡率的影响 • 需要对患者进行教育或咨询的特定用药注意事项

续表

药学服务	
治疗静脉血栓栓塞症（VTE）的药物	• 常用的药物，包括抗血小板、维生素K拮抗剂、低分子量肝素和直接口服抗凝剂 • 药物的使用，包括药物与食物的相互作用，治疗目标的确定、优先处理和管理，根据治疗目标优化治疗，以及VTE药物治疗对发病率和死亡率的影响 • 需要对患者进行教育或咨询的特定用药注意事项
药品信息	对以下方面的知识和理解：
	• 回答有关CVD药物的咨询时常用的信息来源，包括用药方法、药物不良反应、替代药物、相互作用、肠外药物的兼容性及其优缺点 • 如何有效地搜索可信的来源，如教科书、数据库、网站、期刊和报告，以获得循证信息，及其优势和局限性 • 有效利用患者和照顾者的访谈，收集所有相关的背景信息，以确定药物咨询的性质，并能够提供最佳和最个性化的答复 • 在执业领域内提供药品信息服务的结构
CVD的自我保健	对以下方面的知识和理解：
教育	关于心血管疾病自我管理的教育
自我管理教育	• 各种循证心血管疾病自我保健，如自我监测血压、自我监测凝血，以及接受抗凝剂治疗的患者自我增加/减少剂量 • 多学科转诊系统，包括转诊到营养师、营养学家、运动生理学家、心理学家或结构化小组方案 • 重要的生活方式调整，包括健康饮食、定期体育活动、戒烟、充足的睡眠卫生和压力管理
药学服务计划	对以下方面的知识和理解：
	• 合并症（如HIV/AIDS、糖尿病）患者的心血管病药物管理周期和方法 • 用药依从性测量和循证干预措施，提高心血管疾病用药依从性，消除治疗惰性（对治疗的抵抗） • 药物相关问题及其评估和解决 • 制订心血管病患者的治疗和监测计划，以及确保合理使用心血管病药物的方法
心血管疾病并发症的预防和管理	对以下方面的知识和理解：

药学服务	
心脏衰竭	• 病理生理学、危险因素、体征和症状、筛查和监测参数 • 用于治疗或预防心力衰竭的药物的作用机制、药理学和药代动力学
缺血性卒中	• 病理生理学、危险因素、体征和症状、筛查和监测参数，以及用于治疗或预防卒中的药物的作用机制、药理学和药代动力学 • 管理，包括对卒中预警信号和症状的认识，以及预防、危险或加重因素 • 执业领域内卒中患者的转诊机制
动脉瘤	• 病理生理学、危险因素、体征和症状、筛选和监测参数 • 用于治疗或预防动脉瘤的药物和外科手术的作用机制、药理学和药代动力学
周围动脉疾病	• 病理生理学、危险因素、体征和症状、筛选和监测参数 • 用于治疗或预防外周动脉疾病的药物和外科手术的作用机制、药理学和药代动力学
冠状动脉疾病	• 病理生理学、危险因素、体征和症状、筛选和监测参数 • 用于治疗或预防冠状动脉疾病的药物和外科手术的作用机制、药理学和药代动力学
心搏骤停	• 病理生理学、危险因素、体征和症状 • 心搏骤停者的紧急抢救程序 • 心搏骤停后即时、中期和长期恢复中使用的药物和外科手术的作用机制、药理学和药代动力学 • 心搏骤停对大脑的长期影响 • 适当的生活方式干预，降低再次发生心搏骤停的风险
心理健康状况	• CVD患者心理健康状况的危险因素以及寻求专业心理健康咨询或认知行为治疗的重要性
特殊风险人群	对以下方面的知识和理解：
老年人	• 老年人与年龄有关的变化以及这种变化如何使心血管疾病恶化 • 患有心血管疾病的老年人常见的合并症 • 老年人心血管病管理的具体注意事项和考虑因素，包括心血管病药物治疗的强制适应证 • 老年人心血管疾病的治疗界限和预防性治疗
糖尿病患者	• 糖尿病患者发生心血管疾病的病理生理学 • 糖尿病患者心血管疾病管理的具体考虑和原则 • 糖尿病CVD患者的多方面血管保护检查表

续表

药学服务	
HIV/AIDS患者	• HIV/AIDS患者心血管疾病的病理生理学和危险因素 • 预防HIV患者心血管疾病所需的诊断和强制性检查 • 有助于治疗和预防HIV/AIDS患者的CVD的药理和非药理干预措施 • CVD药物和抗逆转录病毒药物之间潜在的药物相互作用，以及由药师主导的预防此类相互作用的适当干预措施
慢性肾脏病（CKD）患者	• CKD患者发生CVD的病理生理学和危险因素 • 诊断和管理CKD患者的CVD及其并发症的重要考虑因素/预防措施
妊娠期和哺乳期妇女	• 妊娠期间发生的血流动力学和代谢变化以及妊娠期间患心血管疾病的风险 • 妊娠期心血管疾病的一般生殖健康考虑，包括孕前、产前、产中和产后护理 • 妊娠期高血压疾病，包括先兆子痫、子痫、HELLP综合征、慢性高血压 • 妊娠期高血压疾病的预防和管理 • 产后心肌病并发症的药物和非药物治疗，包括急性和慢性心力衰竭 • 妊娠期妇女深静脉血栓和肺栓塞的预防和治疗 • 妊娠期和哺乳期心血管药物治疗的重要注意事项
儿科患者	• 儿科心血管疾病的病理生理学和危险因素 • 推荐儿科心血管病患者使用的心血管药物 • 关于减少儿科心血管病患者剂量和处理副作用的重要考虑因素 • 针对儿科患者心血管疾病的生活方式和非药物干预 • 从儿科到成人的终身心血管疾病治疗的重要考虑
患者教育	对以下方面的知识和理解：
沟通	• 语言策略对个人核心态度改变、社会认知、对CVD的理解、治疗结果和社会心理健康的重要性 • 适当教育或评估患者对心血管疾病信息的需求的提问方法和可用资源，包括共同决策 • 与心血管病患者沟通时需要考虑的各种因素，包括文化/民族、社会经济、性别、文化程度/计算能力、行为、时间和紧迫性因素
组织和管理	
药品供应、可获得性和可负担性的管理	对以下方面的知识和理解：

续表

组织和管理
• 对CVD药品安全储存和运输的要求，以及如何评估和管理偏离建议做法的情况 • 基本心血管疾病药物的可获得性和可负担性 • 影响药品稳定性的因素，包括与药品包装有关的因素，这些因素与产品保质期的关系，以及药品的稳定性如何受到储存和供应的影响

专业人员	
多学科医疗	对以下方面的知识和理解：
	• 参与CVD治疗和管理的医疗团队的每位同事和成员的专业知识、作用和责任，包括CVD教育专家、营养师、营养学家、护士教育者、运动和康复专家以及心理保健提供者 • 需要在CVD管理方面进行持续的教育和专业发展，并掌握当前CVD国家和国际建议的最新情况
伦理实践	对以下方面的知识和理解：
	• 药学伦理规范及其如何适用于药师与患者的互动、知情同意、患者数据的获取以及对这些数据的分析，无论是否在科学出版物中

政策、法规和准则	
政策、法规和准则	对以下方面的知识和理解：
	• 支持为心血管病患者提供服务的相关政策、法规和指南 • 药师作为处方者的作用和范围，以及药师处方者在心血管疾病管理中的主要考虑
药品安全	对以下方面的知识和理解：
	• 关于服用CVD药物后的不良事件的相关安全警报，并根据当地政策实施最佳实践 • 向药物警戒当局报告地方和国家事件的程序以及事件报告的适当性 • 与药品包装和标签有关的常见错误及其原因 • 与临床领域中CVD药品的处方、供应、储存和使用有关的药品风险
医疗保健系统	对以下方面的知识和理解：
	• 有关CVD的医疗保健系统法规，以促进不间断地获得治疗和自我管理CVD及相关并发症所需的药品、设备和用品

表2 心血管疾病的相关技能[25, 27 - 34]

公共卫生和宣传	
宣传	• 监测并鼓励坚持用药 • 为患者和其他医务人员提供持续的疾病/用药教育 • 对患者进行心血管危险因素和危险因素缓解方法的教育 • 鼓励循证饮食调整和运动，作为减少心血管疾病和促进健康生活方式的方法 • 积极参加心血管疾病的一级和二级预防的质量改进方案和公共卫生运动
筛选和转诊	• 使用循证风险评估工具识别并全面评估个人罹患心血管疾病的风险 • 识别心血管疾病的高危患者 • 对高危人群进行预防性健康检查，如血压、胆固醇、甘油三酯和体重指数 • 教授并演示心血管疾病患者的循证自我保健干预措施，如自我监测血压 • 向关键的利益相关者传达人口趋势和筛查结果 • 将需要进一步治疗的患者转诊至适当的全科医生或执业领域的专家
文化干预	• 识别和评估文化影响、健康的社会决定因素、健康信仰、学习偏好和障碍、文化程度和计算能力，以相应调整沟通和教育方法
药学服务	
监测参数	
实验室	• 正确解释用于诊断或监测CVD的实验室测试值
功能监测和成像	• 正确解释评估心脏功能的功能监测和成像测试 • 根据心功能测试的结果，为患者提供循证建议或转诊患者接受进一步治疗
药物	
抗高血压药物	• 运用药物治疗知识，成为抗高血压药物的药物治疗专家 • 与患者和多学科医疗团队合作，简化高血压治疗方案，并在有需求时寻找成本较低的药物 • 彻底评估处方的抗高血压药物，确定患者是否有任何可能与这些药物有关的不良反应或相互作用 • 根据既定的治疗目标，有效监测患者对抗高血压药物的反应 • 识别、讨论并实施策略，解决患者对抗高血压药物的担忧 • 评估并向患者传达抗高血压药物的风险和益处 • 就抗高血压药物的具体用药注意事项向患者提供教育和咨询

药学服务	
治疗血脂异常的药物	• 运用药物治疗知识，成为血脂异常的药物治疗专家 • 与患者和多学科医疗团队合作，简化治疗方案，并在有需求时寻找成本较低的药物 • 彻底评估血脂异常处方药，确定患者是否有任何可能与这些药物有关的不良反应或相互作用 • 根据既定的治疗目标，有效监测患者对治疗血脂异常药物的反应 • 识别、讨论并实施策略，解决患者对治疗血脂异常药物的担忧 • 评估并向患者传达治疗血脂异常药物的风险和益处 • 就治疗血脂异常药物的具体注意事项对患者进行教育和咨询
治疗静脉血栓栓塞症（VTE）的药物	• 应用药物治疗知识，成为VTE药物的药物治疗专家 • 与患者和多学科医疗团队合作，简化VTE治疗方案，并在有需求时寻找成本较低的药物 • 彻底评估处方的VTE药物，确定患者是否有任何可能与这些药物有关的不良反应或相互作用 • 根据既定的治疗目标，有效地监测患者对VTE药物的反应 • 识别、讨论并实施策略，解决患者对VTE药物的担忧 • 评估并向患者传达VTE药物的风险和益处 • 就VTE药物的具体注意事项对患者进行教育和咨询
药品信息	• 根据心血管病患者的需求，识别来源，评估，评价并提供适当的药品信息 • 就药物和器械的安全合理使用向CVD患者提供建议，包括药物的使用、禁忌证、相互作用、储存、不良反应和副作用 • 支持患者使用健康信息技术、数字通信和健康解决方案 • 为心血管疾病患者提供营养品和非药物干预的准确循证信息
药品使用和供应	• 教育患者了解心血管疾病药物的正确储存条件，以保持疗效和保质期 • 通过检查最重要的稳定性参数，包括湿度、温度和有效期，确保CVD药品在药房得到适当储存 • 确保关于适当用药途径和时间、剂量、剂型和文件的信息被有效地传达给您照顾的每位CVD患者 • 彻底评估心血管疾病药物处方的真实性，以及治疗和药物的适当性 • 与患者、照顾者或处方医生协商，解决处方中发现的任何问题 • 监测药品供应链，以确保供应药品的质量、合理使用和安全处置 • 在管理注射药物或监督药物剂量时，遵守国家和专业指南
CVD中的自我保健	
自我管理教育	• 对心血管疾病患者进行循证自我保健干预教育和示范 • 对心血管疾病患者进行用药依从性测量工具的教育，并推广循证干预措施，以提高用药依从性

续表

药学监护计划	
患者风险评估	• 使用循证风险评估工具识别并全面评估个人罹患心血管疾病的风险
制订和实施服务计划	• 与心血管病患者及其照顾者共同制订治疗和监测计划，并进行跟踪，以确保遵守和实现既定的治疗目标
监测服务计划	• 根据患者的日常就诊或明显的患者需要，安排时间进行服务计划 • 有效沟通并记录治疗服务计划过程中的具体责任 • 及时与患者分享治疗计划文件 • 实施、开展和维护药物警戒报告系统（如报告药物不良反应）
心血管疾病并发症的预防和管理	• 识别有心血管病并发症高风险的心血管病患者 • 对有心血管病并发症风险的患者进行定期筛查 • 识别和启动循证干预措施，以预防和管理心血管疾病并发症，如饮食和生活方式的调整 • 适当配发用于心血管疾病二级预防的药物 • 将出现心血管并发症的患者适当地转诊至合格的全科医生或专家 • 鼓励个人策略或心理治疗，以解决CVD患者的社会心理问题和担忧
特殊风险人群	
老年人	• 向患者和医疗保健提供者有效地传达对患有心血管疾病的老年人进行药物和非药物治疗的具体预防措施和注意事项 • 应用药理学知识，为患有心血管疾病的老年人设定治疗界限和预防治疗
糖尿病患者	• 宣传糖尿病与心血管疾病发展之间的因果关系 • 运用药理学知识，防止糖尿病药物与心血管病药物之间发生相互作用 • 促进非药物干预，预防糖尿病患者发生心血管疾病
HIV/AIDS患者	• 向HIV/AIDS患者传达HIV药物治疗与心血管病发展之间的因果关系 • 提供适当的药物和非药物干预措施，治疗和预防HIV/AIDS患者的心血管疾病 • 评估CVD药物治疗方案与抗逆转录病毒药物的潜在拮抗性药物相互作用 • 采取适当的干预措施，防止HIV/AIDS患者的拮抗性药物相互作用

特殊风险人群	
妊娠期和哺乳期	• 在孕前、产前、产中和产后护理期间,对患有心血管疾病的妊娠期妇女进行一般生殖健康注意事项的教育 • 沟通并启动妊娠期心血管疾病的循证药物和非药物管理 • 适当预防或处理妊娠期妇女产后心肌病和VTE并发症 • 考虑到妊娠期和哺乳期禁用的心血管药物,评估妊娠期妇女和哺乳期妇女的心血管药物治疗的适宜性和安全性 • 必要时,将妊娠期或哺乳期的母亲转诊给合格的保健医生进一步治疗
儿科患者	• 使用适当的沟通方式,对有心血管疾病的儿科患者及其照顾者或监护人进行教育 • 对心血管病儿科患者进行常规筛查和监测测试 • 与家属有效沟通心血管病儿科患者可能出现的并发症 • 必要时,将患有心血管疾病的儿童和青少年介绍到适当的教育和支持计划和团体 • 在有心血管疾病的儿科患者中识别与心理健康问题有关的迹象,并转诊至适当的心理健康专业人员 • 在儿科患者向成年过渡时,沟通并指导CVD治疗 • 根据体表面积和常见的副作用,适当减少心血管疾病药物的剂量
患者教育	
沟通	• 使用中立、非评判性、基于事实、包容和以人为本的语言 • 使用适当的提问方法来识别和解决心血管病患者的需求 • 在与不同背景的CVD患者沟通时,承认并尊重文化和种族的多样性 • 根据患者的文化、社会经济、性别、文化程度、计算能力、行为、时间和紧迫性等因素来定制沟通方式 • 在适当的环境下进行所有咨询,尽量减少干扰,维护语言、听觉和个人隐私
专业人员	
多学科医疗和跨专业合作	• 与同事和其他医务人员建立联系、尊重和信任,同时尊重个人、文化和种族差异 • 使用非专业术语与卫生和社会护理人员、支持人员、患者、照护人员和亲属进行有效沟通,并检查理解情况 • 与其他医护人员合作,找出服务计划中的不足之处,改善患者的治疗效果 • 担任多学科团队和组织的药物专家,并作为与心血管疾病治疗和教育有关主题的资源 • 认可并宣传药学团队在多学科团队中的价值 • 通过与医护人员、医护利益相关者和患者的联络和适当沟通,降低药品短缺和缺货的风险 • 促进和支持学习的机会,提高同事、药学专业学生和其他医务人员在心血管疾病管理方面的实践 • 识别并应对他人在CVD管理方面的知识、技能和专业行为的差距

专业人员	
伦理实践	• 维护患者和其他医务人员的隐私和保密性
政策、法规和准则	
政策、法规和准则	• 随时了解支持为心血管病患者提供高质量的医疗保健服务的相关政策、法规和指南 • 参与制订心血管疾病管理条例和指南，并支持将这些指南传播给其他医疗保健提供者
医疗保健系统	• 向利益相关者和决策者传达心血管疾病和相关并发症对当地的影响 • 参与制订或实施旨在改善人群心血管疾病结果的倡议和服务 • 识别并解决可能阻碍心血管疾病患者获得最佳治疗的系统性障碍，包括个人因素、文化习俗或经济因素 • 确定组织和系统解决方案，为克服用药依从性障碍提供支持 • 提高人们对药师在心血管疾病管理中的作用的认识

4 为药师提供有关 CVD 课程和计划的 CPD 提供者的考虑因素

FIP认识到，药师和药学团队的培训和专业计划在CVD管理和服务能力的发展和保持方面起着关键作用。建议以持续专业发展（CPD）的形式开展培训和专业计划，包括关于药师在CVD管理中现有和未来角色的教育材料和培训。

在知识和技能参考指南（第3章）的支持下，培训计划应侧重于CVD的角色和服务，在完成培训后，从业人员应能展示以下方面的知识和应用技能：

- 宣传和促进健康；
- 药学服务，包括数字化医疗方法；
- 筛查、预防和治疗性疾病管理；
- 患者教育和以人为本的服务；
- CVD中的自我保健；
- 多学科医疗和跨专业合作；
- 有效的沟通技巧；
- 管理心血管疾病药物的供应、可用性和可负担性。

以下考虑因素将支持制订和实施强有力的培训、指南和变革性CPD计划，这些计划的重点是提高从业人员管理心血管疾病患者的能力和实力。

4.1 采取以需求为基础的方法来解决教育、持续专业发展和培训的差距

CVD的CPD应满足当地和国家的需求，并反映个人的专业发

展需求和学习努力。应注意以下几点：

• 由于成本和供应链问题，卫生系统和环境的多样性可能会阻碍人们获得推荐的一线疗法。药师应根据当地和国家的需求，在充分管理心血管疾病方面发挥关键作用。

• CPD是终身的，而且必须与个人的实践领域相关。因此，CVD的CPD应注重满足个人的专业需求，并提供一个全面的方法来获得知识、学习技能和接受态度和价值观，使药师能够履行其职责。

4.2 促进CVD培训项目的国内和国际合作

合作开展药师的心血管疾病培训项目，可以：

• 缩小经济状况不同的国家之间在心血管疾病管理方面的技能差距；

• 资源共享；

• 让更多相关国际组织，如世界卫生组织、联合国和FIP，参与游说主要决策者，以促进将具备知识和技能的药师纳入多学科医疗团队，管理心血管疾病患者。

4.3 培训计划的质量保证和认证

CVD的CPD计划需要经过认证，以证明学习活动已达到监管或专业机构规定的标准和基准。认证可以确保学习的高质量，并满足药师、雇主和社区的期望。培训课程和计划的认证有助于提高技能所需的关键知识和技能的标准化。它也为在心血管疾病领域与其他卫生专业人员制订多学科共识指南铺平了道路[35]。

5 面向计划和 CPD 提供者的 FIP 印章认证

FIP 提供和伙伴关系计划提供了一个全球平台，帮助 FIP 成员根据当地和国家的需求和优先事项，解决药师队伍的专业支持和发展。通过为成员和合作伙伴之间的合作和伙伴关系提供一个全球平台，FIP 提供了一个弥补培训和专业发展差距的机会。FIP 可以与成员一起确定变革机会，加快药学所有部门和角色的发展。

2021 年，经过专家咨询和迭代过程，FIP 制定了标准，以确保专业发展和培训计划的质量，及其与 FIP 的使命、目标和发展目标的一致性[36]。FIP 印章是对一项计划的整体质量和一致性的认可。感兴趣的各方可索取申请表和所要遵循的程序细节，以进行 FIP 印章的自我评估，也可在 FIP 计划提供者手册中查阅[36]。

6 参考文献

［1］World Health Organization. Cardiovascular diseases（CVDs）［Internet］. 2021［accessed 2022 18 July］. Available at：https：//www.who.int/news-room/fact-sheets/detail/ cardiovascular-diseases-（cvds）.

［2］Roth GA, Mensah GA, Johnson CO et al. Global burden of cardiovascular diseases and risk factors, 1990-2019: Update from the GBD 2019 Study. J Am Coll Cardiol. 2020, 76（25）: 2982-3021.2020.［accessed: 18 July 2022］.Available at: https: //www.ncbi. nlm.nih.gov/pubmed/33309175.

［3］Anand S, Bradshaw C, Prabhakaran D. Prevention and management of CVD in LMICs: why do ethnicity, culture, and context matter? BMC Med. 2020, 18（1）: 7.2020.［accessed: 18 July 2022］.Available at: https: //www.ncbi.nlm.nih.gov/pubmed/31973762.

［4］Omboni S, Caserini M. Effectiveness of pharmacist′s intervention in the management of cardiovascular diseases. Open Heart. 2018, 5（1）: e000687.2018.［accessed: 18 July 2022］.Available at: https: //www.ncbi.nlm.nih.gov/pubmed/29344376.

［5］Santschi V, Chiolero A, Burnand B et al. Impact of pharmacist care in the management of cardiovascular disease risk factors: a systematic review and meta-analysis of randomized trials. Arch Intern Med. 2011, 171（16）: 1441-1453.2011.［accessed: 18 July 2022］.Available at: https: //www.ncbi.nlm.nih.gov/pubmed/21911628.

［6］Barbara S. Wiggins, Joseph J. Saseen. Cardiovascular disease prevention in the clinical setting: the role of pharmacists［Internet］. 2016［accessed 2022 18 July］. Available at: https: //www.acc.org/latest-in-cardiology/articles/2016/09/30/09/32/cardiovascular-disease-prevention-in-the-clinical-setting.

［7］International Pharmaceutical Federation（FIP）. Cardiovascular diseases: A handbook for pharmacists. The Hague: International Pharmaceutical Federation; 2022.［accessed: 26 October 2022］. Available at: www.fip.org/file/5251

［8］Apikoglu S, Selcuk A, Ozcan V et al. The first nationwide implementation of pharmaceutical care practices through a continuous professional development approach for community pharmacists. Int J Clin Pharm. 2022.2022.［accessed: 18 July 2022］. Available at: https: //www.ncbi.nlm.nih.gov/pubmed/35699862.

［9］Zolezzi M, Abdallah O, Sankaralingam S. Development and evaluation of an educational program for community pharmacists on cardiovascular risk assessment. Risk Manag Healthc Policy. 2020, 13: 623-632.2020.［accessed: 18 July 2022］.Available at: https: // www.ncbi.nlm.nih.gov/pubmed/32607030.

[10] American Society of Health-System Pharmacists. Basics in cardiology pharmacy certificate [Internet]. 2022 [accessed 2022 18 July]. Available at: https: //elearning.ashp.org/products/9762/basics-in-cardiology-pharmacy-certificate.

[11] World Health Organization. WHO/Europe training course on noncommunicable diseases 2022: surveillance, implementation and evaluation (Introductory page) [Internet]. 2022 [accessed 2022 18 July]. Available at: https: //www.who.int/europe/news-room/events/item/2022/04/01/default-calendar/who-europe-training-course-on-noncommunicable-diseases-2022——surveillance——implementation-and-evaluation-(introductory-page).

[12] Udoh A, Bruno-Tome A, Ernawati DK et al. The development, validity and applicability to practice of pharmacy-related competency frameworks: A systematic review. Res Social Adm Pharm. 2021, 17 (10): 1697-1718.2021. [accessed: 17 July 2022]. Available at: https: //www.ncbi.nlm.nih.gov/pubmed/33640334.

[13] International Pharmaceutical Federation (FIP). FIP global competency framework - supporting the development of foundation and early career pharmacists - Version 2. The Hague: International Pharmaceutical Federation; 2020. [accessed: 17 July 2022]. Available at: https: //www.fip.org/file/5127.

[14] International Pharmaceutical Federation (FIP). FIP global advanced development framework handbook: supporting the advancement of the profession - version 1. The Hague: International Pharmaceutical Federation; 2020. [accessed: 17 July 2022]. Available at: https: //www.fip.org/file/4790.

[15] International Pharmaceutical Federation (FIP). Beating non-communicable diseases in the community The contribution of pharmacists. The Hague: International Pharmaceutical Federation; 2019. [accessed: 22 July 2022]. Available at: https: //www.fip.org/file/4694.

[16] Royal Pharmaceutical Society. Professional knowledge guide [Internet]. 2018 [Available at: https: //www.rpharms.com/LinkClick.aspx? fileticket=CicDJnpBtEg%3D&portalid=0.

[17] World Health Organization. WHO guideline on self-care interventions for health and well-being, 2022 revision. Geneva: World Health Organization; 2022. [accessed: 22 July 2022]. Available at: https: //apps.who.int/iris/rest/bitstreams/1440452/retrieve.

[18] de Ferranti SD, Steinberger J, Ameduri R et al. Cardiovascular risk reduction in high-risk pediatric patients: A scientific statement from the American Heart Association. Circulation. 2019, 139 (13): e603-e34.2019. [accessed: 22 July 2022]. Available at: https: //www.ncbi.nlm.nih.gov/pubmed/30798614.

[19] Flynn JT, Kaelber DC, Baker-Smith CM et al. Clinical practice guideline for screening

and management of high blood pressure in children and adolescents. Pediatrics. 2017, 140（3）.2017.［accessed：22 July 2022］.Available at：https：//www.ncbi.nlm.nih. gov/pubmed/28827377.

［20］Lane DA, Wood K. Cardiology patient page. Patient guide for taking the non-vitamin K antagonist oral anticoagulants for atrial fibrillation. Circulation. 2015; 131（16）: e412- 5.2015.［accessed：22 July 2022］.Available at：https：//www.ncbi.nlm.nih.gov/ pubmed/25901074.

［21］Mach F, Baigent C, Catapano AL et al. 2019 ESC/EAS Guidelines for the management of dyslipidaemias: lipid modification to reduce cardiovascular risk. Eur Heart J. 2020, 41 （1）: 111-188.2020.［accessed：22 July 2022］.Available at：https：//www.ncbi.nlm. nih.gov/pubmed/31504418.

［22］Ministry of Health. Kenya national guidelines for cardiovascular diseases management. Nairobi: Ministry of Health; 2018.［accessed：22 July 2022］. Available at：https：// www.health.go.ke/wp-content/uploads/2018/06/Cardiovascular-guidelines-2018_A4_ Final.pdf.

［23］Regitz-Zagrosek V, Roos-Hesselink JW, Bauersachs J et al. 2018 ESC Guidelines for the management of cardiovascular diseases during pregnancy. Eur Heart J. 2018, 39 （34）: 3165-3241.2018.［accessed：22 July 2022］.Available at：https：//www.ncbi. nlm.nih.gov/pubmed/30165544.

［24］Schwartz JB, Schmader KE, Hanlon JT et al. Pharmacotherapy in older adults with cardiovascular disease: Report from an American College of Cardiology, American Geriatrics Society, and National Institute on Aging Workshop. J Am Geriatr Soc. 2019, 67（2）: 371-380.2019.［accessed：22 July 2022］.Available at：https：//www.ncbi. nlm.nih.gov/pubmed/30536694.

［25］Centers for Disease Control and Prevention. Best practices for cardiovascular disease prevention programs: A guide to effective health care system interventions and community programs linked to clinical services. Atlanta, GA: Centers for Disease Control and Prevention, US Dept of Health and Human Services; 2017.［accessed: 22 July 2022］. Available at：https：//www.cdc.gov/dhdsp/pubs/guides/best-practices/index.htm.

［26］De Hert M, Detraux J, Vancampfort D. The intriguing relationship between coronary heart disease and mental disorders. Dialogues Clin Neurosci. 2018, 20（1）: 31- 40.2018.［accessed：23 July 2022］.Available at：https：//www.ncbi.nlm.nih.gov/ pubmed/29946209.

［27］Dunn SP, Birtcher KK, Beavers CJ et al. The role of the clinical pharmacist in the care of patients with cardiovascular disease. J Am Coll Cardiol. 2015, 66（19）: 2129- 2139.2015.［accessed：09 August 2022］.Available at：https：//www.ncbi.nlm.nih.gov/

pubmed/26541925.

[28] World Health Organization. HEARTS technical package for cardiovascular disease management in primary health care: risk based CVD management. . Geneva: World Health Organization; 2020. [accessed: 09 August 2022]. Available at: https: //apps. who.int/iris/bitstream/handle/10665/333221/9789240001367-eng.pdf.

[29] World Health Organization. WHO CVD-risk management package for low- and medium-resource settings. Geneva: World Health Organization; 2002. [accessed: 09 Aug 2022]. Available at: https: //apps.who.int/iris/bitstream/handle/10665/42621/9241545852.pdf.

[30] Arnett DK, Blumenthal RS, Albert MA et al. 2019 ACC/AHA Guideline on the primary prevention of cardiovascular disease: A report of the American College of Cardiology/ American Heart Association Task Force on Clinical Practice Guidelines. Circulation. 2019, 140 (11): e596-e646.2019. [accessed: 09 August 2022].Available at: https: //www.ncbi.nlm.nih.gov/pubmed/30879355.

[31] Pharmacy Council of New Zealand. Competence standards for the pharmacy profession. New Zealand: Pharmacy Council of New Zealand; 2015. [accessed: 09 Aug 2022]. Available at: https: //pharmacycouncil.org.nz/wp-content/uploads/2021/04/ CompStds2015Web.pdf.

[32] Royal Pharmaceutical Society. Pharmacy: Helping to prevent and support people with Cardiovascular disease. Royal Pharmaceutical Society; 2019. [accessed: 09 August 2022]. Available at: https: //www.rpharms.com/recognition/all-our-campaigns/policy-a-z/cardiovascular-disease.

[33] West R, Isom M. Management of patients with hypertension: general practice and community pharmacy working together. Br J Gen Pract. 2014, 64 (626): 477-478.2014. [accessed: 09 Aug 2022].Available at: https: //www.ncbi.nlm.nih.gov/pubmed/25179064.

[34] Peletidi A, Nabhani-Gebara S, Kayyali R. The Role of pharmacists in cardiovascular disease prevention: Qualitative studies from the United Kingdom and Greece. J Res Pharm Pract. 2019, 8 (3): 112-122.2019. [accessed: 09 Aug 2022].Available at: https: // www.ncbi.nlm.nih.gov/pubmed/31728341.

[35] Penín O, Villasuso B, Domenech M et al. Guide for the approach of hypertension by the Community Pharmacist in the field of Primary Care: Multidisciplinary consensus document. Madrid: SEFAC; 2022. [accessed: 03 October 2022]. Available at: https: //www.semfyc. es/? download_file=88233&key=dc9173bec52dbf7c184801376bb52b0d&free=1.

[36] International Pharmaceutical Federation (FIP). The FIP handbook for providers of programmes-supporting the FIP platform for provision through partnerships-advancing pharmacy worldwide. The Hague: International Pharmaceutical Federation; 2022. [accessed: 17 July 2022]. Available at: https: //www.fip.org/file/5109.

2021

糖尿病预防、筛查和管理
药师手册

国际药学联合会（FIP）　著

广东省药学会　组织翻译

伍俊妍　邱凯锋　主译

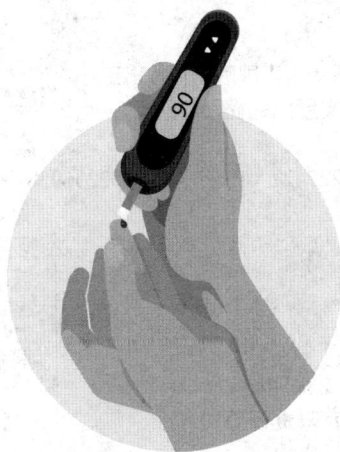

中国健康传媒集团

中国医药科技出版社·北京

图书在版编目（CIP）数据

国际药学联合会慢病药师管理手册 . 5, 2021 糖尿病
预防、筛查和管理药师手册 / 国际药学联合会（FIP）著；
伍俊妍等译 . -- 北京：中国医药科技出版社，2025. 3.
ISBN 978-7-5214-5106-1

Ⅰ. R192.8-62

中国国家版本馆 CIP 数据核字第 2025ZN5366 号
北京市版权局著作权合同登记 图字 01-2025-0613 号

美术编辑　陈君杞
版式设计　友全图文

出版　**中国健康传媒集团** | 中国医药科技出版社
地址　北京市海淀区文慧园北路甲 22 号
邮编　100082
电话　发行：010-62227427　邮购：010-62236938
网址　www.cmstp.com
规格　880×1230 mm $^1/_{32}$
印张　24 $^3/_8$
字数　629 千字
版次　2025 年 6 月第 1 版
印次　2025 年 6 月第 1 次印刷
印刷　北京印刷集团有限责任公司
经销　全国各地新华书店
书号　ISBN 978-7-5214-5106-1
定价　99.00 元（全 5 册）
版权所有　盗版必究
举报电话：010-62228771
本社图书如存在印装质量问题请与本社联系调换

获取新书信息、投稿、
为图书纠错，请扫码
联系我们。

译者委员会

广东省药学会　组织翻译

主　译　伍俊妍　邱凯锋

审　校　郑志华（广东省药学会）

译　者　（以姓氏笔画为序）

伍俊妍（中山大学孙逸仙纪念医院）

杨　延（中山大学孙逸仙纪念医院）

邱凯锋（中山大学孙逸仙纪念医院）

余晓霞（中山大学孙逸仙纪念医院）

辛　莉（中山大学孙逸仙纪念医院）

张　梅（中山大学孙逸仙纪念医院）

陈淑云（中山大学孙逸仙纪念医院）

林嘉伟（中山大学孙逸仙纪念医院）

赵文霞（中山大学孙逸仙纪念医院）

胡晓莹（中山大学孙逸仙纪念医院）

郭诗静（中山大学孙逸仙纪念医院）

梁莉君（中山大学孙逸仙纪念医院）

彭玲玲（中山大学孙逸仙纪念医院）

傅敏仪（中山大学孙逸仙纪念医院）

廖裕洲（中山大学孙逸仙纪念医院）

缩略词表

英文全称	英文缩写	中文全称
International Diabetes Federation	IDF	国际糖尿病联盟
World Health Organization	WHO	世界卫生组织
Centers for Disease Control and Prevention	CDC	疾病预防控制中心
body mass index	BMI	体重指数
Fasting plasma glucose	FPG	空腹血糖
Random plasma glucose	RPG	随机血糖
oral glucose tolerance test	OGTT	口服葡萄糖耐量试验
Glycated haemoglobin	HbA1c	糖化血红蛋白
American Diabetes Association	ADA	美国糖尿病学会
self-monitoring of blood glucose	SMBG	自我血糖监测
Continuous glucose monitors	CGM	持续葡萄糖监测
Thiazolidinediones	TZDs	噻唑烷二酮类
Glycaemic index	GI	血糖生成指数

摘要

糖尿病是严重的公共健康问题，全球约十分之一的成年人患有糖尿病，其中2型糖尿病占所有糖尿病类型的90%~95%。糖尿病发病率高、死亡率高，对人类健康影响巨大，其患病率预计将从2021年的5.37亿人次增加到2045年的7.84亿人次[1]。随着患病率的增加，对医疗卫生人员的需求也随之增加。然而，全球医疗卫生人员严重短缺，预计到2030年短缺人数将达到1500万[2]。因此，全体医疗卫生人员都需要尽最大的努力，以应对日益严重的全球糖尿病负担。药师在糖尿病患者的健康管理中发挥着重要作用。

药师培训的目的主要是解决与健康相关的合理、安全用药方面的问题，药师凭借所拥有的专业技能和疾病相关知识，可以向公众提供预防、筛查服务。药师地位独特，可以提供一系列服务，如预防、识别、管理1型和2型糖尿病，也同样可以为医疗团队其他成员提供相应的支持。在引导患者转诊至其他医院，明确糖尿病诊断或进行专科护理方面，药师也可以发挥重要作用。通过公众的信任和可及性，药师还可以向公众宣传健康生活方式的重要性，包括合理的饮食、运动，以控制2型糖尿病的发展。健康生活方式的宣传非常重要，因为大多数2型糖尿病可通过这些措施得到预防。

药师还可以帮助患者评估罹患糖尿病的风险，帮助患者发现与糖尿病相关的体征和症状。因此，药师可提供筛查和检测服务，以帮助识别可能患有糖尿病但未被诊断的人。据统计，2019年患有糖尿病的人群中至少有一半未被确诊，这些人中大多数后来被诊断为2型糖尿病[3]。对于发现血糖水平升高的个人，药师就可以将他们转介给医疗团队的其他成员以帮助明确诊断，并开始提供适当的治疗。

除了在疾病的预防和筛查方面可发挥作用之外，药师还可以利用其药物专业知识，辅助初级保健人员制订糖尿病护理计划，并帮助评估计划执行的效果。作为评估人员，药师可以提高患者用药的依从性，以实现疾病的治疗目的，及时发现药物不良反应，减少与糖尿病有关并发症的发生。药师还可以为初级保健人员提供用药指导，帮助了解哪些药物在特定的人群中可以达到最佳的治疗效果。最后药师还可建议患者，在药物治疗的同时，采取必要的生活方式干预，以改善血糖控制情况和健康效果。

总之，药师拥有必要的疾病知识和专业技能，可以与医疗团队的其他成员一起，为社区糖尿病患者提供相关的预防、筛查和治疗服务，降低糖尿病带来的危害。通过这些方面的服务，药师可以为减轻全球糖尿病负担做出贡献，从而推动公共健康事业的发展。

鸣谢

国际药学联合会感谢以下为本书写作和出版提供宝贵贡献、专业建议的个人及组织。

Prof. A. Patricia Acu a Johnson

Professor School of Chemistry and Pharmacy, Faculty of Pharmacy

Universidad de Valparaiso

Chile

Ms Syireen Alwi

Pharmacy lecturer Department of Clinical Pharmacy and Pharmacy Practice, Faculty of Pharmacy

Universiti Malaya

Malaysia

Mr Chima Meshach Amadi

FIP Worforce Development Hub lead for FIP DG13 (Policy development)

National Institute of Pharmaceutical Research and Development

Nigeria

Mrs Anna Busquets i Casso

Community pharmacist

Spokesperson of the Diabetes Group Spanish Society of Clinical, Family and Community

Pharmacy (SEFAC)

Spain

Dr Astrid Czock

FIP Workforce Development Hub lead for FIP DG8（Working with others）

CEO，QualiCCare Switzerland

Dr Mariet Eksteen

FIP Workforce Development Hub Lead for DG7（Service provision），and workforce education and training

Pharmaceutical Society of South Africa

South Africa

Dr Zeyad Elgamal

Lead clinical staff pharmacist

Cleveland Clinic

Abu Dhabi

United Arab Emirates

Dr Julien Fonsart，PharmD，PhD

President

FIP Clinical Biology Section

France

Dr Manjiri Gharat

FIP vice president

Vice president and chair，Community Pharmacy Division，Indian Pharmaceutical Association

India

Dr Sanah Hasan

Assistant professor

Ajman University，College of Pharmacy and Health Sciences

United Arab Emirates

Dr Mohamed Hassan Elnaem

Lecturer Department of Pharmacy Practice, Faculty of Pharmacy

International Islamic University

Malaysia

Ms Rute Horta

Executive director

Centre for Medicines Information and Health Interventions (CEDIME)

National Association of Pharmacies

Portugal

Mr Abdulhakeem A. Ikolaba

Consultant clinical pharmacist

Pillbox Pharmacy,

Lagos

Nigeria

FDI World Dental Federation

Switzerland

Dr Diana Isaacs, PharmD, BCPS, BCACP, BC–ADM, CDCES, FADCES, FCCP

Endocrine clinical pharmacy specialist, Continuous Glucose Monitoring and remote monitoring program coordinator

Cleveland Clinic Endocrinology & Metabolism Institute

United States

Prof. Tomohisa Ishikawa

Dean

Graduate Division of Pharmaceutical Sciences

Department of Pharmacology School of Pharmaceutical Sciences

University of Shizuoka

Japan

Ms Isabel Jacinto

Executive director

Graduate School of Health and Management

National Association of Pharmacies

Portugal

Dr Francisco Javier Jim é nez, Pharm.D., BCPS, CDCES（CDE）

Professor

Department of Pharmacy Practice

University of Puerto Rico School of Pharmacy

Puerto Rico

Mr Peter Karegwa

Pharmacy technologist

Kenya

Ms Salliane Kavanagh

Diabetes Committee member

National Institute for Health and Care Excellence，UK Senior lecturer in pharmacy practice and clinical pharmacy

University of Huddersfield

Former committee chair

United Kingdom Clinical Pharmacy Association

Diabetes and Endocrinology Group

United Kingdom

Dr. Navin Kumar Loganadan

Clinical pharmacist

Putrajaya Hospital，

Kuala Lumpur

Malaysia

Ms Minh-Hien Le, HonBSc, BScPhm, PharmD, RPh
Professional practice specialist
Canadian Society of Hospital Pharmacists
Adjunct lecturer
Leslie Dan Faculty of Pharmacy,
University of Toronto
Canada

Ms Antria Pavlidou, MSc
Clinical pharmacist
Pharmaceutical Services,
Ministry of Health
Cyprus

Ms Diane De Rivera-Gargya BPharm, GradCertDiabetesEd, MClin
Pharm Pharmacy specialisation expert
Philippine Pharmacists Association
Philippines

Dr Pascale Salameh, PharmD, MPH, PhD, HDR
Professor of epidemiology
Lebanese University
Academic associate
University of Nicosia Medical School, Cyprus Founder and director
Institut National de Santé Publique,
Epidémiologie Clinique et Toxicologie (INSPECT-LB)
Lebanon

Mr Paul Sinclair
Chair of the FIP Board of Pharmaceutical Practice
Australia

Dr Dallas Smith, PharmD

Clinical pharmacy and pharmacognosy lecturer, Department of Pharmacy,

Kamuzu University of Health Sciences Blantyre

Malawi

Ms Jennifer Tan

Community pharmacist and digital pharmacy

specialist

Malaysia

Dr Iryna Vlasenko, PhD

PhD in Pharmaceutical Technology and Organisation of Pharmaceutical Business Associate professor, National Academy of PostGraduate Education, Ukraine

Vice president

International Diabetes Federation

Belgium

Ms Margaret Wonah

Pharmacist

Diabetes Care Network

Nigeria

序言

作者：国际糖尿病联盟主席

在当地社区药房可以了解药师在维护社区健康方面发挥的重要作用。您会发现药师的工作不再只是局限于审核处方、配药和发药。药师在为患者提供有效、安全和经济的药物治疗方案，保障患者健康结局的工作方面发挥了至关重要作用。此外，他们还可作为医疗团队的重要组成部分，为他们所属社区提供值得信赖的专业建议。

限于目前的医疗水平，糖尿病是一种不可根治的长期慢性疾病，可伴有危及生命的并发症。糖尿病患者出现一系列严重健康问题的风险增加，持续高血糖水平会导致严重并发症，累及心脏、血管、眼睛、肾脏、神经等。糖尿病是导致心血管疾病、失明、肾衰竭和截肢的主要原因。

不幸的是，占糖尿病总数90%~95%的2型糖尿病一般早期不易被发现，常常等到出现并发症后才被诊断。很多患者在确诊糖尿病后仍不加重视，误认为是年纪大了或者是吃糖过多造成的。值得庆幸的是，2型糖尿病在很大限度上是可以预防的。

糖尿病可能严重威胁患者的生命健康，药师在提高人们对糖尿病危害的认识方面可以发挥重要作用。药师可以在社区为患者提供糖尿病筛查和管理的相关工作，普及糖尿病预防知识，从而减少或延缓糖尿病并发症的发生。当然，提供的建议应以现有的最佳证据为基础，这本出自国际药学联合会的药师手册可以为药师提供全面参考，以帮助指导社区居民做出健康的选择，养成健康的生活习惯。

目前，全球约有5.37亿成年人（20~79岁）患有糖尿病（每10个人中就有1个糖尿病患者），在过去10年中，糖尿病患者人数增长了60%。面对城市化发展、体力活动缺乏导致超重和肥胖患病率上升的现状，如果不采取有效行动，预计在2030年糖尿病患者将在现有基础上增加1.15亿人。

2019年，全球糖尿病导致的医疗支出估计达到7600亿美元（比苹果、谷歌、脸书和亚马逊的年收入总和高出1000亿美元）。预计在未来10年，糖尿病导致的医疗支出将增长9%，达到8250亿美元。

目前已经明确的是，对糖尿病高危人群进行早期筛查和诊断，并结合当地政策采用旨在帮助减少可改变风险因素的干预措施是成功且具有成本效益的。预防2型糖尿病及其相关并发症需要终身进行。患者健康饮食和运动习惯一旦养成，就需要持之以恒。此外，患者还应该了解自身潜在的健康风险问题以及出现问题时该如何应对。作为社区健康信息的第一联系人，药师在提高患者健康认识和促进人们健康习惯养成方面发挥着非常重要的作用。

减少糖尿病及其并发症的危害影响需要社会各部门的参与和决策。国际糖尿病联合会期待该手册的出版，并呼吁全球药师共同合作来改善糖尿病患者的生活。

安德鲁·博尔顿教授，医学博士，DSc（议员），美国内科医师协会院士，印度内科医师协会院士，皇家内科医师协会院士

序言

作者：国际药学联合会主席

根据国际糖尿病联盟（IDF）发布的全球糖尿病地图显示，2021年全球约有5.37亿成年人（20~79岁）患有糖尿病（每10个人中就有1个糖尿病患者），预计到2045年，糖尿病患者总人数将增至7.84亿。在过去的20年里，患有糖尿病的成年人数量增加了2倍多，这成为增长最快的全球健康挑战之一[2, 3]。

由于糖尿病的全球流行率及死亡率，世界卫生组织（WHO）已将糖尿病列为主要非传染性疾病（NCDs）之一[4]。WHO指出，加强非传染性疾病的管理至关重要，可通过加强初级卫生保健系统以增强疾病的早期诊断与及时治疗[4]。

对患者和医疗卫生系统而言，预防和治疗非传染性疾病需采取成本效益高、可负担且经济有效的干预措施。干预措施需在国家政策范围内，针对非传染性疾病的特点及其危险因素制订，应体现医疗卫生服务的公平性，并有助于改善治疗结局。

为了提高医疗卫生服务的效率及可持续性，必须充分利用药师的专业知识，鼓励药师参与初级卫生保健工作，包括非传染性疾病的预防、筛查及管理。这是FIP对WHO《阿斯塔纳宣言》采取的行动承诺[5]。在世界诸多地方，药师已经在非传染性疾病中发挥了重要作用，在本手册中体现在糖尿病领域[6]。

为此，FIP启动了"非传染性疾病药学实践计划"，旨在为各成员组织和世界各地的药师提供战略支持，以全面发展药学服务。这些工作内容对非传染性疾病（本手册具体指糖尿病）的预防、筛查、管理和治疗方案的优化产生持续的积极影响，从而改善患者的治疗结局和提升卫生系统的效率。该项目适用于所有收入水平的国家。

该项目还旨在培养与FIP发展目标DG 15（以患者为中心的药

学服务）相匹配的、非传染性疾病管理的、跨专业的协作模式。本手册描述的干预措施将通过结构化方法实施，不仅包括提升药师的药学服务能力，还包括采用信息化手段完善药学服务方法、评估和长期监测药学服务效果。本手册中描述的干预措施不是简单地提供一套有价值的专业服务体系，而是以持续改进的方式来重塑药学实践的内容。

虽然该计划主要与实现FIP发展目标DG 15相关，但它也同时实现FIP的其他几个发展目标：DG 7（推进综合药学服务）、DG 18（药品、器械和服务的获取）、DG 5（专业能力发展）、DG 8（协作）、DG 11（成果和效益）和DG 12（药学信息）。

本手册描述了药师在糖尿病预防、筛查和管理方面的干预措施，这些干预措施具有强有力的循证证据支持，不仅有助于降低糖尿病的患病率，而且有助于改善糖尿病患者的健康水平和生活质量。

借此机会我要感谢本手册的作者以及为这一重要出版物进行审查的世界各地的专家组成员。

我还要感谢FIP的宝贵支持和合作，他们不仅直接为本出版物做出贡献，还授权FIP纳入其开发和验证的一些工具，加入我们专家咨询小组来正式支持本项目。我们真诚地感谢他们对药师在糖尿病管理中角色的重要认可。

我相信您会发现本手册是支持药学实践和更好地服务社区的宝贵资源。我邀请您使用这本手册和其他资源，您可以在 FIP 网站上找到相关资料。

Dominique Jrodan
FIP主席

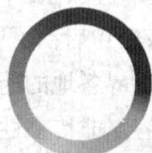

糖尿病国际药学联合会非传染性
疾病的实践型项目

目录

1　背景

1.1　糖尿病患病率及影响

糖尿病是由胰岛素分泌不足和（或）胰岛素作用缺陷导致的一种慢性疾病。胰岛素是调控血糖的激素，当胰岛素分泌不足或利用障碍时，机体血浆葡萄糖升高，呈现高血糖。长期高血糖可导致机体多组织、器官功能障碍和衰竭。糖尿病包含两种主要的类型：1型糖尿病和2型糖尿病。

1型糖尿病是由机体自身免疫系统破坏胰岛B细胞导致。胰岛B细胞主要负责分泌胰岛素，当其遭到破坏时，机体丧失分泌胰岛素和调控血糖的能力，导致高血糖。因此，1型糖尿病为胰岛素依赖型，需要每天注射胰岛素。目前尚无1型糖尿病的根治方法，其确切病因仍尚未明确，可能是由遗传因素和环境因素共同作用导致[7, 8]。1型糖尿病好发于儿童或青少年，但各年龄阶段都可被诊断为1型糖尿病[9]。

2型糖尿病是由机体无法有效利用或应答自身分泌的胰岛素导致。随着时间的推移，机体会产生胰岛素抵抗，即肌肉、肝脏和脂肪细胞对胰岛素的利用能力下降，需要更多的胰岛素来促进葡萄糖进入细胞。虽然早期β细胞可代偿性增加胰岛素分泌，但后期胰岛素的分泌效率会逐渐下降[8]。2型糖尿病是最常见的糖尿病类型，占90%~95%，常见于老年人群。然而，由于全球肥胖水平上升、体力活动缺乏以及不良饮食习惯，越来越多的青年、儿童、青少年被诊断为2型糖尿病[10]。除了这两种主要类型的糖尿病，还有一系列其他类型的糖尿病，包括妊娠糖尿病，发生在既往未诊断糖尿病的妊娠期妇女[11]。

根据国际糖尿病联盟（IDF）发布的全球糖尿病地图显示，

2021年全球约有5.37亿成年人（20~79岁）患有糖尿病（每10个人中就有1个糖尿病患者），预计到2045年糖尿病总人数将增至7.84亿。在过去的20年里，患有糖尿病的成年人数量增加了2倍多，使其成为增长最快的全球健康挑战之一。在成人糖尿病患者中，超过81%分布在中低收入国家，65岁以上糖尿病患者占1/5。IDF评估，至2021年糖尿病及其并发症导致的死亡人数约670万，即每5秒就有1人死亡[1,3]。

随着糖尿病及其并发症导致的病例数及死亡人数的不断增加，糖尿病相关医疗保健支出也在不断增加。截至2021年，糖尿病导致的医疗支出至少达到9660亿美元，较过去15年增加了316%[1]。鉴于糖尿病是导致死亡的主要原因，并且是致盲、肾衰竭、心脏病发作、中风和下肢截肢的主要原因之一，因此必须采取行动降低全球糖尿病的发病率[7]。

进一步引起关注的是，据估计，患有糖尿病的人群中有一半未被确诊，超过3.74亿人面临罹患2型糖尿病的高风险。大多数2型糖尿病患者通常先经历糖尿病前期，此阶段一般无糖尿病典型症状。因此，有数百万20岁以上的糖尿病前期患者，但90%对病情并不知晓。糖尿病前期的及时治疗可以预防更严重的健康问题，包括进展为2型糖尿病以及心脏、血管、眼睛和肾脏问题[3]。

因此，药师应致力于：

• 改善糖尿病前期和糖尿病患者的生活方式；

• 筛查糖尿病前期和糖尿病患者，若检测到患者血糖升高，药师可将其转诊至初级保健人员进行适当诊疗，以预防后续并发症；

• 协助初级保健人员管理糖尿病患者；

• 确保患者获得最佳健康结局。

1.2 药师参与糖尿病监护的重要性

全球糖尿病病例数不断增加，这对低收入国家的影响尤为显著。对于这一不断增长的患者群体，迫切需要合格的医疗服务人员进行监护。然而，全球医疗工作者短缺日益严重，预计到2030年短缺人数将达到1500万[2]。因此，药师作为医疗团队的重要成员，与其他医疗工作者协作诊疗以确保患者接受高质量的医疗服务，变得比以往更为迫切。这对于糖尿病患者而言尤为重要，糖尿病患者经常需要服用多种不同种类的药物，需要密切监测以确保药物正确服用、血糖控制达标，以及预防危及生命的并发症（包括昏迷、截肢、肾衰竭、中风或失明）。

2006年FIP关于药师在预防和治疗慢性病中的作用的政策声明以及2019年FIP关于药师在非传染性疾病中的角色的政策声明均强调，由于药师的可及性、专业知识、教育背景以及为患者直接提供药学服务的能力，药师已成为减轻日益增长的卫生系统负担的理想角色[12, 13]。药师是医疗保健团队的重要组成部分，任何医疗保健团队都应该认识到"药师是社区中最易接触到的医疗保健专业人员"。因此，药师可以早期筛查慢性疾病及识别不健康的生活方式。他们可以提供适当的预防咨询帮助患者减少相关危险因素，如体重管理、饮食管理、运动和戒烟。药师是社区居民获得疾病相关专业知识的重要资源，可以帮助人们了解慢性疾病的危害和预防的重要性。同时，药师可与医疗保健团队的其他成员合作，及时将患者的疾病情况传达给团队成员[12]。

药师对糖尿病患者的管理需要团队的高度合作与协调。2010年FIP关于药学实践的政策声明强调了跨专业合作的必要性，该声明指出："药师在药物使用方面具有特殊专长。药师的药学专业知识和技能促使其在医疗保健团队中发挥着重要作用。药师对所有药物信息（包括品种和剂型）均有着深入的了解，并且掌握着丰富的药学专业知识"[14]。

众所周知，协作诊疗可改善患者健康结局。药师作为医疗保健团队的一员，具备独特的药学视角和专业技能，能够有助于优化治疗方案、预防不良事件和药物相互作用发生，并可监护药物疗效。研究表明，药师干预可改善糖尿病患者的治疗结局，包括降低糖化血红蛋白（HbA1c）、血压及低密度脂蛋白胆固醇（LDL）水平[15, 16]。一项荟萃分析进一步显示，药师参与糖尿病患者的管理，包括对患者用药、糖尿病并发症及生活方式进行教育，可降低HbA1c水平、血压、LDL和总胆固醇，并提高了糖尿病患者的自我管理能力和药物依从性[17]。另一项荟萃分析显示，与常规监护相比，药师干预显著减少了不良事件的发生，同时改善了患者的生活质量[18]。研究还表明，药学服务具有成本效益，可节约医疗保健费用[19, 20]。因此，无论医院、门诊或社区，将药师纳入医疗保健团队均能为糖尿病患者带来诸多益处。初级保健糖尿病协会发布的指南中进一步强调了药师的重要性，该指南讨论了糖尿病监护的最佳实践方案，强调将药师和药学专业技术人员纳入多学科诊疗团队、参与糖尿病管理的重要性[21]。

总之，药师日益具备参与糖尿病监护的专业知识和技能，包括糖尿病预防、筛查、转诊和疾病管理等多方面，这些在本手册中均有详细概述。需注意，某些国家的法规可能禁止药师执行某些药学服务。最后，协作诊疗对于确保糖尿病患者的最佳治疗结局是必要的，药师在提供药学服务时不应独立进行，应采取措施与团队成员协作，并根据情况将患者转诊以接受其他医疗服务。

2　2型糖尿病的预防

2型糖尿病可能给患者和卫生系统带来沉重负担。因此，在第一时间采取措施预防疾病发生，并在疾病已发生时采取措施阻止其进一步发展和恶化至关重要。鼓励采取策略预防糖尿病发展的健康促进干预措施，应被视为药师提供药学服务的一个基本组成部分。对于大多数2型糖尿病患者而言，可通过健康的饮食和定期的体育锻炼来预防2型糖尿病。由于1型糖尿病较难通过饮食和运动进行预防，因此本章节主要针对2型糖尿病患者，但当中所提及的建议也可推荐给所有人，以帮助大家促进健康的生活方式。

药师可在以下几方面发挥重要作用：帮助患者了解预防2型糖尿病的重要意义，了解预防2型糖尿病进展可采取的有效措施。此外，药师还可以为那些希望养成并维持健康生活方式的患者提供动机咨询。药师参与患者糖尿病预防，可以从编制教材（如编制预防手册或宣传单）到为患者提供健康生活教育，再到为患者提供更全面和长期生活方式改变的咨询。药师的参与程度取决于每名药师对内容的掌握程度以及与患者的互动时间。

药师作为大多数国家最易接触的医疗卫生专业人员之一，其在发挥专业优势加强糖尿病预防的同时，也应该了解其所在地区相关预防项目。这些项目可以让居民有机会与受过培训的教育工作者或专家合作，培养健康的生活习惯，预防2型糖尿病或其他慢性病的发生[22]。例如美国的糖尿病预防项目，居民参与由疾病控制与预防中心认可的、侧重于健康饮食和体育锻炼的生活方式改变项目。参与该项目的居民患2型糖尿病的风险降低了58%，对于60岁以上的人群，这一风险更降低至71%[23]。因此，有组织的预防项目对预防2型糖尿病意义重大，应向患者进行普及、推广。

本章节将全面讨论通过促进健康生活方式（包括健康饮食、适当体育锻炼以及健康体重）来预防2型糖尿病的有关建议。药师应考虑如何更好地将这些建议应用到工作场合，以及考虑如何与患者进行有效的沟通与交流。

为了向公众传递这一重要信息，可采取海报、讲座、社交媒体以及非正式对话等不同的方式。有关如何成功开展公共卫生活动的建议，可参考WHO发布的《有效沟通学员手册》。

促进健康的生活方式

2.1.1 营养

WHO和联合国粮农组织推荐采用以下营养方案预防2型糖尿病[4]：

1.将饱和脂肪酸摄入量控制在摄入总能量的10%以下。对于高风险人群，控制在7%以下；

2.将游离糖摄入量降低至摄入总能量的10%以内，进一步降低至5%以下会有更多健康获益[5]；

3.鼓励食用全麦谷物、豆类、水果和蔬菜，保证每天至少摄入20g膳食纤维。

IDF建议，健康饮食包括：超重时减少热量摄入，用不饱和脂肪（例如牛油果、坚果，橄榄油和植物油）代替饱和脂肪（例如奶油、奶酪、黄油）食用，食用膳食纤维（例如水果、蔬菜、全谷物），避免吸烟、过量饮酒和食品添加糖[10]。

具体来说，IDF为一般人群预防2型糖尿病提供以下建议：

• 用水、咖啡或茶替代果汁、汽水或其他含糖饮料；
• 每天至少吃三份蔬菜，包括绿叶蔬菜；
• 每天最多吃三份新鲜水果；
• 食用坚果、新鲜的水果或不加糖的酸奶作为零食；
• 每天限制酒精的摄入量；

- 用白肉、家禽或海鲜替代红肉或加工肉；
- 用花生酱替代巧克力酱或果酱；
- 用全麦面包、意大利面或糙米替代精面粉、精米制品；
- 用不饱和脂肪（橄榄油、菜籽油、玉米油或葵花籽油）替代饱和脂肪（黄油、酥油、动物脂肪、椰子油或棕榈油）。

上述建议应结合患者个体需求量身定制，鼓励进行微调以使得患者更容易长期坚持下去。

餐盘法是一种用来鼓励患者遵循健康饮食的简单方法，这种方法建议如下[25]：

- 餐盘的二分之一用非淀粉类蔬菜填满，如沙拉、青豆、花椰菜、菜花或卷心菜等；
- 餐盘的四分之一用瘦肉蛋白填满，如鸡肉、火鸡、鱼、豆制品或鸡蛋等；
- 餐盘的四分之一用碳水化合物填满，如谷物、淀粉类蔬菜（如土豆）、大米、面粉、豆类、水果和酸奶（一杯牛奶可以算作碳水化合物食物）；
- 选择水或低热量、不含糖的饮料来搭配用餐。

如有需要或患者提出要求，药师可将患者推荐给营养学家或营养师，以获得更个性化的饮食咨询和建议。

2.1.2 体育锻炼

众所周知，体育锻炼有益于身心健康。因此，建议所有人都应该进行体育锻炼，尤其是2型糖尿病高风险人群。通过体育锻炼结合饮食控制，可能有助于延缓2型糖尿病的进展或推迟药物治疗。

WHO和联合国粮农组织（FAO）建议，每天至少进行1小时中等或高强度的耐力运动（如快走）[4]。同样，IDF建议每天坚持锻炼30~45分钟，每周至少进行5天[26]，减少静坐时间[27]。

体育锻炼应循序渐进，逐渐增加运动量和强度。药师可建议患者通过步行锻炼开始来达到每周150分钟的运动量。如果刚开始150分钟很难达到，也可以适度减少运动时间。如果步行不适合患者，也可以推荐游泳或骑自行车等。当患者适应当前的运动强度时，可以逐渐增加运动量，包括有氧运动和肌肉强度运动。最终，让患者认识到体育锻炼的重要性[28]。

2.1.3 体重管理

超重或肥胖会增加2型糖尿病、心脏病、中风、高血压以及高血脂的发病风险[29]。虽然通过遵循健康的饮食习惯和适当的体育锻炼来减轻体重可能存在困难，但控制体重是预防糖尿病发展的最为关键的措施之一。

体重指数（BMI）是判断人体超重或肥胖的常用指标。BMI是用体重公斤数除以身高米数平方得到的数值（kg/m^2）。BMI超过$30kg/m^2$为肥胖，在$25{\sim}29.9kg/m^2$则为超重[30]。然而，BMI并不是衡量健康的理想指标，因为它没有考虑到患者的个体因素，例如肌肉质量、身体成分、种族或年龄，因此，BMI并不能精确反映个人健康情况。尽管如此，BMI仍是大多数医疗机构常用的评价指标。药师应意识到单靠BMI评价患者健康体重的局限性，如有需要，可以探索相关替代评价指标来弥补BMI的不足，如腰围[31]。

WHO和FAO建议采取以下减重措施来预防2型糖尿病[4]：

• 将最佳BMI维持在正常范围的下限（对于成年人而言，意味着要将BMI维持在$21{\sim}23kg/m^2$，避免体重增加 > 5kg）；

• 糖耐量受损的超重或肥胖人群应主动减肥（虽然许多国家对该类人群进行筛查并没有获得明显的成本效益）。

同样，IDF也建议患者通过健康的饮食和体育锻炼来减轻至少5%~7%的体重[22]。

2.1.4 戒烟

戒烟是降低糖尿病及其他疾病发生风险的重要措施。吸烟的人群患2型糖尿病的风险比不吸烟的人群高30%~40%，而且患糖尿病的风险随着每日吸烟数量的增加而增加[32]。为帮助患者戒烟，药师可以利用WHO的"5As"模式（询问、建议、评估、提供戒烟帮助、安排随访）帮助患者做好戒烟准备，并利用"5Rs"模式（相关、危害、益处、障碍、重复）来增强患者的戒烟动机。有关上述策略的详细内容，请参考 WHO 的《在初级保健中提供5As和5Rs的简要戒烟干预措施工具包》[33]。

3 筛查和转诊

　　药师不仅可以利用其可及性及专业知识来预防糖尿病，他们在糖尿病的筛查和转诊方面也可以发挥重要作用。在参与筛查和转诊服务之前，药师必须知道哪些是糖尿病高危人群，哪些人群应该接受筛查，如果检查表明患者可能患有糖尿病，该怎么做，以及如何进行即时筛查。

　　对于2型糖尿病患者来说，筛查尤其重要，因为早期糖尿病患者病情发展较为缓慢，且无明显症状，很多患者都不清楚自己的疾病状况。1型糖尿病患者诊断的年龄通常比2型糖尿病患者年轻得多，因此通过药师筛查1型糖尿病的可能性较小。但是尽管1型糖尿病好发于儿童和年轻人，老年人也可能患1型糖尿病，所以药师要谨记这一点。筛查时高血糖的1型糖尿病患者通常会被误诊为2型糖尿病，这进一步强调了将有高血糖或高HbA1c的患者转诊至初级保健人员进行确诊的重要性[9]。

　　在2019年，超过1/2的糖尿病成年患者并不知道自己患有糖尿病，其中2型糖尿病占多数。在全球范围内，未确诊糖尿病的成人患者比例最高的是非洲（60%），其次是东南亚（57%）、西太平洋（56%）、中东和北非（45%）、欧洲（41%）以及北美和加勒比海地区（38%）。可以看出，未确诊的糖尿病在低收入国家最为常见，近67%的糖尿病患者未被确诊，而高收入国家约为38%，中等收入国家约为53%[34]。

　　未确诊的糖尿病危害较大，可能导致微血管和大血管并发症，严重时可危及生命，导致发病率和死亡率增加[34]。因此，药师可利用其可信赖、可获得的医疗保健专业人员的角色，提高人们对糖尿病的认识，努力保障糖尿病患者获得健康生活所需的监护。

3.1 评估危险因素、体征和症状

药师在筛查糖尿病患者时，应重点关注糖尿病高危人群，可以通过评估高危因素，识别糖尿病相关的体征和症状来进行筛查。

3.1.1 2型糖尿病的危险因素

3.1.1.1 可变的危险因素

可变的危险因素，或那些受患者生活方式影响的因素，是全球2型糖尿病发病率增长的最大原因。这些危险因素包括[10]：

•超重或肥胖：通常是（但并非总是）不健康饮食和缺乏体育锻炼的结果，并且是2型糖尿病患者的发展最大危险因素，因为它会导致或加重胰岛素抵抗。

•不良饮食习惯：会增加个体患糖尿病的风险，包括饱和脂肪酸摄入量高、总脂肪摄入量高、膳食纤维摄入不足以及碳水化合物和糖摄入量高。

•体育锻炼：缺乏运动的人患2型糖尿病的风险更大，坚持规律运动可以降低血糖，并且有助于个人达到和保持健康的体重。

•吸烟：增加2型糖尿病的患病风险，其中吸烟量越大风险最大，并且在戒烟后的10年内这种风险仍会升高。

•心血管疾病、高血压或血脂异常的病史：患有高血压或高胆固醇的人可能会增加患2型糖尿病的风险，而且增加患并发症的风险。

•药物：某些药物可以增加患2型糖尿病的风险，包括糖皮质激素、高剂量噻嗪类利尿剂、β-受体阻滞剂、氟喹诺酮类药物、抗艾滋病毒药物、他汀类药物和非典型抗精神病药物等[36-38]。

3.1.1.2 不可变的危险因素

虽然患者可以通过控制上述可变的危险因素来降低患2型糖尿病的风险，但也有一些不可控的危险因素包括[10]：

• 糖尿病家族史：一级亲属有糖尿病病史，包括父母或兄弟姐妹，其患2型糖尿病的风险可能会增加。

• 种族：某些种族患2型糖尿病的风险更高，包括南亚人、非洲裔加勒比人和西班牙裔[39]。此外，世界上某些地区，包括西欧和太平洋岛屿国家，2型糖尿病的发病率更高[40]。

• 年龄：随着年龄的增长，患2型糖尿病的风险也会增加。糖尿病筛查指南中表明，通常情况下，超过45岁的人患2型糖尿病的风险会增加[41]。

• 妊娠糖尿病病史：有妊娠期糖尿病病史的女性比没有妊娠期糖尿病病史的女性更容易患上2型糖尿病[42]。一项研究发现，患有妊娠期糖尿病的女性患2型糖尿病的风险要高出8倍，非白人欧洲女性和超重女性风险最高[43]。

网上有一些可以用来评估患者患2型糖尿病风险的工具。例如IDF开发的基于芬兰糖尿病风险评分的在线风险评估工具，旨在预测个人在未来10年内患2型糖尿病的风险。这个测试几分钟可以完成，可以在下面网址进行评估：https://www.idf.org/type-2-diabetes-risk-assessment.

3.1.2 糖尿病的症状

识别糖尿病相关的潜在体征和症状是药师进行糖尿病筛查时需要考虑的重要方面。尽管许多未确诊糖尿病患者可能只有轻微症状，甚至没有症状，但药师应注意一些表明患者患有糖尿病或处于高风险状态的体征和症状。1型糖尿病患者起病较急，症状比较明显，而2型糖尿病患者病情发展一般较缓慢，症状不明显。药师需要注意的是，许多患者即使没有任何体征和症状，仍然可能患有糖尿病。

糖尿病的症状有：

• 口渴和口干（多饮）；

- 尿频（多尿）；
- 过度饥饿（多食）；
- 不明原因的体重减轻；
- 精神不振、疲劳、乏力；
- 伤口愈合延迟；
- 皮肤反复感染；
- 视物模糊；
- 手足刺痛或麻木[41, 44]。

糖尿病的体征有：

- 急性代谢紊乱和（或）慢性并发症的急性症状；
- 严重脱水；
- Kussmaul 呼吸（一种与严重代谢性酸中毒相关的深度呼吸模式）[45]；
- 意识改变；
- 糖尿病并发症，通常发生在患病多年后，包括急性冠心病、中风、肾病、视力下降和糖尿病足[44]。

3.2 糖尿病筛查

3.2.1 背景

药师在评估患者患糖尿病的风险、并判断其是否有糖尿病相关体征和症状后，就可以决定是否需要对该患者进行糖尿病筛查。是否需要进行糖尿病筛查可以基于药师的临床判断、患者的意愿或现有的指南推荐，由于参考的指南存在差异，因此对于谁应该接受筛查的建议会有所不同。例如，WHO建议筛查：①所有有症状的成年人；②年龄超过40岁，且超重（BMI＞25）或肥胖（BMI＞30）的成年人[44]。同样，美国预防服务工作组建议对所有35～70岁超重或肥胖的成年人进行筛查[46]。

药师在考虑是否对患者进行糖尿病筛查时，应首先遵循其所在国家的指南。如果没有相关指南推荐，可参考相关协议共识、WHO指南、临床诊断或糖尿病风险评估工具。当确定对患者进行筛查时，药师接下来需确定患者能够接受和实施的快速筛查类型。

开展糖尿病快速筛查工作使药师在参与全球性降低糖尿病发病率的行动中发挥重要作用。鉴于药学专业技术服务较为普及的特点，在社区开展糖尿病快速筛查工作，更有利于发现未确诊的糖尿病患者。如果药师在交通便利的地方提供服务，可能那些没有及时治疗或接受检测的患者就可以在当地药房接受监护。

药师主要提供两种糖尿病快速筛查方式：血糖和糖化血红蛋白检测（下文作深入研究）。根据筛查结果，药师可以判断患者是否处于糖尿病前期或已患有糖尿病，并按需转诊给其他医疗团队进行进一步诊断和检测。

静脉血浆葡萄糖测定通常是监测和评估血糖水平的标准方法[39]。因此，WHO描述的诊断标准一般包括在医疗机构或检验机构获得的静脉血浆葡萄糖检测值（表1）。然而，WHO规定，如果不具备检验室检测条件，可以通过毛细血管血糖检测（如药房使用的方法）来代替实验室检测[44]。

表1 WHO糖尿病诊断标准[39, 44]

检测项目	mmol/L	mg/dl
空腹血糖	≥7.0	≥126
随机血糖	≥11.1	≥200
75g口服葡萄糖耐量试验（OGTT）2h静脉血糖	≥11.1	≥200
75g葡萄糖负荷后（OGTT）2h毛细血管血糖	≥12.2	≥220
检测项目	mmol/L	mg/dl
糖化血红蛋白（HbA1c）	≥48	≥6.5

如在无症状的患者中检测到任意时间点血糖升高，需改日复

查确认。如果HbA1c升高，应立即将患者转诊给初级保健医生。如果两次检测的HbA1c值≥6.5%表明患有糖尿病，在5.7%~6.4%表明在糖尿病前期，≤5.7%则为正常[47]。药师应将所有HbA1c升高或重复测定血糖升高的患者转诊至初级保健医生处，以进一步诊断[7]。

3.2.2 血糖

血糖测定可测量患者某一时间点血液中的葡萄糖水平，且有多种方法进行血糖筛查。如上所述，静脉血浆葡萄糖测定通常是诊断和评估血糖水平的标准方法，而毛细血管血糖检测也是常用方法[39]。空腹时，静脉血糖和毛细血管血糖测定值较相近，而进食后，毛细血管血糖测定值可能高于静脉血[48]。但需注意的是，诊断糖尿病依据的是静脉血浆葡萄糖而不是毛细血管血糖测定结果。

空腹血糖（FPG）是指空腹状态时测得的血糖。应指导患者隔夜禁食（8~14小时内不进食任何食物，饮水除外）后，在次日清晨早餐前进行血糖检测[49]。由于其成本低，它是糖尿病患者最常用的监测指标。在检测前，药师应指导患者恰当的禁食时间，以确保检测结果的准确性[44]。

随机血糖（RPG）是指一天中的任意时间的血糖，不考虑上次用餐时间。虽然RPG测定较为方便，但它较适用于有糖尿病症状的患者。需要注意的是，检测结果不超过表1中的阈值并不意味着患者 定不患有糖尿病[44]。

75g口服葡萄糖耐量试验（OGTT）后的2小时血浆葡萄糖值是指在饮用含有75g葡萄糖的水溶液后2小时测得的静脉血糖[49]。虽然通过该检测可以了解患者的胰岛功能，但与FPG测定相比，它的实用性略低，成本稍高。

有许多影响血糖检测结果准确性的因素（表2），包括血糖仪和试纸的质量、操作手法和检测方法的准确性，以及其他影响因素。

表2   影响血糖检测结果准确性的因素[50]

因素	具体描述
患者血细胞比容水平	如果患者严重脱水或贫血，结果可能不太准确
干扰物质	某些可能干扰葡萄糖测定的物质，如维生素C、对乙酰氨基酚/扑热息痛等
海拔、温度和湿度	海拔高度、温度和湿度可能会对血糖测定造成不可预知的影响
储存	血糖仪和试纸应按照使用说明贮存，试纸应密闭保存且在有效期之前使用

药师应仔细阅读所使用的血糖仪和试纸的使用手册和说明，以便了解这些因素的干扰程度，以及是否有其他因素影响结果的准确性。例如，使用艾考糊精（一种腹膜透析液）进行透析的患者在使用某些血糖仪时，测定的血糖值可能会高于真实值[51, 52]。为了评估血糖仪的性能和准确性，可根据具体情况采用不同策略（表3）。

表3   评估血糖仪的性能[50]

策略	具体描述
质控液	建议以下情况使用质控液：①启用新的血糖试纸时；②偶尔使用试纸时；③血糖仪摔碰或损坏时；④对测定结果有怀疑时。质控液用来模拟血液进行测试，测出的结果应与试纸瓶标签上的值范围相匹配
电池电力检查	每次打开血糖仪时，都需进行一次电池电量检查。如果存在问题，将会显示错误代码，可在血糖仪使用手册中找到此错误代码，它将提示存在问题的原因以及修复方法
与实验室检测结果进行比对	如果可能，应将血糖仪测定的结果与实验室检测结果做比对，因为实验室检测结果较准确，不会受其他因素影响。实验室检测方法需要采集患者的静脉血，一般要在医疗环境中进行，如实验室、初级保健诊所等

3.2.3 糖化血红蛋白

另一种可用于筛查糖尿病的方法是糖化血红蛋白（HbA1c）检

测。血红蛋白是一种存在于红细胞内的蛋白质，可将氧气输送至全身。HbA1c是红细胞中血红蛋白与葡萄糖的结合产物，由于红细胞的寿命通常为2~3个月，所以HbA1c能反映患者在过去2~3个月内的平均血糖水平。

该检测可以在一天中的任意时间进行，并且不受进食的影响，它的优势在于能反映一段时间内的平均血糖且不受每日血糖波动和变化的影响。

尽管HbA1c是糖尿病筛查和诊断的方法，也是评价血糖治疗方案的有效指标，但仍存在一些局限性（表4）。首先，该检测比血糖检测成本高，而且在许多资源有限的机构中并未广泛使用。此外，对于患有血红蛋白异常疾病、贫血或可导致红细胞生存周期异常疾病的患者，HbA1c检测的结果可能并不可靠[53]。

表4 影响HbA1c检测结果的因素（WHO的改编版，依据Gallagher等人研究结果）[53, 54]

因素*	升高 HbA1c	降低 HbA1c
红细胞生成	铁或维生素B$_{12}$缺乏，减少红细胞生成	使用促红细胞生成素、铁、维生素B$_{12}$治疗者、网织红细胞增多症、慢性肝肾病
血红蛋白异常	血红蛋白的遗传或化学结构变化——血红蛋白病、胎儿血红蛋白症、高铁血红蛋白血症——可升高或降低HbA1c	
糖基化	酗酒、慢性肾功能衰竭、红细胞内pH降低	阿司匹林，大剂量的维生素C和E，某些血红蛋白病，红细胞内pH增加
红细胞破坏	红细胞寿命延长：脾切除术	红细胞寿命缩短：血红蛋白病、脾大、类风湿关节炎，某些药物如抗逆转录病毒药物、利巴韦林和氨苯砜妊娠[55]
测定	高胆红素血症，氨甲酰血红蛋白，慢性酒精中毒，大剂量阿司匹林，长期服用阿片类药物	高甘油三酯血症

*并非以上所有因素都会影响通过不同的仪器和方法监测的HbA1c结果。

很多因素可能会影响HbA1c结果，总体来说，任何缩短红细胞寿命或导致红细胞更新加快的情况都可能导致HbA1c结果低于真实值，反之亦然。相关报道显示：导致HbA1c结果高于真实值最常见的原因之一是缺铁性贫血，低于真实值最常见的原因是肾衰竭和妊娠[55]。

3.2.4 实施

尽管检验室检测提供了最准确的血糖和HbA1c的检测结果，但在社区药房提供这种检测是不可行的，因为它需要昂贵且复杂的设备。快速检测血糖仪提供了一种快速简单的方法，可以简便地进行糖尿病筛查，但也涉及一些风险控制。血糖快速检测的步骤和所需用物如表5所示，在WHO"采血指南"中可查阅到毛细血管血糖监测的具体操作步骤[56]。

表5　糖尿病即时筛查的一般指南[56]

步骤*	具体描述
提供患者教育	获得患者的知情同意并提供有关血糖或HbA1c检测的教育
获取所需品及环境准备	所需用品可能包括分析仪、采血针、试纸、酒精棉签、医用棉球、手套和锐器盒
患者及分析仪准备	患者：用酒精棉球擦拭消毒手指或者用肥皂清洗双手 分析仪：按照仪器的使用说明进行操作，确保工作状态后插入试纸
实施检测	用一次性采血针扎入患者手指（在手指的侧面或尖端，而不是中间），轻压血液自然流出，血液滴入试纸区上的指定区域，然后用医用棉球按压采血点 采样的毛细血管血应立即进行检测，以防止结果不准确 处置医疗废物（例如，锐器盒中的采血针）
如有需要，就结果向患者提供咨询并确定后续步骤	根据患者的监测结果进行个体化宣教。如果检测结果异常，但无糖尿病症状者，需改日重复测定明确诊断。检测结果异常且有症状的患者，应转诊至初级保健医生处进行实验室检测，以明确诊断

*每种品牌的仪器可能有不同的操作说明，为确保获得准确的检测结果，药师应遵循相应厂家的使用说明。

在进行这些即时检测时，药师必须遵循相应厂家的使用说明，确保试纸与检测仪器配套且未过期，正确存储，且检测仪器已校准。此外，一些检测仪器可能允许从指尖以外的部位采集血液，包括手掌、上臂、前臂、大腿或小腿。需要注意的是，血糖波动较大时不建议在这些部位取血，例如当患者刚吃完饭、运动后或是用过胰岛素[50]，药师应再次查阅相应使用手册以确定是否允许这样做。

药师的可及性为筛查和识别潜在的糖尿病提供了便利性，特别是未接受过检查或认为自己有患糖尿病风险的人。由于即时血糖检测结果通常不应用于糖尿病诊断，如果检测结果异常，药师应确保把患者转诊至初级保健医生进行诊断，并对其进行监护。

4 药品管理

一旦患者被确诊为糖尿病（或前期糖尿病），就应为他们制订综合治疗计划。该计划可能包括生活方式改变和治疗药物的干预。糖尿病的管理需要密切监护患者，以确保他们遵医嘱服用药物，坚持改变生活方式，达到血糖控制的目标，并且不会出现糖尿病并发症或药物相关的不良反应。尽管药师不能对患者进行诊断，但他们可以在评估患者治疗方案、识别潜在的药物相关问题，以及必要时在法规允许的情况下调整治疗方案或检测服务方面发挥重要作用。

4.1 患者评估

药师可对患者进行评估，以识别、预防糖尿病，并在可能的情况下解决他们的担忧和需求。全面评估患者是确保糖尿病患者得到妥善管理的基础。药师的评估应主要关注与患者当前治疗方案相关的因素，也可以包括其他因素，必要时可与其初级保健医生反馈这些信息。

患者评估可以是通过药物综合管理模式进行，也可以在患者药物咨询时对其收集相关信息。总之，药师应该加强与患者的面谈沟通来识别可能干扰他们糖尿病治疗的潜在问题。药师还应该制订相应计划，将评估获得的重要信息与患者的初级保健医生反馈，如果出现紧急情况，应告知患者需要去哪里接受紧急处理。患者评估的内容包括：

•**用药依从性**：药师的优势在于可以通过记录用药信息、与患者的面谈沟通或其他适当的方法来评估患者的依从性。如果没有用药记录，考虑到患者会定期取药，药师可以尝试让患者进行自我依从性评价，并让他们陈述任何影响用药依从性的因素，药师继而可以提出针对性策略帮助患者克服障碍，提高用药依从性。

• **治疗有效性**：药师可以在法规允许的情况下检测患者的血糖或 HbA1c，以评估糖尿病患者血糖控制情况。药师还可以为患者评估其他临床指标的改善情况，包括血压、血脂或体重。

如果法规允许，药师可以开具相应检验检查，以进一步明确患者当前的健康状况和对治疗的反应。

此外，如果患者在家中进行自我监测血糖，药师可以与患者一起评估检测结果并进行宣教，以促进血糖控制达标。

除了临床指标之外，药师还可以评估患者是否出现血糖控制不佳的相关症状，或者是否已出现潜在并发症。如果已经出现上述情况，药师应建议患者尽快与初级保健医生联系，病情较重者，需紧急处理。

• **优化治疗方案**：药师可以利用药物专业知识，解决药物相关问题，提出优化治疗方案的建议。

◦ **药物储存**：确保药物被妥善储存，建议存放在阴凉干燥处，并远离儿童和宠物，以确保患者获得最佳药物治疗效果。对于使用胰岛素的患者来说，胰岛素的储存尤为重要，药师应加强宣教。

◦ **不良反应**：药师应评估患者正在服用的每种药物，并判断患者是否出现药物不良反应。药师应了解患者服用的所有药物常见的药物不良反应，并帮助患者采取措施尽可能减少不良反应的发生。例如，他们可以向患者的初级保健医生建议更改药物服用的时间、剂量或治疗方案，或者推荐合适的非处方药。如患者出现不良反应，根据法规药师还应上报不良反应。

◦ **药物管理**：一些患者因吞咽功能欠佳，药师可给予相应的建议，例如评估药物是否可以掰开或压碎服用。药师还应教会患者如何使用胰岛素或其他注射用的降糖药物。为确保患者在正确的时间服用药物以获得最佳治疗效果，对于一天内多次给药有困难的患者，药师可建议改用其他药物或选择缓控释制剂，减少服药的频率。

○ **药物相互作用**：药师应评估患者所用药物之间是否存在相互作用，或与中草药、补充剂、维生素、外用药物、食物等是否存在相互作用。一些患者可能未告诉他们的初级保健医生正在服用非处方药，因此药师能在防范潜在的药物相互作用方面发挥关键作用。例如，常见的止咳和感冒糖浆、含片等都含有糖的成分，服用后可能增加血糖，因此应推荐无糖配方[57]。药师还应评估是否存在其他可能影响患者治疗效果或引起不良反应的药物-食物相互作用。如果存在这些相互作用，药师可以对患者进行相应的宣教，并告知他们如何避免，比如空腹服药。

4.2 制订和实施监护计划

虽然药师不是初始诊疗方案的制订者，但他们在评估初始诊疗方案以及提供用药指导和建议方面发挥极其重要的作用。

药师是医疗团队的一员，利用药理学、药物相互作用和循证医学方面的专业知识，药师应参与患者的全程治疗药物管理，并与医生一起为患者建立治疗目标。药师可结合患者个体情况选择合适的治疗药物，并能向医生提出更改或停用某些药物，以及药物剂量调整的建议。此外，药师还可建议患者采取相关措施以减少药物不良反应、药物相互作用，从而帮助患者提高用药依从性等。

药师在参与制订患者的诊疗计划时，应首先参考本国家或本地区（可具体到执业地点）的相关指南，还可以参考WHO关于"初级卫生保健基本非传染性疾病干预计划"中的2型糖尿病管理方案[43]。值得注意的是，该方案中包含的药物属于WHO基本药物，根据药师执业地点的不同，可能还有其他几种治疗方案可供选择[44]。更全面且可适用的指南包括美国糖尿病学会（ADA）指南，主要阐述2型糖尿病药物治疗和强化注射治疗方案[58]；澳大利亚《2型糖尿病血糖管理法则》[59]和加拿大糖尿病协会《成人1型糖尿病血糖管理临床实践指南》[60]。

糖尿病患者治疗方案

除了支持糖尿病患者的日常诊疗计划外，药师还可以在患者生病时为其提供恰当的可实施的治疗计划。当糖尿病患者感冒或伴感染时，会释放升糖激素，导致血糖升高。因此，可能需要调整现有的药物治疗方案来降低血糖。理想情况下，患者可与初级保健医生合作来确定他们治疗计划，如果不能做到这点，当患者生病来到药房，药师可以依据IDF[61]指南给出以下建议：

- 继续按照处方服用糖尿病药物，包括胰岛素；
- 监测血糖（比如，每4小时1次）；
- 补充（无糖）液体以防止脱水并尽量正常饮食；
- 每天监测体重，因为正常进食时体重减轻可能是高血糖的征兆；
- 每天早晚测量体温，观察是否发热。

1型糖尿病患者生病时需要监测血酮体或尿酮体（比如，每4小时1次），尿酮体使用试纸即可检测。如果尿酮阳性或血酮在1.5~3.0mmol/L，糖尿病酮症酸中毒的风险增加，按照治疗计划应尽快联系他们的医疗团队，或到医院就诊。如果测量值超过3.0mmol/L，应立即就医[61]。

如果患者出现以下任何症状，药师应建议他们立即就医：呼吸困难，尿酮体中重度升高，超过4小时不能喝水，患病期间体重减轻≥2.3kg、血糖≤60mg/dl，呕吐或严重腹泻≥6小时，恶心无法正常进食，或者不能进食超过24小时，体温≥38℃（101℉）持续24小时，意识下降，或呼吸急促伴有水果味[61, 62]。

当患者来药房购买非处方药缓解急性疾病相关症状时，药师应推荐不会引起血糖升高的药物。例如，许多咳嗽和感冒药物会有糖浆和含片，其含糖量较高，此时药师应推荐无糖配方的药物，并鼓励患者检查他们家中可能含有高糖成分的药物。此外，一些其他药物，如减充血剂伪麻黄碱，也可以增加血糖水平[57]。

4.3　监测和评估治疗方案

药师在监测和评估治疗方案的疗效以及帮助患者达到治疗目标方面发挥极其重要的作用。药师可依据本章节患者评估部分做出判断，进行血糖和 HbA1c 检测以评估患者治疗效果，促进药物合理使用，提高用药依从性。

4.3.1　血糖 /HbA1c 监测

HbA1c控制目标应遵循个体化原则，但是IDF和WHO都建议糖尿病患者将HbA1c控制在7%以下，这一水平被认为是血糖控制良好，并且可降低可能发生并发症的风险[22, 44]。然而，对于低血糖高危人群、存在糖尿病并发症以及老年糖尿病患者，HbA1c目标可以稍放宽松（比如可以控制在7% ~ 8%）。对于年轻或新诊断的糖尿病患者，建议更严格的血糖控制目标。如果药师指导患者进行HbA1c检测，应与患者或其初级保健医生核实HbA1c的控制目标[63]。如果无法评估HbA1c，WHO建议FPG目标应< 126mg/dl（7mmol/L）[44]，ADA建议FPG应控制在80 ~ 130mg/dl[64]。

IDF建议每2~6个月评估一次HbA1c，具体取决于既往HbA1c的检测结果、血糖控制的稳定性和治疗方案的变化。另外还建议，如果HbA1c连续两次高于控制目标，则需要对治疗方案进行评价和更改[63]。

4.3.1.1　自我血糖监测

血糖监测不仅是医生和药师的职责，患者自身也可通过自我血糖监测（SMBG）来参与血糖管理。IDF推荐SMBG适用于具备知识、技能和意愿，希望通过检测结果积极调整治疗方案并评估其血糖控制效果的患者，血糖监测计划则由患者及医生预先制订[63]。

SMBG对使用胰岛素的患者尤为重要，当然，服用口服降糖药物的患者也可以考虑进行SMBG：①评估是否出现低血糖，以及时自我处理低血糖；②评估由于药物和生活方式改变引起的血糖变化；③监测饮食对餐后血糖的影响；④监测患病期间血糖的变化[63]。如第3.2节所述，药师可以通过提高患者的健康素养、教育他们如何进行检测以及解释检测的结果来帮助SMBG患者。

4.3.1.2 持续葡萄糖监测

SMBG通常指传统的指尖血糖监测，但随着新技术不断涌现，糖尿病患者的血糖监测变得更加便捷。连续血糖监测仪（CGMs）可通过皮下传感器持续监测患者皮下组织间液的葡萄糖水平[65]。CGMs分为两大类：实时扫描型和间歇扫描型。这两类CGMs均可连续测量患者血糖，但间歇扫描的CGMs只能通过读取器或智能手机扫描传感器才显示血糖值[66]。当血糖水平过高或过低时，CGMs通常能自动报警，可将CGMs数据下载到计算机或智能设备中，以便更清晰地评估血糖变化趋势[67]。根据使用的模式，CGMs可能仍需要通过传统指血测量来校准或做出治疗决策，例如低血糖症的处理。由于CGMs测量的是皮下组织间液的葡萄糖，如果血糖水平波动较大，皮下组织液的葡萄糖的变化可能会滞后于指尖血糖的变化[66]。

CGMs能反映血糖控制情况的重要测量方法，可评估血糖是否在目标范围内。此外，这种方法还能评估 个人全天葡萄糖在目标范围内的时间。目前推荐大多数1型或2型糖尿病患者的葡萄糖目标范围内时间（TIR）控制目标为≥70%，同时应强调控制目标的个体化[65]。

对于每日多次注射胰岛素或连续皮下注射胰岛素的患者来说，CGMs在降低HbA1c和减少低血糖发生方面有明显的优势。因此，这些设备在糖尿病患者中越来越受欢迎，尤其是1型糖尿病患者，因为它减少了频繁的指尖采血，提高了他们监测血糖的依从性。药师应指导患者能正确和安全地使用这些设备。大多数制造商都有CGM培训和教程，用于教育药师和患者如何正确使用[66]。

4.3.2 合理用药

WHO将合理用药定义为：患者服用的药物适合他们的临床需要，药物剂量应符合患者的个体需要，疗程适当，药价对患者及其社区最为低廉[68]。该定义还包括合理用药标准和推荐的处方药物，见表6。

表6 WHO合理用药标准[68]

合理用药标准	具体描述
合理的适应证	开具处方完全基于临床治疗需要，药物治疗安全有效
适宜的药物	选择药物应基于安全、经济、有效、方便的原则
合适的患者	无禁忌证，不良反应小，患者能耐受
准确的用药信息	向患者提供有关其病情和处方药物相关的、准确的、重要的和明确的信息
恰当的评估	适当监测、解释药物可预测和不可预测的效果

药物的不合理使用是全球性的一个重大问题，据WHO统计，有一半的药物处方开具或销售不当，半数的患者没有正确用药。确切地说，每年因用药错误而产生的花费高达420亿美元。WHO发起了"全球患者安全挑战：用药安全"，旨在通过三个关键领域来减少用药错误和促进合理用药，包括联合用药、高风险情况，以及医疗监护变更，所有这些方面药师都有机会参与管理[69]。

由于不合理用药伴随着重大风险和花费，也可能对患者造成伤害，因此药师应依据合理用药标准对患者进行管理，以防止可能的伤害，确保最佳治疗效果。

4.3.3 用药依从性

在糖尿病治疗期间，用药依从性对于实现良好的血糖控制、最大限度地减缓疾病进展和预防并发症的发生发展至关重要，药师应采取措施提高患者用药依从性。据WHO评估，近一半的患者没有正确服用药物。据统计，在高收入国家，慢病患者长期治疗的依从性比率平均为50%，而在低收入和中等收入国家，这一比例可能要低得多。依从性低导致不良的健康结果以及医疗成本的增加，提高依从性的干预措施可能比医疗治疗方面的改善对患者健康的影响更大。因此，药师应将提高患者用药依从性视为管理糖尿病患者的重要组成部分[70]。

为了解决患者用药依从性不佳问题，药师必须了解影响依从性的诸多因素，并帮助患者改善。此外，药师必须认识到，糖尿病患者的依从性不仅仅是药物治疗，还包括对血糖监测、饮食改变、体育锻炼、减重（如果适用）、定期足部护理、眼科检查、血压筛查等方面的坚持。重要的是，患者还应定期到初级保健医生处复诊，使病情得到稳定控制。

为了帮助药师确定导致患者用药依从性不佳的因素，WHO概述了依从性的五个维度，见表7。

表7　WHO用药依从性的五个维度[70]

维度	选择注意事项	
社会/经济因素	• 社会经济地位低，药品成本高 • 文盲或教育水平低 • 失业 • 缺之有效的社会支持体系 • 不稳定的生活条件	• 交通成本高或者距离治疗中心较远 • 文化、对于疾病和治疗的信念 • 家庭不完整
卫生系统/医疗团队因素	• 医患关系不佳 • 不足的咨询/诊疗 • 不完善的药品分销体系 • 卫生保健人员缺乏专业知识和培训	• 卫生保健人员超负荷工作 • 教育患者和提供随访的系统薄弱 • 缺乏对依从性的认知以及无有效的干预措施

维度	选择注意事项	
疾病相关因素	• 症状严重程度 • 疾病严重程度 • 残疾的级别（身体、心理、社会和职业） • 疾病进展的速度	• 有效治疗的适宜性 • 患者的风险感知 • 合并症，包括抑郁、酗酒，可能会影响依从性
治疗相关因素	• 药物治疗方案的复杂性 • 治疗持续时间 • 既往治疗失败 • 治疗方案频繁变化	• 有效治疗的即时性 • 药物不良反应 • 有效处理药物不良反应
患者相关因素	• 资源、知识、态度、信念、感知和期望 • 健忘、绝望 • 社会心理压力、对可能的不良反应的焦虑 • 动力不足 • 疾病管理和治疗方面的知识或技能不足 • 缺乏治疗需求及治疗结果的感知	• 不认可或不接受疾病，质疑诊断 • 缺乏对疾病相关的健康风险的认识 • 对药物治疗复杂性的焦虑，对治疗宣教的误解 • 因疾病而感到羞耻

　　为明确患者依从性不佳的根本原因，药师需与患者当面沟通并了解他们的担忧、信念、期望和动机。依从性高的患者在治疗过程中发挥积极作用，并认可医疗保健者为其制订的治疗计划[70]。

　　一旦确定了导致依从性不佳的根本原因，药师就可以与患者一起制订合适的解决方案，以帮助他们提高依从性。药师可以使用的简单而有效的干预手段，包括：使用特制药盒、泡罩包装，通过电话提醒或打印出来放置在醒目位置提醒患者。其他策略还可以包括：适当延长处方量（例如，90天的处方量与30天处方量）或同步在用药物，以便他们可以去一次药房取回所有药物。如果可行的话，患者还可以请求朋友或家人的支持，来提醒他们服药。最后，依从性不佳的原因可能源于患者对药物及其有效性缺乏了解，或者担心药物不良反应或害怕服药，这些都是药师有能力解决的问题。

在社区药房，提高患者用药依从性的一种策略采用印度卫生服务咨询技术，其中强调药师与患者的交流互动，而不是药师简单地传输信息。这种策略使50%以上的糖尿病、高胆固醇或高血压患者的依从性至少达到80%[71]。此外，虽然这种咨询方式相较于传统咨询可能需要花费更长的时间，但却可以收集到与患者用药依从性相关的更多信息[72]。这一咨询方式主要的引导性提问有[71]：

1.你的医生有没有告诉你为什么需要使用该药？

2.你的医生有没有告诉你该怎么服用该药？

3.你的医生有没有告诉你服用药物的预期结果？

药师可以利用这些提问来引导患者讨论相关潜在的问题。例如，在询问问题3后，药师可以与患者讨论不良反应、药物相互作用和治疗效果的监测。在Colvin等人的研究中可以找到更多相关信息[71]。

提高患者依从性的另一种策略是动机性访谈，它被定义为"一种协作式对话方式，用于增强一个人内在的改变动力和改变的承诺"[72]。动机性访谈旨在帮助患者克服针对改变的矛盾心理。这种方法要求药师与患者沟通交流，并讨论为什么要对他们的健康行为做出某些改变。这些交流必须包含动机性访谈的四个主要原则（伙伴关系、接受、同情和召唤），并利用四个主要过程（参与、专注、召唤和计划）。"参与"需要与交谈的患者建立工作关系。"专注"是指谈话必须集中在某个方向或领域。"召唤"要求一个人能发现自己改变的动机。"计划"涉及制订明确的后续步骤以帮助实现这一改变。最后，动机性访谈需要使用五种关键的沟通技巧：开放式问题、肯定、反思性倾听、总结以及在获得许可的情况下提供信息和建议[73]。

药师确保患者掌握所教信息的另一种方式是回授。该策略包括让患者用自己的话解释获得的信息，以评估他们的理解程度。医疗保健研究与质量局就实施这一做法时提出以下建议[74]：

•**计划你的交流方法**：考虑你将如何让你的患者回授信息。

•**"分块和检查"**：如果传达了很多信息，请在咨询过程中多次评估患者理解情况。

•**澄清并再次检查**：如果有误解，请以不同的方式再次解释信息。如果患者完全复制你的话，他们可能并不理解。

•**使用演示方法**：让患者向你展示他们如何使用某种药物或设备。使用血糖仪和胰岛素患者可能会从中受益。

•**同时使用讲义与回授**：如果可能，为患者提供记录关键信息的讲义，以帮助他们在家的时候记住这些指示。

5 糖尿病药物

用于治疗糖尿病的药物有很多，然而它们的可及性和可负担性在世界各地各不相同。本章将概述用于治疗糖尿病的主要药物。附录1中罗列了2型糖尿病常用药物（不包括胰岛素）的风险和益处，即IDF常见糖尿病药物的风险和益处[22]。

5.1 二甲双胍

二甲双胍是 2 型糖尿病患者的首选药物。它是一种双胍类药物，通过减少肝脏葡萄糖的产生，减少肠道对葡萄糖的吸收及增加胰岛素敏感性而降低血糖。与磺酰脲类药物不同，二甲双胍不会增加胰岛素的分泌，因此不会引起低血糖。但是与磺酰脲类药物或胰岛素联合使用时，它可能会增加低血糖的发生率。

二甲双胍有可靠的降糖疗效，通常可使 HbA1c 下降 1%~2%；因此，二甲双胍对于所有初次确诊2型糖尿病患者来说是重要药物。该药的主要药物不良反应是胃肠道反应，包括腹泻，或者少见的便秘、腹胀、腹部绞痛和口中有金属味。为避免以上药物不良反应的发生，药师可建议患者从小剂量开始，并随食物同服，或者改用缓释制剂。

甲双胍禁用于肾功能不全（肌酐清除率＜30ml/min）、急性/失代偿性心力衰竭、严重肝病的患者，使用碘造影剂后 48 小时内的患者禁用二甲双胍，因可能会导致发生乳酸酸中毒风险，这种情况虽然罕见但可能致命。急性或慢性代谢性酸中毒（包括糖尿病酮症酸中毒）的患者也应避免使用。肾功能下降的患者持续服用二甲双胍存在一定的风险，需要定期监测肾功能，尤其是年龄较大的患者。妊娠期使用二甲双胍通常认为是安全的[75, 76]。

5.2 磺脲类药物

磺脲类药物属于胰岛素促泌剂,通过刺激胰腺的 β 细胞分泌胰岛素来降低血糖,主要包括格列吡嗪、格列本脲、格列美脲、格列齐特和格列喹酮。磺脲类药物可促进基础和餐后胰岛素分泌,增加外周葡萄糖利用,减少肝糖原异生,并能增加胰岛素受体的数量和敏感性。由于磺脲类药物能促进胰岛素的释放,所以存在发生低血糖的风险,应谨慎与其他降糖药物联合使用。磺脲类药物降糖效果明显,可使HbA1c降低1%~2%。

磺脲类药物的不良反应主要包括体重增加、恶心;但体重增加通常比使用胰岛素引起的体重增加要少。低血糖是磺脲类药物最常见的不良反应,因此,应告知患者可能增加低血糖风险的因素、低血糖的体征和症状,以及发生低血糖时如何处理。当患者禁食、减少进餐次数或锻炼时,低血糖的风险较高。磺脲类药物应在早餐或一天的第一餐时随餐服用,以降低低血糖的风险。格列吡嗪普通剂型应在饭前30分钟服用。如果患者不进食,则停服药物。

磺脲类药物如格列吡嗪、格列齐特和格列美脲,可作为优先选择的磺脲类降糖药物品种,与长效磺脲类药物(如格列本脲)相比,它们的作用持续时间更短,低血糖风险更低。对于慢性肾功能不全的2型糖尿病患者,使用格列本脲会增加低血糖的风险,因为其代谢产物可降低血糖活性并经肾脏排泄。短效磺脲类药物格列吡嗪、格列美脲是首选,这两种磺脲类降糖药均通过肝脏代谢,以非活性代谢物的形式从尿中排出[77, 78]。

5.3 格列奈类药物

格列奈类药物为非磺脲类胰岛素促泌剂,作用机制与磺脲类药物相似,包括瑞格列奈和那格列奈。它们起效更快,作用维持时间更短，因此，该类药物在降低餐后高血糖方面效果显著。格列奈类药物的疗效与磺酰脲类药物相似，可以使HbA1c降低1%~2%，但它们往往价格较高，因此使用较少。对于无法服用二甲双胍或磺脲类药物的患者，可单用格列奈类药物作为初始治疗方案。

格列奈类药物随餐服用，如果患者不进食，则应停服。与磺脲类药物相似，格列奈类药物可引起低血糖和体重增加，也可引发上呼吸道感染。此外，服用格列奈类药物的患者需要定期监测血糖，以确定最佳用药剂量。对于服用瑞格列奈的患者，药师应关注患者是否同时服用氯吡格雷或吉非罗齐，因其可降低瑞格列奈的清除率而引起低血糖。

5.4　α-糖苷酶抑制剂

α-糖苷酶抑制剂通过抑制碳水化合物在小肠上部的吸收而降低餐后血糖，此类药物包括阿卡波糖、伏格列波糖和米格列醇。与其他治疗药物相比，该类药物的降糖疗效相对较低，可使HbA1c降低0.4%~0.9%，适用于以碳水化合物为主要食物的餐后血糖升高的患者[81]。

炎症性肠病、溃疡性结肠炎、部分肠梗阻或易患肠梗阻者应避免使用α-糖苷酶抑制剂。可能因肠胀气而疾病恶化的患者同样应避免使用[82]。

α-糖苷酶抑制剂最常见药物不良反应是胃肠道反应，包括胀气、腹泻和腹痛。从较低剂量开始并缓慢增加剂量有助于减轻这些药物不良反应。单独服用本类药物通常不会发生低血糖，但与其他药物合用时可能会出现低血糖。用α-糖苷酶抑制剂的患者如果出现低血糖，应选用葡萄糖而非蔗糖来纠正低血糖，因为α-糖苷酶抑制剂会减慢蔗糖的吸收，服用蔗糖无法快速纠正低血糖。α-糖苷酶抑制剂应与每餐的第一口食物一起嚼服[81, 83]。

5.5 噻唑烷二酮类

噻唑烷二酮类（TZDs）药物，包括吡格列酮和罗格列酮，是过氧化物酶体增殖物激活受体γ激动剂，通过增加脂肪和肌肉组织对葡萄糖的摄取和利用来增加胰岛素敏感性，在减少肝糖原产生方面也起着一定的作用。TZDs单药治疗可使HbA1c降低0.5%~1.4%。

TZDs禁用于有心力衰竭、体液超负荷或水肿、有骨折史或骨折高风险、肝病、有膀胱癌活动史或既往史以及妊娠患者[84]。罗格列酮目前已不常用，因为有证据表明它会增加心肌梗死的风险[85]。上述这两种TZDs药物都有增加心力衰竭的风险。

与TZDs相关的药物不良反应包括体重增加、体液潴留、骨折和潜在的膀胱癌风险增加（吡格列酮）。曾有报道服用TZDs可引起黄斑、水肿。鉴于这些禁忌证和安全问题，TZDs并不是2型糖尿病的常用药物。事实上欧洲药品管理局在2010年暂停了罗格列酮的销售，随后2011年法国和德国也暂停了销售；但这两种药物在美国仍然可获得[84]。

5.6 钠-葡萄糖协同转运体2抑制剂

钠-葡萄糖协同转运体2（SGLT2）抑制剂，包括卡格列净、达格列净、恩格列净和艾托格列净，通过促进尿糖排泄来降低血糖。SGLT2蛋白在近端肾小管中表达，促进了大部分过滤后葡萄糖的重吸收。通过抑制SGLT2，这些药物可以减少葡萄糖的重吸收，促进尿液葡萄糖的排泄，降低血糖水平。与一线药物相比，SGLT2抑制剂对降低HbA1c的作用较弱：在0.4%~1.1%。一般建议这些药物在早晨服用，特别是卡格列净应在一天中的第一餐前服用。

SGLT2抑制剂在一系列大型心血管结局及肾脏结局的研究中显示了心血管及肾脏获益。此外，SGLT2抑制剂也被证明可以减轻体重，一项荟萃分析显示，SGLT2抑制剂和安慰剂相比2年后的体重明显减少，约3kg[86]。

　　SGLT2抑制剂不应用于严重肾功能损害者［eGFR＜30ml/（min·1.73m²）］。如果可能的话，那些经常有细菌性尿路感染或泌尿生殖系统酵母菌感染、骨矿物质密度低、有骨折和跌倒高风险、足部溃疡的患者，以及有可能使他们更有可能产生糖尿病酮症酸中毒因素的患者，也应该避免使用这些药物。与这些药物有关的不良反应包括生殖器真菌感染、尿路感染、低血压、急性肾损伤、糖尿病酮症酸中毒和截肢（尤其是卡格列净）。基于SGLT2抑制剂的作用机制，患者也可能发生脱水或口渴的反应[87]。

5.7　二肽基肽酶4抑制剂

　　二肽基肽酶4（DPP4）抑制剂，包括阿格列汀、利格列汀、西格列汀和沙格列汀，通过多种机制发挥其作用。DPP-4i通过抑制二肽基肽酶Ⅳ（DPP-4）而减少GLP-1在体内的失活，使内源性GLP-1水平升高。GLP-1以葡萄糖浓度依赖的方式增加胰岛素分泌，抑制胰高糖素分泌。一般来说，DPP4抑制剂可降低HbA1c 0.5%～0.8%。

　　DPP4抑制剂通常耐受性良好，不良反应少，如果不与胰岛素或磺酰脲类药物一起使用，对体重和低血糖就没有影响。其潜在的不良反应包括头痛、鼻咽炎和上呼吸道感染。DPP4抑制剂可能导致急性胰腺炎、肝功能障碍（阿格列汀）、严重的皮肤反应、超敏反应（过敏性休克、血管性水肿、皮肤起疱和Stevens-Johnson综合征）、严重的关节疼痛、肌痛和肌肉痉挛/虚弱等。此外，这些药物还与心力衰竭的住院风险增加有关，特别是沙格列汀和阿格列汀。然而，还需要更多的研究来充分了解这种风险。除利格列汀外，DPP4抑制剂在慢性肾脏病患者中需要调整剂量[88, 89]。

5.8　胰高血糖素样肽1受体激动剂

胰高血糖素样肽1（GLP1）受体激动剂与DPP4抑制剂的作用途径相同。GLP1是一种肠促胰岛素激素，通过多种机制降低血糖，包括刺激葡萄糖依赖性胰岛素的分泌，减少餐后胰高血糖素的分泌和减缓胃排空。该类药物包括度拉糖肽、艾塞那肽、利拉鲁肽、利司那肽和司美格鲁肽。除了司美格鲁肽有口服制剂外，这些药物都是皮下注射的。它们在降低HbA1c方面比DPP4抑制剂更有效，降低幅度为0.8%~1.6%[90,91]。

GLP1受体激动剂大致可分为两类：短效和长效。短效GLP1受体激动剂包括每天两次的艾塞那肽和利司那肽。这些制剂往往对餐后高血糖和胃排空产生更大的影响，而不是空腹血糖。每天两次的艾塞那肽应在患者早晚餐前一小时内给药。利司那肽每日一次，在任何一餐前一小时内给药，但是不建议重度肾功能不全患者使用。

长效GLP1受体激动剂包括每周一次的艾塞那肽、度拉糖肽、利拉鲁肽和司美格鲁肽。这些药物对空腹血糖的影响较大，对胃排空和餐后血糖的影响较小。与短效GLP1受体激动剂相比，长效GLP1受体激动剂给药更方便，通常是患者的首选。度拉糖肽每周给药一次。艾塞那肽的长效制剂每周一次，可在一天中任意时间注射，和进餐与否无关。但需注意的是，在给药前必须摇匀。利拉鲁肽应每天给药，起始剂量为0.6mg，以减少胃肠道副作用。一周后，剂量可增加到每天1.2mg，如果一周后仍未达到血糖控制目标，可进一步增加到每天1.8mg。司美格鲁肽有皮下和口服两种剂型。皮下制剂每周给药一次，口服制剂每天服用。口服制剂应在早餐或服用任何其他口服药物前至少30分钟空腹服用，送服水量不超过120mg。

与这些药物有关的最常见的副作用包括恶心、呕吐和腹泻。GLP1受体激动剂不应该用于有胰腺炎病史或有胃痉挛的患者。肌酐清除率低于30ml/min的患者不应该使用艾塞那肽的两种制剂。有甲状腺髓样癌或多发性内分泌肿瘤综合征2型个人史或家族史的患者，应避免使用利拉鲁肽、度拉糖肽、每周一次的艾塞那肽和司美格鲁肽。有糖尿病视网膜病变史者应慎用皮下注射的司美格鲁肽。每周一次的艾塞那肽可能比其他GLP1受体激动剂更容易引起注射部位反应，包括脓肿、蜂窝组织炎和坏死，伴有或不伴有皮下结节[92-94]。

GLP1受体激动剂可导致体重下降，可能是由于其对减缓胃排空和增加饱腹感的作用所致。体重减轻可从1~3kg不等。GLP1受体激动剂也被证明可以降低收缩压和舒张压以及血脂水平[91]。利拉鲁肽、司美格鲁肽和度拉糖肽已显示出对动脉粥样硬化性心血管疾病患者的益处，并可能成为这些患者的首选[92]。

5.9　胰岛素

胰岛素是一种由胰岛B细胞释放的可以促进葡萄糖代谢的激素。生理状态下胰岛素分泌分为两部分：一是基础胰岛素分泌，这是不依赖于进餐的持续微量胰岛素分泌，它以脉冲的形式持续24小时分泌，以维持空腹和基础状态下的血糖水平；二是餐时胰岛素分泌，由进餐后血糖升高刺激引起的大量胰岛素分泌，可以形成明显的分泌的曲线。由于胰岛B细胞被自身免疫系统破坏，导致胰岛素分泌不足，因此1型糖尿病患者需要每天注射胰岛素。对于病程较长的2型糖尿病患者，由于机体对胰岛素的敏感性可能会降低，从而导致血糖水平持续升高，随着体内对胰岛素需求的增加以及最终B细胞的损伤和功能衰退，机体自身产生胰岛素的能力也逐渐下降。对于这类患者，应当将胰岛素治疗纳入其治疗方案中[8]。

胰岛素的类型主要两种：餐时胰岛素（速效或短效）和基础胰岛素（中效或长效）。这两种类型的胰岛素模仿人体胰岛素的自然分泌，基础胰岛素通常是每天1次或2次给药，而餐时胰岛素则是在进餐前使用。表8描述了不同类型的胰岛素的典型起效时间、峰值时间，以及降低血糖的持续作用时间。

表8　胰岛素的类型[95, 96]

胰岛素的类型	起效时间	峰值时间	持续作用时间	代表药物
速效胰岛素	15分钟	1~2小时	2~4小时	门冬胰岛素、赖谷胰岛素、赖脯胰岛素
常规或短效胰岛素	30分钟	2~3小时	3~6小时	人普通胰岛素
中效胰岛素	2~4小时	4~12小时	12~18小时	NPH（低精蛋白锌胰岛素）
长效胰岛素	2小时	没达到峰值	长达24小时	德谷胰岛素、地特胰岛素、甘精胰岛素
超长效胰岛素	6小时	没达到峰值	36小时或以上	甘精胰岛素U-300

胰岛素是一种安全有效的药物，但在某些情况下也可能会对患者造成严重的伤害，因此必须谨慎管理。胰岛素使用剂量过大会导致患者出现低血糖，而剂量过小则导致血糖控制不佳。胰岛素的使用剂量因个体差异而异。因此，使用胰岛素治疗的患者通常需要根据个人情况，在一天内多次监测血糖水平，具体的监测频率应由患者的主治医生（家庭医生）根据患者的具体状况来确定。药师在教育患者如何正确进行血糖监测（如第3.2节所述）以及如何根据监测结果采取相应的管理措施方面发挥着作用。

5.9.1　胰岛素的储存和使用

药师在教育患者如何安全地储存和使用胰岛素方面充当着关键角色。为了保证胰岛素的有效性和安全性，药师应当告知患者，未开封的胰岛素应存放在冰箱中，同时要避免将其置于极端温度环境，包括不要将其放入冷冻室内或直接暴露于阳光下[98]。开封使用后的胰岛素注射液可以在室温下存放；但其在室温下有效存放时间需遵照药品生产厂家的具体规定。通常，未开封胰岛素应储存在2~8℃（36~46℉）。然而家用冰箱的温控范围通常略低于这一范围，即0~4℃（32~41℉），并且有时温度可能会降至冰点以下。与药用冰箱相比，家用冰箱的温度波动范围更大。因此，应当让患者充分认识到不当储存胰岛素可能导致的风险。根据国际糖尿病联盟（IDF）欧洲分会的建议，可以采取以下措施帮助患者减少因储存不当导致胰岛素被冻结及部分失效的风险，措施包括[99]：

• 将胰岛素放入密封容器中再存放于家用冰箱内，可以减少家用冰箱内部温度的波动对胰岛素效价的影响。

• 在冰箱内存放胰岛素的位置放置温度计，并定期检查和记录温度；

• 如果使用装有冰块或冰袋的冷藏袋来运输胰岛素，务必确保胰岛素药瓶或笔不与冰袋直接接触。

在教育患者正确使用胰岛素的过程中，药师应首先教导患者学会检查其使用的胰岛素（小瓶、笔芯）性状是否有任何异常变化，如结块、结霜、沉淀或透明度或颜色的改变。若发现这些异常，应指导患者更换新的胰岛素。此外，药师还应向患者说明，速效胰岛素、短效胰岛素以及长效胰岛素（如甘精胰岛素、地特胰岛素和德谷胰岛素）的液体应为澄清状态，而预混胰岛素、中效胰岛素NPH[100]等其他类型的胰岛素液体呈现浑浊状态。最后，还应该确保患者清楚自己使用的胰岛素产品的有效期。

胰岛素最常见的给药方法是使用胰岛素注射器或胰岛素笔进行皮下注射；当然，也有其他给药方法，包括胰岛素泵。使用胰岛素注射器和胰岛素笔是胰岛素最常见的给药方式，药师应确保患者了解如何做好给药前准备工作和准确注射所需的剂量（表9）[100]。此外，药师还应确保患者知道如何选择合适长度的针头进行皮下注射。通常，适宜的针头长度包括有4mm、5mm和6mm。使用较长的针头进行注射可能会增加患者的疼痛感，并可能增加在注射部位发生肌内注射的风险，从而导致低血糖的发生[101]。

药师可以通过宣教确保患者能够正确掌握使用胰岛素注射器和胰岛素笔设备，指导患者掌握使用注射装置和如何查看注射装置中胰岛素的余量。此外，药师还可以通过指导患者如何适当地储存胰岛素，来进一步加强对患者的教育。

表9　胰岛素注射技术（改编自美国糖尿病学会）[100]

操作步骤	描述
剂量准备	• 核实胰岛素上的标签，确保使用的是正确的胰岛素产品，且浓度正确 • 核实正确的给药剂量 • 目视检查药液是否有变色、结块、结霜等现象 • 如果所使用的胰岛素是悬浮液，请在手掌中轻轻滚动瓶液或笔，使其重新悬浮 • 用注射器吸入体积与胰岛素剂量相当的空气 • 将空气注入胰岛素瓶中，并抽取正确的剂量 • 若注射器内有气泡，可轻轻敲注射器针筒，将其去除（以确保抽取准确剂量的胰岛素）
注射部位	• 胰岛素一般为皮下注射，所以注射部位可以包括上臂、大腿前侧、臀部和腹部（除了肚脐周围5cm的范围） ◦ 腹部的吸收速度最快，其次是手臂、大腿和臀部 • 注射部位应经常轮换，以防止局部硬结和皮下脂肪增生 ◦ 将腹部分为四个象限，每次使用不同的象限
注射技术	• 清洁双手和注射部位 • 一旦剂量准备好并选定了注射部位，必要时轻捏要注射的皮肤，以降低肌内注射的风险 • 患者捏住皮肤，将针头推入皮肤，松开捏住的地方，然后以与身体成90度角的方式注射胰岛素 • 在压下柱塞后，针头应在皮肤中至少停留5~10秒 ◦ 这对使用胰岛素笔的患者尤其重要 ◦ 建议患者在拔出针头前数数到10（停留10秒）后再以90度角拔出注射器或笔，以避免注射部位出血或药液渗漏

如果注射疼痛或注射部位出现淤青、酸痛、瘀斑、发红或疼

痛，可以尝试美国糖尿病学会（ADA）列出的以下措施[100]：

• 在室温下注射胰岛素；

• 确保注射器中没有气泡；

• 等外用酒精（如果使用）完全挥发后皮下注射；

• 注射时保持注射区的肌肉放松，不要紧张；

• 迅速穿透皮肤；

• 避免在插入或拔出时改变针的方向；

• 避免重复使用针头。

最后，应指导患者如何安全处理使用过的针头，避免重复使用。理想情况下，患者应在每次注射后都会处理用过的针头，并在下次注射时使用新的针头，这样才能确保无菌并防止针头被污染而导致的潜在感染风险。然而，如果在特定情况下需要重复使用针头，ADA提供了几点建议，以保障安全使用。首先，应提醒患者切勿让针头接触到除胰岛素药瓶和清洁皮肤外的任何东西。也不要使用酒精清洗针头，因为酒精可能会洗脱针头表面上润滑涂层。不使用针头时应安全地重新包装好。胰岛素注射器和针头一人一用，切勿与他人共用[98]。

患者应将注射器和针头置于锐器装置容器中，如果没有这样的容器，应该放置于与针头长度匹配的坚固塑料容器中[98]。当容器装满后，应根据当地的指引方法进行封存和处理[102]。

5.9.2　胰岛素泵

胰岛素泵治疗是指持续皮下胰岛素输注（CSII），即采用智能控制的胰岛素输入装置，通过持续皮下输注的方式进行胰岛素给药。正在使用胰岛素的患者也可以选择胰岛素泵来给药，药师应该了解胰岛素泵并教授患者如何正确使用。通过这个系统，胰岛素泵能够模拟人体胰岛素的自然生理性分泌[103]。在CSII治疗中，推荐选择速效胰岛素类似物或具有胰岛素泵使用适应证的短效胰岛素，而中效、长效、预混胰岛素不适用于 CSII 治疗。进行CSII治疗时，应首先确定患者的总胰岛素需求量，然后设置基础胰岛素输注率及三餐前的大剂量分配。基础输注量用于维持机体基础状态下的血糖稳态。餐前大剂量指在三餐前一次性快速输注的胰岛素量。餐前大剂量的设定应根据患者的饮食成分，特别是碳水化合物的含量以及血糖情况进行个性化设定。有些胰岛素泵配备内置计算器，可以帮助患者更准确地计算所需胰岛素的剂量[104]。

使用胰岛素泵可以提高胰岛素剂量使用的精确度和灵活性，并减少注射的次数。与每天多次注射胰岛素相比，使用胰岛素泵已被证实能有效改善儿童和成人患者的血糖控制，并降低低血糖发生的风险[104]。与使用胰岛素泵相关的问题包括装置脱落或堵塞，这些问题可能会增加患者发生糖尿病酮症酸中毒、脂肪增生以及较少见的脂肪萎缩和针头埋置部位感染的风险。然而，通过规范的使用和管理，这些风险是可以显著降低的[66]。

胰岛素泵最常用于1型糖尿病患者，但也适用于能够掌握正确使用胰岛素泵，且需要多次注射胰岛素的 2 型糖尿病患者[66]。使用胰岛素泵的潜在受益人群包括作息时间不规律和不能按时就餐的人、频繁出现低血糖的人、胃痉挛患者以及计划怀孕的人[103]。

一些新型胰岛素泵整合了实时连续葡萄糖监测（CGM）技术，能够自动根据即时血糖水平计算并调整胰岛素的输注剂量，实现闭环的血糖管理，这种系统也被称为"人工胰腺"。这套设备系统可以使患者受益，因为它能在血糖水平低时自动暂停胰岛素输注，或在血糖水平高时增加胰岛素输注剂量。同样地，一些配置了传感器的增强型胰岛素泵能够在患者的血糖水平较低时，或预测患者在未来30分钟内血糖水平趋向较低时，自动暂停胰岛素输注，这套设备系统对于存在夜间低血糖风险的患者尤其有帮助[66]。

　　为了使患者获得最大的利益，并避免出现糖尿病酮症酸中毒等发症，使用胰岛素泵前必须进行充分的培训和教育，确保患者能够正确操作。药师应为患者提供由胰岛素泵设备厂商开发的患教资源，并在患者需要时提供必要的协助。此外，患者还可以通过网络查找其他额外的教育资源，例如，糖尿病护理和教育专家协会提供了一些关于胰岛素泵治疗的相关教育资源[105]。

6 糖尿病并发症的预防和管理

6.1 低血糖

低血糖是糖尿病的常见并发症，尤其在接受磺脲类药物或胰岛素治疗的患者中更常发生。低血糖会导致意识丧失或昏迷，如果不及时治疗可能危及生命。低血糖的症状和体征包括[39,106]：

•**症状**：头痛、饥饿感、易怒、焦虑、感觉异常、心悸、头晕、恶心、乏力。

•**体征**：出汗、寒战、发冷、手抖、言语困难、神志改变、共济失调、认知障碍、面色苍白、抽搐、昏迷。

上述症状和体征可能在不同血糖水平下出现，因此所有患者都应该对其有所了解，以便他们能够采取措施来纠正低血糖，防止症状进一步恶化。低血糖一般被定义为血糖水平≤70mg/dl（3.9mmol/L），当患者血糖符合这一标准时，无论是否出现低血糖的临床症状，都应采取措施升高血糖水平[39]。

无症状性低血糖是指患者发生低血糖时无明显的临床症状。这是一种特别危险的情况，可发生在1型或2型糖尿病患者中，但在1型糖尿病患者中更为常见。它最常见于糖尿病病史长、反复低血糖病史、正在接受强化降糖治疗或老年患者。上述人群出现严重低血糖的风险更高，包括抽搐、昏迷和心律失常[107]。

纠正低血糖的主要方法是摄入简单碳水化合物。如果患者出现严重低血糖且无法口服，可考虑静脉注射高渗葡萄糖，或者皮下、肌内、鼻内注射胰高血糖素。具体而言，WHO建议采取以下策略来纠正低血糖[39,44]：

•出现低血糖的患者如果能够口服，应摄入15～20g葡萄糖。如果没有葡萄糖，应该给予含有15～20g葡萄糖的简单碳水化合物，例如三茶匙糖、8~10颗葡萄干、果汁、一汤匙蜂蜜，或相当于15g碳水化合物的葡萄糖片。通常在15分钟内，患者血糖水平会上升50mg/dl（2.8mmol/L）。随后，患者或其护理人员应检查血糖水平，若血糖仍然偏低，应重复上述过程。一旦最初的低血糖得以纠正，患者就应摄入含复杂碳水化合物（如面包、米饭或土豆）和蛋白质的食物，以防止低血糖进一步发生。

为了记住这个策略，药师可以称其为"15–15法则"，即患者摄入15g葡萄糖以提高血糖水平，并在15分钟后复测血糖。应鼓励患者在进食后等待15分钟再测血糖，以防止血糖反弹过高[106]。

另一种可用于治疗严重低血糖的方法是使用胰高血糖素。胰高血糖素是胰腺产生的一种激素，它刺激肝脏将储存的葡萄糖释放到血液中，从而提高血糖水平。该药物有多种剂型，包括皮下注射、肌内注射和鼻腔注射。需注意的是，胰高血糖素可能导致患者出现恶心、呕吐、头痛或上呼吸道症状。如有条件，建议患者在家中自备胰高血糖素以防止严重低血糖的发生。患者及其护理人员应接受充分的培训，以便在必要时使用胰高血糖素[106, 108]。虽然胰高血糖素并未被纳入WHO的建议中，但对于昏迷或无法进食的患者而言，胰高血糖素是治疗低血糖重要而有效的选择。

如果患者出现严重低血糖（血糖<50mg/dl或2.8mmol/L），WHO建议采取以下措施：

• 若患者意识清醒，可以给予一杯葡萄糖水。

• 若患者昏迷，可在1~3分钟内静脉注射50%葡萄糖20~50ml，若无此浓度的葡萄糖，可以使用其他高渗葡萄糖溶液。如果无法实施上述措施，药师应立即呼叫救护车。

6.2 高血糖

高血糖，不仅是患者被诊断为糖尿病之前的一个关注焦点，它也可能在被诊断后导致患者出现急慢性并发症。未受控制的糖尿病伴随长期血糖升高可能导致慢性并发症的发生，涉及视网膜、肾脏、神经、血管和心脏。胰岛素的绝对或相对缺乏以及感染期间应激激素的增加可能会导致潜在威胁生命的糖尿病急性并发症的发生，即糖尿病酮症酸中毒（DKA）和高渗性高血糖状态（HHS）。

DKA发生在血浆葡萄糖水平≥250mg/dl（13.9mmol/L）或偶尔低于此数值，且尿液/血清酮体呈阳性时。DKA在1型糖尿病患者中更为常见，但在2型糖尿病患者中也可发生[39]。服用SGLT2抑制剂的患者发生DKA的风险也会升高[87]。

• **潜在的原因**：酮症酸中毒通常是由于患者漏用胰岛素，或患有急性疾病或感染导致升糖激素如皮质醇、儿茶酚胺、胰高血糖素和生长激素增加[109]。

• **早期体征/症状**：口渴，口干，尿频，高血糖，尿液或血液中的酮体水平高[39, 110]。

• **后期体征/症状**：持续疲倦，皮肤干燥或潮红，恶心、呕吐、腹痛，呼吸困难，呼气中有烂苹果味，注意力难以集中，意识模糊[39, 110]。

HHS发生在血浆葡萄糖水平≥600mg/dl（33.3mmol/L），而尿液/血清酮体为阴性或弱阳性时[39]。HHS常见于血糖控制不佳的2型糖尿病患者。HHS起病常比较隐匿，可在数天或数周内恶化。

• **潜在原因**：感染（如肺炎或尿路感染），其他疾病（如心脏病发作或脑卒中），使用减弱胰岛素作用的药物，使用药物或患疾病导致液体丢失增加，未按医嘱使用降糖药物[111]。

• **体征/症状**：口渴和多尿（早期症状），乏力，恶心，体重减轻，口干，发热，抽搐，意识改变（昏迷或昏睡），肌肉感觉或功能丧失，运动障碍，言语障碍[111]。

由于DKA和HHS都可能危及生命，因此所有疑似糖尿病急性并发症的患者应立即转诊至医院以接受适当的治疗。到达医院后，患者通常会纠正脱水和电解质失衡，并接受胰岛素治疗[39]。

6.3　心血管疾病

根据IDF资料，糖尿病患者患心血管疾病（CVD）的风险相对于非糖尿病患者显著增加2~3倍。此外，糖尿病患者往往在较早的年龄发生心血管事件。CVD是一类涉及心脏或血管的疾病，其中主要的三种类型包括脑血管疾病、冠心病和外周动脉疾病[112]。

危险因素包括年龄、心血管疾病家族史、超重或肥胖、慢性肾脏病、高血压、血脂异常、吸烟、既往心血管事件。

为了降低心血管疾病的发生风险，患者应采取措施降低血压、调节血脂，并在医生建议下进行抗血小板治疗。

患者控制血压可以降低糖尿病微血管或大血管并发症的发生风险。虽然通过改变生活方式可以控制血压，但是患者往往需要药物治疗，一般使用噻嗪类利尿剂和ACEI以保证血压控制在目标范围内。调节血脂最好使用他汀类药物，这适用于所有40岁或以上的糖尿病患者。然而如果无法做到，那么最高风险人群应首先考虑启动他汀类药物治疗[39, 44]。

所有糖尿病患者在与其主管医生会诊以及到药店时都应进行血压检查，如果法规允许，药师也可以进行此项检查[44]。当患者非同日血压水平≥140/90mmHg时，即为血压升高[113, 114]。患者血脂水平的检查频率可能根据主管医生的要求有所不同，但通常至少每年检查一次[115, 116]。为了降低患者心血管疾病或脑卒中的发生风险，药师可以记住糖尿病管理的ABCs法则（表10）。

表10　美国国立卫生研究院糖尿病、消化和肾病研究所的糖尿病管理建议[117]

糖尿病管理的ABCs法则	
监测HbA1c	患者应该经常检测HbA1c水平，通常是每3~6个月一次，并努力达到主管医生设定的治疗目标
血压	通过健康饮食、体育锻炼和药物治疗，患者应努力将其血压维持在主管医生设定的目标水平

续表

糖尿病管理的ABCs 法则	
血脂	所有年龄超过40岁的糖尿病患者都应启用他汀类药物以控制血脂及保护心脏。有些患者可能需要在更早的年龄开始服用
戒烟	吸烟会进一步加重糖尿病并发症,不仅会导致心血管疾病并发症,也会导致肾脏、眼部和神经相关的并发症

6.4　糖尿病肾病

糖尿病肾病是糖尿病的微血管并发症之一,其特点是肾脏的小血管受损,使其功能降低或导致肾衰竭。糖尿病患者比非糖尿病患者群更有可能患有肾脏疾病。据估计,高达40%的糖尿病患者会发展成慢性肾脏病,而糖尿病患者发展至终末期肾脏疾病(ESRD)的患病率可能是非糖尿病患者群的10倍[118]。不幸的是,在ESRD中,可能需要透析或肾移植来清除体内的毒素和废物。

在糖尿病肾病的早期阶段,患者可能会出现血压升高和尿白蛋白排泄增加,以及恶心、瘙痒和厌食(尿毒症症状)。在后期阶段,会出现周边水肿[39]。其他症状可能包括失眠、胃部不适、乏力和注意力不集中。然而,患者可能是无症状的,或可能忽视这些非特异性症状;因此,定期筛查是必要的。主管医生可以检查患者的血压,尿液中是否有蛋白质以及糖尿病的其他并发症[119]。

为了预防糖尿病肾病的发生和减缓其进展,必须鼓励患者进行良好的血糖控制,将血压维持在<130/80mmHg的水平,并控制其他主要的心血管疾病风险因素,如血脂异常和吸烟[39]。有效的血糖控制已被证明可以减少1/3的微量蛋白尿的风险,对于那些已经有微量蛋白尿的患者而言,可使其进展到大量蛋白尿的风险减半[119]。另一种降低糖尿病肾病风险的策略是通过启用血管紧张素转换酶抑制剂(ACEI)或血管紧张素Ⅱ受体阻断剂(ARB)。对于2型糖尿病患者,ACEI和ARB都可以降低糖尿病肾病的风险和心血

管事件的发生。这些药物的肾脏保护作用与降低血压无关，它们通过减少尿白蛋白的排泄和减缓糖尿病肾病进展至ESRD的速度来发挥作用[120]。

WHO建议2型糖尿病患者需每年接受蛋白尿检测，必要时转诊至更高级别的医疗机构[44]。1型糖尿病患者应在确诊5年后进行并发症筛查，之后每年筛查一次[121]。药师可以确保他们的患者知晓这些筛查建议，并建议他们定期复诊以接受并发症筛查。

6.5 糖尿病神经病变和糖尿病足病

6.5.1 糖尿病神经病变

糖尿病神经病变是由糖尿病引起的神经损伤，在糖尿病患者中较常见，特别是糖尿病病程长、血糖控制不佳或老年患者。其中最常见的类型是周围神经病变和自主神经病变[122]。

• **周边神经病变**：糖尿病患者中最常见的神经病变类型。它影响手部、足部、腿部和臂部的神经[123]。这种类型的神经病变改变了感觉功能，导致感觉异常和渐进性麻木，这可能会促进溃疡的发展并可能导致截肢[124]。

体征/症状：感觉丧失、不稳定、疼痛、感觉异常或烧灼、刺痛或麻木。

• **自主神经病变**：影响自主神经系统，影响身体的消化系统、泌尿系统、心脏和血管、汗腺、眼睛等。这种类型的神经病变最常见的症状是膀胱肌肉张力增加，导致尿液在膀胱内停留的时间过长，从而导致尿路感染[125]。

体征/症状：对低血糖感知减退或无反应、直立性低血压和静息性心动过速、腹泻、便秘、大便失禁、勃起功能障碍、尿失禁和膀胱功能障碍[39]

出现自主神经病变症状的患者应被转诊至主管医师处接受专

业治疗。这对于无低血糖感知的患者尤其重要，他们无法感知由自主神经损伤引起的低血糖症状，因此他们无法在低血糖进展到危险水平前纠正它[126]。

6.5.2 糖尿病足病

糖尿病足病通常表现为足部溃疡或感染，主要由于周围神经病变所致。周围神经病变会使患者感觉功能异常，从而对足部伤口情况毫无察觉。因此，足部损伤往往不知不觉地进展[127]。此外，神经病变还可能导致足部畸形，从而出现步态异常。足部的某些部位压力增加，可能导致胼胝或皮肤增厚，逐渐发展为溃疡。溃疡也可能由轻微创伤引起，如不合适的鞋子或急性损伤。形成足部溃疡的最后一个潜在原因是周围动脉病变，这通常是动脉粥样硬化的结果，这种情况在高达50%的糖尿病足患者中可见，它可导致流向足部的血液减少，使得受伤或感染更加难以愈合。所有这些因素共同导致患者出现溃疡或坏疽，经治疗后没有改善，导致截肢[127]。

据统计，糖尿病患者截肢率是非糖尿患者群的10～20倍，而且据估计，全球每30秒就有一名患者因糖尿病导致下肢截肢[124]。

•**发生足部溃疡的危险因素**：周围血管病变、神经病变、血糖控制不佳、吸烟、糖尿病肾病、既往足部溃疡/截肢史。

•**症状**：运动时腿部疼痛或大腿、小腿抽筋，足部刺痛、烧灼感，感觉减退或缺失，足部形状随时间改变，足部皮肤干裂，足部颜色和温度改变，足趾甲变黄变厚，足趾间真菌感染，水疱、溃疡、感染的胼胝、嵌顿的趾甲。

药师应确对所有糖尿病患者进行正确的足部护理教育。表11提供了药师可以使用的糖尿病足部护理建议。如果法规允许，药师也可以为患者进行足部检查。关于如何进行足部检查的更多信息，可以参考IDF的糖尿病足临床实践建议[128]。

表11 WHO糖尿病足护理建议[39]

糖尿病足护理建议	
每天检查双足。检查是否有割伤、水疱、发红、肿胀或趾甲问题。使用放大镜来观察足底	穿鞋前先检查鞋内是否有异物或异常。记住，您的足部可能无法感知小石子或其他异物，所以穿鞋前一定要检查
用温水清洗足部，不要用热水，保持双足清洁	穿袜子和合适的鞋子。鞋子的内长应比您的足长1~2cm，并且既不应该太紧也不应该太松
清洗足部时要轻柔。用柔软的毛巾或海绵清洗。用抹布擦干或拍干，尤其足趾间仔细擦干	保持双脚干燥和温暖
为双脚涂抹保湿剂，但不要涂在脚趾之间。每天使用保湿剂防止皮肤干燥或开裂。但不要在脚趾之间涂抹，这可能会导致真菌感染	避免赤足行走，即使在家中也不行。必须穿鞋或拖鞋。否则可能会踩到异物而被划伤或割伤
仔细修剪趾甲。水平地剪，并将边缘锉平。不要把趾甲剪得太短，否则可能导致足趾甲嵌顿。如果担心您的趾甲，应咨询医生	积极控制血糖，保持血糖稳定
切勿自行治疗胼胝或过度老化的组织。不做"浴室手术"或药物处置。应就医寻求适当治疗	戒烟。吸烟会影响足部的血液流动

　　如果患者有感染性溃疡、感染蔓延、危重的肢体缺血、坏疽、怀疑有活动性夏科关节病（足部形态改变），或不明原因的足部红肿，应立即转诊到急诊治疗[39]。如果患者的足部有割伤、水疱或瘀伤，几天仍未开始愈合，或出现含有干血的结痂，也应鼓励他们与主管医生联系[127]。

　　WHO建议：①每次就诊时检查患者足部是否有溃疡，如果有溃疡，应转诊到更高级别的医疗机构；②每年评估患者的下肢截肢风险（足脉搏动、神经病变评估、是否有愈合或开放的溃疡、胼胝），如果存在溃疡或足部脉搏缺失，应转诊到更高级别的医疗机构[44]。

6.6　糖尿病视网膜病变和眼部并发症

糖尿病视网膜病变是由糖尿病引起的视网膜功能障碍的微血管并发症，在全球是导致失明的主要原因。随着时间的推移，高血糖会损害视网膜[129]。糖尿病视网膜病变的早期阶段被认为是非增殖性的，因为微血管并发症只限于视网膜。当微血管并发症导致视网膜血液减少，使视网膜缺氧时，就会发生增殖性视网膜病变。为了应对这一情况，从视网膜到玻璃体腔的新血管开始形成。这可能导致视网膜出血、牵引性视网膜脱离和新生血管性青光眼，从而导致视力丧失[130]。

所有的糖尿病患者都有发生糖尿病视网膜病变的风险，而且患病时间越长，风险越大。据估计，一半以上的糖尿病患者将发展为糖尿病视网膜病变，但通过良好的控制可以降低这种风险[129]。

风险因素如下。

糖尿病病程、血糖控制不佳、高血压、糖尿病肾病和血脂异常[39]。妊娠期糖尿病的患者，在疾病的后期发展成糖尿病视网膜病变的风险更大[129]。

糖尿病视网膜病变患者在疾病的早期阶段通常没有症状，但一些患者可能会注意到视力变化，如阅读困难或难以看到远处的物体[129]。其他症状包括视物模糊、视野阴影或空白区域、飞蚊症或夜视能力差[131]。然而，由于糖尿病视网膜病变通常在没有症状的情况下进展，因此必须定期进行眼部检查，以防止发展为失明或永久性视力改变。

糖尿病还会增加其他与视力相关疾病的风险，包括白内障和青光眼。高血糖水平会导致眼睛晶状体的结构变化，从而使白内障更快地发展。白内障的症状包括视物模糊或浑浊、单眼复视、屈光改变、眩光、夜间视力不佳、色觉改变[132]。青光眼的发生是由于眼压升高导致视网膜和视神经损伤而逐渐丧失视力。症状包括视物模糊、虹视、视野缺损和剧烈头痛[133]。

鉴于糖尿病会对患者视力产生严重影响，应鼓励他们定期接受眼部检查，如果出现上述任何症状，药师应尽快将患者转诊到验光师或眼科医生处。

WHO建议2型糖尿病患者应在确诊后进行散瞳视网膜检查，此后每两年进行一次，或根据眼科医生的建议进行[44]。对于1型糖尿病患者，IDF建议在确诊后5年内完成首次眼部检查，并在初次检查后每1~2年进行定期检查[130]。

6.7 牙周病

牙周病包括牙龈炎和牙周炎，是一种影响牙龈和牙槽骨的慢性炎症。牙龈炎是早期阶段，其特点是牙龈肿胀和发红，可能会出血。牙周炎是更严重的情况，其特点是牙龈与牙根分离，骨质流失，牙齿松动或脱落。这些疾病由口腔中的细菌感染引起，细菌感染了牙齿周围组织，引起牙齿周围炎症，从而导致牙周病[134]。

糖尿病是导致牙周炎的高危因素。有研究表明，糖尿病患者患牙周炎的风险是非糖尿患者群的2~3倍，如果糖尿病患者血糖控制不佳，风险更大。糖尿病还会影响牙周炎的牙齿数量以及病情的严重程度[135]。这可能是由于唾液中含有葡萄糖，当糖尿病控制不佳时，唾液中高血糖水平会导致口腔中有害细菌的增加。当这些细菌与食物结合时，会形成牙斑，从而导致蛀牙、龋齿和牙周病。当这种牙齿斑变硬并成为牙垢时，它就会堆积在牙龈上方导致牙龈炎，而后进展为牙周炎[136]。

随着牙周炎严重程度的增加，它也会增加糖尿病患者的血糖水平和HbA1c。这是由于未经治疗的牙周炎细菌进入血液循环并引起炎症，导致胰岛素信号传导障碍和胰岛素抵抗增加[137]。反过来又会增加糖尿病并发症的发生风险，包括牙周炎。因此，牙周炎和糖尿病之间存在着双向关系，互相影响。另外，牙周炎的治疗可有助于降低HbA1c和改善血糖，一些研究表明，在治疗后的几个月内，HbA1c通常降低0.3%~0.4%[137]。

药师应确保糖尿病患者意识到他们患牙周病的风险，并提供给其口腔健康的卫生方案。应教育患者了解牙周病相关的症状，包括[136]：

• **牙龈炎的症状**：牙龈红肿和出血。

• **牙周炎的症状**：牙龈红肿和出血；牙龈与牙根分离，牙齿和牙龈之间长期感染，持续口臭，恒牙松动或移位，咬合牙齿的方式改变，牙周溢脓，假牙的配合发生改变。

药师还可以教育患者采取措施来促进良好的口腔健康。这些建议可能包括[136,138,139]：

• **每日刷牙两次**：患者应每日手动或用电动牙刷刷牙2次，通常每次约2分钟，以减少口腔内的牙菌斑。应使用含氟牙膏以防止蛀牙。患者应使用软毛牙刷，以防止损坏牙齿的牙釉质，并应每3个月更换牙刷。

• **每日用牙线或齿间刷**：用牙线或齿间刷可以防止牙菌斑和食物在牙齿之间和沿牙龈线堆积。

• **定期看诊牙医**：理想情况下，患者应该每年看2次牙医，进行洁牙和检查。牙医可以提供个性化的建议，以支持患者的口腔健康，并能识别可能需要解决的牙周病或其他口腔健康问题。

7 非药物治疗

　　糖尿病的非药物治疗是指对患者的生活方式进行调节与干预，从而帮助患者改善饮食与增加运动，通常伴随降低体重的目标。改变生活方式是糖尿病监护的一个重要组成部分，因为这有利于患者实现治疗目标。药师可以在促进患者生活方式的改善方面发挥重要作用，并让患者知晓以适当的营养摄入和锻炼来辅助药物治疗的重要性。

　　与糖尿病预防工作类似，药师向患者传播这些信息的策略可能会多种多样，可以通过编制小册子或传单等培训材料，教育患者被诊断为糖尿病后调整生活方式的重要性，或者就此方面提供更全面和长效的建议。药师在非药物治疗方面发挥的作用大小取决于药师对相关知识的熟悉程度、患者对相关信息的需求以及药师与患者互动的时间。药师可以在WHO《有效沟通会员手册》中找到关于有效开展公共卫生活动的建议[24]。

　　药师还可以将患者转诊至医疗团队的其他成员，以帮助患者获得如何安全进行及改变生活方式的进一步指导。可以将患者转诊至膳食专家、营养学家、运动生理学家、糖尿病教育者以及帮助糖尿病患者的团体机构。但是，即便患者被转诊至他人，药师也可以定期随访，鼓励和支持患者坚持已经做出生活方式改变。

7.1　营养

　　本节将着重介绍糖尿病患者的各种饮食注意事项。然而，这些注意事项针对不同的人群可采取灵活的实现方式和适当调整。对于一些特殊饮食习惯的患者，比如宗教群体，以及有饮食禁忌的患者，如食物过敏或素食主义者，本手册并没有为其提供特殊的饮食指导，仅提供一般人群所需的通用饮食指导。

　　尽管药师主要接受药理学方面的糖尿病知识培训，但他们也可以在向患者推广健康饮食方式中发挥作用。几项研究表明，糖尿病患者需要从多个医疗保健者那里获得糖尿病强化教育，包括饮食管理，以促进患者对疾病的了解并改善预后。因此，药师可以强化其他医疗保健者为患者提出的建议，以指导患者正确管理糖尿病[140]。尽管没有特定的饮食方式适用于所有的糖尿病患者，但本节仍将探讨一些最常见的方法。

　　IDF 建议所有糖尿病患者都遵循健康饮食，包括超重或肥胖患者减少能量摄入，用不饱和脂肪酸（如牛油果、坚果、橄榄油和植物油）代替饱和脂肪酸（如奶油、奶酪、黄油），摄入适量膳食纤维（例如水果、蔬菜、全谷物），并避免吸烟、过量饮酒和添加糖[10]。

　　美国糖尿病学会和欧洲糖尿病研究协会也在一份关于高血糖管理的共识声明中指出，没有一种固定的碳水化合物、蛋白质和脂肪的食物组成比例能适用于所有糖尿病患者。相反，他们推荐个体化的饮食方式，"强调对健康有益的食物，最大限度地减少有害食物，并需考虑患者的偏好和代谢需求，目标是确定可行和可持续的健康饮食习惯"[141]。

　　在本节中，将重点讨论几种对血糖、HbA1c和相关临床指标有影响的饮食方式。虽然对这些饮食习惯的研究大多数来源于2型糖尿病患者，但仍推荐给1型糖尿病患者以改善整体健康。目前，对于1型糖尿病患者，支持某种饮食方式优于其他饮食方式的相关证据非常有限[142]。

7.1.1　减少热量

　　IDF的膳食指南建议2型糖尿病患者采用低热量饮食，目标是减轻体重或达到健康体重。超重或肥胖的2型糖尿病患者通常每日应减少500~600cal的摄入；然而，这取决于患者当前的饮食摄入量，还应考虑到食物的类型和食用量。糖尿病患者应限制糖、甜食、含糖饮料和零食的摄入。最好避免在餐馆、咖啡馆等地方用餐，因为这些地方的用餐量和用餐种类无法控制。总体而言，患者应选择高膳食纤维、低血糖生成指数的食物，一般原则是每日摄入 3 ~ 5 份水果和蔬菜，以及鱼、谷物及单不饱和脂肪酸[10]。

第2.1.1节中讨论的平衡膳食餐盘定量法可以直观地展示饮食摄入的合理组合与搭配。

7.1.2 血糖生成指数

血糖生成指数（GI）用于衡量碳水化合物对血糖水平的影响。所有碳水化合物都以不同的速度被消化和吸收，GI用于表示含碳水化合物的食物摄入后的升糖速度。GI的范围为 0 ~ 100，通常设定纯葡萄糖作为参考指标，其GI约为100。GI ≤ 55 的碳水化合物吸收缓慢[143]。高GI的碳水化合物会导致血糖水平急剧上升和下降，而低GI的碳水化合物会导致血糖缓慢释放到血液中。GI值是通过科学方法确定，并不能根据食品成分或食品包装上的营养信息进行估算[144]。低GI饮食已被证明对糖尿病患者有益，尤其是2型糖尿病患者，但只关注食物的GI可能会导致高脂肪和高热量的不均衡饮食。因为脂肪会降低食物的GI，例如，巧克力的GI值很低。蛋白质也会降低食物的GI，牛奶和其他乳制品由于其蛋白质和脂肪含量高而具有较低的GI[143]。以下是一些食物及其GI的示例[145]：

- 高血糖生成指数（＞70）——白米、白面包、土豆、年糕。
- 中等血糖生成指数——糙米、全麦面包、红薯、香蕉。
- 低血糖生成指数（＜55）——蘑菇、牛奶、苹果、花生。

目前的研究结果认为，低GI饮食对糖尿病患者是有益的。一项对54项研究的系统评价和荟萃分析表明，低GI饮食能有效降低糖尿病前期或糖尿病患者的HbA1c、空腹血糖、BMI、总胆固醇和低密度脂蛋白胆固醇，尤其是2型糖尿病患者[146]。另一项对比低

GI和高GI饮食的荟萃分析发现，低GI饮食可改善糖尿病患者的血糖控制水平[147]。

此外，高GI饮食已被证实会增加患2型糖尿病的风险。一项研究表明，摄入最高GI饮食人群比最低GI饮食人群患2型糖尿病的风险高33%[148]。更有一项前瞻性队列研究的荟萃分析证实，低GI饮食及营养建议有可能为医疗保健系统节省成本[149, 150]。

为了支持患者饮食中添加更多低GI食物纳入，有许多在线工具和表格提供了食物的GI值。例如：由悉尼大学研发的血糖生成指数检索工具[151]和加拿大糖尿病学会发布的血糖生成指数食品指南[152]。

7.1.3 地中海饮食

地中海饮食是一种经过充分循证证据支持的饮食方法，可以推荐给患者，以改善他们的健康和生活。地中海饮食起源于地中海地区的橄榄种植区域，并且与这些地区的文化有着紧密的关联。虽然各地区对地中海饮食定义有所不同，但地中海饮食的特点通常如下：推荐摄入大量植物性食品（水果、蔬菜、坚果和谷物）和橄榄油；适量摄入鱼类和家禽；少量摄入乳制品（主要是酸奶和奶酪）、红肉、加工肉类和甜食（代之以新鲜水果）；用餐时适量饮用葡萄酒[153]。

多项荟萃分析证明，地中海饮食对2型糖尿病患者有益，与控制血糖、降低心血管危险因素和改善体重均有关[154, 155]。另一项网络荟萃分析比较了9种饮食方法，发现地中海饮食在改善2型糖尿病患者的血糖控制方面成效最显著[156]。

此外，还有与地中海饮食有关的社会和文化因素，包括延长用餐时间、饭后小憩、有规律的运动和互相分享饮食方式[157]。地中海饮食基金会制订了表12中的10项建议，以指导希望采用地中海饮食的患者，具体内容如下。

表12 地中海饮食基金会的10项基本建议 [158]

推荐	理由
用橄榄油作为主要添加脂肪	这是地中海饮食中最常用的油。它富含维生素E、β-胡萝卜素和一种植物性脂肪(单不饱和脂肪),有助于预防心血管疾病。它是地中海饮食中不可或缺的部分,几个世纪以来一直存在于地区美食传统中,赋予菜肴独特的味道和香气
多吃水果、蔬菜、豆类和坚果	水果和蔬菜是饮食中维生素、矿物质及膳食纤维的主要来源,它们也为我们提供了大量的水分。每天吃5份水果和蔬菜是非常重要的。由于它们的抗氧化剂和纤维含量升高,可有助于预防各种心血管疾病和某些癌症等疾病
面包和其他谷物产品(面食、米饭和全谷物)应该成为日常饮食的一部分	每天食用面食,大米和谷物产品是必要的,因为它们是高碳水化合物。为我们提供了日常活动所需的大量能量。请记住,全谷物产品提供了更多的膳食纤维、维生素和矿物质
食用经过最少加工、新鲜和当地生产的食品是最好的	食用当季产品是很重要的,因为它们在色、香、味及营养方面都处于最佳状态
每天食用乳制品,主要是酸奶和奶酪	乳制品是蛋白质、矿物质(钙、磷等)和维生素的极佳来源。发酵乳制品(酸奶、益生菌乳品等)与健康益处有关,因为它们含有能够改善影响肠道菌群平衡的肠道益生菌
适量食用红肉,如果可能的话,可以作为炖菜和其他食谱的一部分*	加工肉类应少量食用,并作为三明治或其他菜肴的一部分。肉类中含有不同数量的蛋白质、铁和动物脂肪。过量摄入动物脂肪是不健康的。因此,建议食用少量肉类,尽可能食用瘦肉,作为谷物和蔬菜基础菜肴的一部分
多摄入鱼,适量食用鸡蛋	建议每周至少食用1~2次高脂肪(黑肉)鱼,因其具有与蔬菜类似的保护心脏疾病的性质。鸡蛋富含优质蛋白、脂肪、多种维生素和矿物质,这使它们成为一种营养成分丰富的食物。每周吃3~4次,鸡蛋是鱼和肉的良好替代品
新鲜水果应作为日常甜点,而糖果、蛋糕和乳制品甜点应只偶尔食用	新鲜的水果应成为常规甜点,而不是糖果和糕点。水果营养丰富,给饮食带来色彩和味道,同时也是一种健康的零食替代品
水是地中海饮食中最好的饮料	水是饮食的基础。葡萄酒应适量食用。葡萄酒是地中海饮食的传统部分,可以有益健康,但它只能作为均衡饮食的一部分,不可过量
每天积极运动,这与饮食一样重要	保持健康运动和每天进行适合自己需求的身体活动是保持健康的关键

*国际癌症研究机构将加工肉类列为1类,对人类致癌,将红肉列为2A类,可能对人类致癌。因此,建议个人控制肉类的摄入量,并限制在少量 [159]。

7.1.4 低碳水化合物饮食

生酮饮食是一种极低碳水化合物摄入的饮食方式。与典型的低碳水化合物饮食不同，它鼓励患者摄入脂肪和蛋白质，同时显著减少碳水化合物的摄入。高脂肪摄入与碳水化合物的限制使机体处于酮症的代谢状态。机体以燃烧脂肪而不是碳水化合物来获得能量。这被假设为对2型糖尿病患者有益，因为他们不会受到由碳水化合物分解而导致的血糖波动的影响。关于生酮饮食的有效性、安全性和可持续性的研究结果不一，因此，与地中海饮食等其他饮食方式相比，向患者推荐生酮饮食对患者产生的风险会更大[160]。

此外，生酮饮食要求患者限制食用高纤维、非精制的碳水化合物，如全谷物、水果、豆类等，但这些是有益健康的食物，特别是对2型糖尿病患者而言[160]。例如，一项对45项前瞻性研究的系统评价发现，全谷物摄入量与冠心病、心血管疾病、癌症的发病率和全因死亡率的风险降低呈剂量相关性[161]。针对2型糖尿病的前瞻性队列研究发现，较高的全谷物摄入，如全谷物早餐、燕麦、全麦面包、糙米、添加麸皮和小麦胚芽，与降低2型糖尿病的发生风险显著相关[162]。另外，已有研究发现患者对生酮饮食的依从性并不高，往往会恢复到更高的碳水化合物摄入量[163]。因此，如果患者对生酮饮食感兴趣，最好将他们转诊至主管医生、营养学专家或营养师来进一步诊治。

虽然生酮或极低碳水化合物饮食对2型糖尿病患者可能是一个危险的选择，但有证据表明低碳水化合物饮食可以产生积极的影响。然而，目前还没有国际指南可以明确区分高碳水化合物和低碳水化合物饮食，或者低碳水化合物饮食和生酮饮食。因此，很难准确地评估围绕这一主题的研究或向患者提供建议。一项研究将低碳水化合物饮食定义为每天只摄入50～150g碳水化合物，将生酮饮食定义为每天只摄入20～50g碳水化合物[163]。另一个对生酮饮食的定义，包括55%~60%的脂肪、30%~35%的蛋白质和5%~10%的碳水化合物。例如，在每天2000cal的饮食中，碳水化合物的量为20~50g[164]。然而，根据不同的定义，这些数字只能作为常规的参考。

研究表明，低碳水化合物饮食可以对糖化血红蛋白、甘油三酯和高密度脂蛋白胆固醇产生积极影响，但这样饮食对长期体重减轻没有显著影响[165]。最近的一项系统评价也表明，低碳水化合物饮食（＜40%碳水化合物）可能比低脂饮食（＜30%脂肪）对血糖控制更有效[166]。应该鼓励患者评估所摄入的食物和碳水化合物的数量和质量（高GI和低GI），并与他们的医疗团队一起制订他们在未来几年能够坚持的健康饮食计划。

7.1.5 植物性饮食

植物性饮食，如素食或纯素食饮食，指以天然食品为主的饮食方式，包括豆类、全谷物、水果、蔬菜和坚果，摄入少量或不摄入动物制品。已经证明，植物性饮食对预防和治疗2型糖尿病都有益，同时还有其他益处，如改善心血管疾病和预防癌症[167]。

如果向患者推荐植物性饮食，那么他们应该确保食用的是健康的植物性食品。一些遵循素食植物性饮食的患者也会食用一些非健康的植物性食物，如加糖的食品和饮料，这可能对健康有害，并破坏植物性饮食对健康的益处。来自三项前瞻性队列研究的数据表明，加强植物性食品并减少摄入动物性食品可以降低糖尿病发病风险20%。具体而言，那些遵循健康植物性食物的饮食方式能降低糖尿病风险34%，而那些非健康植物性食物饮食的人群患2型糖尿病的风险反而增加了16%。因此，患者应该确保他们的饮食中植物性食品为健康植物性食品。这项研究认为，健康的植物性食品包括全谷物、水果、蔬菜、坚果、豆类、植物油、茶和咖啡。非健康的植物性食品包括果汁、含糖饮料、精制谷物、土豆和糖果或甜点[168]。

植物性饮食方式，结合健康教育干预，可使2型糖尿病患者的心理健康、生活质量、糖化血红蛋白和体重得到显著改善。植物性饮食还可能改善糖尿病患者的神经性疼痛、总胆固醇、低密度脂蛋白胆固醇和甘油三酯[169]。素食饮食也有类似的效果，能显著降低糖尿病患者的糖化血红蛋白，控制血糖，改善低密度脂蛋白胆固醇、非高密度脂蛋白胆固醇和体重[170, 171]。另外，对于有慢性肾脏疾病的糖尿病患者，植物性饮食可以延缓疾病的进展，还可以帮助管理和预防慢性肾脏疾病的一些症状和代谢并发症[167, 172]。

7.2　运动锻炼

规律的运动锻炼对糖尿病患者来说非常重要，因为它可以通过降低血糖和血压，改善组织灌注，消耗能量来帮助减重，改善情绪，降低跌倒风险，提高老年人的记忆力和促进更好的睡眠[173]。

IDF建议糖尿病患者每周进行3~5天的运动锻炼，每次至少30~45分钟，因为定期规律的运动锻炼对于控制血糖至关重要[174]。有氧运动（如慢跑、游泳、骑自行车）和抗阻运动（如力量训练、阻力带、体重锻炼）相结合的运动方式是最有效的，包括尽量减少久坐时间。如果没有禁忌证，抗阻运动应每周在非连续的天数进行2~3次。所有的糖尿病患者都应该努力减少每天久坐的时间。例如，应该尽量每30分钟站起来或走动一次[36]。

为确保运动的长期可持续，建议根据患者的意愿和能力，逐步开展运动，并在一定的时间内设定个性化和具体的目标。实现这一目标的方法是建议患者每周至少步行150分钟，例如，每天步行20分钟或一周5天每次步行30分钟，如果患者认为这一目标一开始可能无法实现，则建议开始的时候适当减少步行时间，一旦有信心维持这种运动，则再增加运动强度或频率。也应建议患者选择他们喜欢并能持续多年的运动方式。为了支持患者做出这些改变，药师可以参考加拿大糖尿病学会研发的资料，其中包括鼓励患者随着时间逐渐增加运动时长和强度的示范步行计划[175]，以及解释如何安全地开始抗阻训练和完成某些抗阻运动的手册[176]。当开展运动时，患者应该注意穿合适的鞋子和吸湿袜子，以防止糖尿病足相关并发症，包括足溃疡[177]。

药师还应该教育患者如何根据运动调整所用药物，特别是胰岛素，如何及时补充碳水化合物以避免出现低血糖[22, 63]。运动会降低血糖，如果患者没有提前做好准备，血糖可能会变得非常低。因此，患者可能需要在运动前后增加血糖监测的频率。低血糖在运动期间或运动后24小时内都有可能发生[173]。

7.3 戒烟

吸烟不仅是患2型糖尿病的危险因素，还会加速疾病进展，增加1型或2型糖尿病患者并发症的发生风险。应建议所有糖尿病患者不要使用香烟、烟草产品或电子烟。暴露在高水平的尼古丁中会导致机体需要更大剂量的胰岛素来控制血糖，因为尼古丁会降低胰岛素的降糖效果。此外，吸烟的糖尿病患者更容易发生并发症，包括心脏和肾脏并发症、糖尿病足感染、足趾或足截肢、视网膜病变和周围神经病变[32]。他们还可能面临更高的死亡风险[36]。为了帮助患者戒烟，药师可以利用WHO的"5As"模式（询问、建议、评估、帮助、随访）来帮助患者准备戒烟，并利用"5Rs"模式（相关性、风险、益处、障碍、重复）来增加戒烟的动力。关于这些方法的详细信息可在WHO的《在初级保健中提供5As和5Rs简要戒烟干预措施工具包》中找到[33]。

8 药师提供糖尿病健康管理服务的困难

　　药师提供糖尿病健康管理服务受到各种限制因素影响。为了充分发挥药师在糖尿病患者健康管理服务中的作用，有必要阐述影响其服务的各种限制因素。药师应评估这些限制因素是否存在，并制订相应对策，以促进药师开展糖尿病健康管理服务。限制因素包括但不限于以下情况：

　　•缺乏与患者交流的隐私区域：药房缺乏一个能够与患者相互交流和提供建议的咨询场所，这是提供糖尿病健康管理服务的限制因素之一[178]。患者在一个安全和便利的环境中，会更愿意分享其健康状况和药物使用的细节[179]。因此，如果药房中缺乏相对独立的咨询区域，则会影响药师提供相关药学服务，特别是对于需要长时间沟通交流的服务。在药房缺乏隐私区域的情况下，药师应创新性地提出一些替代解决方案[179]。例如，临时从药房划分出咨询区域，或者灵活运用电话来进行咨询预约。

　　•工作量大导致时间不足：由于大多数药房工作繁忙，药师可能没有条件投入足够的时间与患者接触交流[178]。这些时间限制可能导致无法提供个体化的糖尿病健康管理服务，如提供指导建议或用药评估[180]。社区基层药师工作繁忙，他们需要解决患者提出的各种健康问题，同时还要负责药房的日常管理工作。这导致药师难以为患者提供单独或额外的药学服务。在药房人手缺乏的情况下，这一问题会更加凸显，药师不得不同时处理患者监护和日常药房管理之间的矛盾。虽然这是一个难以解决的挑战性难题，但药师可以采取耗时相对较少的措施。例如，药师可以与所在国家的药学学会合作，看看是否有现成的糖尿病教育材料与患者共享。这样患者仍然可以从这些举措中更多地了解糖尿病健康问题，并从中获益，而且不会在药师现有的繁重工作量的基础上增加大量工作。

•**薪酬**：基于绩效的薪酬模式仍然是全球最常见的薪酬模式，药师因在药房提供额外服务而薪酬不足[181]，这在提供糖尿病服务方面构成了巨大障碍，因为这些服务在大多数情况下是药师提供的额外服务。几项研究表明，薪酬不足是药师投入时间和精力进行糖尿病健康管理服务的重要影响因素[180, 182]。在这种薪酬模式情况下，服务产生的收入通常属于药房所有者，而不是药师自己[183]。因此，药师缺乏动力实施改善社区糖尿病患者的服务。

然而，根据在加拿大进行的一项研究显示，当药师得到适当的报酬时，他们更愿意提供更多的药学服务[182]。带薪服务通常包括制订年度监护计划和处方审核评估。这些服务可能是由经认证的药师提供的，因此需要制订与所提供服务水平相一致的薪酬计划[182]。药师应努力与各类药房和卫生保健利益相关方合作，提倡提高药师服务的报酬，从而使他们有更大的动力提供糖尿病筛查等服务，以改善社区居民的健康。

•**认证和培训**：有证据表明，与未经认证的药师相比，获得专业认证的药师更有可能在社区中提供糖尿病管理服务[184]。加拿大阿尔伯塔省（Alberta）进行的一项研究表明，药师作为经过培训认证的糖尿病教育者，现称为"糖尿病监护和教育认证专家"，那些拥有额外处方权的药师明显比其他普通药师可以提供更多的糖尿病管理服务。2017年Kuwait对药师调研发现[185]，药师在糖尿病患者教育方面需要更高级别的专业技能，以便在社区提供糖尿病管理服务，这种额外的资格认证为药师提供了学习药学服务知识的机会，也提高了药师的可信度和开展药学服务的动力。现有证据一致表明，与没有专业知识的药师相比，具有专业知识的药师在针对特定疾病的领域提供专业服务的可能性更大。这也强调了药师需要进行额外的培训和认证，以确保拥有足够的专业知识、技能和信心[186-188]。

药师需要通过参加各种培训活动，如研讨会、会议、专题讨论会和持续的职业发展计划，来深入实践糖尿病相关服务。当药师接受培训时，他们会有信心和意愿去开展糖尿病管理的相关药学服务。因此，药师的继续教育政策有利于药师帮助患者预防和管理糖尿病及其并发症。

• **患者对药师角色的看法**：药师在患者监护中的角色是否被认可将会成为提供药学服务的障碍或促进因素。如果药师被视为药品的调剂者，而不是药学服务的提供者，这可能会影响患者与药师的互动和参与程度[185]。在Kuwait进行的研究指出，患者将药师视为"药品发放者"是药师提供药学服务的障碍[185, 189]，这就意味着患者对药师提供糖尿病健康管理的能力缺乏信任。为了应对这一挑战，药师需要告知、教育患者，使其了解他们在提供药学服务方面的作用，并以药物治疗学专家的身份获得患者的信任。然而，在大多数社区，患者已经开始理解、信任药师，并表示愿意接受这些服务，这为药师付出其时间和专业知识提供了动力[190-192]。

9 总结

随着全球糖尿病发病率的增长，药师应利用其可及性和专业性参与到解决这一紧迫的涉及全球的健康问题中。理论上，药师有资格在糖尿病健康管理服务中发挥作用，包括预防、筛查、转诊、药物和非药物治疗等多个方面。

药师应把握与各医疗专业人员合作的机会，为糖尿病患者提供全面的、整体的监护。虽然广泛开展糖尿病健康管理的药学服务存在一定的困难，但是如果全球药师都能参与到这项实践中，公众将会有巨大的潜在获益。

药师应该思考如何将本手册推荐的药学服务结合到临床实践中，以及如何让患者从药学所实施的服务中获益。而且作为公共卫生专业人员和医疗保健人员，药师将拥有许多机会深入发挥他们在糖尿病预防、诊断和治疗中的作用。

10　参考文献

［1］International Diabetes Federation. IDF Diabetes Atlas – 10th Edition: 2021. updated ［accessed: 3 November 2021］. Available at: https://diabetesatlas.org/.

［2］Liu JX, Goryakin Y, Maeda A et al. Global Health Workforce Labor Market Projections for 2030. Human Resources for Health. 2017, 15（1）:11.［Cited: 19 March 2021］. Available at: https://pubmed.ncbi.nlm.nih.gov/28159017/.

［3］International Diabetes Federation. IDF Diabetes Atlas – Ninth Edition. 2019.［Cited: 21 July 2021］. Available at: https://www.diabetesatlas.org/upload/resources/ material/20200302_133351_IDFATLAS9e–finalweb.pdf.

［4］Organization WH. Noncommunicable Diseases Geneva: WHO; 2021. updated［accessed: 26 Oct］. Available at: https://www.who.int/news–room/fact–sheets/detail/noncommunicable– diseases.

［5］Organization WH. Declaration of Astana – Global Conference on Primary Health Care. ［Internet］. 2018.［Cited: Available at: https://www.who.int/docs/default–source/primary– health/declaration/gcphcdeclaration.pdf.

［6］Federation IP. Beating non–communicable diseases in the community — The contribution of pharmacists.［Internet］. 2019.［Cited: Available at: https://www.fip.org/file/4694.

［7］World Health Organization. Diabetes Geneva: World Health Organization; 2021. updated 2021/04/13.［accessed: 19 March 2021］. Available at: https://www.who.int/news–room/ fact–sheets/detail/diabetes.

［8］National Institute of Diabetes and Digestive and Kidney Diseases. Symptoms and Causes of Diabetes: 2016. updated［accessed: 24 October 2021］. Available at: https://www.niddk. nih.gov/healthinformation/diabetes/overview/symptoms–causes.

［9］National Institute of Diabetes and Digestive and Kidney Diseases. Type 1 Diabetes: 2017. Updated［accessed: 24 October 2021］. Available at: https://www.niddk.nih.gov/ healthinformation/diabetes/overview/what–is–diabetes/type–1–diabetes.

［10］International Diabetes Federation. Type 2 diabetes: 2020. updated 2020/10/16.［accessed: 19 March 2021］. Available at: https://www.idf.org/aboutdiabetes/type–2–diabetes.html.

［11］Centers for Disease Control and Prevention. Gestational Diabetes: 2019. updated 2019/05/30.［accessed: 13 July 2021］. Available at: https://www.cdc.gov/diabetes/ basics/gestational.html.

［12］International Pharmaceutical Federation. FIP Statement of Policy – The role of pharmacists in noncommunicable diseases. 2019.［Cited: 20 July 2021］. Available at: https://www.fip.org/file/4338.

［13］International Pharmaceutical Federation. FIP Statement of Policy-The role of the pharmacist in the prevention and treatment of chronic disease: 2006. updated［accessed: 20 July 2021］. Available at: https://www.fip.org/file/1468.

［14］International Pharmaceutical Federation. FIP Statement of Policy-Collaborative Pharmacy Practice.［Internet］. 2010.［Cited: 20 July 2021］. Available at: https://www.fip.org/file/1492.

［15］Fazel MT, Bagalagel A, Lee JK et al. Impact of Diabetes Care by Pharmacists as Part of Health Care Team in Ambulatory Settings: A Systematic Review and Meta-analysis. Ann Pharmacother. 2017, 51（10）:890-907.［Cited: Available at: https://pubmed.ncbi.nlm.nih.gov/28573873/.

［16］Chisholm-Burns MA, Kim Lee J, Spivey CA et al. US pharmacists' effect as team members on patient care: systematic review and meta-analyses. Med Care. 2010, 48（10）:923-933.［Cited: Available at: https://pubmed.ncbi.nlm.nih.gov/20720510/.

［17］van Eikenhorst L, Taxis K, van Dijk L et al. Pharmacist-Led Self-management Interventions to Improve Diabetes Outcomes. A Systematic Literature Review and Meta-Analysis. Front Pharmacol. 2017;8:891.［Cited: 21 August 2021］. Available at: http://www.ncbi.nlm.nih.gov/pubmed/29311916.

［18］Desse TA, Vakil K, Mc Namara K et al. Impact of clinical pharmacy interventions on health and economic outcomes in type 2 diabetes: A systematic review and meta-analysis. Diabet Med. 2021, 38（6）:e14526.［Cited: 21 August 2021］. Available at: https://pubmed.ncbi.nlm.nih.gov/33470480/.

［19］Wang Y, Yeo QQ, Ko Y. Economic evaluations of pharmacist-managed services in people with diabetes mellitus: a systematic review. Diabet Med. 2016, 33（4）:421-427.［Cited: 20 August 2021］. Available at: https://pubmed.ncbi.nlm.nih.gov/26433008/.

［20］Abdulrhim S, Sankaralingam S, Ibrahim MIM et al. The impact of pharmacist care on diabetes outcomes in primary care settings: An umbrella review of published systematic reviews. Prim Care Diabetes. 2020, 14（5）:393-400.［Cited: 20 August 2021］. Available at: https://pubmed.ncbi.nlm.nih.gov/31926868/.

［21］Primary Care Diabetes Society. Best Practice in the Delivery of Diabetes Care in the Primary Care Network.［Internet］. 2021.［Cited: 24 October 2021］. Available at: https://www.pcdsociety.org/resources/details/glance-guide-best-practice-delivery-diabetes-care-primarycare-network.

[22] International Diabetes Federation. IDF Clinical Practice Recommendations for Managing Type 2 Diabetes in Primary Care.[Internet] . 2017.[Cited: 19 March 2021] . Available at: http://www.idf.org/managing-type2-diabetes.

[23] Centers for Disease Control and Prevention. National Diabetes Prevention Program-Diabetes DDT: 2019. updated 2019/08/02/T06:30:40Z.[accessed: 22 August 2021] . Available at: https://www.cdc.gov/diabetes/prevention/about.htm.

[24] World Health Organization. WHO Effective Communications Participant Handbook. Geneva: Organization WH[Internet] . 2015.[Cited: 20 March 2021] . Available at: https://www.who.int/communicating-forhealth/resources/participant-handbook-english. pdf?ua=1.

[25] Centers for Disease Control and Prevention. Diabetes Meal Planning: 2021. updated 2021/03/11/.[accessed: 27 April 2021] . Available at: https://www.cdc.gov/diabetes/ managing/eat-well/meal-planmethod.html.

[26] International Diabetes Federation. Type 2 Diabetes Prevention: 2020. updated[accessed: 21 August 2021] . Available at: https://idf.org/our-activities/care-prevention/prevention. html.

[27] American Diabetes Association. 3. Prevention or Delay of Type 2 Diabetes: Standards of Medical Care in Diabetes—2021. Diabetes Care. 2021, 44 (Supplement 1) :S34-S9. [Cited: 23 October 2021] . Available at: https://care.diabetesjournals.org/content/ diacare/44/Supplement_1/S34.full.pdf.

[28] Bull FC, Al-Ansari SS, Biddle S et al. World Health Organization 2020 guidelines on physical activity and sedentary behaviour. Br J Sports Med. 2020, 54 (24) :1451-1462.[Cited: 23 August 2021] . Available at: https://bjsm.bmj.com/content/ bjsports/54/24/1451.full.pdf.

[29] American Diabetes Association. Extra Weight, Extra Risk: updated[accessed: 23 August 2021] . Available at: https://www.diabetes.org/diabetes-risk/prevention/overweight.

[30] World Health Organization. Body mass index-BMI[Internet] . Copenhagen: World Health Organization; updated[accessed: 25 April 2021] . Available at: https://www.euro. who.int/en/health-topics/diseaseprevention/nutrition/a-healthy-lifestyle/body-mass-index-bmi.

[31] World Health Organization. Waist circumference and waist-hip ratio: report of a WHO expert consultation. Geneva: Organization WH[Internet] . 2011.[Cited: 13 April 2021] . Available at: https://www.who.int/publications/i/item/9789241501491.

[32] Centers for Disease Control and Prevention. Smoking and Diabetes: 2014. updated

[accessed: 23 August 2021] . Available at: https://www.cdc.gov/tobacco/data_statistics/sgr/50thanniversary/pdfs/fs_smoking_diabetes_508.pdf.

[33] World Health Organization. Toolkit for delivering the 5A's and 5R's brief tobacco interventions in primary care. 2014.[Cited: 22 August 2021] . Available at: https://apps.who.int/iris/bitstream/handle/10665/112835/9789241506953_eng.pdf?sequence=1.

[34] International Diabetes Federation. IDF Diabetes Atlas, 9th edn: 2019. updated 2019. [accessed: 26 April 2021] . Available at: https://www.diabetesatlas.org.

[35]World Health Organization. Global report on diabetes. Geneva: Organization WH[Internet]. 2016.[Cited: 19 March 2021] . Available at: https://www.who.int/publications-detail-redirect/9789241565257.

[36] American Diabetes Association. Classification and Diagnosis of Diabetes: Standards of Medical Care in Diabetes. Diabetes Care. 2021, 44 (Supplement 1) :S15-S33.[Cited: 21 July 2021] . Available at: http://www.ncbi.nlm.nih.gov/pubmed/33298413.

[37]Rehman A, Setter SM, Vue MH. Drug-Induced Glucose Alterations Part 2: Drug-Induced Hyperglycemia. Diabetes Spectrum. 2011, 24 (4) :234-238.[Cited: 21 October 2021] . Available at: https://spectrum.diabetesjournals.org/content/diaspect/24/4/234.full.pdf.

[38] U.S. Food and Drug Administration. FDA Drug Safety Communication: Important safety label changes to cholesterol-lowering statin drugs: 2016. updated [accessed: 23 October 2021] . Available at: https://www.fda.gov/drugs/drug-safety-and-availability/fda-drug-safety-communication-importantsafety-label-changes-cholesterol-lowering-statin-drugs.

[39] World Health Organization. HEARTS D: Diagnosis and management of type 2 diabetes. 2020.[Cited: 21 July 2021] . Available at: https://www.who.int/publications-detail-redirect/who-ucn-ncd-20.1.

[40] Khan MAB, Hashim MJ, King JK et al. Epidemiology of Type 2 Diabetes-Global Burden of Disease and Forecasted Trends. J Epidemiol Glob Health. 2020, 10 (1) :107-111. [Cited: 22 August 2021] . Available at: https://www.ncbi.nlm.nih.gov/pmc/articles/PMC7310804/.

[41] National Institute of Diabetes and Digestive and Kidney Diseases. Type 2 Diabetes: 2017. Updated [accessed: 22 August 2021] . Available at: https://www.niddk.nih.gov/healthinformation/diabetes/overview/what-is-diabetes/type-2-diabetes.

[42] Noctor E, Dunne FP. Type 2 diabetes after gestational diabetes: The influence of changing diagnostic criteria. World J Diabetes. 2015, 6 (2) :234-244.[Cited: 22 August 2021] .

Available at: https://www.ncbi.nlm.nih.gov/pmc/articles/PMC4360417/.

［43］Dennison RA, Chen ES, Green ME et al. The absolute and relative risk of type 2 diabetes after gestational diabetes: A systematic review and meta-analysis of 129 studies. Diabetes Research and Clinical Practice. 2021, 171.［Cited: 22 August 2021］. Available at: http://www.ncbi.nlm.nih.gov/pubmed/33333204.

［44］World Health Organization. WHO Package of Essential Noncommunicable（PEN）Disease Interventions For Primary Health Care. 2020.［Cited: 20 July 2021］. Available at: https://apps.who.int/iris/bitstream/handle/10665/334186/9789240009226.eng. pdf?sequence=1&isAllowed=y.

［45］Centers for Disease Control and Prevention. Respiratory Rate: updated［accessed: 22 July 2021］. Available at: https://www.cdc.gov/dengue/training/cme/ccm/page57286.html.

［46］United States Preventive Services Taskforce. Draft Recommendation: Screening for Prediabetes and Type 2 Diabetes Mellitus 2021. updated［accessed: 27 July 2021］. Available at: https://uspreventiveservicestaskforce.org/uspstf/draft-update-summary/ prediabetes-and-type-2-diabetes-screening.

［47］Centers for Disease Control and Prevention. Diabetes – All About Your A1c: 2021. updated［accessed: 23 October 2021］. Available at: https://www.cdc.gov/diabetes/ managing/managing-blood-sugar/a1c.html.

［48］World Health Organization and International Diabetes Federation. Definition and diagnosis of diabetes mellitus and intermediate hyperglycaemia : report of a WHO/IDF consultation. Geneva:［Internet］. 2006.［Cited: 18 October 2021］. Available at: https://apps.who.int/ iris/handle/10665/43588.

［49］American Diabetes Association. Diagnosis: updated［accessed: 17 October 2021］. Available at: https://www.diabetes.org/a1c/diagnosis.

［50］U.S. Food and Drug Administration. Blood Glucose Monitoring Devices: 2019. updated 2019/05/03/Fri, -10:30.［accessed: 22 August 2021］. Available at: https://www.fda. gov/medical-devices/in-vitrodiagnostics/blood-glucose-monitoring-devices.

［51］Dogan K, Kayalp D, Ceylan G et al. Falsely Elevated Glucose Concentrations in Peritoneal Dialysis Patients Using Icodextrin. J Clin Lab Anal. 2016, 30（5）:506-509.［Cited: 18 October 2021］. Available at: https://pubmed.ncbi.nlm.nih.gov/26511081/.

［52］Perera NJ, Stewart PM, Williams PF et al. The danger of using inappropriate point-of-care glucose meters in patients on icodextrin dialysis. Diabet Med. 2011, 28（10）:1272-1276.［Cited: 17 October 2021］. Available at: https://pubmed.ncbi.nlm.nih.gov/21679233/.

［53］World Health Organization and International Diabetes Federation. Use of glycated haemoglobin（HbA1c）in the diagnosis of diabetes mellitus. Diabetes Research and Clinical Practice. 2011, 93（3）:299–309.［Cited: 16 August 2021］. Available at: https://linkinghub.elsevier.com/retrieve/pii/S0168822711001318.

［54］Gallagher EJ, Le Roith D, Bloomgarden Z. Review of hemoglobin A（1c）in the management of diabetes. J Diabetes. 2009;1（1）:9–17.［Cited: 27 August 2021］. Available at: http://www.ncbi.nlm.nih.gov/pubmed/20923515.

［55］Radin MS. Pitfalls in Hemoglobin A1c Measurement: When Results may be Misleading. J Gen Intern Med. 2014, 29（2）:388–394.［Cited: 22 August 2021］. Available at: https://www.ncbi.nlm.nih.gov/pmc/articles/PMC3912281/.

［56］World Health Organization. WHO Guidelines on Drawing Blood: Best Practices in Phlebotomy. Chapter 7–Capillary Sampling. 2010.［Cited: 23 October 2021］. Available at: https://www.ncbi.nlm.nih.gov/books/NBK138654/.

［57］Terrie Y. Cough and Cold Products for Patients with Diabetes: 2008. updated［accessed: 23 October 2021］. Available at: https://www.pharmacytimes.com/view/2008–10–8700.

［58］American Diabetes Association. 9. Pharmacologic Approaches to Glycemic Treatment: Standards of Medical Care in Diabetes 2021. Diabetes Care. 2021;44（Supplement 1）:S111–S24.［Cited: 17 October 2021］. Available at: https://care.diabetesjournals.org/content/diacare/44/Supplement_1/S111.full.pdf.

［59］Australian Diabetes Society and Diabetes Australia. Australian Type 2 Diabetes Glycaemic Management Algorithm: 2021. updated［accessed: 18 October 2021］. Available at: https://diabetessociety.com.au/downloads/20211014%20T2D%20Management%20Algorithm.pdf.

［60］McGibbon A AL, Ingersoll K, Kader T, Tugwell B, . Diabetes Canada 2018 Clinical Practice Guidelines for the Prevention and Management of Diabetes in Canada: Glycemic Management in Adults With Type 1 Diabetes: 2018. updated［accessed: 24 October 2021］. Available at: https://guidelines.diabetes.ca/cpg/chapter12.

［61］International Diabetes Federation Europe. How to manage diabetes during an illness? : updated［accessed: 23 October 2021］. Available at: https://www.idf.org/component/attachments/?task=download&id=2155:IDFE–Sick–day–management.

［62］Centers for Disease Control and Prevention. Managing Sick Days: 2020. updated［accessed: 23 October 2021］. Available at: https://www.cdc.gov/diabetes/managing/flu–sick–days.html.

［63］International Diabetes Federation. Global guideline for type 2 diabetes. 2017.［Cited: 23 August 2021］. Available at: https://www.idf.org/e–library/guidelines/79–global–

guideline-for-type-2-diabetes.

[64] American Diabetes Association. 6. Glycemic Targets: Standards of Medical Care in Diabetes—2021. Diabetes Care. 2021, 44 (Supplement 1):S73-S84.[Cited: 23 October 2021]. Available at: https://care.diabetesjournals.org/content/diacare/44/Supplement_1/S73.full.pdf.

[65] American Diabetes Association. CGM & Time in Range: updated[accessed: 24 October 2021]. Available at: https://www.diabetes.org/healthy-living/devices-technology/cgm-time-in-range.

[66] Association AD. 7. Diabetes Technology: Standards of Medical Care in Diabetes—2021. Diabetes Care. 2021, 44 (Supplement 1):S85-S99.[Cited: 24 October 2021]. Available at: https://care.diabetesjournals.org/content/diacare/44/Supplement_1/S85.full. pdf.

[67] National Institute of Diabetes and Digestive and Kidney Diseases. Continuous Glucose Monitoring: 2017. updated[accessed: 24 October 2021]. Available at: https://www.niddk.nih.gov/healthinformation/diabetes/overview/managing-diabetes/continuous-glucose-monitoring.

[68] World Health Organization. Problems of Irrational Drug Use-Session Guide. 2010. [Cited: 23 August 2021]. Available at: https://www.paho.org/hq/dmdocuments/2010/3_IrrationalSG.pdf.

[69] World Health Organization. Medication Without Harm: 2017. updated[accessed: 23 August 2021]. Available at: https://www.who.int/initiatives/medication-without-harm.

[70] World Health Organization. Adherence to Long-Term Therapies-Evidence for Action. 2003.[Cited: 23 August 2021]. Available at: https://www.who.int/chp/knowledge/publications/adherence_full_report.pdf.

[71] Colvin NN, Mospan CM, Buxton JA et al. Using Indian Health Service(IHS)counseling techniques in an independent community pharmacy to improve adherence rates among patients with diabetes, hypertension, or hyperlipidemia. Journal of the American Pharmacists Association. 2018, 58 (4):S59-S63.e2.[Cited: 23 August 2021]. Available at: https://pubmed.ncbi.nlm.nih.gov/29895481/.

[72] Lam N, Muravez SN, Boyce RW. A comparison of the Indian Health Service counseling technique with traditional, lecture-style counseling. J Am Pharm Assoc(2003). 2015, 55 (5):503-510.[Cited: 24 August 2021]. Available at: https://pubmed.ncbi.nlm.nih. gov/26359960/.

[73] Miller WR RS. Motivational Interviewing: Helping People Change.[Internet]. 2012.

［Cited: 18 October 2021］. Available at: https://books.google.com/books/about/Motivational_Interviewing.html?id=o1-ZpM7QqVQC.

［74］Agency for Healthcare Research and Quality. Use the Teach-Back Method: 2020. updated ［accessed: 23 August 2021］. Available at: https://www.ahrq.gov/health-literacy/improve/precautions/tool5.html.

［75］DrugBank. Metformin: 2021. updated［accessed: 29 August 2021］. Available at: https://go.drugbank.com/drugs/DB00331.

［76］MedlinePlus. Metformin: 2020. updated［accessed: 29 August 2021］. Available at: https://medlineplus.gov/druginfo/meds/a696005.html.

［77］Costello RA, Nicolas S, Shivkumar A. Sulfonylureas: StatPearls. 2021.［Cited: 29 August 2021］. Available at: https://www.ncbi.nlm.nih.gov/books/NBK513225/.

［78］DrugBank. Gliclazide: 2021. updated［accessed: 29 August 2021］. Available at: https://go.drugbank.com/drugs/DB01120.

［79］Wexler DJ. Sulfonylureas and meglitinides in the treatment of type 2 diabetes mellitus: UpToDate; 2021. updated［accessed: 17 October 2021］. Available at: https://www.uptodate.com/contents/sulfonylureasand-meglitinides-in-the-treatment-of-type-2-diabetes-mellitus.

［80］Milner Z AH. Repaglinide. StatPearls. 2021.［Cited: 17 October 2021］. Available at: https://www.ncbi.nlm.nih.gov/books/NBK559305/.

［81］Lipska KJ. Alpha-glucosidase inhibitors for treatment of diabetes mellitus: UpToDate; 2021. Updated［accessed: 19 October 2021］. Available at: https://www.uptodate.com/contents/alpha-glucosidaseinhibitors-for-treatment-of-diabetes-mellitus.

［82］Pharmaceuticals BH. Precose（acarbose tablets）: 2011. updated［accessed: 19 October 2021］. Available at: https://www.accessdata.fda.gov/drugsatfda_docs/label/2011/020482s024lbl.pdf.

［83］Akmal M WR. Alpha Glucosidase Inhibitors. StatPearls. 2021.［Cited: 19 October 2021］. Available at: https://www.ncbi.nlm.nih.gov/books/NBK557848/.

［84］Inzucchi SE LB. Thiazolidinediones in the treatment of type 2 diabetes mellitus: UpToDate; 2020. Updated［accessed: 17 October 2021］. Available at: https://www.uptodate.com/contents/thiazolidinediones-in-thetreatment-of-type-2-diabetes-mellitus.

［85］Wallach JD, Wang K, Zhang AD et al. Updating insights into rosiglitazone and cardiovascular risk through shared data: individual patient and summary level meta-analyses. BMJ. 2020, 368:l7078.［Cited: 20 October 2021］. Available at: https://www.bmj.com/content/bmj/368/bmj.l7078.full.pdf.

［86］Liu XY, Zhang N, Chen R et al. Efficacy and safety of sodium-glucose cotransporter 2 inhibitors in type 2 diabetes: a meta-analysis of randomized controlled trials for 1 to 2years. J Diabetes Complications. 2015, 29（8）:1295-1303.［Cited: 21 October 2021］. Available at: https://pubmed.ncbi.nlm.nih.gov/26365905/.

［87］DeSantis A. Sodium-glucose co-transporter 2 inhibitors for the treatment of hyperglycemia in type 2 diabetes mellitus: UpToDate; 2020. updated［accessed: 17 October 2021］. Available at: https://www.uptodate.com/contents/sodium-glucose-co-transporter-2-inhibitors-for-the-treatment-ofhyperglycemia-in-type-2-diabetes-mellitus.

［88］Dungan K DA. Dipeptidyl peptidase 4（DPP-4）inhibitors for the treatment of type 2 diabetes mellitus: UpToDate; 2021. updated［accessed: 17 October 2021］. Available at: https://www.uptodate.com/contents/dipeptidyl-peptidase-4-dpp-4-inhibitors-for-the-treatment-of-type-2-diabetes-mellitus.

［89］Kasina SVSK BK. Dipeptidyl Peptidase IV（DPP IV）Inhibitors. StatPearls. 2021.［Cited: 17 October 2021］. Available at: https://www.ncbi.nlm.nih.gov/books/NBK542331/.

［90］Tran S, Retnakaran R, Zinman B et al. Efficacy of glucagon-like peptide-1 receptor agonists compared to dipeptidyl peptidase-4 inhibitors for the management of type 2 diabetes: A meta-analysis of randomized clinical trials. Diabetes Obes Metab. 2018, 20 Suppl 1:68-76.［Cited: 23 October 2021］. Available at: https://pubmed.ncbi.nlm.nih.gov/29364587/.

［91］Hinnen D. Glucagon-Like Peptide 1 Receptor Agonists for Type 2 Diabetes. Diabetes Spectrum. 2017, 30（3）:202-210.［Cited: 23 October 2021］. Available at: https://spectrum.diabetesjournals.org/content/diaspect/30/3/202.full.pdf.

［92］Dungan K DA. Glucagon-like peptide 1 receptor agonists for the treatment of type 2 diabetes mellitus: UpToDate; 2021. updated［accessed: 17 October 2021］. Available at: https://www.uptodate.com/contents/glucagon-like-peptide-1-receptor-agonists-for-the-treatment-oftype-2-diabetes-mellitus.

［93］Latif W LK, Rodriguez R, . Compare And Contrast the Glucagon-like Peptide-1 Receptor Agonists（GLP1RAs）. StatPearls. 2021.［Cited: 17 October 2021］. Available at: https://www.ncbi.nlm.nih.gov/books/NBK572151/.

［94］Collins L CR. Glucagon-like Peptide-1 Receptor Agonists. StatPearls. 2021.［Cited: 17 October 2021］. Available at: https://www.ncbi.nlm.nih.gov/books/NBK551568/.

［95］American Diabetes Association. Insulin Basics: updated［accessed: 20 October 2021］. Available at: https://www.diabetes.org/healthy-living/medication-treatments/insulin-other-injectables/insulin-basics.

[96] Centers for Disease Control and Prevention. Types of Insulin: 2021. updated [accessed: 20 October 2021]. Available at: https://www.cdc.gov/diabetes/basics/type-1-types-of-insulin.html.

[97] DrugBank. Insulin: 2021. updated [accessed: 29 August 2021]. Available at: https://go.drugbank.com/drugs/DB00030.

[98] American Diabetes Association. Insulin Storage and Syringe Safety: updated [accessed: 21 October 2021]. Available at: https://www.diabetes.org/healthy-living/medication-treatments/insulin-otherinjectables/insulin-storage-and-syringe-safety.

[99] Kramer L VI, Zayani A, . Storage of Insulin: IDF Europe Awareness Paper [Internet]. 2019. [Cited: 21 October 2021]. Available at: https://idf.org/images/IDF_Europe/Storage_of_Insulin_-_IDF_Europe_Awareness_Paper_-_FINAL.pdf.

[100] American Diabetes Association. Insulin Administration. Diabetes Care. 2003;26 (suppl 1):s121-s4. [Cited: 31 August 2021]. Available at: https://care.diabetesjournals.org/content/diacare/26/suppl_1/s121.full.pdf.

[101] Frid AH, Kreugel G, Grassi G et al. New Insulin Delivery Recommendations. Mayo Clin Proc. 2016, 91 (9):1231-1255. [Cited: 21 October 2021]. Available at: https://pubmed.ncbi.nlm.nih.gov/27594187/.

[102] Association of Diabetes Care & Education Specialists. Insulin Injection Know-How: 2020. Updated [accessed: 31 August 2021]. Available at: https://www.diabeteseducator.org/docs/default-source/livingwith-diabetes/tip-sheets/insulin-injections/insulin_injection_how_to_aade.pdf?sfvrsn=8.

[103] American Diabetes Association. Insulin Pumps: Relief and Choice: updated [accessed: 24 October 2021]. Available at: https://www.diabetes.org/healthy-living/medication-treatments/insulin-otherinjectables/insulin-pumps-relief-and-choice.

[104] Berget C, Messer LH, Forlenza GP. A Clinical Overview of Insulin Pump Therapy for the Management of Diabetes: Past, Present, and Future of Intensive Therapy. Diabetes Spectrum. 2019, 32 (3):194-204. [Cited: 24 October 2021]. Available at: https://spectrum.diabetesjournals.org/content/diaspect/32/3/194.full.pdf.

[105] Association of Diabetes Care and Education Specialists. Insulin Delivery: updated [accessed: 24 October 2021]. Available at: https://www.diabeteseducator.org/practice/practice-tools/diabetes-managementtools/ipt-resources.

[106] American Diabetes Association. Hypoglycemia (Low Blood Glucose): updated [accessed: 22 August 2021]. Available at: https://www.diabetes.org/healthy-living/medication-treatments/blood-glucose-testing-andcontrol/hypoglycemia.

［107］Martin-Timon I, Del Canizo-Gomez FJ. Mechanisms of hypoglycemia unawareness and implications in diabetic patients. World J Diabetes. 2015, 6（7）:912-926.［Cited: 17 October 2021］. Available at: https://pubmed.ncbi.nlm.nih.gov/26185599/.

［108］LexiComp. Glucagon: Drug Information UpToDate: 2021. updated［accessed: 17 October 2021］. Available at: https://www.uptodate.com/contents/glucagon-drug-information.

［109］Gosmanov AR KA. Diabetic Ketoacidosis. 2018.［Cited: 23 October 2021］. Available at: https://www.ncbi.nlm.nih.gov/books/NBK279146/.

［110］American Diabetes Association. DKA（Ketoacidosis）& Ketones: updated［accessed: 22 August 2021］. Available at: https://www.diabetes.org/diabetes/complications/dka-ketoacidosis-ketones.

［111］U.S. National Library of Medicine. Diabetic hyperglycemic hyperosmolar syndrome: MedlinePlus Medical Encyclopedia: 2020. updated［accessed: 22 August 2021］. Available at: https://medlineplus.gov/ency/article/000304.htm.

［112］International Diabetes Federation. Diabetes and Cardiovascular Disease Report. 2016.［Cited: 23 August 2021］. Available at: https://idf.org/our-activities/care-prevention/cardiovascular-disease/cvdreport.

［113］de Boer IH, Bangalore S, Benetos A et al. Diabetes and Hypertension: A Position Statement by the American Diabetes Association. Diabetes Care. 2017, 40（9）:1273-1284.［Cited: 24 October 2021］. Available at: https://care.diabetesjournals.org/content/diacare/40/9/1273.full.pdf.

［114］World Health Organization. Hypertension: updated［accessed: 24 October 2021］. Available at: https://www.who.int/health-topics/hypertension#tab=tab_1.

［115］American Diabetes Association. Dyslipidemia Management in Adults With Diabetes. Diabetes Care. 2004, 27（suppl 1）:s68-s71.［Cited: 24 October 2021］. Available at: https://care.diabetesjournals.org/content/diacare/27/suppl_1/s68.full.pdf.

［116］Diabetes UK. Screening for Cholesterol: 2019. updated［accessed: 24 October 2021］. Available at: https://www.diabetes.co.uk/diabetes-complications/cholesterolscreening.html#:~:text=As%20someone%20with%20diabetes%2C%20your, test%20for%20your%20HbA1c%20level.

［117］National Institute of Diabetes and Digestive and Kidney Diseases. Diabetes, Heart Disease, & Stroke: 2021. updated［accessed: 23 August 2021］. Available at: https://www.niddk.nih.gov/healthinformation/diabetes/overview/preventing-problems/heart-disease-stroke.

［118］International Diabetes Federation. Diabetes and the Kidneys: 2021. updated［accessed:

23 August 2021〕. Available at: https://idf.org/our-activities/care-prevention/diabetes-and-the-kidney.html.

〔119〕American Diabetes Association. Kidney Disease（Nephropathy）: updated〔accessed: 21 August 2021〕. Available at: https://www.diabetes.org/diabetes/complications/kidney-disease-nephropathy.

〔120〕Gross JL, de Azevedo MJ, Silveiro SP et al. Diabetic Nephropathy: Diagnosis, Prevention, and Treatment. Diabetes Care. 2005, 28（1）:164-176.〔Cited: 17 October 2021〕. Available at: https://care.diabetesjournals.org/content/diacare/28/1/164.full.pdf.

〔121〕Kramer H, Molitch ME. Screening for Kidney Disease in Adults With Diabetes. Diabetes Care. 2005, 28（7）:1813-1816.〔Cited: 24 October 2021〕. Available at: https://care.diabetesjournals.org/content/diacare/28/7/1813.full.pdf.

〔122〕American Diabetes Association. Neuropathy: updated〔accessed: 22 August 2021〕. Available at: https://www.diabetes.org/diabetes/complications/neuropathy.

〔123〕American Diabetes Association. Peripheral Neuropathy: updated〔accessed: 21 August 2021〕. Available at: https://www.diabetes.org/diabetes/complications/neuropathy/peripheral-neuropathy.

〔124〕International Diabetes Federation. Diabetic Foot: 2020. updated〔accessed: 22 August 2021〕. Available at: https://idf.org/our-activities/care-prevention/diabetic-foot.html.

〔125〕American Diabetes Association. Autonomic Neuropathy: updated〔accessed: 22 August 2021〕. Available at: https://www.diabetes.org/diabetes/complications/neuropathy/autonomic-neuropathy.

〔126〕National Institute of Diabetes and Digestive and Kidney Diseases. Autonomic Neuropathy: 2018. Updated〔accessed: 22 August 2021〕. Available at: https://www.niddk.nih.gov/healthinformation/diabetes/overview/preventing-problems/nerve-damage-diabetic-neuropathies/autonomicneuropathy.

〔127〕National Institute of Diabetes and Digestive and Kidney Diseases. Diabetes and Foot Problems: 2017. updated〔accessed: 23 August 2021〕. Available at: https://www.niddk.nih.gov/healthinformation/diabetes/overview/preventing-problems/foot-problems.

〔128〕International Diabetes Federation. IDF Clinical Practice Recommendations on the Diabetic Foot 2017. 2017.〔Cited: 23 August 2021〕. Available at: https://www.idf.org/e-library/guidelines/119-idf-clinicalpractice-recommendations-on-diabetic-foot-2017.html.

〔129〕National Eye Institute. Diabetic Retinopathy: 2021. updated〔accessed: 23 August

2021〕. Available at: https://www.nei.nih.gov/learn-about-eye-health/eye-conditions-and-diseases/diabetic-retinopathy.

〔130〕International Diabetes Federation and The Fred Hollows Foundation. Diabetes eye health: A guide for health care professionals.〔Internet〕. 2015.〔Cited: 17 October 2021〕. Available at: https://idf.org/ouractivities/care-prevention/eye-health/eye-health-guide. html.

〔131〕American Diabetes Association. Eye Health: updated〔accessed: 23 August 2021〕. Available at: https://diabetes.org/diabetes/eye-health.

〔132〕American Diabetes Association. Curious about Cataracts? : updated〔accessed: 22 August 2021〕. Available at: https://diabetes.org/diabetes/eye-health/understand-eye-conditions/curious-about-cataracts.

〔133〕American Diabetes Association. What is Glaucoma? : updated〔accessed: 22 August 2021〕. Available at: https://diabetes.org/diabetes/eye-health/understand-eye-conditions/what-is-glaucoma.

〔134〕Centers for Disease Control and Prevention. Periodontal Disease: 2013. updated〔accessed: 22 October 2021〕. Available at: https://www.cdc.gov/oralhealth/conditions/periodontal-disease.html.

〔135〕Casanova L, Hughes FJ, Preshaw PM. Diabetes and periodontal disease: a two-way relationship. British Dental Journal. 2014, 217（8）:433-437.〔Cited: 23 October 2021〕. Available at: https://doi.org/10.1038/sj.bdj.2014.907.

〔136〕National Institute of Diabetes and Digestive and Kidney Diseases. Diabetes, Gum Disease, & Other Dental Problems: 2014. updated〔accessed: 23 October 2021〕. Available at: https://www.niddk.nih.gov/healthinformation/diabetes/overview/preventing-problems/gum-disease-dental-problems.

〔137〕Preshaw PM, Bissett SM. Periodontitis and diabetes. British Dental Journal. 2019, 227（7）:577-584.〔Cited: 23 October 2021〕. Available at: https://doi.org/10.1038/s41415-019-0794-5.

〔138〕Herrera D MJ, Renvert S, Jin L, . White Paper on Prevention and Management of Periodontal Diseases for Oral Health and General Health.〔Internet〕. 2020.〔Cited: 23 October 2021〕. Available at: https://www.fdiworlddental.org/sites/default/files/2020-11/gphp-2018-white_paper-en.pdf.

〔139〕American Diabetes Association. Diabetes and Oral Health: updated〔accessed: 23 October 2021〕. Available at: https://www.diabetes.org/diabetes/complications/keeping-your-mouthhealthy#:~:text=If%20you%20have%20diabetes%2C%20you，made%20 up%20mostly%20of%20bacteria.

[140] Sami W, Ansari T, Butt NS et al. Effect of diet on type 2 diabetes mellitus: A review. Int J Health Sci (Qassim) . 2017, 11 (2) :65-71. [Cited: 27 April 2021] . Available at: https://www.ncbi.nlm.nih.gov/pmc/articles/PMC5426415/.

[141] Davies MJ, D' Alessio DA, Fradkin J et al. Management of Hyperglycemia in Type 2 Diabetes, 2018. A Consensus Report by the American Diabetes Association (ADA)and the European Association for the Study of Diabetes (EASD) . Diabetes Care. 2018;41 (12) :2669-701. [Cited: 27 April 2021] . Available at: http://www.ncbi.nlm.nih.gov/pubmed/30291106.

[142] Association AD. 5. Lifestyle Management: Standards of Medical Care in Diabetes—2019. Diabetes Care. 2019, 42 (Supplement 1) :S46-S60. [Cited: 24 October 2021] . Available at: https://care.diabetesjournals.org/content/diacare/42/Supplement_1/S46. full.pdf.

[143] Diabetes UK. Glycaemic index and diabetes [Internet] . updated [accessed: 27 April 2021] . Available at: https://www.diabetes.org.uk/guide-to-diabetes/enjoy-food/carbohydrates-and-diabetes/glycaemic-indexand-diabetes.

[144] Glycaemic Index Foundation. Low Gi Explained: updated [accessed: 27 April 2021] . Available at: https://www.gisymbol.com/low-gi-explained/.

[145] World Health Organization Regional Office for the Western Pacific. Healthy Eating Habits for Patients with Diabetes [Internet] . Manila: World Health Organization; 2017. updated 2017. [accessed: 27 April 2021] . Available at: https://iris.wpro.who.int/bitstream/handle/10665.1/13561/9789290618072-diab-mod4-eng.pdf.

[146] Zafar MI, Mills KE, Zheng J et al. Low-glycemic index diets as an intervention for diabetes: a systematic review and meta-analysis. The American Journal of Clinical Nutrition. 2019, 110 (4) :891-902. [Cited: 27 April 2021] . Available at: https://pubmed.ncbi.nlm.nih.gov/31374573/.

[147] Wang Q, Xia W, Zhao Z et al. Effects comparison between low glycemic index diets and high glycemic index diets on HbA1c and fructosamine for patients with diabetes: A systematic review and meta-analysis. Primary Care Diabetes. 2015, 9 (5) :362-369. [Cited: 26 April 2021] . Available at: http://www.ncbi.nlm.nih.gov/pubmed/25524422.

[148] Bhupathiraju SN, Tobias DK, Malik VS et al. Glycemic index, glycemic load, and risk of type 2 diabetes: results from 3 large US cohorts and an updated meta-analysis123. The American Journal of Clinical Nutrition. 2014, 100 (1) :218-232. [Cited: 27 April 2021] . Available at: https://www.ncbi.nlm.nih.gov/pmc/articles/PMC4144100/.

［149］Livesey G, Taylor R, Livesey HF et al. Dietary Glycemic Index and Load and the Risk of Type 2 Diabetes: Assessment of Causal Relations. Nutrients. 2019, 11（6）.［Cited: 27 April 2021］. Available at: https://www.ncbi.nlm.nih.gov/pmc/articles/PMC6628270/.

［150］Livesey G, Taylor R, Livesey HF et al. Dietary Glycemic Index and Load and the Risk of Type 2 Diabetes: A Systematic Review and Updated Meta-Analyses of Prospective Cohort Studies. Nutrients. 2019, 11（6）.［Cited: 26 April 2021］. Available at: http://www.ncbi.nlm.nih.gov/pubmed/31195724.

［151］The University of Sydney. GI Database Search［Internet］. updated［accessed: 27 April 2021］. Available at: https://www.glycemicindex.com/foodSearch.php.

［152］Diabetes Canada. Glycemic Index Food Guide［Internet］. updated［accessed: 27 April 2021］. Available at: https://guidelines.diabetes.ca/docs/patient-resources/glycemic-index-food-guide.pdf.

［153］Renzella J, Townsend N, Jewell J et al. What national and subnational interventions and policies based on Mediterranean and Nordic diets are recommended or implemented in the WHO European Region, and is there evidence of effectiveness in reducing noncommunicable diseases? Health Evidence Network Synthesis Report 58. 2018. ［Cited: 19 March 2021］. Available at: https://www.ncbi.nlm.nih.gov/books/NBK519076/.

［154］Esposito K, Maiorino MI, Bellastella G et al. A journey into a Mediterranean diet and type 2 diabetes: a systematic review with meta-analyses. BMJ Open. 2015, 5（8）:e008222.［Cited: 19 March 2021］. Available at: http://www.ncbi.nlm.nih.gov/pubmed/26260349.

［155］Huo R, Du T, Xu Y et al. Effects of Mediterranean-style diet on glycemic control, weight loss and cardiovascular risk factors among type 2 diabetes individuals: a meta-analysis. Eur J Clin Nutr. 2015, 69（11）:1200-1208.［Cited: 27 April 2021］. Available at: http://www.ncbi.nlm.nih.gov/pubmed/25369829.

［156］Schwingshackl L, Chaimani A, Hoffmann G et al. A network meta-analysis on the comparative efficacy of different dietary approaches on glycaemic control in patients with type 2 diabetes mellitus. Eur J Epidemiol. 2018, 33（2）:157-170.［Cited: 27 April 2021］. Available at: https://www.ncbi.nlm.nih.gov/pmc/articles/PMC5871653/.

［157］Fundacion Dieta Mediterranea. Mediterranean Diet Pyramid: A Lifestyle for Today: 2010. updated 2010.［accessed: 19 March 2021］. Available at: https://dietamediterranea.com/piramidedm/piramide_INGLES.pdf.

［158］Fundacion Dieta Mediterranea. What's The Mediterranean Diet? 10 Basics: updated

[accessed: 19 March 2021] . Available at: https://dietamediterranea.com/en/nutrition/.

[159] World Health Organization. Cancer: Carcinogenicity of the consumption of red meat and processed meat [Internet] . Geneva: World Health Organization; 2015. updated 2015/10//. [accessed: 12 April 2021] . Available at: https://www.who.int/news-room/ q-a-detail/cancer-carcinogenicity-of-the-consumption-ofred-meat-and-processed-meat.

[160] Joshi S, Ostfeld RJ, McMacken M. The Ketogenic Diet for Obesity and Diabetes-Enthusiasm Outpaces Evidence. JAMA Intern Med. 2019. [Cited: 27 April 2021] . Available at: http://www.ncbi.nlm.nih.gov/pubmed/31305866.

[161] Aune D, Keum N, Giovannucci E et al. Whole grain consumption and risk of cardiovascular disease, cancer, and all cause and cause specific mortality: systematic review and dose-response meta-analysis of prospective studies. BMJ (Clinical research ed) . 2016, 353:i2716. [Cited: 27 April 2021] . Available at: http://www.ncbi.nlm.nih. gov/pubmed/27301975.

[162] Hu Y, Ding M, Sampson L et al. Intake of whole grain foods and risk of type 2 diabetes: results from three prospective cohort studies. BMJ (Clinical research ed) . 2020, 370:m2206. [Cited: 27 April 2021] . Available at: http://www.ncbi.nlm.nih.gov/ pubmed/32641435.

[163] Brouns F. Overweight and diabetes prevention: is a low-carbohydrate – high-fat diet recommendable? Eur J Nutr. 2018, 57 (4) :1301-1312. [Cited: 27 April 2021] . Available at: https://www.ncbi.nlm.nih.gov/pmc/articles/PMC5959976/.

[164] Masood W, Annamaraju P, Uppaluri KR. Ketogenic Diet. StatPearls. 2021. [Cited: 27 April 2021] . Available at: http://www.ncbi.nlm.nih.gov/books/NBK499830/.

[165] Meng Y, Bai H, Wang S et al. Efficacy of low carbohydrate diet for type 2 diabetes mellitus management: A systematic review and meta-analysis of randomized controlled trials. Diabetes Research and Clinical Practice. 2017, 131:124-131. [Cited: 19 March 2021] . Available at: http://www.ncbi.nlm.nih.gov/pubmed/28750216.

[166] van Zuuren EJ, Fedorowicz Z, Kuijpers T et al. Effects of low-carbohydrate- compared with low-fat-diet interventions on metabolic control in people with type 2 diabetes: a systematic review including GRADE assessments. The American Journal of Clinical Nutrition. 2018, 108 (2) :300-331. [Cited: 19 March 2021] . Available at: http:// www.ncbi.nlm.nih.gov/pubmed/30007275.

[167] McMacken M, Shah S. A plant-based diet for the prevention and treatment of type 2 diabetes. J Geriatr Cardiol. 2017, 14 (5) :342-354. [Cited: 27 April 2021] .

Available at: https://www.ncbi.nlm.nih.gov/pmc/articles/PMC5466941/.

［168］Satija A, Bhupathiraju SN, Rimm EB et al. Plant-Based Dietary Patterns and Incidence of Type 2 Diabetes in US Men and Women: Results from Three Prospective Cohort Studies. PLOS Medicine. 2016, 13（6）:e1002039.［Cited: 27 April 2021］. Available at: https://pubmed.ncbi.nlm.nih.gov/27299701/.

［169］Toumpanakis A, Turnbull T, Alba-Barba I. Effectiveness of plant-based diets in promoting well-being in the management of type 2 diabetes: a systematic review. BMJ Open Diabetes Research and Care. 2018, 6（1）:e000534.［Cited: 27 April 2021］. Available at: https://drc.bmj.com/content/6/1/e000534.

［170］Yokoyama Y, Barnard ND, Levin SM et al. Vegetarian diets and glycemic control in diabetes: a systematic review and meta-analysis. Cardiovasc Diagn Ther. 2014, 4（5）:373-382.［Cited: 27 April 2021］. Available at: https://www.ncbi.nlm.nih.gov/pmc/articles/PMC4221319/.

［171］Viguiliouk E, Kendall CW, Kahleova H et al. Effect of vegetarian dietary patterns on cardiometabolic risk factors in diabetes: A systematic review and meta-analysis of randomized controlled trials. Clin Nutr. 2019, 38（3）:1133-1145.［Cited: 27 April 2021］. Available at: http://www.ncbi.nlm.nih.gov/pubmed/29960809.

［172］Carrero JJ, Gonzalez-Ortiz A, Avesani CM et al. Plant-based diets to manage the risks and complications of chronic kidney disease. Nat Rev Nephrol. 2020, 16（9）:525-542.［Cited: 27 April 2021］. Available at: http://www.ncbi.nlm.nih.gov/pubmed/32528189.

［173］National Institute of Diabetes and Digestive and Kidney Diseases. Diabetes Diet, Eating, & Physical Activity: 2016. updated［accessed: 23 August 2021］. Available at: https://www.niddk.nih.gov/healthinformation/diabetes/overview/diet-eating-physical-activity.

［174］International Diabetes Federation. Diabetes Prevention［Internet］. Brussels: International Diabetes Federation; 2019. updated 2019/07//.［accessed: 12 April 2021］. Available at: https://www.idf.org/aboutdiabetes/prevention.html.

［175］Diabetes Canada. Planning for Regular Physical Activity: updated［accessed: 17 October 2021］. Available at: https://www.diabetes.ca/diabetescanadawebsite/media/managing-mydiabetes/tools%20and%20resources/planning-for-physical-activity.pdf?ext=.pdf.

［176］Diabetes Canada. Introductory Resistance Program: updated［accessed: 17 October 2021］. Available at: https://www.diabetes.ca/diabetescanadawebsite/media/managing-mydiabetes/tools%20and%20resources/introductory-resistance-program.pdf?ext=.pdf.

［177］American Diabetes Association. Foot Complications: updated［accessed: 23 October 2021］. Available at: https://www.diabetes.org/diabetes/complications/footcomplications.

[178] Dhippayom T, Krass I. Supporting self management of type 2 diabetes: is there a role for the community pharmacist? Patient Prefer Adherence. 2015:1085. [Cited: 20 August 2021]. Available at: https://dx.doi.org/10.2147/ppa.s88071.

[179] Hattingh HL, Emmerton L, Ng Cheong Tin P et al. Utilization of community pharmacy space to enhance privacy: a qualitative study. Health Expectations. 2016, 19 (5):1098-1110. [Cited: 20 August 2021]. Available at: https://dx.doi.org/10.1111/hex.12401.

[180] Plake KS, Chesnut RJ, Odorzynski M. Barriers to Community Pharmacists' Provision of Diabetes Care Services in Iowa. Journal of Pharmacy Technology. 2007, 23 (6):327-338. [Cited: 20 August 2021]. Available at: https://journals.sagepub.com/doi/abs/10.1177/875512250702300602.

[181] International Pharmaceutical Federation. Community pharmacy at a glance 2021 - Regulation, scope of practice, remuneration and distribution of medicines through community pharmacies and other outlers: 2021. updated [accessed: 31 August 2021]. Available at: https://www.fip.org/file/5015.

[182] Bharadia R, Lorenz K, Cor K et al. Financial remuneration is positively correlated with the number of clinical activities: an example from diabetes management in Alberta community pharmacies. International Journal of Pharmacy Practice. 2018, 26 (1):77-80. [Cited: 20 August 2021]. Available at: https://dx.doi.org/10.1111/ijpp.12331.

[183] MacCallum L, Mathers A, Kellar J et al. Pharmacists report lack of reinforcement and the work environment as the biggest barriers to routine monitoring and follow-up for people with diabetes: A survey of community pharmacists. Research in Social and Administrative Pharmacy. 2021, 17 (2):332-343. [Cited: 3 August 2021]. Available at: https://www.sciencedirect.com/science/article/pii/S1551741119311143.

[184] Lo A, Lorenz K, Cor K et al. Factors Affecting Number of Diabetes Management Activities Provided by Pharmacists. Can J Diabetes. 2016, 40 (6):535-542. [Cited: 20 August 2021]. Available at: https://pubmed.ncbi.nlm.nih.gov/27373434/.

[185] Al Haqan AA, Al-Taweel DM, Awad A et al. Pharmacists' Attitudes and Role in Diabetes Management in Kuwait. Medical Principles and Practice. 2017, 26 (3):273-279. [Cited: 20 August 2021]. Available at: https://dx.doi.org/10.1159/000456088.

[186] Jacobi J. CLINICAL PHARMACISTS: PRACTITIONERS WHO ARE ESSENTIAL MEMBERS OF YOUR CLINICAL CARE TEAM. Revista Medica Clinica Las Condes. 2016, 27 (5):571-577. [Cited: 20 August 2021]. Available at: https://www.sciencedirect.com/science/article/pii/S0716864016300827.

［187］Gilchrist M，Wade P，Ashiru-Oredope D et al. Antimicrobial Stewardship from Policy to Practice: Experiences from UK Antimicrobial Pharmacists. Infectious Diseases and Therapy. 2015，4（1）:51-64.［Cited: 19 August 2021］. Available at: https://doi.org/10.1007/s40121-015-0080-z.

［188］Emmerton LM，Smith L，LeMay KS et al. Experiences of community pharmacists involved in the delivery of a specialist asthma service in Australia. BMC Health Services Research. 2012，12（1）:164.［Cited: 20 August 2021］. Available at: https://doi.org/10.1186/1472-6963-12-164.

［189］Alsairafi Z，Waheedi M，Alsaleh F. <p>The perspectives of patients and physicians on the role of pharmacists in improving medication adherence in type 2 diabetes: a qualitative study</p>. Patient Prefer Adherence. 2019，Volume 13:1527-1543.［Cited: 20 August 2021］. Available at: https://dx.doi.org/10.2147/ppa.s218068.

［190］Mehralian G，Sheikhi S，Peiravian F. Diabetic Patients' Views on Services Provided by Community Pharmacies. Journal of Pharmaceutical Health Services Research. 2018，9（4）:335-340.［Cited: 3 August 2021］. Available at: https://doi.org/10.1111/jphs.12229.

［191］Siaw MYL，Toh JH，Lee JY-C. Patients' perceptions of pharmacist-managed diabetes services in the ambulatory care and community settings within Singapore. Int J Clin Pharm. 2018，40（2）:403-11.［Cited: 20 August 2021］. Available at: https://doi.org/10.1007/s11096-018-0591-2.

［192］Twigg MJ，Poland F，Bhattacharya D et al. The current and future roles of community pharmacists: Views and experiences of patients with type 2 diabetes. Research in Social and Administrative Pharmacy. 2013，9（6）:777-789.［Cited: 20 August 2021］. Available at: https://www.sciencedirect.com/science/article/pii/S155174111200321X.

11 附录

IDF 常见糖尿病药物的获益与风险 [22]

本表由国际糖尿病联合会（IDF）开发并经其许可转载，下表描述了药师在实践中可能遇到的常见降糖药物的主要风险和益处。

	二甲双胍	磺脲类	非磺脲类促泌剂（格列奈类）	吡格列酮	α-葡萄糖苷酶抑制剂	DPP-4抑制剂	GLP-1受体激动剂	SGLT2抑制剂
低血糖	中性	中度/重度	中度	中性	中性	中性	中性	中性
体重	轻微降低	增加	增加	增加	中性	中性	降低	降低
慢性肾病3A,3B期	3A减少剂量3B禁忌	慎用,低血糖高风险	慎用,低血糖高风险	中性	中性	中性,但是除利格列汀外其他必须减少剂量	艾塞那肽缓释剂型慎用	3B禁忌
慢性肾病4,5期	禁忌	禁忌;格列吡嗪和格列齐特除外	禁忌	中性	禁忌	中性,但是除利格列汀外其他必须减少剂量	禁忌	禁忌
胃肠道反应	中度	中性	中性	中性	中度	中性	中度	中性
其他副作用				水肿,骨折		胰腺炎,心力衰竭（非类效应）		生殖器真菌感染、骨折、截肢（可能不是类效应）
主要心血管事件	获益	中性	中性	中性	中性	中性	获益（2项随机对照试验*）	获益（2项随机对照试验*）

续表

	二甲双胍	磺脲类	非磺脲类促泌剂（格列奈类）	吡格列酮	α-葡萄糖苷酶抑制剂	DPP-4抑制剂	GLP-1受体激动剂	SGLT2抑制剂
慢性心力衰竭	中性	中性	中性	增加风险	中性	中性	中性	获益（2项随机对照试验[[+]]）

*在降低了针对利拉鲁肽、司美格鲁肽、恩格列净和卡格列净非劣效性随机对照试验中的风险

⁺降低了针对恩格列净、卡格列净非劣效性随机对照试验中的风险

《2021 糖尿病预防、筛查和管理药师手册》配套手册

鸣谢

FIP感谢为本出版物做出贡献的作者和审稿人。

本报告的内容是由作者和编辑独立完成的。

FIP和作者感谢专家小组的成员，他们对本参考指南提出了宝贵的意见和建议，具体如下：

专家姓名	所属机构和国家
Lsabel Pimenta Jacinto	国家药学协会健康和管理研究院执行主任，葡萄牙
Zeyad Elgamal	Cleveland诊所首席临床药师，阿拉伯联合酋长国
Margaret Wonah	糖尿病护理网络团队负责人，尼日利亚
Iryna Vlasenko	国际糖尿病联合会副主席，比利时
Sallianne Kavanagh	Huddersfield大学临床药学高级讲师；Sheffield教学医院NHSFT高级临床药师，英国
Francisco Javier Jiménez Ramírez	Puerto Rico大学药学院；药学实践系教授和临床药师
Astrid Czock	QualiCCare协会首席执行官；瑞士内分泌学和糖尿病学协会科学，瑞士
Patricia Acuna–Johnson	Valparaiso大学药学院化学和药学系药理学教授，智利
Diana Isaacs	Cleveland诊所内分泌临床药学专家，美国

目录

1 背景

糖尿病是以慢性高血糖为特征的代谢性疾病，可导致不同器官，特别是肾脏、眼部、神经、心脏和血管的长期损害和衰竭[1]。全世界每10名成年人中有一名糖尿病患者，这已成为21世纪增长最快的全球健康问题之一[2]。

在过去20年中，糖尿病患者的数量增加了2倍多，主要因肥胖和缺乏运动的现象越来越普遍。WHO估计，到2045年，将有7亿人患有糖尿病[3]。2型糖尿病对低收入和中等收入国家的影响尤其大，其中有90%的糖尿病患者未被诊断[2, 3]。

尽管其他NCDs的早期死亡率正在下降；但在2000—2016年期间，由糖尿病引起的早期死亡增加了5%。糖尿病的疾病挑战对实现联合国可持续发展目标3.4，即把非传染性疾病的早期死亡率减少1/3，构成了严重风险。为了解决这个问题，WHO正在努力减少在获得糖尿病诊断和治疗方面的不平等，并提供公平、全面、负担得起的高质量护理[4]。

作为社区中最容易接触到的医疗保健专业人员，药师处于一个理想的位置，可以为减轻这一疾病的负担做出贡献[5]。研究表明，包括药师在内的糖尿病协作管理可以改善血糖、血压、血脂、药物治疗的有效性和依从性，并最大限度地减少药物的不良反应[5-7]。此外，药师的贡献有助于提高生活质量并节约成本（与常规护理相比每人每天节省80000～85000美元）[8]。任何健康计划都应该利用药师的知识和技能，促进和优化药师开展药学服务，以支持糖尿病患者达到最佳健康结局[4]。

FIP自2006年以来一直在其政策声明中倡导药师在预防和治疗慢性疾病方面的作用。2010年，FIP关于协作性药学实践的政策声明强调了多学科协作的必要性，并指出药师的专业知识和技能使其对医疗保健团队的贡献、对于优化治疗和预防与药物有关的问题都很重要。2019年FIP政策声明重申了药师在支持全球解决日益严重的糖尿病问题方面的关键作用[4]。

FIP出版的《2021糖尿病预防、筛查和管理药师手册》,详细描述了药师在糖尿病管理方面的各项干预措施,这些措施得到了有力的证据支持,不仅有助于降低糖尿病的发病率,还有助于改善糖尿病患者的健康和生活质量[4]。该手册强调,药师独具优势地位,并拥有提供药学服务的必要技能和知识,包括糖尿病的预防、筛查、管理,以及对医疗保健团队其他成员提供的支持[4]。

这本支持糖尿病专业发展知识与技能参考指南旨在给药师推荐在糖尿病管理中应掌握的知识和技能要点,涵盖了从预防和筛查到临床管理等各方面。虽然一些国家可能存在一些法规和障碍,限制了药师提供糖尿病手册和指南中所列服务的范围,但我们鼓励临床医生和卫生政策制定者积极考虑将药师纳入糖尿病多学科管理团队[6]。通过充分发挥药师在糖尿病管理及相关药学服务方面的潜力,更好地为患者提供服务。

这一指南的目的是为支持全世界的药师在糖尿病管理中安全有效地提供药学服务并实施干预措施,主要包括以下方面:

• 提供药师学习糖尿病知识和技能的建议;

• 提供药师在糖尿病领域的继续教育计划(CPD);

• 为糖尿病领域专业能力培训者和教育者提供参考,以支持药师的专业能力发展。

2 FIP 全球能力和专业发展框架

作为药学专家，药师是医疗保健团队中的关键成员。通过继续教育（CPD），药师可以保持和拓展他们的专业技能以应对日益复杂的医疗环境。FIP将CPD定义为"药师有责任维持、发展和拓展自身的专业知识和实践技能，以确保其业务能力在整个职业生涯中的持续提升"[9]。维持和发展专业技能水平的方法之一就是接受以临床技能为基础的继续教育培训，通过系统化的培训和考核来达到既定的目标。因此，如何帮助药师获得相应的知识和技能，并使他们能够完成相应的培训任务达到培训的标准是我们一直以来都在关注的问题。在培训过程中培训者需明确指出培训的目标，被培训者需清晰了解培训的内容，这需要让双方都重视"执行"，而不仅仅是"知道"[9]。

在医疗卫生行业中实践能力的持续培训已经成为共识，本能力培训框架可用于组织继续教育课程、规范职业技能、作为衡量专业能力的标准来促进专业知识持续发展[9]。FIP已经制订两个适用于全球药师的培训框架，分别涵盖了基础和高级药学技能培训内容：FIP全球能力框架[10]和FIP全球高级发展框架[11]。

2020年更新的FIP全球专业能力框架（GbCF）是一份专业能力清单，它适用于全世界范围内的药学工作者，尤其是初入职场的药师[10]。GbCF包括124项知识技能清单，涵盖23个主要专业技能和4个拓展技能方面的内容，包括医药公共卫生、药学监护能力、组织和管理、专业和个人能力。

FIP全球高级能力发展框架（GADF）是FIP GbCF的一个补充。GADF旨在支持药师和药学专家在高级实践阶段的专业能力发展，并涵盖了职业发展不同阶段的能力要求[11]。GADF有6个能力模块：专业实践能力，与他人协作能力，领导能力，管理能力，教育、培训和自我发展能力，开展科学研究能力。

FIP GbCF 和 FIP GADF 可以指导个人在职业领域持续发挥其各方面的潜力，并为未来的高级专业实践技能培训铺平道路，在个人理论知识和实践技能提升的同时，灵活拓展其职业规划内容。

因此，FIP 建议大家把本手册与《FIP 能力和发展框架指南》合并使用，以支持大家培养临床实践应用中所需的知识和技能（图1）。药师需充分利用其获取的新知识与技能并将其应用于目前的工作中去。FIP 的系列指南将为不同主题的知识和技能提升提供参考。FIP 提供的资源包括专业能力框架以及知识和技能参考指南，为继续教育的实施提供了翔实的信息，也可以作为药师资格注册的自我评估的标准，或是指导自身专业发展和自习的参考书。

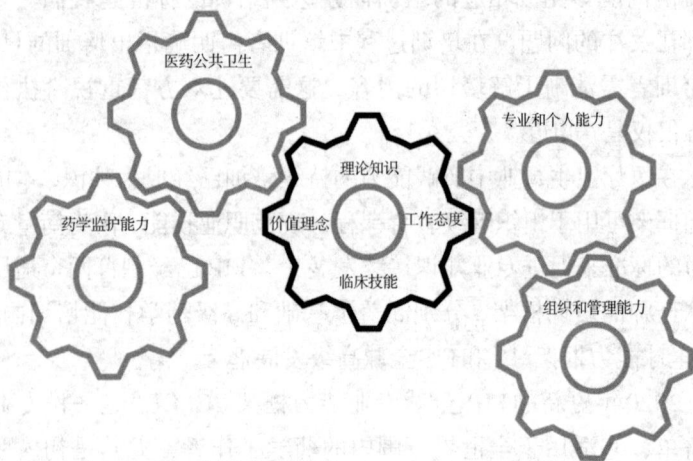

图1 能力框架是基于FIP全球专业能力框架，涵盖理论知识、临床技能、工作态度和价值理念等多个维度的综合表现[10]

3 药师职业发展：知识和技能参考指南

3.1 关于指南

本指南提供了全面的药学服务所需知识和技能清单，以帮助药师在糖尿病管理工作中提高专业技能和更新知识体系。本指南是对FIP《2021糖尿病预防、筛查和管理药师手册》的补充，由专家组讨论后确定（见致谢部分）。

表1和表2列出了FIP建议的药师在糖尿病管理工作领域所需的能力清单[4, 12]，并由具有药学专业知识背景的专家组成员进行了内容审查。

3.2 指南内容

该指南分为两部分。

第一部分（表1）药师给糖尿病患者提供药学服务所需的知识内容。在知识指南中，这些主题被分为三类（图2）。

•广泛领域——内容涵盖临床指标、药品调配、公共卫生和用药宣传；伦理和合作。其中许多类别都与FIP全球专业能力框架（GbCF）的能力组相关联。

•核心领域——确定与糖尿病管理中药师的角色和其提供的服务相关的关键知识要点。

•特殊领域——某些特定工作场景下所需的临床技能。

第二部分（表2）描述了药师在糖尿病管理所需的临床技能。

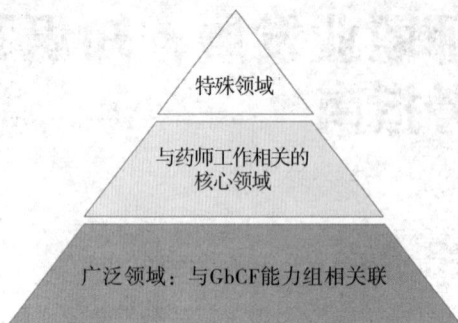

图2 知识指南中主题分组的层次结构

3.3 适用人群

本参考指南旨在为药师参与糖尿病管理的工作提供参考信息，适用于所有参与糖尿病管理的药师，并可根据个人情况结合其职业发展阶段，调整其工作内容。它旨在支持药师安全、有效地进行与糖尿病相关的药学服务和干预。

3.4 合理使用

本参考指南可供用于：

1.作为职业发展目标，支持药师提高糖尿病管理的服务技能。

2.帮助药师在糖尿病管理的工作中完善其药学服务内容。

3.为继续教育提供者设计培训计划提供参考。

3.5 资格认证

至关重要的是，要认识到药师的执业必须遵循当地、国家和管辖区对培训、认证的监管，以及专业和道德标准的要求，这些要求可能包括：

1.在糖尿病管理的工作内容与培训内容的匹配；

2.药师职业行为准则；

3.国家规定的培训计划或资质认证；

4.执业注册的要求；

5.专业培训机构的资质要求；

6.药师和其他医疗保健专业人员的工作范围对应的法律规定。

表1 糖尿病管理中药师的知识指南[4, 5, 7, 9, 13-24]

治疗领域	
病理生理基础	对以下方面的知识和意见：
内分泌系统	• 内分泌系统的基本解剖学，包括内分泌系统的器官及其功能（垂体、甲状腺、甲状旁腺、肾上腺、松果体和胸腺、胰腺和性腺） • 内分泌系统的基本生理学，激素的功能及其调控过程。如：调控生殖、生长发育；调节机体应激；维持水、电解质平衡；调节细胞代谢和能量平衡 • 糖尿病前期和糖尿病的病理生理学，包括病因、诊断、症状、体征
糖尿病	• 糖尿病的病因、诊断、症状、体征、预防、危险因素 • 糖尿病的管理，包括药物适应证、药物常规剂量和给药途径、治疗地位、作用机制、药理学、药代动力学、药效学、不良反应及其预防和处理 • 糖尿病的监测，包括监测指标、监测指标的优先级，确保有效监测的措施 • 糖尿病的药物治疗，包括药物–药物相互作用、药物–患者和药物–疾病的相互影响及其识别、处理和管理；提高患者的依从性；药物对血糖的影响及其对糖尿病死亡率和患病率的影响
公共卫生和宣传	
预防	对以下方面的知识和意见：
风险因素	• 糖尿病前期和糖尿病的风险因素（可变因素及不可变因素） • 心血管风险因素，如吸烟、高血压、高血脂和超重
生活方式	• 有证据表明，生活方式的改变对预防2型糖尿病有重要作用，包括减重、健康饮食和运动
流行病学	• 全球和当地的糖尿病患病率
宣教	• 营养建议、运动、减重、压力管理和戒烟 • 发挥鼓励性教育在积极行为中的作用 • 为糖尿病患者制订糖尿病预防计划和活动

公共卫生和宣传	
接种疫苗	• 推荐糖尿病患者接种的疫苗，包括COVID-19、流感、肺炎球菌、白喉、破伤风和百日咳、乙型肝炎和带状疱疹疫苗
筛查	对以下方面的知识和意见：
筛查和转诊	• 发展为糖尿病的危险因素、体征和症状，以及社区中的高危人群 • 使用国家指南进行筛查试验；若无，则使用最新的国际指南进行筛查 • 糖尿病筛查试验以及各种可能影响葡萄糖检测和糖化血红蛋白（HbA1c）结果准确性的因素 • 测试设备和试纸及其使用、储存和校准 • 血糖和HbA1c结果的解释，以确定患者是否可能处于糖尿病前期或患有糖尿病，并要求转诊至其他医疗团队成员进行诊断和确认试验结果 • 在其执业领域的转诊网络和系统
评估风险因素、体征和症状	• 心血管风险因素，如吸烟、高血压、高血脂和超重（例如监测体重指数〔BMI〕）
文化方面的考虑	• 个人自我保健管理实践中的文化特征和个人偏好 • 影响用药依从性的行为和健康信念
药学监护	
监测指标	对以下方面的知识和意见：
实验室指标	• 包括血液和尿液的葡萄糖、HbA1c、果糖胺、尿白蛋白排泄量、肌酐/尿素、蛋白尿和血脂
药品	对以下方面的知识和意见：
	• 糖尿病的药物管理和治疗目标
口服降糖药	• 糖尿病的药物管理，包括药物–药物相互作用、药物–患者和药物–疾病的相互影响及其识别、处理和管理；优化患者的依从性；药物对血糖的影响及其对糖尿病死亡率和患病率的影响 • 常用的药物，包括二甲双胍、磺脲类、格列奈类、α–糖苷酶抑制剂、噻唑烷二酮类、SGLT–2和DDP–4抑制剂
胰岛素类药物	• 各种胰岛素设备的可及性、经济性和用法，包括注射器、胰岛素笔、胰岛素泵、贴片泵、连接式胰岛素笔和喷射注射器 • 胰岛素的所有药学特征，包括作用机制、药理学、药代动力学、药效学、不良反应、禁忌证和相互作用、常规剂量和给药途径、治疗地位以及监护要点 • 胰岛素储存和使用有关的信息，包括调节剂量、注射部位和注射方法

药学监护	
非胰岛素注射药物	• 非胰岛素注射药物的可及性和经济性，包括GLP-1受体激动剂和胰岛素类似物 • 非胰岛素注射药物的所有药学特征，包括作用机制、药理学、药代动力学、药效学、不良反应、禁忌证和相互作用、常规剂量和给药途径、治疗地位以及监护要点 • 非胰岛素注射药物的储存和使用，包括调节剂量、注射部位和注射方法
治疗目标	• 治疗目标和个体化调整治疗目标的方法（例如血糖和HbA1c）
给药	• 为患者提供糖尿病药物剂量计算和调整时应考虑的因素，包括体重和年龄，以及根据相关参数计算给药剂量 • 糖尿病药物治疗方案，包括：（i）考虑药物是否适合用于特定患者；（ii）药物辅料在配方中的药理作用、不良反应，以及在给患者用药前应考虑的相关因素（例如乳糖不耐受等）；（iii）对糖尿病药物治疗方案提供建议，以最大限度地提高依从性和有效性
药品信息	对以下方面的知识和意见：
	• 在回答糖尿病药物咨询时，常用的信息包括用药方式、药物不良反应、替代药物、药物相互作用、注射药物的配伍禁忌等 • 如何有效获取可信的信息，如教科书、数据库、网站、期刊和报告等 • 有效地利用访谈从患者那里获取背景信息，以确定药物咨询的性质，并提供最佳和最个性化的答复 • 执业领域内提供药品信息服务的组织
糖尿病患者自我管理	对以下方面的知识和意见：
教育	• 糖尿病患者自我管理的教育
生活方式调整	• 重要的生活方式调整，包括健康饮食、定期体育活动、戒烟、充足睡眠和管理压力 • 采用多学科的方法来实现所需生活方式的调整
饮食方法	• 饮食方法，如减少热量、参考血糖生成指数和膳食计划（地中海饮食、低碳水化合物饮食、植物性饮食）
自我管理	• 基于证据的自我保健管理方法，包括健康应对、健康饮食、运动、给药、自我监测、减少风险和解决问题 • 多学科转诊系统，包括转诊到营养师、营养学家、运动生理学家、糖尿病教育家、心理学家或有组织的团队 • 提供糖尿病自我管理教育或转诊的四个关键时期，即：（一）诊断时；（二）每年一次和未达到治疗目标时；（三）发生并发症时；（四）生活和护理发生变化时

药学监护	
社会心理健康	• 糖尿病和心理障碍常常同时发生 • 如何评估患者的疾病困扰或其他心理健康状况,以便开始适当的支持和治疗
糖尿病患者	对以下方面的知识和意见:
患者评估	• 可能导致患者用药依从性不佳的因素,包括社会经济、卫生系统或医疗团队相关、疾病相关、治疗相关和患者相关的因素 • 可以提高用药依从性的方法,如咨询、访谈、回授法 • 评估患者的糖尿病未控制良好或出现潜在并发症的相关症状
制订和实施糖尿病管理计划	• 制订医疗服务全程管理计划,评估治疗方案 • 为患者及其社区提供专业服务,实现:选药合理、剂量合适、疗程合适、成本最佳
监测	• 监测糖尿病患者的疾病状况,制订监测指标、确定监测指标的优先顺序,提出合理建议确保患者能得到恰当的监测 • 其他监测指标,包括酮体、体重、血糖、HbA1c、血脂、血压、肾功能、体重、腰围、BMI,以及用药依从性 • 患者记录保存工具和撰写患者病例记录的系统方法
数字工具	• 用于血糖监测、胰岛素解决方案、基于云数据管理系统、便携式电子病历和移动应用程序的种类和推荐的数字产品
糖尿病相关并发症的预防和管理	对以下方面的知识和意见:
低血糖/高血糖	• 低血糖/高血糖的预防和管理,包括病因、体征和症状、预防、风险或加重因素、使用适当的监测设备来确诊低血糖/高血糖、治疗方案和寻求医疗帮助
糖尿病酮症酸中毒	• 糖尿病酮症酸中毒的预防和管理,包括病因、体征和症状、预防、风险或加重因素、使用血糖和酮体(尿液或血液)监测设备确认糖尿病酮症酸中毒(包括连续血糖监测仪或酮体检测仪)、治疗方案和转诊至医疗机构或呼叫救护车的指征
心血管疾病	• 心血管疾病的病理生理学、危险因素、症状、筛查和监测指标,以及用于治疗或预防心血管疾病的药物的作用机制、药理学和药代动力学
糖尿病神经病变	• 糖尿病神经病变的病理生理学、危险因素、症状、筛查和监测指标以及用于治疗糖尿病神经病变的药物的作用机制、药理学和药代动力学

药学监护	
糖尿病足	• 糖尿病足的病理生理学、危险因素、症状、筛查和监测指标，糖尿病足筛查对预防下肢截肢的重要性，以及糖尿病足不同阶段的分诊和最佳治疗方案
糖尿病视网膜病变和眼部并发症	• 糖尿病视网膜病变的病理生理学、危险因素、症状、筛查和监测指标，关于1型和2型糖尿病特有的眼部检查频率的建议，以及视网膜病变和眼部并发症的不同治疗方案
牙周病	• 牙周病（包括牙龈炎和牙周炎）的病理生理学、危险因素、症状和监测，以及用于治疗牙周病的药物的作用机制、药理学和药代动力学
糖尿病肾病	• 糖尿病肾病的病理生理学、危险因素、症状、筛查和监测指标以及糖尿病肾病不同阶段的不同治疗方案，包括治疗糖尿病肾病药物的作用机制、药理学和药代动力学
并发疾病和感染	• 并发疾病或感染期间的糖尿病管理，包括：（i）高血糖对疾病和感染的影响；（ii）认识到治疗疾病或感染的药物会对血糖产生影响；（iii）疾病期间必须密切监测的症状，可能需要寻求紧急医疗建议或入院治疗，例如酮症、脱水和呕吐
肥胖和血脂异常	• 肥胖症和血脂异常的病理生理学、危险因素、症状、筛查和监测指标，以及血脂异常治疗的作用机制、药理学、药代动力学和临床应用
精神健康状况	• 糖尿病患者心理健康状况的风险因素，包括糖尿病抑郁和疲劳，以及寻求心理健康专家转诊的重要性
特殊风险人群	对以下方面的知识和意见：
急性疾病或外伤	• 可使糖尿病加重的急性病症（如感染、创伤、心肌梗死、脑卒中、昏迷），以及监测血糖水平和检测酮体的重要性 • 在血糖控制不佳时的治疗方法和方案（例如用胰岛素代替非胰岛素的降糖药物）
儿童	• 治疗和监测儿童糖尿病所需的特殊预防措施，包括体征和症状、目标血糖、罕见并发症和相关疾病（如青少年白内障、糖尿病性类脂质渐进性坏死、艾迪森病或腹腔疾病）
妊娠期和哺乳期妇女	• 治疗和监测糖尿病妊娠期妇女所需的特殊预防措施，包括体征和症状、妊娠期糖尿病的诊断、目标血糖和个人管理计划、妊娠合并糖尿病所涉及的问题、妊娠期糖尿病的禁忌药物、产后HbA1c随访，以及在妊娠期前存在糖尿病的情况下需要进行孕前护理 • 血糖控制和建议，特别是在受孕和妊娠初期

续表

药学监护	
旅行者	• 糖尿病患者在旅行时应遵守的特殊预防措施，包括疫苗、出发前的医疗检查、适当的包装用品、机场安全和海关信息、根据当地时区调整口服药物和胰岛素的时间、旅行中的自我监测、旅行中的低血糖防护，以及目的地周围适合的医疗机构
器官移植后的患者	• 器官移植后新发糖尿病及免疫抑制剂的管理 • 免疫抑制剂的管理，如泼尼松、环孢素和硫唑嘌呤，包括作用机制、药理学、药代动力学、药效学、不良反应、禁忌证和相互作用、常规剂量和给药途径、治疗地位以及监护要点
影响血糖的药物	• 影响血糖的药物（增加低血糖或高血糖的风险），包括酒精和辅助用药，如草药和维生素
手术	• 遵循当地医疗机构的方案以管理和控制血糖水平 • 治疗和监测接受手术的糖尿病患者所需的特殊预防措施，考虑到手术压力和麻醉对血糖水平的影响
临终关怀	• 收集糖尿病患者的临终监护所需的具体信息，包括制订药物治疗的最佳目标。在生命的最后几天，治疗的目的是尽可能减少患者的不适。需认识到临终关怀中，姑息治疗可能因时间和环境的改变而不同
患者教育	对以下方面的知识和意见：
沟通	• 语言技巧对核心态度改变、社会认知、对糖尿病的理解、治疗结局和个人的社会心理健康的重要性 • 注意询问的方法和可用的资源：适当地教育及评估患者对糖尿病的需求、治疗结果和个人的心理社会健康，包括与患者共同决策 • 与糖尿病患者沟通时应考虑的各种因素，包括文化/种族、社会经济、性别、素养/计算能力、行为、时间和紧迫性等因素
国家糖尿病服务	• 国家糖尿病服务和方案、地方支持计划以及社区和患者团体为糖尿病患者服务
组织和管理	
预算和报销	对以下方面的知识和意见：
	• 服务和药品报销的适当来源 • 支持与糖尿病管理和教育相关的项目
药品的质量控制	对以下方面的知识和意见：
	• "质量保证""质量控制""良好生产规范"，以及这些术语如何用于糖尿病药物的生产 • 对药品（包括冷藏物品）安全储存和运输的要求，以及如何评估和管理

组织和管理	
药品的供应、储存和稳定性	对以下方面的知识和意见：
	• 各种口服糖尿病药物的可及性和经济性，包括二甲双胍、磺脲类、格列奈类、噻唑烷二酮类、SGLT2、DDP-4抑制剂及其组合 • 影响药品稳定性的因素，包括药品包装、保质期、稳定性、及其储存和供应

专业人员	
多学科的管理方法	对以下方面的知识和意见：
跨专业合作	• 医疗团队中每个成员关于糖尿病治疗和管理的专业知识、角色和责任，包括糖尿病管理教育专家、营养师、护士、运动和康复专家以及心理健康师
家庭成员、同龄人和照顾者	• 家庭成员和同龄人作为持续支持的重要性
个体化治疗方案	• 根据年龄、性别、病史、个人喜好和特殊需要，制订个体化的糖尿病治疗方案
专业发展	• 在糖尿病治疗和管理方面的继续教育和专业发展，并与当地和国际指南的推荐保持一致
道德与伦理	对以下方面的知识和意见：
	• 注意药学道德规范及其如何应用于与患者互动、获取患者知情同意和患者数据

政策、法规和准则	
政策、法规和准则	对以下方面的知识和意见：
	• 提供糖尿病服务的相关政策、法规和指南
药品安全	对以下方面的知识和意见：
	• 用药后不良事件的安全警示，并根据当地政策提供最佳解决方案 • 药物警戒报告的规范流程 • 药品包装和标签有关的常见错误 • 临床中糖尿病药物的处方、供应、储存和管理相关的药品风险
医疗保健系统	对以下方面的知识和意见：
	• 有关糖尿病医疗保健系统的法律法规，旨在促进持续获得糖尿病及其并发症治疗和自我血糖管理所需的药品、设备和用品

表2 糖尿病管理中药师的相关技能

实验室监测指标	
实验室指标	• 解释诊断糖尿病前期和糖尿病的实验室指标和范围
公共卫生和宣传	
宣教	• 提出健康饮食建议，或在需要时将患者转诊给营养学家或营养师，以获得更多的个体化建议 • 根据指南提出运动建议和每周目标，以实现糖尿病预防 • 测量、记录和追踪超重和肥胖患者的指标（如BMI和腰围） • 激励和建议那些希望改变并保持健康生活方式的患者 • 提高戒烟的积极性，协助准备戒烟的患者 • 通过小册子、传单或宣教，积极教育和提醒患者防止糖尿病进展的方法 • 参与并推荐个人参加现有的糖尿病管理机构，以预防糖尿病的发生 • 教育其他医护人员和护理人员了解糖尿病的危险因素 • 促进和参与糖尿病宣传活动
筛查和转诊	• 使用有效的风险评估工具，识别并全面评估个人患糖尿病的风险 • 有效地确定需接受筛查的人群 • 评估患者的可变和不可变的糖尿病危险因素 • 进行与糖尿病筛查有关的行动，包括对患者进行筛查教育，准备筛查材料，确保设备和试纸被正确储存，确保设备被正确校准，根据所使用的特定设备的说明进行测试，向患者解释结果并提供建议，并在需要时确定下一步措施 • 使用不同的方法来评估血糖仪的性能和准确性 • 向糖尿病患者解释检测程序，并向患者或其亲属解释他们的检测结果 • 向关键负责人或机构传达关于糖尿病的流行病学趋势和筛查结果
文化	• 识别和评估患者的文化影响、健康信仰、个人偏好及语言障碍、识字和计算能力，以调整相应的沟通和教育方法
药学监护	
药品	
糖尿病药物	• 运用药物治疗知识，成为糖尿病保健团队中的药物治疗专家 • 与多学科糖尿病管理团队合作，简化治疗方案，并在必要时寻找降低药品成本的机会 • 全面评估患者的药品，确定患者是否有发生与药品有关的不良反应 • 识别、讨论并解决患者对药物的担忧 • 评估并向患者传达药物的风险和获益

续表

药学监护	
糖尿病药物	• 教育患者安全有效地掌握胰岛素和非胰岛素注射剂的储存、剂量调整和给药方法，同时检查注射器和针头的安全性 • 向患者推荐由特定胰岛素设备制造商提供的教育资源或其他在线资源，并根据需要提供帮助 • 根据相关指南和规定的标准，充分储备、储存和调配糖尿病药物，以确保所有糖尿病药物的质量、安全和疗效
药品信息	• 教育糖尿病患者安全合理地使用药物和器械，包括药物的使用、禁忌、储存和副作用等 • 识别来源，并根据糖尿病患者的需要，评价、评估和提供适当的药物信息 • 评价、评估和提供糖尿病用药教育，并为糖尿病患者提供药物和特定保健需求方面的咨询 • 支持患者使用健康信息技术、数字通信和健康解决方案
药品使用和供应	• 教育患者了解糖尿病药物的正确储存条件，特别是需要严格冷链储存的胰岛素和非胰岛素注射剂 • 通过检查最重要的稳定性参数，包括湿度、温度和有效期，确保糖尿病药物得到适当的储存 • 确保将适当药物、途径、时间、剂量、表格、文件的信息传递给所管理的糖尿病患者
糖尿病患者自我管理	
自我管理教育	• 识别患者进行日常自我管理活动的能力，并提出促进有效自我管理的策略 • 如果患者无法进行自我管理，确定家庭成员或护理者管理糖尿病患者的能力 • 识别不同时期糖尿病患者的自我管理状况，包括确诊时、未达到治疗目标时、出现并发症因素时，以及生活或护理发生转变时 • 展示并向患者解释用于血糖监测的现有工具及用途，包括自我监测血糖、动态血糖监测和移动设备 • 教育糖尿病患者如何解读血糖监测工具的数据 • 教育并演示测量血压、注射胰岛素、获取指尖血样本、操作血糖仪和单克尼龙丝足部试验的正确技术 • 确定教育和持续支持的来源，包括新技术、技术和数字设备以及最新信息 • 识别并解决影响后续参与糖尿病自我管理的障碍，包括身体限制、家庭支持程度、经济和工作状况以及个人偏好 • 评估患者的疾病困扰或其他心理健康状况，以便开始提供适当的支持和治疗

糖尿病患者自我管理	
生活方式的调整	• 提供生活方式和饮食干预的建议和教育 • 促进健康、循证的行为改变 • 随访并提供鼓励，以应对生活方式的改变 • 根据妊娠、年龄、体重指数、目标体重和现有并发症等因素调整建议
饮食方法	• 运用营养知识教育糖尿病患者养成健康的饮食习惯，并解释健康饮食模式的组成部分 • 与其他医疗服务提供者合作，管理使用肠内营养的患者 • 将患者转诊给医疗保健团队的其他成员，如营养师、营养学家、运动生理学家、护理教育者、其他糖尿病教育者，或参与机构和组织，以获得额外的指导和支持
糖尿病患者	
患者评估	• 评估患者的整体健康状况和生活习惯，提出解决管理方案 • 在评估饮食计划和生活方式的改变时，要考虑文化、社会经济因素和个人喜好 • 根据当地和国家政策，识别、应对并报告健康事件 • 识别、优先处理药品管理问题（包括用药错误） • 通过补充记录、直接交谈或其他适当的方法评估患者对药物和治疗计划的依从性 • 找出患者停用药物的根本原因，并使用适当的方法与患者一起制订持续用药的策略 • 识别和评估任何可能的药物相互作用 • 在允许的情况下，进行血糖监测操作
制订和实施管理计划	• 与基础医疗机构合作，根据患者不断变化的需求，推荐启动、调整剂量或停用药物 • 通过监测药物治疗效果，支持基础医疗机构制订的治疗计划 • 在糖尿病患者中实践合理用药
监测计划	• 与患者和多学科团队成员合作，制订监护计划，以评估药物的安全性和有效性 • 提供适当的技术选择，如动态血糖监测、胰岛素泵治疗、连接式胰岛素笔、数字健康工具等 • 监测和评估管理计划，确保患者达到治疗目标 • 提供信息和支持，鼓励独立的自我管理和知情选择 • 教育患者按照管理计划和主治医生的医嘱，正确监测他们的血糖 • 分析患者的血糖或动态血糖监测结果，并根据需要落实管理计划 • 鼓励患者在家中进行自我血糖监测 • 与基础医疗机构分享通过患者评估获得的任何重要信息 • 如有需要，适当地将糖尿病患者转诊至专科治疗领域 • 实施、开展和维护药物警戒的报告系统（例如报告药物不良反应）

糖尿病患者	
数字工具	• 在有条件和可能的情况下，提供数字化的解决方案和干预措施，以最佳方式管理糖尿病
糖尿病紧急情况	• 识别和管理有低血糖、高血糖或酮症酸中毒高风险的糖尿病患者，并提供相应的治疗方案调整建议 • 与患者或其亲属讨论低血糖、高血糖、酮症酸中毒及其可能的诱因 • 教育患者识别低血糖、高血糖和酮症酸中毒的症状和体征 • 确保基础医疗机构或糖尿病教育者对低血糖或高血糖的发作进行适当的跟进 • 鼓励患者遵循他们同意的监护计划，以防止高/低血糖发生 • 根据循证指南和法规，给予合适的低血糖、高血糖和酮症酸中毒的治疗
糖尿病并发症的预防和管理	• 及时转诊出现糖尿病并发症的患者 • 确定降低心血管疾病风险的方法，尤其是戒烟、降压及调脂 • 解释营养和运动是预防糖尿病并发症的基础 • 推荐饮食干预措施，以获得最佳的血糖控制和减重（有必要时） • 对糖尿病患者进行病假管理教育，包括：增加血糖监测，检查体重变化，监测体温和补水 • 为患者提供糖尿病教育材料（小册子、传单）和咨询 • 教育患者及其护理者了解制订适当的预防措施的重要性，特别是针对老年人群，以尽量减少交通事故和跌倒的发生 • 回答问题并为患者及其护理人员提供帮助 • 鼓励患者，解决社会心理问题和疾病担忧 • 监测HbA1c以评估患糖尿病长期并发症的风险 • 如果当地和国家法规允许，药师可以使用单克尼龙丝进行足部检查
特殊风险群体	
儿童	• 用适当的沟通方式教育糖尿病患儿及其家庭成员 • 对患有糖尿病的儿童和青少年的体重、身高进行监测 • 与家人谈论儿童糖尿病患者可能出现的并发症 • 给患有糖尿病的儿童和青少年介绍适当的教育、支持方案及机构 • 识别患者心理健康问题，并将其转诊给心理健康专业人士 • 评估和讨论信息化设备的选择，如动态血糖监测（CGM）、胰岛素泵和自动胰岛素输送系统

续表

特殊风险群体	
妊娠期和哺乳期妇女	• 向妊娠期糖尿病的妇女提供妊娠糖尿病及其管理的适当教育 • 确保妊娠期糖尿病药物的安全性和有效性 • 在护理和监测时提供合适的方案 • 在孕前、孕期和产后提供适当的糖尿病药物剂量和疗程建议 • 支持妊娠期妇女筛查妊娠期糖尿病 • 评估并确定任何在妊娠期或哺乳期禁忌的药物
旅行者	• 推荐糖尿病患者进行出国前的健康评估 • 教育个人携带必要的用品，包括药品、胰岛素、血糖仪、测试用品、葡萄糖片和零食 • 鼓励糖尿病患者携带紧急识别卡 • 教育患者在旅行时正确储存和运输胰岛素和其他药物 • 教育患者了解血糖仪和CGM在高海拔地区可能出现的误差 • 告知患者有关飞机内药品、胰岛素设备和CGM设备的安全和海关防范措施 • 教育患者和随行旅客预防和处理飞行中的糖尿病紧急情况，包括低血糖、高血糖和深静脉血栓 • 在长途旅行和改变时区的过程中，向患者告知口服药物或胰岛素注射的给药时间 • 提供健康饮食和运动的建议 • 鼓励患者熟悉国外的医疗设施，以防出现任何医疗紧急情况
器官移植后的患者	• 对患者进行器官移植后糖尿病（新发糖尿病）的风险教育 • 监测药物的依从性，并对葡萄糖水平进行追踪
影响血糖的药物	• 识别并密切监测使用会影响血糖药物的患者 • 与多学科团队合作，对服用会影响血糖药物的患者进行必要的血糖管理策略的调整
手术	• 遵循当地医疗机构的方案以管理和控制血糖水平 • 与多学科团队合作，对围手术期糖尿病患者进行必要的血糖管理策略的调整 • 陪同患者在术后过渡到正常的血糖管理方案
临终关怀	• 在临终阶段监测糖尿病患者，优先考虑舒适度，并与多学科团队成员合作 • 对临终患者的血糖水平要求不必那么严格
患者教育	
沟通	• 使用中立的、非评判性的、基于事实的、包容的和以人为本的语言 • 使用适当的提问方法来识别和解决糖尿病患者的需求 • 根据患者的文化、社会经济、性别、文化程度、计算能力、行为、时间和紧急程度等因素来定制沟通方式

组织和管理	
预算和报销	• 确保糖尿病药品和监测设备的成本和报销的财务透明度 • 在药品和服务的报销方面使用强有力的循证参考
专业人员	
继续教育	• 积极开展继续教育，保持与糖尿病相关的知识和技能的更新，提高高危人群或受糖尿病和糖尿病并发症影响人群的生活质量
跨专业合作	• 使用非专业术语与卫生和社会护理人员、后勤人员、患者、护理人员和亲属进行有效沟通，并检查理解情况 • 与其他医护人员合作，找出管理计划中的不足之处，改善患者的治疗效果 • 作为多学科团队和组织的药物专家，并进行糖尿病相关主题的管理和教育 • 认识到药学团队和多学科团队的价值 • 通过与医护人员、医疗保健相关人员和患者的联络和适当沟通，减轻药品短缺和缺货的风险
家庭成员和照顾者	• 让家庭成员和照顾者参与糖尿病教育，并促进他们支持糖尿病患者
治疗计划的个性化	• 参与治疗决策，进行合作并提供建议，并在多学科团队中使用适当的转诊网络 • 参与合作实践、研究和服务提供，以优化患者的健康状况
多学科方法的专业发展	• 确定可用于更新糖尿病相关信息的国际和国家学习资源和方案、数据库和网站 • 了解当地、国家和国际糖尿病指南的最新情况
道德实践	• 保持隐私和保密性（患者和其他医疗专业人士）
政策、法规和准则	
政策、法规和准则	• 确定、实施和监测新的服务（根据当地需求） • 制订并实施药品和检测用品及工具短缺的应急计划 • 确定并选择可靠的糖尿病药物和监测设备的供应商
卫生系统	• 领导或参与地方、国家和国际糖尿病团体和机构 • 向利益相关者和政策制定者宣传糖尿病前期、糖尿病和糖尿病并发症对当地的影响 • 参与建立或实施旨在改善糖尿患者结局的倡议和服务 • 识别并解决可能阻碍糖尿病患者获得最佳管理的障碍，包括个人因素、文化习俗或经济因素 • 确定组织和系统的解决方案，为坚持用药提供支持 • 提高民众对药师在社区中管理糖尿病的作用的认识

4 继续教育机构应考虑的因素

4.1 药师的继续教育课程和专业培训计划

FIP 认识到，药师和卫生工作者的培训内容和专业计划能在提升糖尿病管理服务能力方面发挥着关键作用。建议设置培训内容和专业计划时参照继续教育（CPD）的形式，教育材料和培训内容包括药师在糖尿病管理中的作用等。参考本知识与技能参考指南第4章内容，培训计划应侧重于药师在糖尿病管理中的角色和服务。在完成培训后，药师应能在以下领域运用其专业知识和临床技能：

- 健康宣教；
- 药学监护；
- 筛查、预防、治疗和疾病综合管理；
- 以患者为中心的药学管理；
- 参与多学科团队；
- 用药咨询；
- 药品物流管理；
- 糖尿病治疗新技术。

4.2 继续教育方案提供者的考虑因素和继续教育方案的质量保证

培训者制订并实施变革性的继续教育培训计划，从而提高药师在糖尿病管理工作中的能力和水平，应考虑到以下因素：

基于对药学服务的实际需求来设定继续教育和拓展培训的目标。

糖尿病管理能力的继续教育应满足当地的需求，并反映个人的专业发展目标，需要给予充分的学习热情。应注意以下几点。

•卫生系统和就医环境的多样性可能会妨碍患者获得糖尿病保健服务。药师应根据当地的实际情况，在管理糖尿病和糖尿病相关疾病方面发挥关键作用。

•继续教育是终身行为，而且必须与个人的工作领域相关。因此，糖尿病管理方面的继续教育应着重于解决个人的专业知识提升的需求，并提供一个全面的路径来获取理论知识、临床技能，并建立与职业匹配的工作态度和价值观。

4.2.1 促进糖尿病培训项目的国内和国际合作

合作开展药师糖尿病培训项目，以实现：

•减少经济状况不同的国家在糖尿病管理方面的技能差距。

•资源共享。

•提升相关国际组织的参与度，如WHO、联合国和FIP，推动具备相应知识和技能的药师参与到患者糖尿病管理多学科医疗团队的工作。

4.2.2 培训项目的质量保证和认证

药师在糖尿病管理方面持续发展项目需要得到认证，以证明其学习活动已达到专业机构所规定的要求。获得认证可以确保其学习成果是高质量的，并符合药师、医疗机构和社区的期望。培训课程和项目的认证也利于实现管理所需的关键知识和技能的标准化。

4.2.3 CPD 提供者和 FIP Seal 认证

FIP 提供了一个全球平台，帮助 FIP 成员根据当地的需求来促进药学队伍的专业建设。FIP提供了通过培训达到职业发展目标的机会。FIP可以与成员抓住变革性的机会，加速推动所有药学部门和药学队伍角色的发展。

2021年，FIP制订了标准，确保专业发展和培训计划的质量与FIP的使命、愿景和 21 项发展目标相一致。FIP Seal是对培训计划的整体质量与FIP目标、愿景、使命的一致性的认可。有意者可索取申请表和应遵循的规定，进行自我评估[26]。

5 参考文献

［1］ American Diabetes Association. Diagnosis and classification of diabetes mellitus. Diabetes Care. 2014.［accessed 10 June 2022］.Available at: https://doi.org/10.2337/dc14-S081.

［2］ International Diabetes Federation（IDF）. Diabetes atlas: global, regional and country-level diabetes prevalence estimates for 2021 and projections for 2045. Diabetes research and clinical practice. 2022.［accessed: 16 May 2022］.Available at: https://diabetesatlas. org/atlas/tenth-edition/.

［3］ World Health Organization. Discussion paper: draft recommendations to strengthen and monitor diabetes responses within national noncommunicable disease programmes, including potential targets; 2021［accessed 16 May 2022］. Available at: https://www.who. int/publications/m/item/who-discussion-paper-draft-recommendations-to-strengthen-and-monitor-diabetesresponses:within-nationa-noncommunicabledisease programmes-incuding-potential-targets

［4］ International Pharmaceutical Federation（FIP）, Diabetes prevention, screening and management: A handbook for pharmacists. The Hague; international Pharmaceutical Federation; 2021.［accessed: 16 May 2022］. Available at: https://www.fip.org/file/5071.

［5］ Powers MA, Bardsley JK, Cypress M et al. Diabetes self-management education and support in adults with type 2 diabetes: a consensus report of the American Diabetes Association, the association of diabetes care & education specialists, the academy of nutrition and dietetics, the American Academy of Family Physicians, the American academy of physician associates, the American Association of Nurse practitioners, and the American pharmacists' association. Diabetes Care.2020, 43（7）:1636-1649. doi:10.2337/dci20-0023.

［6］ International Pharmaceutical Federation（FIP）. Beating non-communicable diseases in the community. The contribution of pharmacists. The Hague: international Pharmaceutical Federation. 2019.［accessed: 16 May 2022］. Available at: https://www, fip, ore/files/fip/ publications/NcDs/beating-ncds-in-the-communitythe.contribution-of-pharmacists.pdf.

［7］ American Association of Diabetes Educators（AADE）. An effective model of diabetes care and education: revising the AADE7 selfcare behaviors®, Diabetes Educ, 2020, 46（2）:139-160.doi:10.1177/0145721719894903.

［8］ Abdulrhim S, Sankaralingam S, lbrahim MIM et al. The impact of pharmacist care on diabetes outcomes in primary care settings: an umbrella review of published systematic reviews. Prim Care Diabetes, 2020, 14（5）:393400.doi:10.1016/i.pcd.2019.12.007

［9］ Udoh A, Bruno-Tomé A, Ernawati DK et al. The development, validity and applicability to practice of pharmacy related competency frameworks: a systematic review.Res Social Adm Pharm.2021, 17（10）:1697-1718. doi:10.1016/j.sapharm.2021.02.014

［10］ international Pharmaceutical Federation（FIP）. FlP global competency framework-supporting the development of foundation and early career pharmacists Version 2, The Hague: international Pharmaceutical Federation.2020,［accessed:16 lune 2022］. Available at:https://www.fip.org/file/5127

［11］International Pharmaceutical Federation（fIP），FIP global advanced development framework handbook.supporting the advancement of the profession – version 1. The Hague: International Pharmaceutical Federation，2020，［accessed:16 lune 2022］. Available at:https://www.fip.org/file/4790

［12］International Pharmaceutical Federation（FIP）；Pharmacists' contributions to diabetes care. The Hague.12.International Pharmaceutical Federation; 2012.［accessed: 16 May 2022］.Available at:https://www.fip.org/files/fip/news/WorldDiabetesDay web final.pdf

［13］Australian Medicines.Australian medicines handbook，2020.［accessed: 20 june 2022］

［14］Therapeutic Guidelines，Diabetes，Melbourne. therapeutic guidelines limited; 2021.［accessed 20 lune 2022］Available at: https://www.tg.org.au.

［15］Royal Pharmaceutical Society（RPs）. Professional knowledge guide, 2018.［accessed: 26 May 2022］. Available at.15.https://www.rpharms.com/LinkClick.aspx?fileticket=CicD jnpBtEg%3D&portalid=0

［16］Priya G，Kalra S，Dutta D et al. Up in the air with diabetes: a systematic review of literature and a pragmatic approach to diabetes management during long–distance.J Diabetes Metab Disord.2020，7:028. doi:10.24966/DMD–201X/100031

［17］American Pharmacists Association（APhA）. The pharmacist & patient–centered diabetes care; 2021.［accessed: 27 May 2022］. Available at: https://www.pharmacist.com/ Education/Certificate–Training–Programs/Diabetes–Care:text=The American Pharmacists Association（APhA,，evidence–based diabetes care

［18］Wongwiwatthananukit S，Zeszotarski P，Thai A et al. A training program for pharmacy students on providing diabetes care.Am J Pharm Educ. 2013，77（7）:153. doi: 10.5688/ ajpe777153

［20］Vlasenko l，Davtyan L. ldentification of barriers to providing pharmaceutical care for people with diabetes in.Ukraine.Internet］.2020，27–1（27）:37–43.［accessed 26 May 2022］.Available at:https://www.elibrary.ru/item.asp?id=42929796

［21］Mossialos E，Courtin E，Naci H et al. From' retailers' to health care providers: Transforming the role of community Dharmacistsin chronic disease management，Health Policy.2015，119（5）:628–639.doi:10.1016/i.healthpol.2015.02.007

［22］Rvan D，Burke SD，Litchman ML et al. Competencies for diabetes care and education specialists［published correction appears in Diabetes Educ. 2020 Dec;46（6）:617 ［published correction appears in Sci Diabetes Self Manag Care.2021jun;47（3）:228］. Diabetes Educ.2020，46（4）:384397.doi:10.1177/0145721720931092

［23］Centers for Disease Control and Prevention（cDc）. Diabetes type 1 and type 2 and adult vaccination; 2016［accessed: 10 june 2022］.Available at: https://www.cdc.gov/vaccines/ adults/rec–vac/health–conditions/diabetes.html.

［24］Centers for Disease Control and Prevention（cDC），Managing Sick Days; 2022.［accessed: 12 june 2022］.Availableat: https://www.cdc.gov/diabetes/managing/flu–sick–days.html.

［25］Dickinson JK，Guzman SJ，Maryniuk MD et al. The use of language in diabetes care and education.Diabetes Care.2017，40（12）:1790–1799. doi:10.2337/dci17–0041

［26］International Pharmaceutical Federation（FIP）. The FIP handbook for providers of programmes–supporting the FIP platform for provision through partnerships–advancing pharmacy worldwide. The Hague: International Pharmaceutical Federation，2022.［accessed: 13 june 2022］.Available at: https://www.fip.org/file/510g.